全国高职高专药学类专业规划教材（第二轮）

# 药物化学

## （第2版）

（供药学类、中药学类专业使用）

主　编　黄金敏　方应权
副主编　杨　红　吴梅青　江洪波
编　者（以姓氏笔画为序）
王丽丽（中山大学新华学院）
方应权（重庆三峡医药高等专科学校）
冯玉静（山东医药技师学院）
江洪波（四川中医药高等专科学校）
杨　红（首都医科大学燕京医学院）
吴梅青（湘潭职业技术学院）
何　涛（荆州职业技术学院）
张发余（山东医药技师学院）
郑晓艳（漳州卫生职业学院）
黄　娇（重庆三峡医药高等专科学校）
黄金敏（荆州职业技术学院）



中国健康传媒集团
中国医药科技出版社

## 内容提要

本教材是“全国高职高专药学类专业规划教材（第二轮）”之一，主要内容分为理论和实训两部分。理论部分共分十七章，第一章主要阐述药物化学基础知识，包括药物的变质反应、代谢反应、构效关系和新药研究与开发，第二章至第十七章按照药物的药理作用分类，重点阐述化学药物的结构类型与特征、性质、稳定性、构效关系及临床应用等，简单介绍药物的发展过程、体内过程和合成等。本教材典型药物的表述参照现行版《中华人民共和国药典》，文中适当增加知识链接、知识拓展和考点提示，以调动学生对本课程的学习兴趣及对药物化学共性规律的掌握。每章后设有“目标检测”，题型和内容参照《国家执业药师资格考试大纲（第七版·2019）》进行编写。实训部分分为基本操作、性质实验和合成实验三个部分，以重点巩固理论知识和提高学生的实际操作技能。

本教材为书网融合教材，即纸质教材有机融合电子教材，教学配套资源（PPT、微课、视频等），题库系统，数字化教学服务（在线教学、在线作业、在线考试），使教材内容立体化、生动化，便教易学。

本教材可供高职高专院校药学类、中药学类专业及相关专业师生使用。

**图书在版编目（CIP）数据**

药物化学 / 黄金敏，方应权主编. —2 版. —北京：中国医药科技出版社，2019. 7
全国高职高专药学类专业规划教材（第二轮）
ISBN 978-7-5214-0954-3

Ⅰ. ①药…　Ⅱ. ①黄…　②方…　Ⅲ. ①药物化学-高等职业教育-教材　Ⅳ. ①R914

中国版本图书馆 CIP 数据核字（2019）第 115855 号

**美术编辑**　陈君杞
**版式设计**　易维鑫

出版　**中国健康传媒集团**丨中国医药科技出版社
地址　北京市海淀区文慧园北路甲 22 号
邮编　100082
电话　发行：010-62227427　邮购：010-62236938
网址　www.cmstp.com
规格　889×1194mm　1/16
印张　25¾
字数　559 千字
初版　2015 年 8 月第 1 版
版次　2019 年 7 月第 2 版
印次　2022 年 8 月第 2 次印刷
印刷　三河市万龙印装有限公司
经销　全国各地新华书店
书号　ISBN 978-7-5214-0954-3
**定价　68.00 元**

# 数字化教材编委会


**主　编**　黄金敏　杨　红

**副主编**　何　涛　黄　娇　孔　瑛

**编　委**（以姓氏笔画为序）

王丽丽（中山大学新华学院）

孔　瑛（山东医药技师学院）

冯玉静（山东医药技师学院）

杨　红（首都医科大学燕京医学院）

何　涛（荆州职业技术学院）

张发余（山东医药技师学院）

郑晓艳（漳州卫生职业学院）

黄　娇（重庆三峡医药高等专科学校）

黄金敏（荆州职业技术学院）

# 出版说明

“全国高职高专药学类专业规划教材”于2015年8月由中国医药科技出版社出版，自出版以来得到了各院校的广泛好评。为了进一步提升教材质量、优化教材品种，使教材更好地服务于院校教学，同时为了更好地贯彻落实《国务院关于加快发展现代职业教育的决定》及《现代职业教育体系建设规划（2014—2020年）》等文件精神，在教育部、国家药品监督管理局的领导下，在上一版教材的基础上，中国医药科技出版社组织修订编写“全国高职高专药学类专业规划教材（第二轮）”。

本轮教材编写，坚持以药学类专业人才培养目标为依据，以岗位需求为导向，以技能培养为核心，以职业能力培养为根本，体现高职高专教育特色，力求满足专业岗位需要、教学需要和社会需要，着力提高药学类专业学生的实践操作能力。在坚持“三基、五性”原则基础上，强调教材的针对性、实用性、先进性和条理性。坚持理论知识“必需、够用”为度，强调基本技能的培养；体现教考结合，密切联系药学卫生专业技术资格考试（药士、药师、主管药师）和执业药师资格考试的要求；重视吸收行业发展的新知识、新技术、新方法，体现学科发展前沿，并适当拓展知识面，为学生后续发展奠定必要的基础。本轮教材建设对课程体系进行科学设计，整体优化；对上版教材中不合理的内容框架进行适当调整，内容上吐故纳新；建设书网融合教材，配套丰富的数字化教学资源。

本套规划教材（27种），其中24种为新修订教材（第2版），适合全国高职高专药学类、中药学类及其相关专业使用，也可供医药行业从业人员继续教育和培训使用。本轮教材的主要特色如下。

**1. 理论适度，强化技能**　教材体现高等教育的属性，使学生需要有一定的理论基础和可持续发展能力。教材内容做到理论知识“必需、够用”，强化技能培养。给学生学习和掌握技能奠定必要的、足够的理论基础，不过分强调理论知识的系统性和完整性。教材中融入足够的实训内容，将实验实训类内容与主干教材贯穿一起，体现“理实”一体。

**2. 对接岗位，教考融合**　本套教材体现专业培养目标，同时吸取高职教育改革成果，满足岗位需求，内容对接岗位，注重实践技能的培养。充分结合学生考取相关职业（药士、药师）资格证书和参加国家执业药师资格考试的需要，教材内容和实训项目的选取涵盖了相关的考试内容，满足考试的要求，做到教考、课证融合。

**3. 工学结合，突出案例**　每门教材尤其是专业技能课教材，在由教学一线经验丰富的老师组成编写团队的基础上，吸纳了部分具有丰富实践经验的企业人员参与编写，确保工作岗位上先进技术和实际案例操作内容写入教材，更加体现职业教育的职业性、实践性和开放性。本套教材通过从药品生产到药品流通、使用等各环节引入的实际案例，使其内容更加贴近岗位，让学生了解实际岗位的知识和技能需求，做到学以致用。

**4. 优化模块，易教易学**　教材编写模块生动、活泼，在保持教材主体框架的基础上，通过模块设计增加教材的信息量和可读性、趣味性。其中，既包含有利于教学的互动内容，也有便于学生了解相关知识背景和应用的知识链接。适当介绍新技术、新设备以及科技发展新趋势，为学生后续发展奠定必要的基础。将现代职业发展相关知识，作为知识拓展内容。

**5. 书网融合，增值服务**　全套教材为书网融合教材，即纸质教材与数字教材、配套教学资源、题库系统、数字化教学服务有机融合。通过“一书一码”的强关联，为读者提供全免费增值服务。按教材封底的提示激活教材后，读者可通过 PC、手机阅读电子教材和配套课程资源（PPT、微课、视频、动画、图片、文本等），并可在线进行同步练习，实时反馈答案和解析。同时，读者也可以直接扫描书中二维码，阅读与教材内容关联的课程资源（“扫码学一学”，轻松学习 PPT 课件；“扫码看一看”，即刻浏览微课、视频等教学资源；“扫码练一练”，随时做题检测学习效果），从而丰富学习体验，使学习更便捷。教师可通过 PC 在线创建课程，与学生互动，开展在线课程内容定制、布置和批改作业、在线组织考试、讨论与答疑等教学活动，学生通过 PC、手机均可实现在线作业、在线考试，提升学习效率，使教与学更轻松。此外，平台尚有数据分析、教学诊断等功能，可为教学研究与管理提供技术和数据支撑。

编写出版本套高质量的规划教材，得到了药学专家的精心指导，以及全国各有关院校领导和编者的大力支持，在此一并表示衷心感谢。希望本套教材的出版，对促进我国高职高专药学类专业教育教学改革和药学类专业人才培养做出积极贡献。希望广大师生在教学中积极使用本套教材，并提出宝贵意见，以便修订完善，共同打造精品教材。

**中国医药科技出版社**

**2019 年 6 月**

## 全国高职高专药学类专业规划教材（第二轮）

# 建设指导委员会

杨元娟（重庆医药高等专科学校）
杨文章（山东医药技师学院）
杨丽珠（漳州卫生职业学院）
何　丹（四川中医药高等专科学校）
张　虹（长春医学高等专科学校）
张　清（山东医药技师学院）
张　晶（山东医药技师学院）
张　瑜（山东医药技师学院）
张建海（重庆三峡医药高等专科学校）
张承玉（天津医学高等专科学校）
张炳盛（山东中医药高等专科学校）
张淑芳（长春医学高等专科学校）
张琳琳（山东中医药高等专科学校）
陈　文（惠州卫生职业技术学院）
陈育青（漳州卫生职业学院）
陈美燕（漳州卫生职业学院）
林美珍（漳州卫生职业学院）
郑小吉（广东江门中医药职业学院）
单松波（漳州卫生职业学院）
侯　沧（山东医药技师学院）
贾　雷（淄博职业学院）
徐传庚（山东中医药高等专科学校）
黄金敏（荆州职业技术学院）
商传宝（淄博职业学院）
彭裕红（雅安职业技术学院）
靳丹虹（长春医学高等专科学校）
魏启玉（四川中医药高等专科学校）
魏国栋（山东中医药高等专科学校）

# 前　言 / PREFACE

全国高职高专药学类专业规划教材是在教育部、原国家食品药品监督管理总局的领导下，由全国高职高专药学类专业规划教材建设指导委员会组织建设的。该教材自出版以来，受到了高职院校的广泛欢迎。为了更好地贯彻落实《国务院关于加快发展现代职业教育的决定》及《现代职业教育体系建设规划（2014—2020年）》等文件精神，进一步适应信息化教学和应用型人才培养的要求，切合新一轮教学改革中的专业调整方案，进一步提高教材质量，满足院校教学需求，在国家药品监督管理局领导下，中国医药科技出版社组织修订编写了“全国高职高专药学类专业规划教材（第二轮）”。

在本版教材修订过程中，编者们广泛征求了高职院校师生的意见和建议，并按照本版教材的修订原则，密切联系临床实际，紧密对接最新版《国家执业药师资格考试考试大纲（第七版·2019）》，对上一版教材的部分框架、体例进行了调整和完善，内容上则吐故纳新，对陈旧的、不够合理的内容进行了删改，对结构式、名词术语进行了进一步规范，力求做到内容更精炼，针对性、实用性、条理性更强，更易教易学，更能体现“岗位对接、教考融合”。此外，在出版纸质教材的同时，配有书网融合的免费增值服务，即纸质教材与电子教材、教学配套资源（PPT、微课、视频等）、题库系统、数字化教学服务（在线教学、在线作业、在线考试）有机融合，使教材立体化、生动化。本版教材可供高职高专药学类、中药学类专业及相关专业师生使用。

本版教材由黄金敏、方应权主编，参与编写的有：荆州职业技术学院黄金敏（绪论、第十三章，实训五、六）、何涛（第五、十一章）；重庆三峡医药高等专科学校方应权（第一章，实训要求、实训一）、黄娇（第十六、十七章，实训九）；中山大学新华学院王丽丽（第六、七章）；四川中医药高等专科学校江洪波（第四章、实训三）；山东医药技师学院张发余（第十二、十五章，实训八）、冯玉静（第二、三章，实训二）；漳州卫生职业学院郑晓艳（第八、十章）；湘潭职业技术学院吴梅青（第九章，实训四）；首都医科大学燕京医学院杨红（第十四章，实训七）。黄金敏负责全书的统稿工作，黄娇担任秘书。

本版教材在修订过程中得到了各相关院校及有关专家的大力支持，在此一并表示感谢。

由于编者水平有限，教材的不妥、疏漏之处在所难免，敬请各位专家、学者以及广大师生提出宝贵意见。

**编者**

**2019年7月**

# 目　录 / CONTENTS

## 实　训

# 绪论

扫码"学一学"

## 学习目标

**知识目标**

1. 掌握化学药物三种主要的名称及命名要点；
2. 熟悉药物化学的研究内容和主要任务；
3. 了解药物及药物化学的基本概念，药物化学的发展简史。

**能力目标**

1. 能说出化学药物和药物化学的基本概念；
2. 能知道药物化学的主要任务；
3. 能区分药物的通用名、化学名和商品名，并知道其特点；
4. 能对药物化学的发展历史有初步的认识。

药物化学是药学类各专业必修的专业基础课程，是联系化学、生物学、药物和医学的桥梁学科。高等职业院校的学生通过学习，要求具备由药物的化学结构特点推测出其理化性质及化学稳定性、药物制备及储存过程中可能发生的变质反应及预防措施、药物给药后的生物转化、剂型的选择、药物的合理配伍、药物分析检验等必备的药物化学知识和技能，为今后的学习或工作奠定扎实的基础。

## 一、药物化学的研究内容和任务

药物化学研究的对象是化学药物。凡具有预防、缓解、诊断、治疗疾病及调节机体生理功能，并具有确切化学结构的物质称为化学药物。化学药物是指从矿物、动植物中提取的单质或化合物，以及通过化学合成或生物合成得到的化合物。而研究化学药物的结构特征、制备方法、理化性质、构效关系、生物效应、体内代谢以及寻找新药是药物化学的主要内容。

药物化学的主要任务有如下方面。

（1）为合理、有效使用化学药物提供理论基础。通过研究药物的化学结构与理化性质、稳定性、生物转化及药效之间的关系，为药物的储存和保管、分析检验、剂型选择、合理配伍、制备与结构修饰、合理应用等提供必要的理论支撑。

（2）为化学药物生产提供好的方法和工艺。通过研究化学药物的合成原理及路线，寻找、优化和发展新原料、新试剂、新技术，为大规模生产提供科学合理、技术先进、经济实用的方法和工艺，降低生产成本，不断提高产品的质量和产量。

（3）为研制和开发新药提供新途径和新方法。通过药物分子设计或对具有一定生物活性的化合物分析、鉴定，发现有价值的先导化合物，再进行结构改造和修饰，开发出疗效更好的新药；通过总结归纳现有药物构效关系、构造与毒副作用关系，综合运用化学、生物学等学科知识，探索药物设计的新途径和方法，研制出疗效好、毒性小、不良反应少、使用方便的优良药物。

**知识链接**

**药物化学的应用**

药物储存：含酯、酰胺易水解的药物要防潮；易光照氧化的要避光。

剂型选择：青霉素钠含$\beta$-内酰胺结构，易水解，不能制成水针，应制成粉针剂。

合理配伍：四环素含酚羟基和烯醇基，能与金属离子形成不溶性盐类化合物，故不能与乳酸钙、氢氧化铝合用。

分析检验：巴比妥类药物有丙二酰脲结构，与吡啶-硫酸铜试液作用显紫堇色，可用于鉴别试验。

结构修饰：红霉素的结构中含有羟基，可与琥珀酸乙酯成酯得琥乙红霉素，增加红霉素的稳定性和水溶性。

## 二、药物化学的发展简史

药物研究与开发的历史，是一个由粗到细、由盲目到自觉、由经验性的实验到科学合理设计的过程。为此，有些科学家将药物化学的发展过程分为三个阶段，即发现阶段（discover）、发展阶段（develop）和设计阶段（design）。

**（一）发现阶段（19世纪至20世纪30年代）**

19世纪中期以后，科学家的研究重点主要是从已在临床应用的植物、矿物中提取和分离有效成分，并确定其化学结构，如吗啡、奎宁、咖啡因等。这些活性成分的分离和确定，为药物化学的发展奠定了良好基础。随着以染料化学为代表的化学工业的发展，化学物质和原料日益增多，人们开始对化学工业产品或中间体进行药理筛选，从中发现的许多有效的化学药物，如乙醚可作为麻醉药，水合氯醛作为催眠镇静药等，这些药品的应用，也促进了制药工业的发展。19世纪末和20世纪初，制药工业开始大量合成和制备化学药物，如阿司匹林、苯佐卡因、氨替比林等。

**（二）发展阶段（20世纪30年代至20世纪60年代）**

磺胺药、抗生素、中枢神经系统药物、心血管系统药物及抗肿瘤药物在此期间大量涌现，此阶段是药物发展的“黄金时期”。

20世纪30年代中期，百浪多息和磺胺被发现后，陆续合成了许多磺胺类药物。1940年，青霉素的抗菌活性也得到临床肯定，成为第一个应用于临床的抗生素，化学药物治疗的范围日益扩大，已不限于细菌感染的疾病。随着1940年Woods和Fildes代谢拮抗学说的建立，不仅阐明抗菌药物的作用机制，也为寻找新药开拓了新的途径。例如根据抗代谢学说发明了抗肿瘤药、利尿药和抗疟药等。药物结构与生物活性关系的研究也随之开展，为创制新药和先导化合物提供了重要依据。

20 世纪 50 年代后，药物在机体内的作用机制和代谢变化逐步得到阐明，导致联系生理、生化效应和针对病因寻找新药，改进了过去单纯从药物的显效基团或基本结构寻找新药的方法。例如利用潜效（latentiation）和前药（prodrug）概念，设计出能降低毒性及不良反应和提高选择性的新化合物。1952 年发现治疗精神分裂症的氯丙嗪后，精神神经疾病的治疗，取得突破性进展。非甾体抗炎药是 20 世纪 60 年代中期以后研究的活跃领域，一系列抗炎新药先后上市。

**（三）设计阶段（20 世纪 60 年代至今）**

20 世纪 60 年代以后，构效关系研究发展很快，已由定性描述转向定量研究。定量构效关系（QSAR）是将化合物的结构信息、理化参数与生物活性进行分析计算，建立合理的数学模型，研究构-效之间的量变规律，为药物设计、先导化合物结构修饰与改造提供理论依据。

20 世纪 70 年代迄今，对药物潜在作用靶点进行深入研究，对其结构、功能的了解逐步深入。另外，分子力学和量子化学与药学科学的渗透，X 射线衍射分析、生物核磁共振、数据库、分子图形学的应用，为研究药物与生物大分子三维结构、药效构象及其作用模式，探索构效关系提供了理论依据和先进手段。现认为 3D-QSAR 与基于结构的设计方法结合，将使药物设计更趋于合理化。对受体的深入研究，尤其许多受体亚型的发现，促进了受体激动剂和拮抗剂的发展，寻找特异性地仅作用某一受体亚型的药物，可提高药物的选择性。如 β 肾上腺素受体和 α 肾上腺素受体及其亚型的阻滞剂是治疗心血管疾病的常用药物，组胺 $H_2$受体拮抗剂能治疗胃及十二指肠溃疡。内源性脑啡肽类对阿片受体有激动作用，而呈现镇痛活性，阿片受体的多种亚型（如 δ、ε、γ、η、κ 等）为设计特异性镇痛药开拓了新的途径。

生物技术是近 20 年发展的高新技术，医药生物技术已成为新兴产业和经济生长点。20 世纪 90 年代初以来上市的新药中，生物技术产品占有较大的比例，并有迅速上升的趋势。通过生物技术改造传统制药产业可提高经济效益，利用转基因动物-乳腺生物反应器研制、生产药品，将是 21 世纪生物技术领域研究的热点之一。

近年来发展的组合化学技术，能合成数量众多的结构相关的化合物，建立有序变化的多样性分子库，并进行集约快速筛选，这种大量合成和高通量筛选，无疑对发现新型的先导化合物和提高新药研究水平都具有重要意义。

**知识拓展**

**国际上的创新药研究趋势**

国际上的药物研发策略已经从针对单个基因转变为针对多个基因（或基因调控网络），深入研究基因（靶点）之间的作用与联系，更注意考虑信号转导通路和功能系统的调控。目前国际上创新药物研究的发展趋势呈现两个显著的特点：一是生命科学前沿技术，如功能基因组、蛋白质组和生物信息学等与药物研究紧密结合，以发现和验证新型药物靶点作为主要目标，并取得了显著进展；二是理论和结构生物学、计算机和信息科学等新学科越来越多地参与到新药的发现和前期研究中，由此出现了一些新研究领域和具有重要应用价值的新技术，它们对于创新药物研究与开发将产生深远的影响。

## 三、药物的名称

药物的名称包括药物的通用名（汉语拼音）、化学名（中文及英文）、商品名等。

**（一）药物的通用名**

药物的通用名是药品的法定名称，是列入国家药品标准的药品名称。

原中华人民共和国卫生部药典委员会编写的《中国药品通用名称》（化学工业出版社 1997 年）是中国药品命名的依据，它是以世界卫生组织推荐使用的“国际非专利药品名称”(International Non-proprietary Names for Pharmaceutical Substance，INN）为依据，结合我国的具体情况而制定的。关于 INN，它是新药开发者在新药申请时向政府主管部门提出的正式名称，不能取得任何专利及行政保护，也是任何该产品的生产者都可使用的名称，还是文献、教材及资料中以及在药品说明书中标明的有效成分的名称，在复方制剂中只能用它作为复方组分的使用名称。INN 名称已被世界各国普遍采用。

中国药物通用名命名规则（Chinese Approved Drug Name，CADN 规则）可概括为：中英对照谐音译，长音节词简缩译，相同词干表同类，响亮顺口中国式。该类药物命名具有典型的词尾（少数为词头），见绪表-1。

**绪表-1　INN 采用的部分词干中文英译表**

| 词尾或词头 | 英文名称 | 代表药物 | 药物类别 |
|---|---|---|---|
| -bufen/-profen | 布芬/洛芬 | 布洛芬 | 非甾体抗炎药 |
| -caine | 卡因 | 普鲁卡因 | 局部麻醉药 |
| -cillin | 西林 | 氨苄西林 | 青霉素类抗生素 |
| cef- | 头孢 | 头孢哌酮 | 头孢菌素类抗生素 |
| -conazole | 康唑 | 氟康唑 | 唑类抗真菌药 |
| -dipine | 地平 | 尼莫地平 | 钙通道阻滞剂 |
| -oxacin | 沙星 | 诺氟沙星 | 喹诺酮类抗菌药 |
| -pril | 普利 | 卡托普利 | ACE 抑制剂（抗高血压） |
| -tidine | 替丁 | 法莫替丁 | $H_2$受体拮抗剂（抗消化性溃疡） |
| -vir | 韦 | 阿昔洛韦 | 抗病毒药 |
| -xicam | 昔康 | 吡罗昔康 | 非甾体抗炎药 |

**（二）药物的化学名**

药物的化学名是国际通用的名称，能够准确地反映出药物的化学结构，不可能有任何的误解与混淆。

中文的药物化学名是根据中国化学会公布的《有机化学命名原则》命名，母体的选定与美国《化学文摘》(Chemical Abstract，CA）系统一致，然后将其他的取代基的位置和名称标出。但在具体命名时与有机化合物有类似之处，但也有的也不完全相同。对药物基本母核认定常常是最简单的部分，母核的名就是药物的母体名，而母体名通常是化合物的类名，如醇、酸、胺等，其他部分均将其看成取代基；取代基的排列顺序也不像有机化学中的那样严格按基团的大小的顺序规则，先小后大。对于手性化合物规定其立体构型或几何异构。

中文化学名的命名原则可参考《英汉化学化工辞典》（科学出版社）。其中，母核前的取代基排列先后次序按照立体化学中的次序规则（sequence rule）进行命名，小的原子或基团在先，大的在后。

举例：盐酸利多卡因的结构式为：

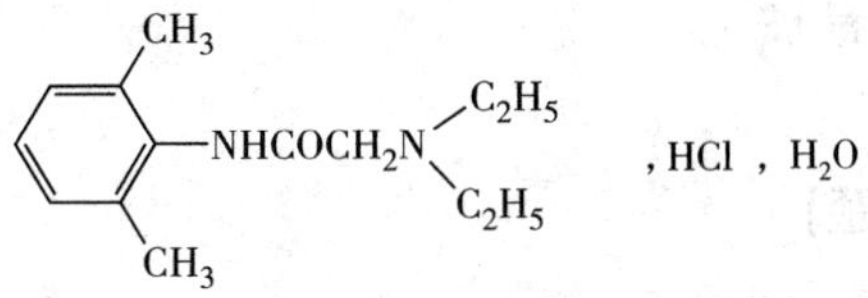


其化学名称为：2-(二乙氨基)-*N*-(2,6-二甲基苯基)乙酰胺盐酸盐一水合物。

**（三）药物的商品名**

药物的商品名是经工商行政管理部门批准注册成为该药的专用名称，受到保护，又称专利名。

药物的商品名是生产厂家为保护其产品的生产权和市场占有权使用的名称。例如，对乙酰氨基酚又名扑热息痛，化学名为*N*-(4-羟基苯基）乙酰胺，上海强生制药厂生产的对乙酰氨基酚的控释片剂，其商品名为泰诺林；上海施贵宝药厂生产的对乙酰氨基酚薄膜片，其商品名为百服宁。同一种药由不同的厂家生产，每个企业为了使自己的产品和其他厂家生产的产品区别开来，会给自己的产品起一个名称。

按照中国新药评审的要求，可以归纳药物商品名具有以下特点：高雅规范不庸俗，不显作用和用途；响亮顺口无规律，注册清楚受保护。商品名有利于企业提高自己产品的质量，创造企业自己的品牌；还有利于药品在使用以后，对不良反应进行有效追踪和溯源。商品名如果能够正确使用，不仅有利于提高药品质量，而且有利于药品监管和指导医生用药。

## 目标检测

扫码“练一练”

**一、A 型题（单项选择题）**

1. 下列哪一项不是药物化学的任务（　　）

A. 为合理用药提供理论基础　　B. 研究药物化学结构与理化性质
C. 确定药物的剂量和使用方法　　D. 开发新药与生产药物
E. 寻找药物合成的新原料

2. 凡具有治疗、预防、缓解和诊断疾病或调节生理功能、符合药品质量标准并经政府有关部门批准的化合物，称为（　　）

A. 药物　　B. 化学药物　　C. 无机药物
D. 天然药物　　E. 合成药物

3. 药物化学研究的内容不包括（　　）

A. 结构组成　　B. 制备方法　　C. 理化性质
D. 不良反应　　E. 构效关系

**二、B 型题（配伍选择题）**

A. 通用名　　B. INN 名称　　C. 化学名

D. 商品名　　E. 俗名

4. 对乙酰氨基酚（　　）

5. 泰诺（　　）

6. Paracetamol（　　）

7. *N*-(4-羟基苯基) 乙酰胺（　　）

8. 醋氨酚（　　）

**三、X 型题（多项选择题）**

9. 化学药物应具备下列特点（　　）

A. 治疗疾病　　B. 防治疾病　　C. 调节机体功能

D. 化学结构清楚　　E. 均是化合物

10. 下列哪些技术已被用于药物化学的研究（　　）

A. 计算机技术　　B. PCR 技术　　C. 超导技术

D. 基因芯片技术　　E. 固相技术

（黄金敏）

# 第一章

# 药物化学基础知识

## 学习目标

**知识目标**

1. 掌握药物化学结构与药效关系；
2. 熟悉药物的变质反应和代谢反应；
3. 了解新药开发的途径与方法。

**能力目标**

1. 能用所学基本知识解释不稳定药物的变质失效的原理；
2. 会用电子等排体等理论知识对先导化合物进行修饰优化。

在药物化学各论部分，通过介绍每类药物的发展概况、典型药物的理化性质、构效关系、作用机制等内容，让学习者具备对药物化学的感性认识。然而药物化学研究需要较强的理论知识为指导，本章将药物化学构效关系、药物的变质反应、药物的代谢反应，以及新药的开发途径和方法等基础知识进行归纳和总结介绍，使学习者对药物化学研究有一个系统的理性认识。

## 第一节　药物的变质反应

扫码“学一学”

药物在生产、制剂、储存、养护、调配和使用等各个环节，由于受到化学结构和外界因素的影响，引起稳定性改变，继而发生变质反应。药物的变质反应主要有水解反应、氧化反应、还原反应、异构化反应、脱羧反应及聚合反应等。另外，空气中的二氧化碳对药物的质量也有一定的影响。为了避免药物变质反应的发生，应该掌握药物稳定性和发生变质反应的变化规律，从而更好地防止药物的变质，确保药物的安全与有效。

### 一、药物的水解反应

药物的水解性是药物重要的化学性质之一，也是引起药物发生变质的主要原因之一。化学结构上含有易水解基团的药物相对容易发生水解反应，同时外界因素也影响着药物是否容易发生水解。

**（一）药物水解的类型**

水解是一类常见的和重要的药物变质反应，范围广泛，包括盐的水解、酯的水解、酰胺的水解和其他一些药物的水解。

**（二）影响水解的结构因素**

药物具有易水解的结构，但必须在适当条件下方能发生，研究影响药物水解的条件，以便加速、减缓或防止其水解。影响药物水解的结构因素较多，常见易发生水解反应的药物结构有酯类、酰胺类、酰脲类、酰肼类、苷类、缩氨类、含活泼卤素化合物、多聚体、蛋白质和多肽等结构类型，其中含有酰基的羧酸衍生物最常见，如酯类和酰胺类。另外，盐类和苷类也是较常见的易水解药物结构。

如酯类药物普鲁卡因的水解，生成对氨基苯甲酸和二乙氨基乙醇。

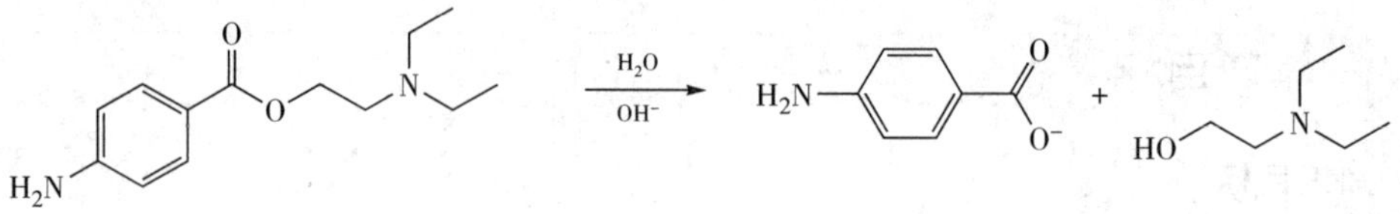


普鲁卡因　　对氨基苯甲酸　　二乙氨基乙醇

又如酰胺类药物$\beta$-内酰胺类抗生素的水解，生成羧酸和氨结构。其水解过程与酯类药物类似，酸、碱均能催化其水解。

**1. 药物化学结构的电子效应对水解速度的影响**　酯类药物的水解反应是通过酰氧键的断裂而进行的。所以水解反应的速度取决于羰基碳原子的电子云密度。如果 R 为供电子基团时，增加了羰基碳原子的电子云密度，使 $H^+$不易离去，则水解速度减慢；反之，R 基团为吸电子基时，则减弱羰基碳原子的电子云密度，$H^+$容易离去，水解速度加快。

**2. 离去酸酸性越强的药物越易水解，反之，离去酸酸性越弱的药物越不易水解**　在羧酸衍生物中，离去酸的酸性越强的药物越易水解。因为羧酸衍生物在水解时，羰基正碳原子的正电荷增加时，易受亲核试剂的进攻而水解。

**3. 邻助作用的影响**　羧酸衍生物的酰基邻近有亲核基团时，能引起分子内催化作用，使水解加速，这一过程称为邻助作用。如阿司匹林在中性水溶液中的水解，除酚酯较易水解外，还由于邻位羧基负离子的邻助作用；青霉素类药物的水解除$\beta$-内酰胺环不稳定以外，还有其侧链酰基氧原子的邻助作用。

**4. 空间位阻的影响**　在羧酸衍生物中，若在羰基的两侧有较大空间体积的取代基时，由于空间掩蔽的作用，产生了较强的空间位阻，而减缓了水解速度。异丁基水杨酸的水解速度比阿司匹林慢 10 倍。

**（三）影响水解的外界因素及防水解的措施**

影响药物水解的外界因素很多，主要有水分、溶液 pH、温度、重金属离子等。药物的水解，只有水存在时才能发生。因此，对易水解的药物必须适当控制水的含量，有的药物需制成固体制剂，以防止水解。有的易水解的固体药物制剂，在湿空气中放置，表面吸附水蒸气后也能使其水解。在以水为溶剂进行提取和精制药物时，也要注意水解的可能性，可选用部分或全部有机溶剂代替水，以避免水解的可能性。有机药物的水解性是其重要的化学性质之一，在药物的生产、调配、使用、储存、质量控制和制剂选择以及工艺工程中，都必须十分注意。对药物的水解规律有一定的认识，才能利用这些规律为药物的生产、使用和质量等方面服务，采用适当措施，防止或延缓药物水解，保证药物的安全、有效。

## 二、药物的氧化还原反应

药物的氧化性是指药物能被还原剂还原，药物的还原性是指药物被氧化剂氧化，具有还原性的药物比具有氧化性的药物多，所以药物发生氧化反应比还原反应常见。

**（一）药物自动氧化的类型**

易发生自动氧化反应的官能团有碳-碳双键、酚羟基、芳伯氨基、巯基等。如含有不饱和双键的药物维生素 A 易发生自动氧化而变质，又如含有酚羟基的药物肾上腺素易被氧化为有色的醌类物质。

**（二）影响自动氧化的结构因素**

**1. 解离能** 药物自动氧化的影响因素有药物的化学结构和外界因素，化学结构对药物自动氧化反应的影响主要表现在 C—H、O—H、N—H、S—H 键的解离能和电子效应对解离能的影响。影响药物自动氧化的外界因素有氧、光照、温度、重金属离子和溶液酸碱性等。

**2. 共轭体系** 含有酚羟基结构的药物由于苯氧间共轭的缘故，使苯环电子云密度增大，易于形成苯氧负离子，从而发生异裂自动氧化。

具有氧化性的药物比具有还原性的药物少。一般结构中含有氧化性基团的药物具有氧化性，如维生素 $B_2$的异咯嗪母核中共轭双键具有氧化性，遇还原剂（如连二亚硫酸钠、维生素 C）被还原成无荧光的二氢核黄素；氯霉素结构中的硝基和氯化钙、锌粉反应，被还原为羟胺化合物。

**（三）影响自动氧化的外界因素及防氧化的措施**

**1. 氧气** 应尽量考虑制成固体药剂使用；尽量将安瓿装满；加入抗氧剂；干燥处储存。

**2. 溶液的酸碱性** 调节、稳定 pH 值。

**3. 温度** 注射剂灭菌时，应考虑药物水溶液的稳定性而选择适当的温度，如流通蒸汽灭菌 30 分钟。尽可能降低外部环境的温度。

**4. 重金属离子** 加入 EDTA-2Na 等螯合剂。

**5. 光** 应避光保存，一般要用棕色玻璃瓶或遮光容器盛放。

## 三、药物的其他变质反应

**（一）药物的异构化反应**

异构化反应指立体化学构型的变化反应，有光学异构化和几何异构化两种，光学异构化又分为消旋化和差向异构化。消旋化是指具有旋光性的化合物在物理或化学因素（如加压、溶解、光、热、某些试剂）的作用下转变为外消旋体的过程。差向异构化是指含有两个或两个以上手性中心的化合物分子中某手性中心的构型通过化学反应转换成其相反构型的过程，所形成的两种非对映异构体，称为差向异构体。

异构化反应对药物的活性有很大影响。某些药物在制备或储存过程中，分子发生异构化，使药物的活性降低甚至失去药效。如四环素类抗生素在 pH 2~6 时，发生差向异构化，C-4 位的二甲氨基构型改变，生成无活性的差向异构体。

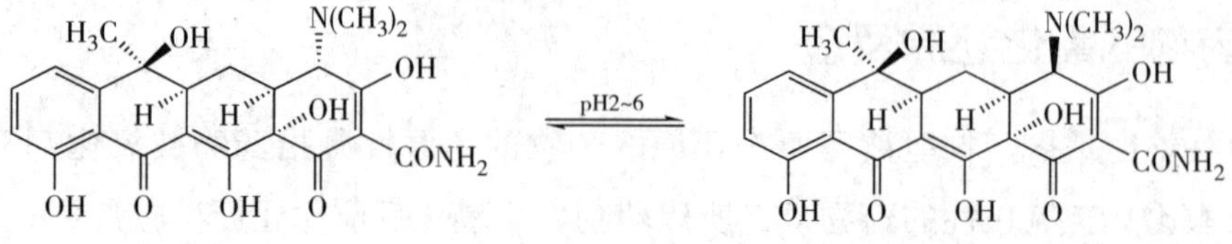


**（二）药物的脱羧反应**

某些药物在一定条件下，分子易发生脱羧反应，使药物的药效降低或失去活性。如普鲁卡因水解后生成的对氨基苯甲酸会进一步发生脱羧反应生成苯胺，苯胺有毒性，且易被氧化使溶液变色。

**（三）药物的聚合反应**

聚合反应是同种药物的分子间相互结合生成大分子的反应。发生聚合反应往往产生沉淀、变色现象，影响药物的质量。如维生素 $K_3$光照后变为紫色，是因为分解并聚合成双分子化合物而引起的。又如青霉素类药物在一定条件下，$\beta$-内酰胺环开环后发生聚合反应，聚合物是引起青霉素类药物变态反应的主要成分，聚合度越高，越易引起变态反应。

**（四）药物的化学性配伍变化**

人们在使用药物的时候，往往是几种药物混合使用，如果药物之间发生了氧化还原、聚合或分解等化学反应，使药物产生了不同程度质的变化而失效。化学性配伍变化一般表现在产生浑浊、沉淀、润湿或液化、变色、水解、产生气体、爆炸或燃烧等现象。如青霉素 G 钠盐与药物水溶液配伍时青霉素或多或少地发生变化，不过由于条件不同（如 pH、温度等）有时分解快些，有时分解慢些，只有在一定时间内变化的量达到一定程度后才不能用于临床。

**知识链接**

**一般药品的保质期多长**

药品的有效期取决于药品本身的稳定性，一般在 6~36 个月不等，一般液体制剂多为 6 个月、12 个月，固体制剂多为 18 个月、24 个月、36 个月，具体还要看品种。需要提出的是，药品的有效期是建立在规定储藏条件的前提之上的，因为药品受温湿度等外界因素影响很大。举例说，某生物制品储存条件为 2~8℃，有效期为 12 个月，那么在冷藏、包装完整、没有其他污染源等情况下，12 个月有效。如果你把这个药品放在常温条件下，它很快就会失效。

扫码“学一学”

## 第二节　药物的代谢反应

药物代谢是指在酶的作用下将药物（通常是非极性分子）转变成极性分子，再通过人体的正常系统排出体外，是一种药物在人体内发生的化学变化，也是人体对自身的一种保护功能。

药物的代谢通常分为两相：第Ⅰ相生物转化和第Ⅱ相生物转化。第Ⅰ相主要是官能团化反应，官能团化反应是指药物的生物转化过程，即在酶的催化下进行氧化、还原、水解等化学反应，结果使药物分子中引入或转化成一些极性较大的官能团，如羟基、羧基、氨基和巯基等，代谢产物的极性增大。第Ⅱ相结合反应，结合反应是指药物原型或经官能团化反应后的代谢产物的一些极性基团与内源性的水溶性的小分子，如葡萄糖醛酸、硫酸盐、某些氨基酸等，在酶的作用下，以酯、酰胺或苷的方式结合。产生的结合物大都有极好的水溶性，可通过肾脏随尿液排出体外。但是也有的药物经过Ⅰ相反应后，无需进行第Ⅱ相的结合反应，即排出体外。其中，Ⅰ相生物转化反应对药物在体内的活性影响最大。由于催化反应时酶对底物的化学结构有一定的要求，因此不同化学结构的药物，其代谢的情况也不一样。

## 一、官能团化反应

药物在体内所发生的官能团化反应的主要反应类型有氧化反应、还原反应和水解反应。

**（一）氧化反应**

氧化反应是药物在生物体内进行的最主要的生物转化反应。通过氧化反应，在药物的环系结构或脂链结构的碳上形成羟基或羧基，在氮、氧、硫原子上脱烃基或生成氮氧化物、硫氧化物等。大多数药物都可被微粒体的非特异性酶系催化而被氧化。如β受体阻滞剂普萘洛尔和降血糖药苯乙双胍的代谢产物，主要为芳环对位羟基化的产物。吸电子的取代基则削弱反应的进行程度，生成酚羟基的位置在间位的取代基。和一般芳环的取代反应一样，芳环的氧化代谢部位也受到立体位阻的影响，通常发生在立体位阻较小的部位。

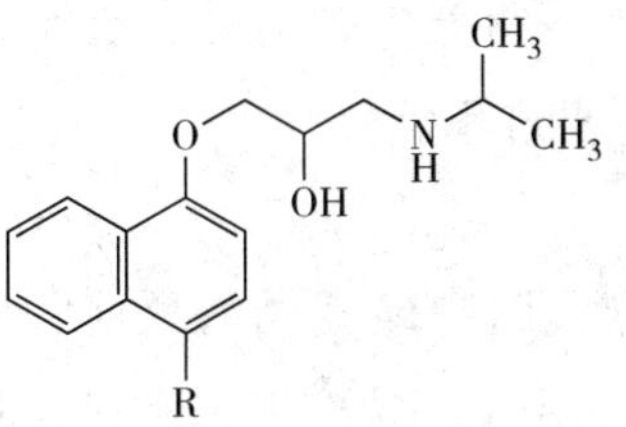


普萘洛尔
（R=H 原型药物 R=OH代谢产物）

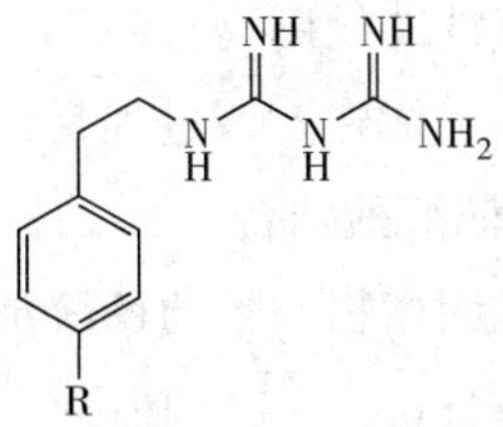


苯乙双胍

**（二）还原反应**

还原反应在药物代谢中也起着非常重要的作用。药物在体内经还原代谢后分子中往往引入羟基、氨基等易代谢结合的基团，便于排出体外。如镇痛药*S*-(+)-美沙酮经代谢后，生成3*S*,6*S*-α-(-)-美沙醇。

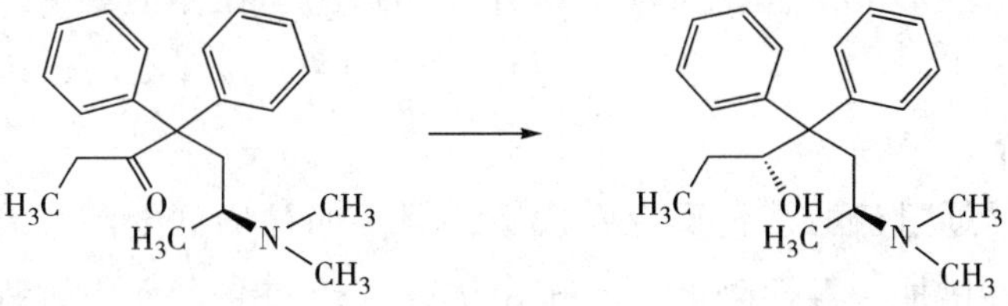


*S*-(+)-美沙酮　　3*S*,6*S*-α-(-)-美沙醇

**（三）水解反应**

含酯和酰胺结构的药物在代谢中，易被肝血液中或肾等器官中的水解酶水解成羧酸、醇（酚）和胺等。水解反应也可能在体内的酸催化下进行，水解产物的极性较其母体药物

强。邻近基团的立体位阻对酯和酰胺的水解速度影响较大，如有较大位阻的阿托品，在体内几乎有 50% 以原药形式随尿排泄，剩余部分也未能进行酯水解代谢。

酰胺水解的速度较酯慢，如抗心律失常药物普鲁卡因胺在水解代谢中的速率比普鲁卡因慢得多。普鲁卡因在体内可迅速水解，而普鲁卡因胺，约 60% 的药物以原型从尿中排出。

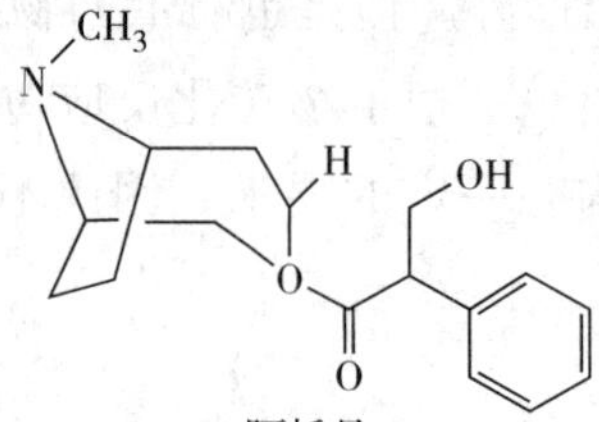

阿托品

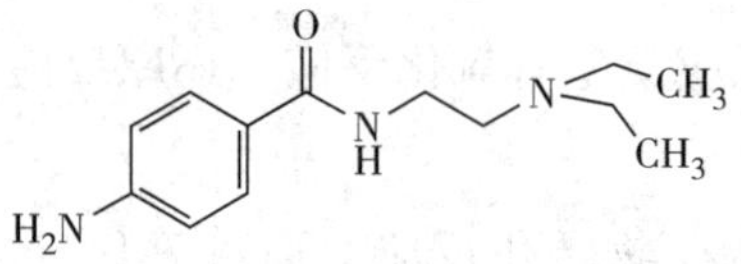

普鲁卡因胺

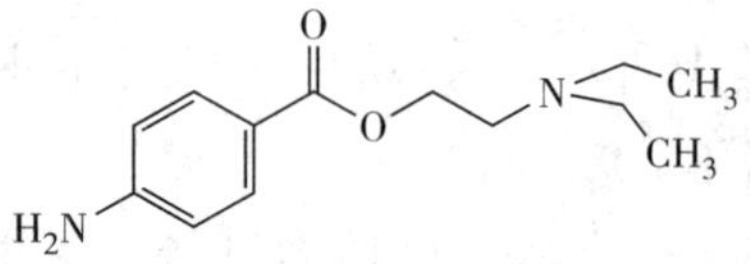

普鲁卡因

## 二、结合反应

药物分子中或经体内代谢的官能团化反应后的代谢物中的极性基团，如羟基、氨基、羧基等，可在酶的催化下与活化的内源性分子如葡萄糖醛酸、硫酸、氨基酸、谷胱甘肽等结合，形成水溶性的代谢物。经结合后的代谢物，均无生理活性，大都极易溶于水，易从尿中或胆汁中排出体外。该过程是药物失活的重要过程。

### （一）葡萄糖醛酸结合

药物或其代谢产物与葡萄糖醛酸结合是药物代谢中最常见的反应，生成的结合产物含有可离解的羧基（p$K_a$ 3.2）和多个羟基，无生物活性，易溶于水和排出体外。葡萄糖醛酸能与含羟基、羧基、氨基、巯基的小分子结合，形成 *O*-葡萄糖醛酸苷、*N*-葡萄糖醛酸苷、*S*-葡萄糖醛酸苷和 *C*-葡萄糖醛酸苷结合物，如吗啡有 3-酚羟基和 6-仲醇羟基，分别和葡萄糖醛酸反应生成 3-*O*-葡萄糖醛苷物（是弱的阿片拮抗剂）和 6-*O*-葡萄糖醛苷物（是较强的阿片激动剂）。

由于新生儿体内肝脏尿苷二磷酸葡萄糖醛酸（UDPGA）转移酶活性尚未健全，因此会引起代谢上的问题，导致药物在体内聚集产生毒性。如新生儿在使用氯霉素时，由于不能使氯霉素和葡萄糖醛酸形成结合物而排出体外，导致药物在体内聚集，从而引起“灰婴综合征”。

### （二）硫酸结合

药物及代谢物可通过硫酸结合反应而代谢，但不如葡萄糖醛酸结合那样普遍。形成的硫酸结合物的水溶性增加，毒性降低，易排出体外。硫酸结合反应过程是在磺基转移酶的催化下，由体内活化型的硫酸化剂 3′-磷酸腺苷-5′-磷酰硫酸（PAPS）提供活性硫酸基，使底物形成硫酸酯。参与硫酸酯化结合过程的基团主要有羟基、氨基、羟氨基。如支气管扩张药沙丁胺醇结构中有三个羟基，只有其中的酚羟基形成硫酸酯化结合物，而脂肪醇羟基硫酸酯化结合反应较低，且形成的硫酸酯易水解成为起始物。

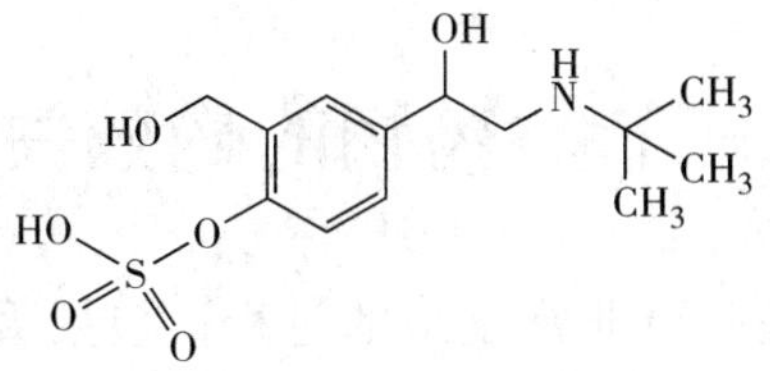


沙丁胺醇硫酸酯

**（三）乙酰化结合**

芳伯胺药物在代谢时大都被乙酰化结合。酰胺类药物在水解后，芳硝基类药物在还原后形成的氨基，都可能进行乙酰化结合。药物经 *N*-乙酰化代谢后，生成无活性或毒性较小的产物，是一条有效的解毒途径。但与前几类结合反应不同，前面讨论的几类结合反应，都是使亲水性增加，极性增加，而乙酰化反应是将体内亲水性的氨基结合形成水溶性小的酰胺。乙酰化反应一般是体内外来物的去活化反应。

乙酰化反应是在体内酰基转移酶的催化下进行的，以乙酰辅酶 A 为辅酶，进行乙酰基的转移。*N*-乙酰转移酶的活性受遗传因素的影响较大，故有些药物的疗效、毒性和作用时间在不同民族的人群中存在着种族差异。

**（四）甲基化结合**

甲基化结合反应对一些内源性的活性物质如儿茶酚胺的生成和灭活起着重要作用，如肾上腺素，甲基化反应一般不是用于体内外来物的结合排泄，而是降低这些物质的生物活性。参与甲基化反应的基团有酚羟基、胺基、巯基等。酚羟基的甲基化反应主要对象是具儿茶酚胺结构的活性物质，如肾上腺素、去甲肾上腺素、多巴胺等。反应大多需在特异性或非特异性的甲基转移酶催化下进行。

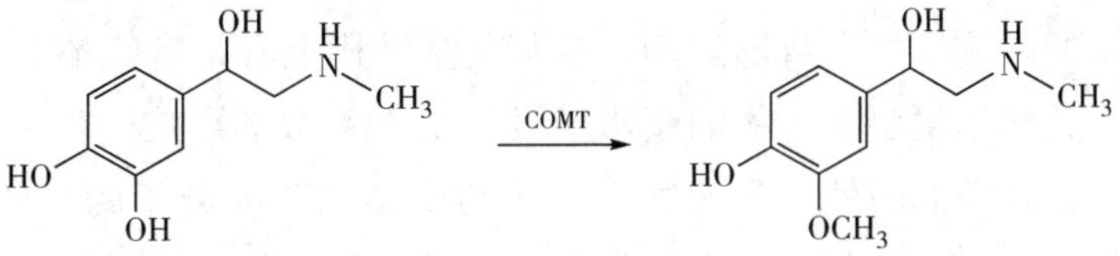


肾上腺素

**（五）氨基酸结合**

含有羧基的药物或代谢物可与体内的氨基酸，如甘氨酸、谷氨酰胺等形成代谢结合物。与氨基酸的结合反应是体内许多羧酸类药物和代谢物的主要结合反应。参与结合反应的羧酸有芳香羧酸、芳乙酸、杂环羧酸。参加反应的氨基酸主要是内源性的氨基酸，或是从食物中可以得到的氨基酸，其中以甘氨酸的结合反应最为常见。

**（六）谷胱甘肽结合**

谷胱甘肽（GSH）是由谷氨酸、半胱氨酸和甘氨酸组成的三肽，其中半胱氨酸的巯基具有较强的亲核作用，可与带强亲电基团的药物或其代谢物结合，形成 *S*-取代的谷胱甘肽结合物。在体内起到清除因代谢而产生的有害亲电性物质，此外，谷胱甘肽还有氧化还原性质，对药物及代谢物的转变起重要的作用。

谷胱甘肽和酰卤的反应是体内的解毒反应，当多卤代烃和三氯甲烷在体内代谢生成酰卤或光气时会对体内生物大分子进行酰化，从而产生毒性。谷胱甘肽通过和酰卤代谢物反应后生成酰化谷胱甘肽，解除了这些代谢物对人体的毒害。

扫码“学一学”

# 第三节　药物的构效关系

药物从给药到产生药效是一个非常复杂的过程，包括吸收、分布、代谢、组织结合，以及在作用部位产生作用等。影响药物产生药效的主要因素有两个方面，即药物到达作用部位的浓度和药物与受体的作用方式及强度。这两个影响因素都与药物的化学结构有密切关系，是药物结构-药效关系（构-效关系）研究的主要内容。

## 一、决定药物产生效应的因素

### （一）药物发生药物效应的生物学基础

半个世纪之前，人们对在细胞水平和分子水平上的生命现象了解甚少，寻找新药的方法多是基于经验和尝试，主要是通过大量化合物的筛选与偶然发现。靠这种方法发现了大批治疗药物。但它的不可预见性和盲目性，导致人力和物力的巨大消耗，发现新药的成功率越来越低，促使人们发展具有较高预测性的更合理的研究方法。随着生命科学的相关学科在20世纪后半期的迅速发展，定量构效关系、合理药物设计、计算机辅助药物设计、组合化学、高通量筛选等新技术、新方法不断涌现，基因技术被应用到新药的研究之中，新药设计学也应运而生。近十年来，新药设计与开发有了突飞猛进的发展，优良的新药不断问世，为世界制药工业带来了勃勃生机。

药物分成两种类型：根据药物在分子水平上的作用方式，可把药物分成两种类型，即非特异性结构药物和特异性结构药物。

非特异性结构药物：非特异性结构药物的药理作用与其化学结构的类型关系不大，主要受药物理化性质的影响。如全身麻醉药，从其化学结构上看，有气体、低分子量的卤烃、醇、醚、烯烃等，其作用主要受药物的脂水（气）分配系数的影响。

特异性结构药物发挥的药效，是药物小分子与受体生物大分子的有效结合，它包括两者在立体空间上的互补；在电荷分布上的相匹配，通过各种化学键的作用使两者相互结合，进而引起受体生物大分子构象的改变，触发机体微环境产生与药效有关的一系列生物化学反应。

**1. 药物作用的生物靶点**　能够与药物分子结合并产生药理效应的生物大分子现通称为药物作用的生物靶点。这些靶点的种类主要有受体、酶、离子通道和核酸，存在于机体靶器官细胞膜上或细胞质内。

就目前上市的药物来说，以受体为作用靶点的药物约占52%；以酶为作用靶点的药物约占22%；以离子通道为作用靶点的药物约占6%；以核酸为作用靶点的药物约占3%；其余17%药物的作用靶点尚不清楚。

（1）以受体为作用靶点　药物与受体结合才能产生药效。理想的药物必须具有高度的选择性和特异性。选择性要求药物对某种病理状态产生稳定的功效，而特异性是指药物对疾病的某一生理、生化过程有特定的作用，即要求药物仅与疾病治疗相关联的受体或受体亚型结合。现已有几百种作用于受体的新药问世，其中绝大多数是GPCR的激动剂或拮抗剂。例如，治疗高血压的血管紧张素Ⅱ受体拮抗剂氯沙坦、依普沙坦，中枢镇痛的阿片受体激动剂丁丙诺啡、布托啡诺，α受体激动剂阿芬他尼，抗过敏性哮喘的白三烯LT受体拮抗剂普仑司特和扎鲁司特，以及抗胃溃疡的组胺 $H_2$ 受体拮抗剂西咪替丁、雷尼替丁等。

（2）以酶为作用靶点　由于酶是催化生成或灭活一些生理反应的介质和调控剂，因此，酶构成了一类重要的药物作用靶点。酶抑制剂通过抑制某些代谢过程，降低酶促反应产物的浓度而发挥其药理作用。理想的酶抑制剂药物，应该对靶酶有高度亲和力和特异性。如果仅和靶酶反应而不与其他部位作用，则药物剂量可降低，毒性可减小。近年来，基于细胞代谢理论的指导，合理设计的酶抑制剂类药物发展较快，应用较广，在现有的治疗药物中占有很重要的地位，目前世界上销售量最大的20个药物中有近一半为酶抑制剂类药物。

（3）以离子通道为作用靶点　带电荷的离子由离子通道出入细胞，不断运动，传输信息，构成了生命过程的重要组成部分，保持着生物体中细胞与细胞间的有效联系。离子通道的阻滞剂和激活剂调节离子进出细胞的量，进而调节相应的生理功能，可用于疾病的治疗。

（4）以核酸为作用靶点　人们普遍认为肿瘤的癌变是由于基因突变导致基因表达失调和细胞无限增殖所引起的。因此，可将癌基因作为药物设计的靶，利用反义技术（antisense technology）抑制癌细胞增殖。

以已知的抗肿瘤药物为先导，以DNA为靶点，设计新的抗癌药物正在不断开展。

**2. 药物作用的体内过程**

（1）动力学时相　一个药物在离体组织中可发挥它已知的药理作用，但当它被在体内给药时有可能无效，表明药物在作用的生物靶点处未能达到足够的浓度。相反，一个药物在体外无效，但体内有效，说明它在体内经历了生物代谢活化过程。因此，对于一个药物来说，除了必须考虑它与生物靶点相互作用的许多因素外，还要考虑它在体内的吸收、分布、代谢和消除（ADME）。

（2）药效学时相　结构特异性药物发挥药效的本质，是药物有机小分子经吸收、分布到达其作用的生物靶点后，与受体生物大分子相互作用的结果。药物与受体分子结合形成复合物，进而引起受体构象的改变，触发机体微环境产生与药效有关的一系列生理效应。

**3. 药物-受体相互作用的化学本质**　药物分子和受体的结合，除静电相互作用外，主要是通过各种化学键连接，形成药物-受体复合物，其中共价键的键能很大，结合是不可逆的。

**4. 药物与受体相互作用的立体效应**　由蛋白质组成的受体，有一定的三维空间结构。在药物与受体的各原子或基团间相互作用时，作用的原子或基团间的距离对于相互的引力有重要的影响。因此，药物与受体原子或基团的空间互补程度越大，其特异性则越高，作用越强。药物中官能团间的距离，手性中心及取代基空间排列的改变，均能强烈地影响药物受体复合物的互补性，从而影响药物和受体的结合。

**（二）药物的基本结构和结构修饰**

根据药物化学结构对生物活性的影响程度，或根据其作用方式，可将药物分为结构非特异性药物和结构特异性药物，前者的活性主要受药物的理化性质影响，与药物化学结构的类型关系不大，后者的活性则与化学结构相互关联，与特定受体相互作用有关。

在药物构效关系研究中，对具有相同药理作用的药物，可剖析其化学结构中的相同部分，将化学结构中的相同部分称为基本结构。保持药物的基本结构，仅在官能团上做一些修饰，以改进药物的缺点，称为化学结构修饰。如磺胺类药物的基本结构、巴比妥类药物的基本结构。基本结构的确定有助于进一步进行结构修饰和新药设计。

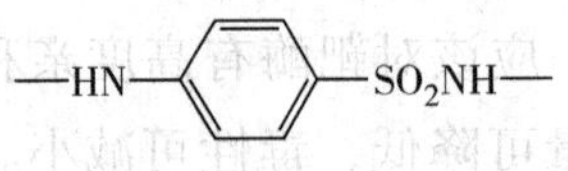

磺胺类药物的基本结构

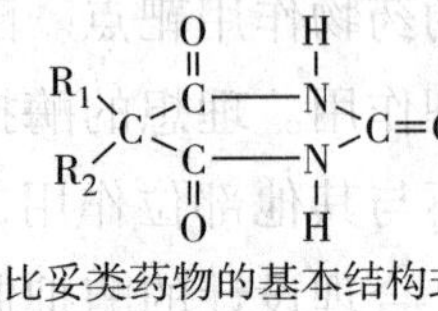

巴比妥类药物的基本结构式

**1. 生物电子等排原理** 在结构改造和构效关系研究中，生物电子等排原理是应用较多的一种方法，即在基本结构的可变部分，以电子等排体相互置换，从而使药物具有相似的生物活性。生物电子等排体可分为经典和非经典两大类型，具有相同总数“外层电子”（同价）的原子或原子团为经典的电子等排体；非经典的电子等排体不局限于经典的电子等排体，分子中没有相同的原子数（价电子数），只要有相似的性质，相互替代时便能产生相似的活性或者拮抗的活性。

经典的生物电子等排体以氢化物置换规则为基础，从周期表中的第四列起，任何一个元素的原子与一个或几个氢原子结合成分子或原子团后，其化学性质和其邻近的较高族元素相似，互为电子等排体。如 O、S、NH、$CH_2$ 等有 6 个外层电子，F、Cl、OH、$NH_2$、$CH_3$ 等有 7 个外层电子。非经典的生物电子等排体中，一些原子或原子团尽管不符合电子等排体的定义，但在相互替代时同样可以产生相似或拮抗的活性，最常见的相互替代可产生相似活性的基团有—CH ═CH—、—S—、—O—、—NH—、—$CH_2$—等。

生物电子等排原理常用于对先导化合物优化时进行类似物的变换，用生物电子等排原理设计优化先导化合物，具有以下特点：①用生物电子等排体替代时，往往可以得到相似的药理活性。如将组胺结构中的咪唑环分别用吡啶、吡唑、三唑环替代时，生物活性没有改变，这四种含氮杂环互为生物电子等排体；②用生物电子等排体替代后，可能产生拮抗作用，如尿嘧啶的 5 位 H 换成 F 后，成为抗代谢抗肿瘤药 5-氟尿嘧啶；③用生物电子等排体替代后得到的化合物，毒性可能会比原药低。

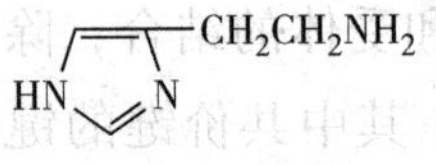

咪唑环

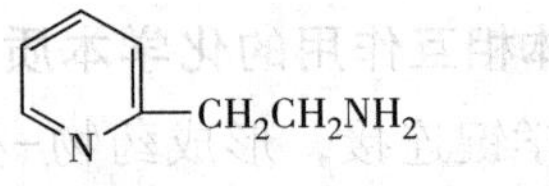

吡啶环替代

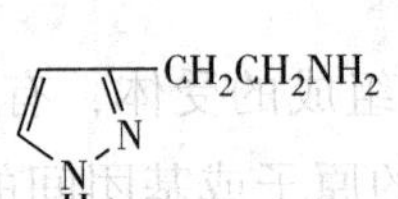

吡唑环替代

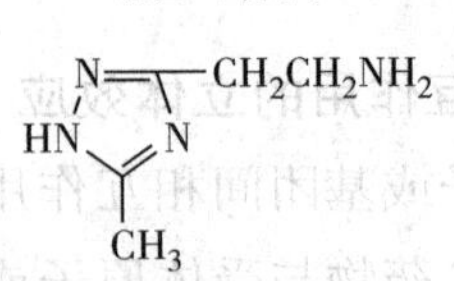

三唑环替代

**2. 前药原理** 结构修饰后的衍生物称为前药，前药是指一类在体外无活性或活性较小，在体内经酶或非酶作用，释放出活性物质（原药）而产生药理作用的化合物。采用这种方法来改进药物缺点以获得更好药效的理论称前药原理。应用前药原理进行结构修饰得到新药有如下特点。

（1）提高药物的选择性 如己烯雌酚用于治疗前列腺癌，将其制成双磷酸酯后，癌组织比正常组织更易水解出己烯雌酚，使原药浓度高于正常组织，较少影响正常细胞，但增强了对前列腺肿瘤组织的选择性，降低了对男性造成的全身雌激素不良反应和毒性。

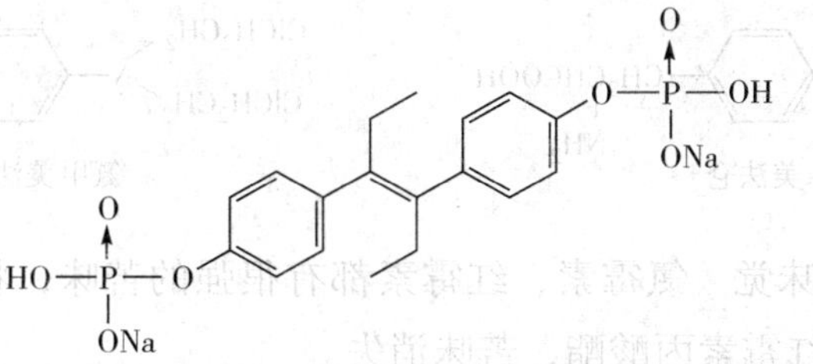

己烯雌酚双磷酸钠

（2）增加药物的稳定性　有些药物结构中存在易氧化、易水解基团，在储存过程中易失效，在体内的代谢速度也快，将这些不稳定的基团进行化学修饰，可增加药物的稳定性，并延长作用时间。如维生素 A 和维生素 E 均易被氧化，合成品均制成醋酸酯，增加了稳定性。

（3）延长药物作用时间　氟奋乃静用于治疗精神分裂症，作用时效只有一天，制成庚酸酯和癸酸酯，分别可持续药效 2 周和 4 周。

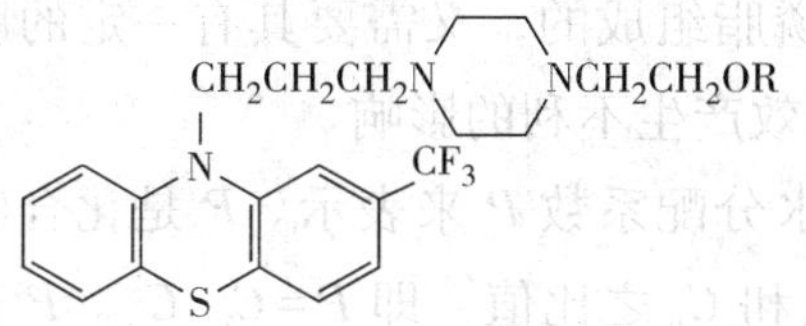

R＝H　氟奋乃静

R＝$CH_3(CH_2)_5CO$　氟奋乃静庚酸酯

R＝$CH_3(CH_2)_8CO$　氟奋乃静癸酸酯

（4）改善药物吸收，提高生物利用度　如羧苄西林有两个羧基，极性大，脂溶性小，口服难吸收，只能注射给药。其 5-茚满酯，脂溶性增大，对酸的稳定性也增加，吸收得到改善，提高了生物利用度，口服有效。

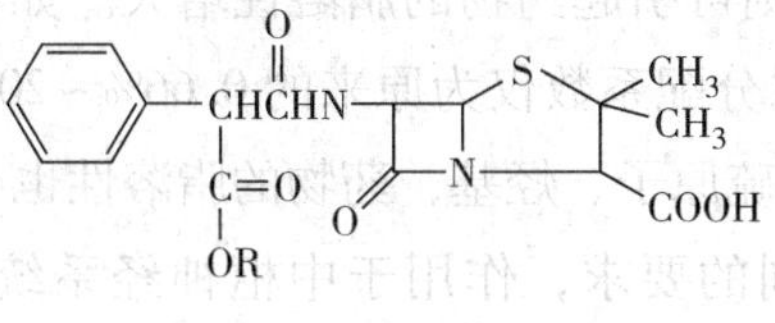

R=H　羧苄西林

R= 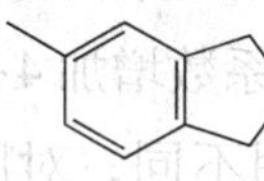　羧苄西林 5-茚满酯

**知识链接**

**生物利用度**

生物利用度（bioavailability，F）是指药物被机体吸收进入体循环的相对量和速率，用 F 表示，F=（$A/D$）×100%。$A$ 为药物直接进入体循环所能达到的浓度，$D$ 为口服相同药物剂量后体循环所能达到的浓度。影响生物利用度的因素较多，包括药物颗粒的大小、晶型、填充剂的紧密度、赋型剂及生产工艺等。生物利用度是用来评价制剂吸收程度的指标。

（5）增加药物水溶性　许多药物在水中溶解度较低，难以制成水溶性的制剂，一般可以通过结构修饰，制成水溶性的盐类，增大其溶解度，以符合制剂要求。如氯霉素难溶于水，制成丁二酸单酯单钠盐，易溶于水，可配成注射剂及眼药水。

（6）降低药物的毒性及不良反应　如氨基是药物中常见的基团，但伯胺类药物的毒性一般较大，对氨基进行酰胺化修饰，可降低毒性及不良反应。如美法仑的氨基经甲酰化，生成氮甲美法仑，其不良反应降低，并可口服给药。

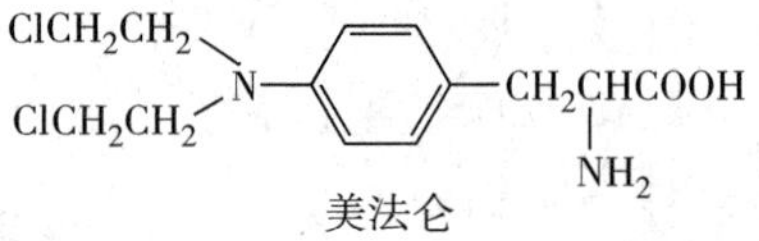

美法仑

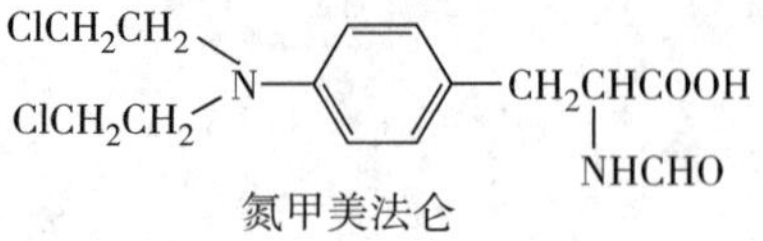

氮甲美法仑

（7）消除药物不良味觉　氯霉素、红霉素都有很强的苦味，将其羟基修饰成酯，分别制成氯霉素棕榈酸酯、红霉素丙酸酯，苦味消失。

## 二、药物理化性质对药效的影响

药物进入体内，经过转运到达作用部位，系列过程均与药物的理化性质有关，影响药物理化性质的因素主要有药物的溶解度、分配系数和解离度等。

**（一）药物的溶解度和分配系数对药效的影响**

在人体中，大部分的环境是水相环境，体液、血液和细胞质液都是水溶液，药物要转运扩散至血液或体液，需要溶解在水中，要求药物有一定的水溶性（亲水性）。而药物在通过各种生物膜包括细胞膜时，因这些膜是由磷脂组成的，又需要其有一定的脂溶性（亲脂性）。药物亲水性或亲脂性过高或过低都对药效产生不利的影响。

药物亲水性或亲脂性大小可用药物的脂水分配系数 $P$ 来表示。$P$ 是化合物在有机相和水相中分配达到平衡时的量（摩尔）浓度 $C_o$ 和 $C_w$ 之比值，即 $P=C_o/C_w$。$P$ 值越大，则脂溶性越高，常用 $\log P$ 表示。

药物分子结构的改变对药物脂水分配系数的影响较大。药物的水溶性与分子的极性和所含的极性基团有关；与药物形成氢键的能力有关；与药物的晶格能有关。若药物结构中含有较大的烃基、卤素原子、脂环等非极性结构，则可引起药物的脂溶性增大。如在分子中引入极性较大的羟基时，药物的水溶性则加大，脂水分配系数仅为原来的 0.66%～20%，而引入一个卤素原子，脂水分配系数增加 4～20 倍，引入硫原子、烃基，药物的脂溶性也会增大。

各类药物因其药效作用不同，对脂溶性有不同的要求，作用于中枢神经系统的药物，需要通过血-脑屏障，应具有较大的脂溶性。如全身麻醉药和镇静催眠药的活性与 $\log P$ 值显著相关；苯巴比妥和硫喷妥的脂水分配系数分别为 3 和 580，前者给药后要 15 分钟才起效，后者由于引入 S 原子，脂溶性增加，吸收快，易进入脑组织，静脉注射后 30 秒即起效，但由于易转移至脂肪组织而作用时间短。

**（二）药物的解离度对药效的影响**

有机药物多数为弱酸或弱碱，这些药物在体液中只能部分解离，药物的离子型和分子型在体液中同时存在。通常药物以分子型通过生物膜，进入细胞后，在膜内的水介质中解离成离子型，以离子型起作用，故药物应有适宜的解离度。

有机酸或有机碱类药物的吸收并不取决于它们的总浓度，而和它们的解离度有关。解离度和药物的解离常数（$pK_a$）及吸收部位的 pH 有关，即与药物本身的酸碱性有关，与药物吸收时所处环境的 pH 有关。对酸性药物而言，环境 pH 越小，酸性越强，则未解离药物浓度越高；对碱性药物而言，环境 pH 越大，碱性越强，则未解离药物浓度越高。

改变药物的化学结构，有时会对弱酸或弱碱性药物的解离常数产生较大的影响，从而影响其生物活性。如巴比妥类药物，在 5 位两个氢被烃基取代时，显示出镇静安眠作用；未被取代的巴比妥酸（R=H）或单取代的 5-乙基巴比妥酸（$R=C_2H_5$）完全没有镇静安眠作用。这被认为是其5位的活泼氢可互变成稳定的芳环结构，巴比妥酸的解离常数较大，$pK_a$ 约为4.12，在生理pH 7.4时，有99%以上呈离子型，不能通过血-脑屏障进入中枢神经系统而起作用。在5位双取代后不能转变成芳环结构，$pK_a$ 通常在7.0~8.5，在生理pH下，苯巴比妥约有50%以分子型存在，可进入中枢神经系统而起作用。

## 三、药物立体结构对药效的影响

药物所作用的受体、酶、离子通道等都是由蛋白质构成的生物大分子，有一定的三维空间结构，在药物和受体相互作用时，两者之间或基团的空间互补程度对药效产生重要的影响。来自药物立体结构对药效的影响主要有：药物结构中官能团间的距离、药物结构中取代基的空间排列以及药物的手性中心。受体具有严格的空间结构，药物要与受体结合形成复合物，在立体结构上必须互相适应，即立体结构的互补性。药物的互补性越大，则其特异性越高，生物活性也越强。所以，立体因素对药效的影响较大。

### （一）光学异构

具有手性中心的药物有光学异构体——右旋体和左旋体。异构体在体内吸收、分布、代谢和排泄常有明显的差异，有些异构体药理活性有高度的专一性。如局麻药丙胺卡因，其*R*-(-)-异构体和*S*-(+)-异构体局麻作用相近，但*R*-(-)-异构体可代谢为有毒物质，导致高铁血红蛋白血症的发生，而*S*-(+)-异构体则不代谢为有毒物质，故临床上应用*S*-(+)-异构体。又如抗坏血酸L-(+)-异构体的活性为D-(-)-异构体的20倍。

药物中光学异构体生理活性的差异反映了药物与受体结合时的较高立体要求。如D-(-)-肾上腺素异构体有三个部分与受体形成三点结合（图1-1）：①氨基；②苯环及两个酚羟基；③侧链上的醇羟基。其血管收缩作用较L-(+)-肾上腺素异构体强12~15倍。

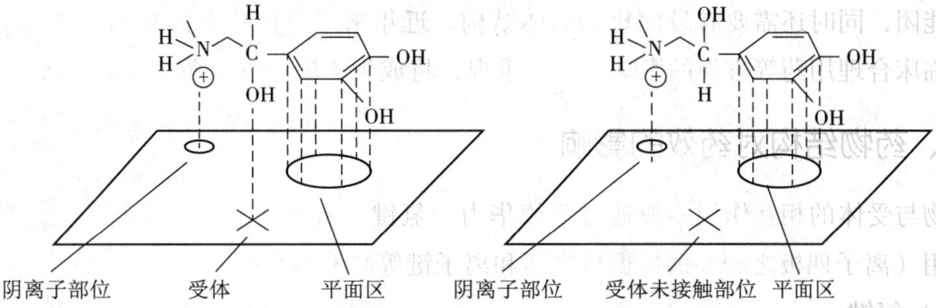


图1-1 D-(-)-肾上腺素异构体和L-(+)-肾上腺素异构体与受体结合示意图

(a) D-(-)-肾上腺素异构体与受体；(b) L-(+)-肾上腺素异构体与受体

有些药物光学异构体具有相反活性，如(-)-依托唑啉具有高效利尿作用，而(+)-依托唑啉则有抗利尿作用，这种类型的药物少见。有些药物光学异构体呈现不同类型的活性，如丙氧芬的右旋体有镇痛作用，而左旋体丙氧芬有强烈的镇咳作用。

### （二）几何异构

几何异构现象是化合物分子由于双键或刚性或半刚性结构，使分子内旋转受到限制所致。几何异构体又名顺反异构体，在空间关系上不是镜像，而且理化性质不同，各基团之间的距离也不同，因而与受体相互作用和体内转运有差异。如一个顺式异构体与受体的立体结构相适应，反式异构体便不可能与受体结合，反之亦然。因此，几何异构体之间的生物活性有所不同，例如反式己烯雌酚的活性强于顺式己烯雌酚。

**（三）构象异构**

药物分子的构象异构现象造成药物生物活性的差异已受到广泛重视。药物与受体相互作用时，必须考虑药物分子的构象。受体只能与柔性药物分子多种构象中的一种结合，这种构象称为药效构象，即药物分子中与受体相应部位结合基团的空间排列，要完全适应受体的立体结构要求，才能产生药效。这样所产生的药效可能表现的是激动剂或拮抗剂的效应。如一个化合物分子的构象虽符合与受体结合的要求，但分子中缺乏激动效应的某些关键性基团，则是某一药物的拮抗剂。非药效构象因不能与受体结合，便无生物活性或活性很弱。不同构象异构体的生物活性是有差异的，例如，神经递质组胺能分别作用于$H_1$受体和$H_2$受体，呈现两种不同的激动活性，这是由于它可以分别以两种构象作用于不同的受体，组胺以偏转构象作用于$H_1$受体，而以反式构象作用于$H_2$受体（图1-2）。

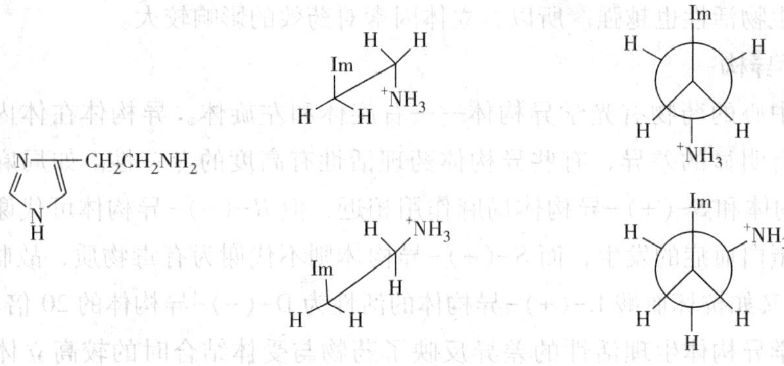


图1-2　组胺的构象

总之，立体异构对药效的影响很大，一个药物要获得所期望的药理效应，不仅需要必要的功能团，同时还需要有最优化的立体结构。近年来，药物的立体异构因素对药物毒副反应、临床合理用药等方面的影响已引起重视，将成为临床药理学所必需的基础知识。

## 四、药物结构对药效的影响

药物与受体的相互作用一般通过范德华力、氢键、疏水作用、电荷转移复合物、静电相互作用（离子偶极之间、偶极偶极之间和离子键等）和共价键等形式结合。

**（一）氢键**

药物分子中的O、N、S、F等含孤对电子的原子可与共价键NH、OH、FH等中的H缔合，形成氢键。氢键形成可影响药物的理化性质，若药物分子与溶剂分子形成氢键，可增加溶解度，若药物分子内或分子间形成氢键，则一般使药物在极性溶剂中的溶解度减小，在非极性溶剂中的溶解度增加。如对羟基苯甲酸甲酯的抑菌活性比水杨酸甲酯强，是因为前者形成分子间氢键，还存在部分游离酚羟基，因而起酚样抑菌作用；而后者形成分子内氢键，未成键的酚羟基难以存在。

在药物与生物大分子的结合中，最常见的是生物体中的DNA通过碱基互补并以氢键的形式形成稳定的双螺旋结构。

**（二）电荷转移复合物**

电荷转移复合物是电子相对丰富的分子与电子相对缺乏的分子间，通过电荷转移而形成的。这种键的键能较低，复合物相对比较稳定。电荷转移复合物的形成往往可增加药物的稳定性以及溶解度，并有利于药物与受体的结合。

电子供给体通常为含孤对电子的供电基的化合物或富含 π 电子的化合物，电子相对缺乏的分子为电子受体。某些杂环分子由于电子云密度分布不均匀，有些原子附近的电子云密度较高，有些较低，这些分子既是电子供给体，又是电子接受体。电荷转移复合物的形成降低了药物与生物大分子相互作用的能量，例如抗疟药氯喹可以插入到疟原虫的 DNA 碱基对之间形成电荷转移复合物。

**（三）金属离子配合物**

由电荷密度低的金属离子和电荷密度高的配位体组成。一个金属离子可以与两个或两个以上配位体，通过离子键、共价键或配位键等形成环状螯合物，通常有四、五、六元环。金属螯合物作为抗肿瘤药物应用于临床的主要有铂配合物，其作用机制是：铂金属配合物进入肿瘤细胞后，生成非常活泼的配合离子，在体内与 DNA 的两个鸟嘌呤碱基 *N*-7 配合成一个闭合的五元螯合环，使 DNA 不能形成正常的双螺旋结构，肿瘤细胞 DNA 复制停止。

金属螯合剂可用作金属中毒时的解毒剂，如二巯基丙醇可生成重金属螯合物，而用于重金属解毒。乙二胺四乙酸（EDTA）是常用的多价螯合剂，主要用于解铅中毒。EDTA 也常用于除去制剂中的金属离子，以保持剂型稳定。

现有药物的构效关系多数还是经验方法获得的定性总结，定量构效关系（QSAR）的研究发展始于 20 世纪 60 年代，目前，人们已经将这一方法应用于预测同源物的生物活性和定量药物设计等，在新药研究中，已成功设计了一些药物。但由于机体和生物大分子的复杂性，QSAR 的研究还受到多种因素的影响，有待于进一步的探索。

## 第四节　新药研究与开发

扫码“学一学”

### 一、先导化合物的发掘

新药研究是一项耗资大、周期长、风险高的系统工程。它需要分子生物学、生物化学、有机化学、计算机科学、药理毒理学和临床医药学等多学科的协作。新药研究的内容概括起来主要有两个方面：一是开拓性研究（又称先导化合物的产生），即改进现有药物或有效化合物；二是探索性研究（又称先导化合物的优化，或系列设计），即寻找新的先导化合物或设计新的分子结构。

早在 100 多年前，Emil Fischer 提出了以结构为基础的药物设计概念，他的“锁”与“钥匙”(即受体与配体）的设计思想在现代药物研究中常常被采用。“锁”是“钥匙”必须匹配的生物靶点，早期的以结构为基础的药物设计，通过对一系列配体的构效关系分析，获得靶点结构信息，然后利用这些信息指导配体设计而获得新药。20 世纪 60 年代 Hansch 和藤田等同时提出了定量构效关系的研究方法与理论，为新药研究提供了理论基础。计算机的广泛应用，现代测试仪器和技术的进步，为新药研究与开发提供了新的实验手段。

目前，新药研究仍以先导化合物的发现、优化和构效关系为基本模式，下面就先导化合物的发现和优化的一般方法进行阐述。

进行新药研究与开发的必要条件需有物质基础，这些物质可以来自天然资源，也可来自合成化合物或其他途径。从众多候选药物中发现的具有生物活性并值得进一步研究开发的化合物，称之先导化合物（简称先导物），先导化合物是可以通过结构改造，而获得预期药理作用的药物。并不要求先导化合物本身具备很高的生理活性，一些新分离并确定结构的化合物，只要有新的结构，在药物研究上就有极大的价值。先导化合物的产生有多种途径，简介如下。

**（一）从天然活性物质中筛选先导化合物**

我国历史悠久，有丰富的医药遗产，是发现先导化合物的宝库，民间治疗疾病的偏方验方，也是获得先导化合物的来源。时至今日，从动、植物和微生物体内分离具有生物活性的物质（即天然有效成分），仍然是先导化合物或药物的主要来源。

在药物发展的早期阶段，常从植物中开发许多生物活性成分，这些天然生物活性成分往往有新颖的结构类型，新的结构常常有独特的药理活性，如吗啡、阿托品、利血平、长春新碱、喜树碱等药物。青蒿素是我国学者 20 世纪 70 年代初从黄花蒿中分离出的倍半萜类化合物，具有强效抗疟作用。1964 年美国北卡罗来纳州三角研究所的 Monroc Wall 博士从其西部红豆杉树皮中提得紫杉醇，紫杉醇在治疗乳腺癌、卵巢癌和恶性黑素瘤方面，具有独特的抗癌机制，疗效显著。

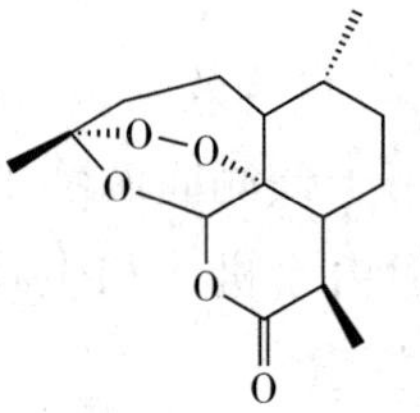


青蒿素

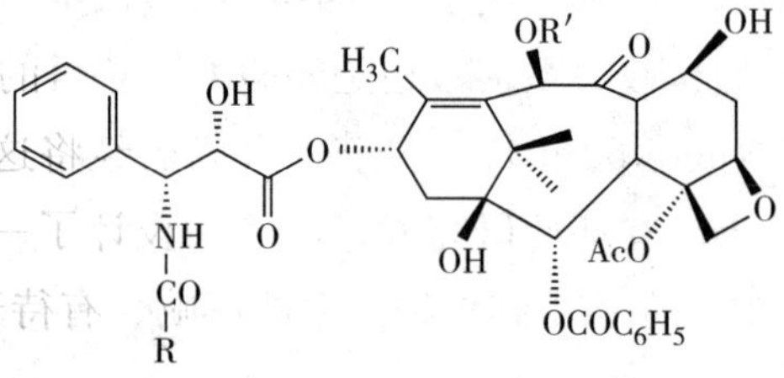


紫杉醇

世界海洋面积占地表面积的 71%，海洋矿物资源和生物资源都非常丰富，因此有 21 世纪为海洋世纪之称。由于受样品采集、提取、分离和结构鉴别等条件限制，对海洋生物进行有组织的研究开展较晚。20 世纪 60 年代以来的研究表明，海洋生物中所含化学成分结构新颖、复杂，常具有较强的生物活性。如海洋海绵 Hyrtiosaltum 所含的细胞毒活性成分 altohyrtins A，B，C 和 5-desacetylaltohyrtin A 对 KB 细胞的 $IC_{50}$ 为 0.01～0.3ng/ml，显示了较强的细胞毒活性。海洋是生物资源的宝库，对海洋生物进行系统的活性成分研究和新药开发，有着广阔前景。

天然产物的微生物代谢研究可以达到两个目的：①通过微生物代谢，改变天然产物结构，提高天然产物的活性，降低不良反应，达到临床使用的目的；②采用基因工程的手段，改变微生物的代谢途径，达到生产天然药物的目的。放线菌和细菌在代谢中可产生抑制其他微生物在其周边生长的物质，是各种抗生素的来源。从 20 世纪 40 年代发现青霉素开始，其后以结构改造为代表的半合成抗生素发展异常迅速，现临床应用的抗生素已有 100 种左右，如氯霉素类、$\beta$-内酰胺类抗生素、氨基糖苷类抗生素、大环内酯类抗生素等重要的抗感染药物。

目前，又将注意力转移到从微生物次生代谢物上寻找酶抑制剂、免疫调节剂等。如从土曲霉素菌发酵液中分离得到洛伐他汀，经结构改造，得到半合成辛伐他汀。这两种药物为催化胆固醇合成的限速酶——羟甲戊二酰辅酶 A（HMG-CoA）还原酶抑制剂，口服后，很快水解成有活性的$\beta$-羟基酸代谢物，从而抑制胆固醇的合成，为常用的新一代降血脂药物，临床用于降胆固醇，治疗高脂蛋白血症。新上市的胆囊收缩素（CCK）的拮抗剂Devazepide，其先导化合物是从蒜曲霉菌的代谢产物中发现的CCK-A和CCK-B受体的特异性非肽类拮抗剂Asperlicin。以此化合物为先导化合物进行结构改造得到的衍生物Devazepid的活性比天然的Asperlicin强1万倍。从微生物的发酵液中，至少可得到成百上千个类似Asperlicini的化合物，是新型的受体拮抗剂药物的丰富来源。

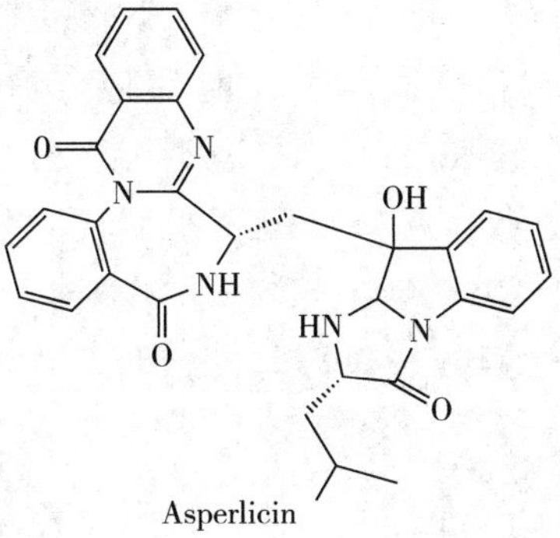


Asperlicin

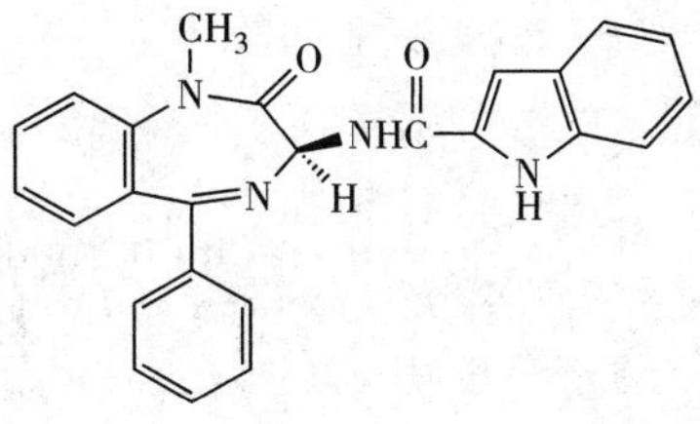


Devazepid

此外，以体内微量生物活性物质（即内源性活性物质，如脑啡肽、血管紧张素Ⅱ、降钙素、胰泌素、神经降压素等）为先导化合物寻找新药是目前又一新兴领域。

**（二）通过研究生命的基础过程发现先导化合物**

生物化学、内分泌学和分子生物学的发展，为系统研究生命基础过程及寻找人体内生物活性物质开辟了广阔领域。现代生理学认为，人体被化学信使（生理介质或神经递质）所控制，例如激素、维生素、神经传导物质等，它们都有特殊的功能，特定的识别部位，一旦上述物质出现问题，人体便失去平衡而患病。因此，机体内源性物质的功能、生物合成以及代谢中间体或产物，都可作为生物活性物质设计的出发点。对这些调节机体的活性物质进行结构改变，或可增强其原生理或生化过程，或阻断、拮抗其原过程，从而对异常的机体功能起到调节或纠正作用。例如，吲哚美辛类非甾体抗炎药的发现过程。炎症的重要介质5-羟色胺的功能被揭示后，便以5-羟色胺为先导化合物，以寻找其拮抗物为出发点开发药物；而拮抗物的结构与5-羟色胺相似。再如，当发现风湿性关节炎患者的尿中有大量色氨酸代谢产物后，设计其拮抗物以含吲哚环的化合物为先导化合物，合成大量含吲哚环的化合物，并选择出吲哚美辛；但要消除或减轻吲哚美辛的不良反应，不能改变其活性，必须保留其基本结构，继而又开发了吲哚美辛的电子等排物舒林酸。

**（三）由受体结构或配体-受体结合模式推测、发掘先导化合物**

近年来已分离出一些药物受体。确定受体结构，可以通过研究药物与之相互作用的作用点及结合方式来推测药物的活性结构。此外，还可利用现有药物推测受体图像（因为受体图像大多数尚未揭晓）。可通过X射线单晶衍射、计算机图形学以及量子化学计算等，在确定药物的三维结构、手性排列、分子间及分子内的氢键、优势构象等的基础上，通过测定药物与受体的结合模式推测出受体图像，作为推测新型先导化合物的化学结构的依据。如组胺$H_2$受体拮抗剂——抗溃疡药的发现。内源性物质组胺在体内至少有两种受体，即$H_1$和$H_2$受体。$H_2$受体与胃液分泌有关。为了研究抗消化道溃疡药，以组胺为化学起始物，寻找了对组胺$H_2$受体有拮抗作用的物质。2-甲基组胺和4-甲基组胺对$H_1$和$H_2$受体的激动作用不同，4-甲基组胺对 $H_2$ 受体的激动作用强于 $H_1$ 受体。将侧链的氨基用各种基团取代，发现引入胍基取代基，可使 $H_2$ 受体达到组胺最大活性的50%，成为部分激动剂。

### 知识链接

组胺 $H_2$受体阻断剂-抗溃疡药的发现：改变胍基的碱性，换成脲基或硫脲基，发现丁咪硫脲（Burimamide）具有 $H_2$受体拮抗作用，进而以其为先导化合物，在4位引入甲基，侧链加入硫原子，最终研究开发出西咪替丁（Cimetidine）、雷尼替丁（Ranitidine）和法莫替丁（Famotidine）等以拮抗 $H_2$受体为作用靶点的胃溃疡病治疗药。

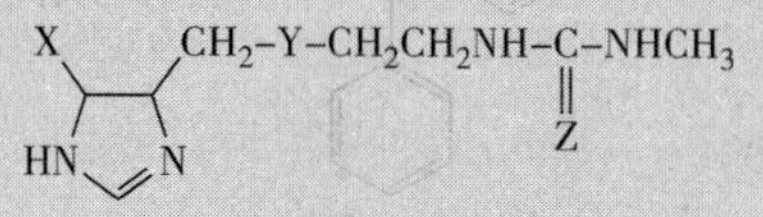


| X | Y | Z | |
|---|---|---|---|
| H | $CH_2$ | S | 咪丁硫脲 |
| $CH_3$ | S | S | 甲咪硫脲 |
| $CH_3$ | S | NCN | 西咪替丁 |

#### （四）研究药物的不良反应，发现先导化合物

可以基于毒性及不良反应发现先导化合物。1942年磺胺异丙噻二唑被专门用于治疗伤寒病，但却发现当使用大剂量时，会造成死亡。死因是由于药物刺激胰腺释放出胰岛素，导致急性和持久地血糖降低，然而这并没有引起人们利用此毒性及不良反应研究口服降血糖药。直到1955年，临床上发现氨磺丁脲的降血糖作用强于磺胺异丙噻二唑，才开始将氨磺丁脲用于治疗糖尿病。

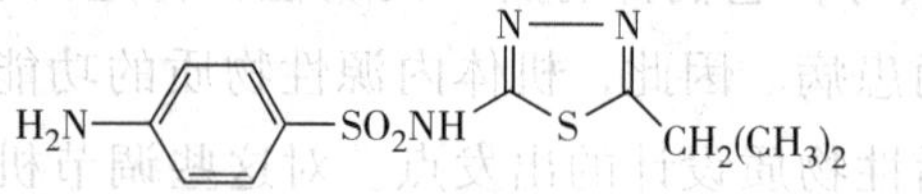


磺胺异丙噻二唑

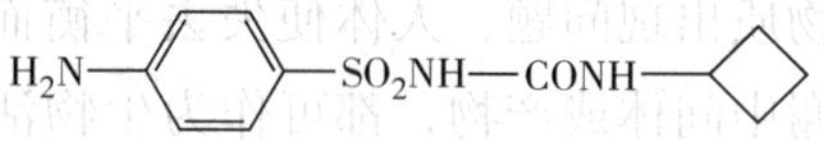


氨磺丁脲

以后，以磺酰脲为先导化合物合成了大约1万个化合物，如甲苯磺丁脲、氯磺丙脲、格列吡嗪、格列波脲、格列齐特等。这些药物除具有降血糖作用外，还可阻止血小板聚集，阻断糖尿病患者视网膜病的发展。

### 知识拓展

**万艾可的发现**

万艾可（俗称伟哥，Viagra）的诞生就是利用药物的不良反应开发新药的一个非常具代表性的例子。伟哥本来是作为循环系统抗心绞痛的新药，被临床开发。随着临床试验的进展，科学家们发现许多患者使用后，均有不同程度地促进阴茎勃起的不良反应。经过对相同先导化合物的针对性研究，进一步证实了这种改善性功能障碍的药效之后，中止了预定的心绞痛临床试验，最后被成功开发成为改善性功能障碍的新药。其通用名是西地那非（Sildenafil）。

#### （五）由药物合成的中间体发现先导化合物

一些药物合成的中间体，由于与目的化合物在结构上有相似性，因此经过筛选也可发现先导化合物。安西他滨（环胞苷）是阿糖胞苷的中间体，后发现安西他滨不仅具有抗肿瘤作用，而且不良反应轻，体内代谢比阿糖胞苷慢，故作用时间长，可治疗各种白血病。

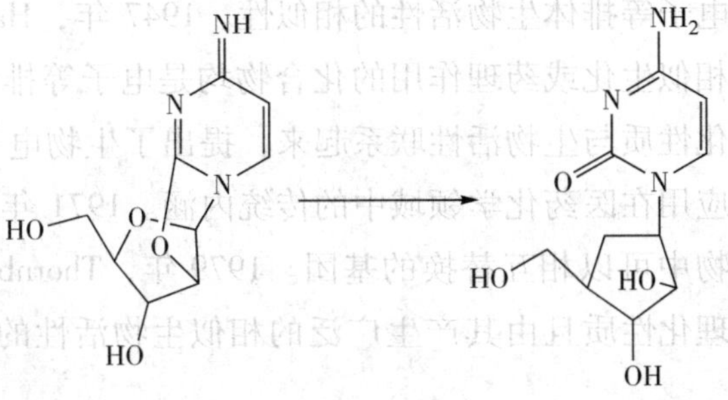


安西他滨　　阿糖胞苷

**（六）其他方法**

利用活性代谢物发现新药。美伐他汀为羟甲戊二酰辅酶 A（HMG-CoA）抑制剂，其分子中含有内酯结构，进入体内被血清或组织中的酯酶酶解后转化成活性代谢物羟基酸。这种羟基酸可与酶结合。许多研究表明，在酶的活性中心有一个疏水腔，可与美伐他汀抑制剂下半部的十氢萘部分结合，这种结合非常牢固，使其成为强效抑制剂。此外，活性代谢物普伐他汀的活性强于母体化合物，后以此类代谢物为先导化合物，研究开发出他汀类降血脂药氟伐他汀。

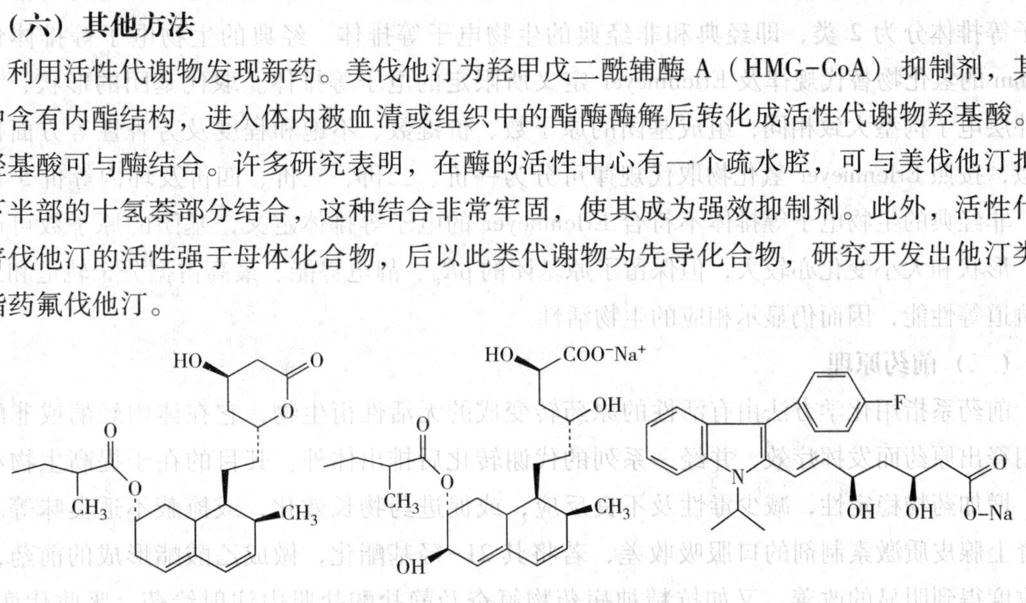


美伐他汀　　普伐他汀　　氟伐他汀

## 二、先导化合物的优化

先导化合物的结构确定之后，需要进行结构和活性的优化，因先导化合物只能提供一种具有特定药理作用的新结构类型。作为线索物质，往往由于在药剂学、药代动力学、药效学方面存在缺点或不足，存在不良反应，而不能临床应用，因此需要对先导化合物进行结构改造或修饰，以优化上述性质。优化的目的是扬弃不利性质，提高和改善所希望的性质。

**（一）生物电子等排原理**

生物电子等排概念最初应回溯到 1919 年。当时 Langmuir 用它解释具有相同原子数和相同价电子数的分子或离子在理化性质方面的相似性。在这些相似分子和离子的基础上，他确定了 21 组电子等排体，进一步推断这些分子的电子数目和排列状况也相同，提出了电子等排体（isostere）的概念，即具有相同数目的原子和相同数目的电子，并且电子排列状况也相同的分子、原子或基团（离子）称为电子等排体。1925 年，Grimm 结合了 Hinsbeng 和 Huckel 的环等价部分概念并加以扩展，提出氢化物替代规律（hydride displacement law），它的内容是：从元素周期表中第Ⅳ主族起，任何一种元素与一个或几个氢原子结合形成的分子或基团称为假原子（pseudoatom），即某一元素与一个或两个氢原子结合形成的假原子的性质与比它高 1 族或 2 族的元素相似。1932 年，Erlenmeyer 将 Grimm 定义的电子等排体进一步扩展到外围电子数目相等的原子、离子和分子，并首先把电子等排概念与生物活性联系起来，应用其解释了电子等排体生物活性的相似性。1947 年，Hansch 提出，凡在同一标准的实验系统中能引起相似生化或药理作用的化合物均是电子等排体。1951 年，Friendman 把有些分子或基团的理化性质与生物活性联系起来，提出了生物电子等排等新概念。至此，电子等排体已经突破了应用在医药化学领域中的传统内涵。1971 年，Arins 指出生物电子等排应是在许多类型化合物中可以相互替换的基团。1979 年，Thornber 综合了电子等排体的概念，提出凡具有相似理化性质且由其产生广泛的相似生物活性的分子或基团都应是生物电子等排体。

随着生物电子等排原理的广泛应用，生物电子等排体的范围逐渐扩大，研究者把生物电子等排体分为 2 类，即经典和非经典的生物电子等排体。经典的生物电子等排体包括 Grimm 的氢化物替代规律及 Erlenmeyer 定义所限定的电子等排体。取代基团的形状、大小和外层电子构型大致相同，组成基团的原子数、价键数、不饱和程度及芳香性等方面极其相似，按照 Erlenmeyer 氢化物取代规律可分为一价、二价、三价、四价及环内等价 5 种类型。非经典的生物电子等排体不符合 Erlcnmcycr 的电子等排体定义，基团的原子数可以不同，形状和大小变化亦较大，但保留了原基团的 $pK_a$、静电势能、最高占据分子轨道和最低空轨道等性能，因而仍显示相应的生物活性。

**（二）前药原理**

前药系指用化学方法由有活性的原药转变成的无活性衍生物，它在体内经酶或非酶解作用释出原药而发挥疗效，并经一系列的代谢转化后排出体外。其目的在于提高生物利用度，增加药物稳定性，减少毒性及不良反应，或促进药物长效化，或掩蔽不适臭味等。例如肾上腺皮质激素制剂的口服吸收差，若将其 21-羟基酯化，做成乙酸酯形成的前药，其吸收度得到明显的改善。又如抗精神病药物氟奋乃静盐酸盐肌内注射给药，吸收代谢快，药效只能维持一天，将氟奋乃静的羟基经酰化反应，生成酯类前药，肌内注射给药后，慢慢吸收，并分解为氟奋乃静而发挥药效，作用时间延长，氟奋乃静庚酸酯和癸酸酯分别可保持药效 2 周和 4 周。如羧苄西林口服时效果差，若将其侧链上的羧基酯化为茚满酯，得到卡茚西林，则对酸稳定，可供口服，而且吸收性也得到改善。

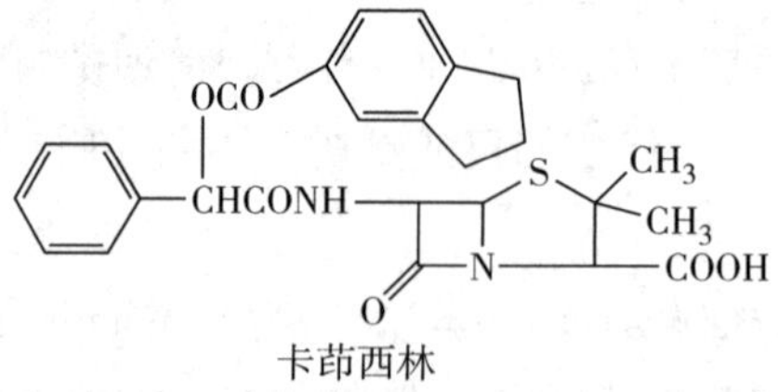

卡茚西林

**（三）剖裂与拼合原理**

先导物优化进行的结构改造，常用的方法是对先导物结构进行局部改变或称局部修饰，包括：改变分子的大小；增加或减少饱和碳原子数的同系化合物；引入双键；引入或除去手性中心；引入、去除或变换功能基或有空间障碍的大体积基团；将链状化合物变成环状化合物；将环状分子开环成链状物；变换基团的位置或方向；变换柔性分子为刚性分子；变换电荷的分布或状态等，这些均属局部修饰的内容。

对生物活性起决定作用的基团确定之后，最常用的方法就是变换取代基。如 α 肾上腺素受体激动剂去甲肾上腺素苯环上引入大体积基团，可转变成阻滞剂。β 肾上腺素受体激动剂异丙肾上腺素的苯环换成萘环，再与侧链通过桥氧连接，则转变为 β 受体阻滞剂普萘洛尔。

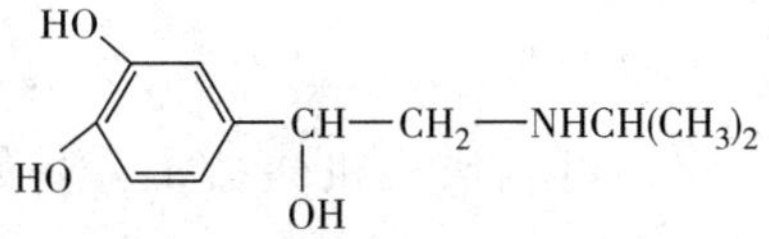


异丙肾上腺素

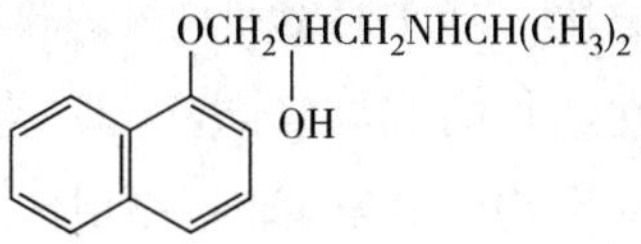


普萘洛尔

合环和开环是药物设计中常见的方法。由于合环或开环，分子的形状、构象和表面发生了变化，会影响与受体的结合，也会改变药代动力学性质。如抗菌药培氟沙星经 1,8 位环合，得 OPC-7241，再经氧原子替换亚甲基，得到氧氟沙星，后者的抗菌作用比培氟沙星强。

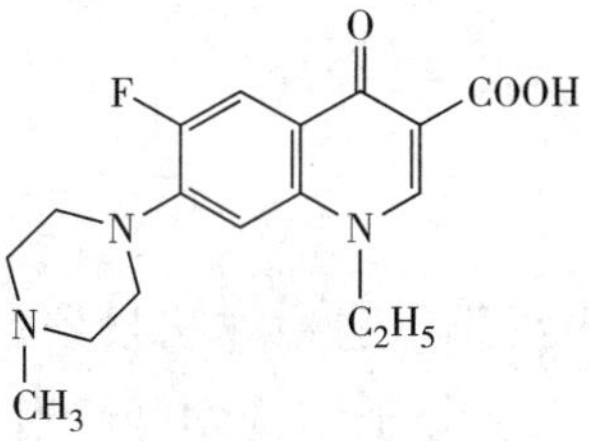


培氟沙星

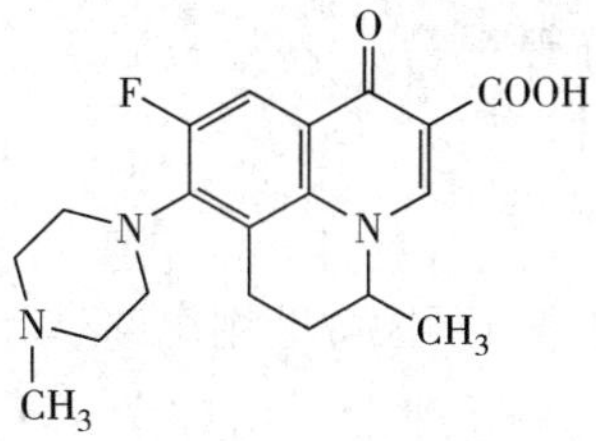


OPC-7241

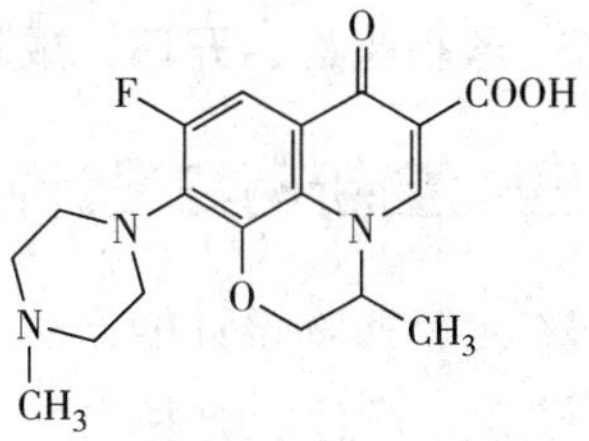


氧氟沙星

**（四）软药设计**

软药是近年来提出的一种新的药物设计方法，它是以药物代谢为基本出发点，来设计具有生物活性的化合物。其结构类似已知的活性化合物或具有完全新颖的结构。软药的特点是在体内产生药理作用后，可按预知的方式（如酶水解）和可控制的速率（如通过改变分子结构上的基团）将药物代谢成无毒的产物，从而达到安全的目的。

软药不同于前药，软药本身是有活性的，在体内产生药理作用后，经一步酶促反应失活，不会形成有毒的活化中间体，但可缩短药物的体内过程，从而使活性与毒性得以分开，提高了治疗指数。这种新型的温和药物现已被应用于抗微生物药物、抗胆碱能药物、甾体消炎药及 β 受体阻滞剂等设计中，并日益受到人们的重视。例如肾上腺皮质激素类药物氢化可的松，局部用药时，若浓度高于体内正常水平，可引起皮肤萎缩、胸腺退化以及抑制肾上腺素。为了将活性与毒性分开，以 $\Delta^4$-3-酮基作为靶基设计了3-螺噻唑衍生物，其在体内经水解、键合，最后释出的活性物质是氢化可的松的 4 倍，毒性降低了 40% 左右，活性与毒性较好地被分开，大部分结合在局部的炎症皮肤里，持续地释放出活性成分。

## 三、药物的化学结构修饰

**（一）药物化学结构修饰的目的**

（1）提高药物对靶部位的选择性　利用癌组织中磷酸酯酶活性较高的生化特点，将治疗前列腺癌的药物己烯雌酚进行结构修饰，制成前药己烯雌酚磷酸酯。

（2）延长药物的作用时间　如将用油剂给的药睾酮制成前药氟奋乃静。

(3) 改善药物的吸收　提高生物利用度，增大脂溶性。

(4) 改善药物的溶解性　如将阿昔洛韦制成前药，苯妥英制成酯。

(5) 降低药物的毒性及不良反应　增加选择性，延长半衰期，提高生物利用度。

(6) 发挥药物配伍作用。

**(二) 药物化学结构修饰的方法**

**1. 成盐修饰**　适于具酸性和碱性基团的药物。

(1) 酸性药物的成盐修饰。

(1) 碱性药物的成盐修饰　如脂肪氨基碱性强，可制成无机酸盐，芳香氨基碱性弱，可制成有机酸盐，降低毒性。

**2. 成酯及成酰胺**

(1) 羧基药物成酯　如布洛芬、萘普生。

(2) 羟基药物成酯　可延长药物的半衰期，如甲硝唑、红霉素。

(3) 氨基药物成酰胺　可增加药物的组织选择性，如溶肉瘤素氨基甲酰化成氮甲别嘌醇。

**3. 羰基药物、开环、成环修饰等**

## 四、全新药物设计简介

**1. 全新药物设计的产生**　人们早已不满足用药理模型筛选新药，这种方法投资巨大、风险极大、费时。随着相关学科——生理学、病理学、生物化学、分子结构学、X 射线衍射晶体学、计算机、统计数学等学科的长足发展，人们从不同的思路研究提高新药筛选命中率的方法。自 20 世纪 70 年代以来，已先后产生了新药设计、定量药物设计、前药设计、软药设计、药物设计的理性途径、计算机辅助药物设计、组合化学和高通量筛选等方法，取得了许多可喜成果。随着计算机图形学的发展，在 20 世纪 80 年代初期出现了计算机辅助分子造型术，该技术一问世，立即受到药物化学家的关注。药物化学家把该技术与新药设计的一个分支——合理药物设计相结合，迅速发展成现总称为计算机辅助药物设计（CADD）的一大类方法。全新药物设计属于计算机辅助药物设计中的一种方法，它与分子造型术、分子作用力学方法、分子动力学方法、静电学方法、量子力学方法、计算化学方法、对接术、构象分子场分析方法、药效结构模型法等方法密切相关，运用该方法设计新药可以大大节省人力、物力和缩短时间，而且可以获得较理想的新药。

**2. 全新药物设计的概念**　全新药物设计也称作从头设计。它是根据受体靶点的三维空间结构的性质和状态，通过计算机的图示功能和分子力学以及分子动力学计算功能，将能与受体活性结合部位产生最稳定相互作用的配体分子或者片段设计出来的一种方法。由于这种方法所提示的或通过化合物数据库搜寻出来的分子结构往往具有新奇性，故称之为全新药物设计或从头设计。全新药物设计的出发点是利用受体和配体在三维空间原子或原子团之间相互作用的互补性。图 1-3 展示了全新药物设计的工作流程。

**3. 全新药物设计的具体研究方法**　在具体的全新药物设计实践中，由于基本理论的差异，实施方法会有所不同，但我们可以简单地把它概括为以下三步。

(1) 受体结合位点分析　研究和预测受体与配体的相互作用，在药物分子设计中极其重要。由于配体分子与受体之间的结合存在着互补关系（空间互补、静电互补等），当获得

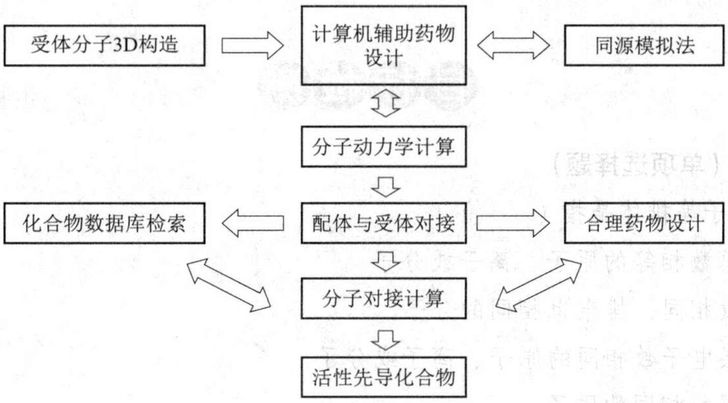


图 1-3　全新药物设计工作流程

受体结合位点的结构后，就可以分析结合部位的不同性质（氢键作用位点、疏水场分布、静电场分布、溶剂效应等），然后通过全新药物设计方法，设计出在空间形状和各种作用性质与受体结合位点相匹配的分子。

（2）分子的生成和优化　确定结合位点的性质以后，就可以按照互补原则去构建和设计配体分子。随着方法的发展和完善，在受体活性位点内生成完整的合理配体分子的步骤也日趋合理。

（3）对设计的分子打分　一个优秀的全新设计方法，最后都有一个很重要的步骤——给分子打分，都有一套优良的评价方法。无论何种全新设计方法，最后都要生成大量的分子，而从这些分子中挑选出潜在的配体分子，就必须依靠快速、可信的打分方法来估计受体-配体复合物的自由能，并由此计算结合常数，从中预测配体的生物活性。

采用全新药物设计已有一些成功例子的报道，如 HIV 蛋白酶抑制剂的设计。美国加州大学的研究人员以 HIV 蛋白酶为靶体进行酶抑制剂的设计研究，先利用 HIV 蛋白酶的晶体结构数据推算出该酶结构的互补结构，再与化合物结构数据库中的分子形状进行对比、叠合、打分。依照它们与蛋白质表面形成氢键能力的大小、分子侧链被酶的底物包容情况以及合成的难易程度等，最后筛选出一个化合物溴哌醇，其羟基恰好可以与酶活性部位的天冬氨酸作用。对进一步修饰改造的氟哌啶醇及还原的羟基哌啶醇进行的活性测定表明，其对 HIV 蛋白酶有抑制作用。

## 知识链接

### 新药（西药）的分类

第一类：我国创制的原料药品及其制剂（包括天然药物中提取的及合成的新的有效单体及其制剂）；国外未批准生产，仅有文献报道的原料药品及其制剂。

第二类：国外已批准生产，但未列入《中国药典》的原料药品及其制剂。

第三类：西药复方制剂；中西药复方制剂。

第四类：天然药物中已知有效单体用合成或半合成方法制取者；国外已批准生产，并已列入《中国药典》的原料药品及其制剂；改变剂型或改变给药途径的药品。

第五类：增加适应证的药品。

扫码"练一练"

# 目标检测

## 一、A 型题（单项选择题）

1. 经典的电子等排体是指（　　）
   A. 电子总数相等的原子、离子或分子
   B. 电子数相同，排布也相同的分子
   C. 最外层电子数相同的原子、离子或分子
   D. 电子层数相同的原子
   E. 理化性质相同的基团
2. 抗代谢抗肿瘤药物氟尿嘧啶的设计应用了以下哪种方法（　　）
   A. 药物潜伏化　B. 生物电子等排原理
   C. 软药　D. 前药原理
   E. 硬药
3. 将药物进行成酯修饰可能会使药物发生下列哪种变化（　　）
   A. 可能会减少刺激性　B. 细胞外发挥作用
   C. 消除其脂溶性　D. 增加其水溶性
   E. 缩短药物作用时间
4. 含芳环的药物主要发生以下哪种代谢（　　）
   A. 水解代谢　B. 开环代谢　C. 脱烷基化代谢
   D. 氧化代谢　E. 还原代谢
5. 对乙酰氨基酚与用阿司匹林酰化得到消炎镇痛药贝诺酯，采用的原理是（　　）
   A. 拼合原理　B. 生物电子等排原理
   C. 软药　D. 前药原理
   E. 硬药

## 二、B 型题（配伍选择题）

A. 水解反应　B. 氧化还原反应　C. 异构化反应
D. 聚合反应　E. 化学性配伍变化

6. 维生素 $K_3$光照后变为紫色（　　）
7. 普鲁卡因放置后生成对氨基苯甲酸和二乙氨基乙醇（　　）
8. 肾上腺素放置后变为有色的醌类物质（　　）
9. 四环素类抗生素在 pH 2~6 时发生变质（　　）
10. 同时服用氨茶碱和盐酸氯丙嗪药物（　　）

## 三、X 型题（多项选择题）

11. 药物结构修饰的目的有（　　）
    A. 改变药物动力学性质　B. 减小药物毒性及不良反应
    C. 增强药物化学稳定性　D. 减小药物的水溶性
    E. 改变药物的不良臭味

12. 先导化合物的结构优化包括（　　）

A. 生物电子等排原理　　B. 前药原理

C. 软药　　D. 硬药

E. 定量构效关系研究

13. 下列哪些属于药物的变质反应（　　）

A. 药物的异构化反应　　B. 药物的水解反应

C. 药物的聚合反应　　D. 药物由固态转变为液态

E. 药物的脱羧反应

14. 药物进行化学结构修饰常用的方法有（　　）

A. 成酯修饰　　B. 成酰胺修饰　　C. 开环修饰

D. 成盐修饰　　E. 成环修饰

15. 全新药物设计包括以下方法（　　）

A. 定量药物设计　　B. 前药设计

C. 组合化学　　D. 计算机辅助药物设计

E. 高通量筛选法

（方应权）

扫码"学一学"

# 第二章

# 局部麻醉药

## 学习目标

**知识目标**

1. 掌握局部麻醉药的概念及类型，局部麻醉药典型药物盐酸普鲁卡因、盐酸利多卡因的结构特征、理化性质；
2. 熟悉局部麻醉药的构效关系；
3. 了解局部麻醉药的发展简史。

**能力目标**

1. 能够说出局部麻醉药的分类及典型药物；
2. 能够认识典型药物的结构，分析理解其理化性质；
3. 能够理解典型药物的理化性质在药物的制备、检验、配伍及储存中的应用。

局部麻醉药（简称局麻药）是指作用于外周神经末梢或神经干，在用药局部可逆性地阻断感觉神经冲动的传导，不影响人的意识，而使局部痛觉消失的药物。其麻醉作用消失后，神经传导功能可完全恢复。

## 第一节　概　述

局部麻醉药临床一般应用于小手术。主要应用于表面麻醉、浸润麻醉、传导麻醉（阻滞麻醉）、蛛网膜下隙麻醉（脊麻、腰麻）、硬脊膜外麻醉等。局麻药是非特异性的兴奋抑制剂，对任何神经元都有阻断作用。给药后，随着药物浓度的增加，神经纤维动作电位逐渐减弱直至消失，从而使神经纤维失去兴奋性和传导性。一般痛觉最先消失，其他感觉次之，最后阻滞的是运动功能。局麻药对神经组织无伤害性刺激，无后遗效应，对细胞组织无不良影响。

**知识链接**

**全身麻醉药**

全身麻醉药是一类作用于中枢神经系统，使其受到可逆性抑制，从而使人的意识、感觉和反射暂时消失，特别是痛觉消失的药物。全身麻醉的范围广，一般适用于大型手术，但其不良反应及危险较大。全身麻醉药根据给药途径不同又分为两类：一类是吸入麻醉药，如麻醉乙醚、氟烷等；一类是静脉麻醉药，如氯胺酮、羟丁酸钠及硫喷妥钠等。

## 一、发展简史

最早应用的局麻药是由南美洲古柯树叶中提取得到的可卡因，又称古柯碱，于 1884 年正式应用于临床。但可卡因毒性较强，有成瘾性、组织刺激性及水溶液不稳定等缺点，且资源有限，使可卡因的使用受到限制，因此对其进行了结构改造，以寻找更好的局部麻醉药。

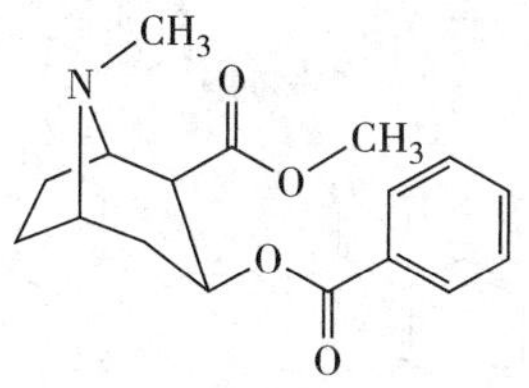

可卡因

**知识链接**

**可卡因滥用的危害**

滥用可卡因差不多已有 100 多年的历史。大约在 1880 年，在美国和欧洲，可卡因被推荐作为一种全身强壮剂和医治枯草热病的药物，亦曾被用来作为治疗吗啡毒瘾的药物，但不久即发现，其医疗作用（主要是中枢兴奋作用）比原来的毒瘾还可怕，因而被停止使用。尽管如此，除了某些公开上市的药品中含有可卡因外，糖、酒、饮料及滋补品中亦掺有提纯的可卡因，并在市场上大量销售，从而使可卡因的滥用更加无度。直到 1914 年，可卡因才与吗啡、海洛因一道受到管制。据测试，70mg 纯可卡因可使 70kg 的成年人当即毙命，其毒性作用不愧为“毒品之王”的称号。

经过对可卡因结构进行剖析，通过酯键水解，得到爱康宁，使局麻作用消失。

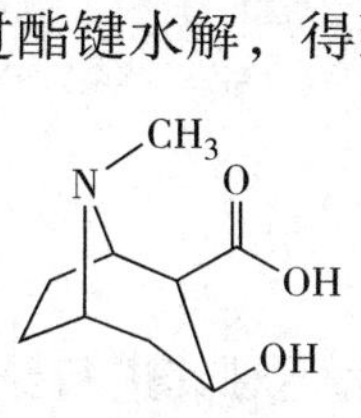

爱康宁

保留一个酯键得到托哌可卡因，它们却仍具有局部麻醉的作用，说明苯甲酸酯结构在可卡因的局部麻醉作用中占有重要地位。

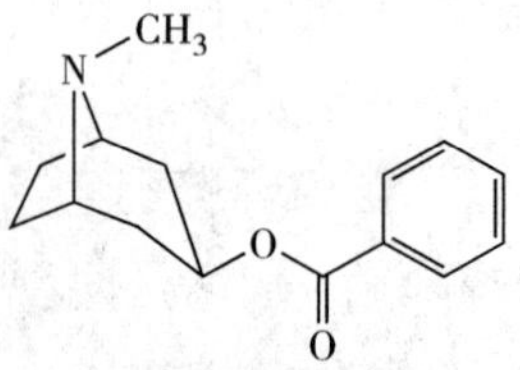

托哌可卡因

于是开始重点研究苯甲酸酯类衍生物，1890 年合成了局麻药苯佐卡因，进而又合成了奥索卡因、新奥索仿等，它们都具有较强的局部麻醉作用。但溶解度都较小，不能制成注射剂，若将其制成盐酸盐则酸性又太强，也不宜注射使用。为了克服这些缺点，经过对结构的不断改造，终于在 1904 年开发出了普鲁卡因，具有良好的局部麻醉作用，且毒性低、无成瘾性，至今仍为临床广泛使用的局部麻醉药。

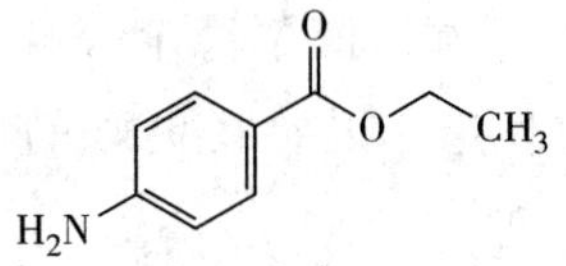

苯佐卡因

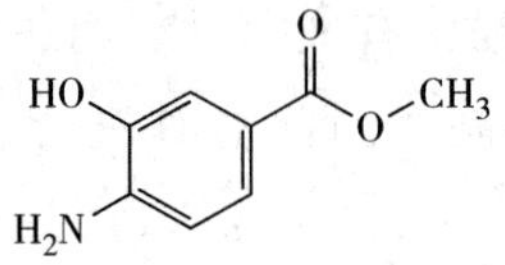

奥索卡因

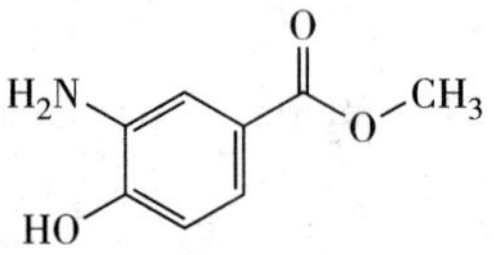

新奥索仿

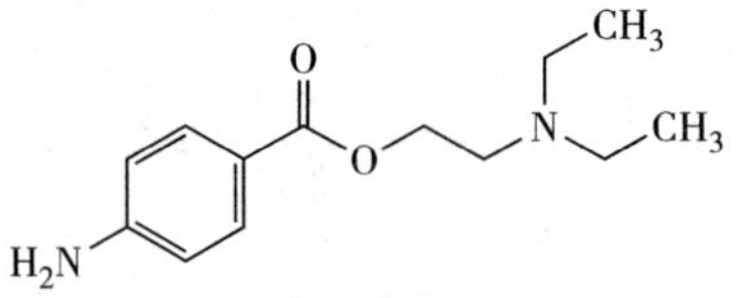

普鲁卡因

## 二、分类

根据化学结构类型，可将局部麻醉药分为芳酸酯类、酰胺类、氨基醚类及氨基酮类等。

**（一）芳酸酯类**

从普鲁卡因的发现和应用到现在已有 100 多年历史，由于该药物没有像可卡因那样有严重的局部和全身毒性，因此一直是临床应用最为经典的局部麻醉药物。

普鲁卡因结构中的酯键易水解失效，麻醉作用持续时间短，为了克服这一缺点，提高酯键的稳定性，又以普鲁卡因为先导物，对其结构中的苯环、碳链、氨基侧链进行改造和修饰，得到了一系列芳酸酯类的局部麻醉药，如丁卡因、哌罗卡因等。

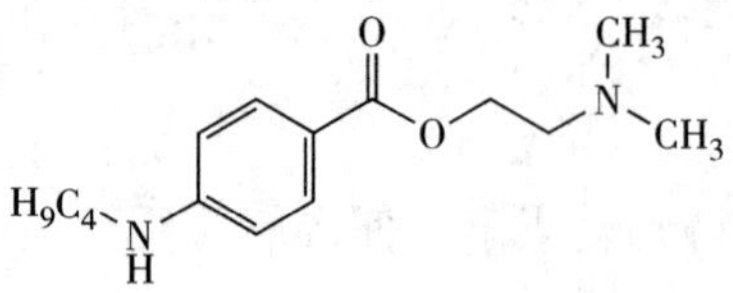

丁卡因

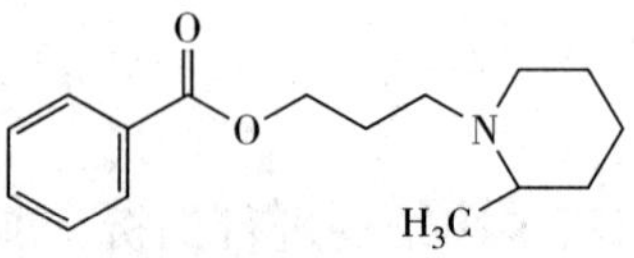

哌罗卡因

**（二）酰胺类**

芳酸酯类局部麻醉药易水解，因此要对其进行结构改造，用酰胺键代替酯键，从而不易水解，并将氨基和羰基的位置互换，羰基为侧链的一部分，构成酰胺类局部麻醉药的基本结构。1943 年合成了利多卡因，其局部麻醉作用比普鲁卡因强而持久，毒性也相应较大。

后来还发现利多卡因具有抗心律失常作用，临床也应用于心律失常。利多卡因的应用开创了酰胺类局部麻醉药的发展，至今已有多种酰胺类局麻药在临床使用。如甲哌卡因，局部麻醉作用强、迅速而持久，毒性、不良反应都较小；布比卡因，局部麻醉作用比利多卡因强，在血液内浓度低，但作用时间长，为强效局麻药。

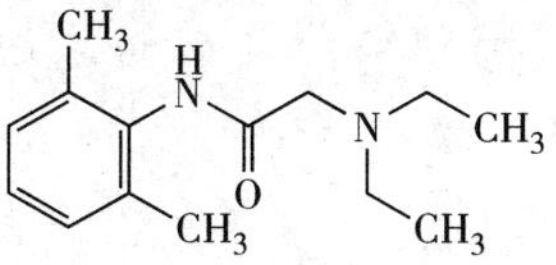

利多卡因

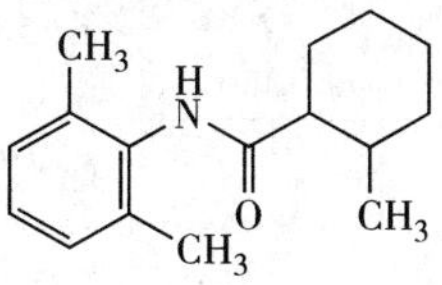

甲哌卡因

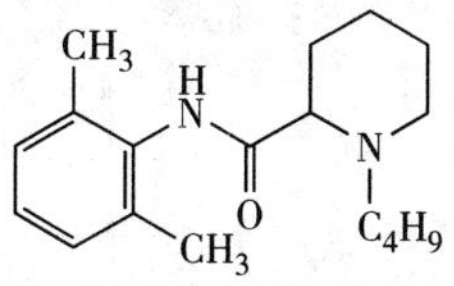

布比卡因

**（三）氨基醚类和氨基酮类**

**1. 氨基醚类**　是用醚键代替前两类局麻药结构中的酯键和酰胺键，使稳定性增加，麻醉作用强而持久。如普莫卡因、奎尼卡因等都用作表面麻醉，其中奎尼卡因的表面麻醉作用比可卡因强约1000倍，而毒性仅为可卡因的2倍。

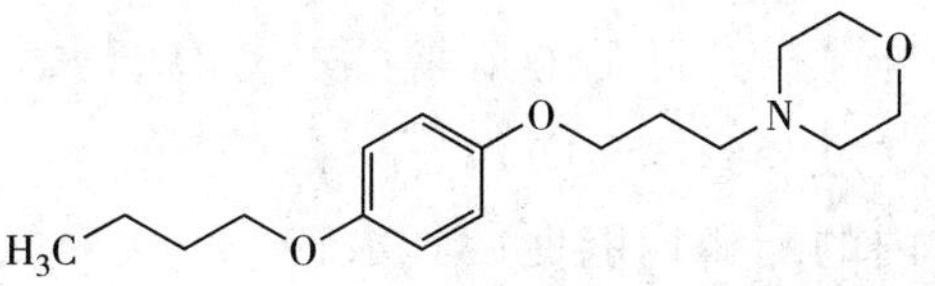

普莫卡因

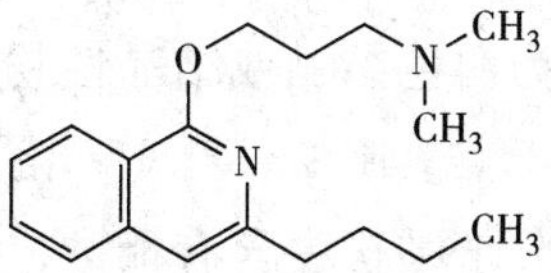

奎尼卡因

**2. 氨基酮类**　是用—$CH_2$—代替酯键中的—O—，作用时间延长。如达克罗宁对黏膜穿透力强，具有很强的表面麻醉作用，对皮肤有止痛、止痒及杀菌作用。

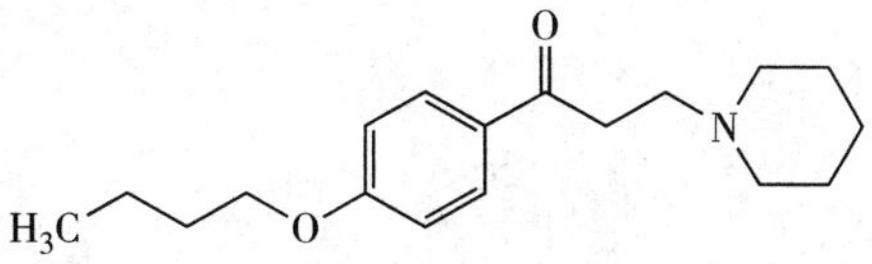

达克罗宁

# 第二节　局部麻醉药物的典型药物及其构效关系

影响局麻药作用的因素有局麻组织的pH、血管收缩情况、体位与比重及药物的剂型等。理想的局麻药应具备的条件：①麻醉作用强，吸收快，作用时间长；②无明显毒性，安全范围大；③能透过黏膜并在组织中扩散，穿透神经组织的能力强；④化学性质稳定；⑤作用具有可复性。

## 一、典型药物

### 盐酸普鲁卡因（Procaine Hydrochloride）

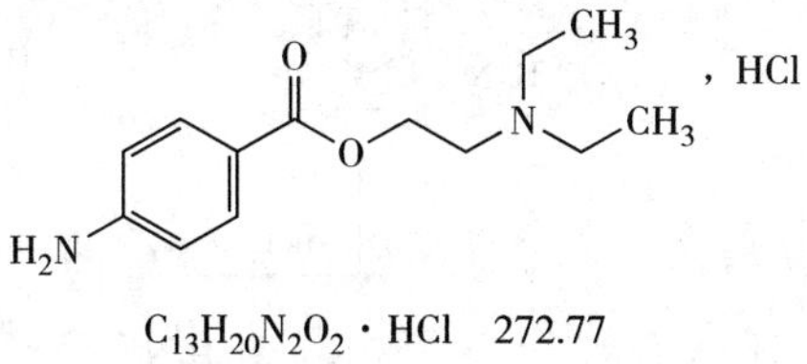

$C_{13}H_{20}N_2O_2 \cdot HCl$　272.77

化学名：4-氨基苯甲酸-2-二乙氨基乙酯盐酸盐，曾用名盐酸奴佛卡因。

本品国内主要采用以下合成方法：以对硝基甲苯为原料，经重铬酸氧化生成对硝基苯甲酸，再与二乙氨基乙醇酯化，用二甲苯共沸脱水得对硝基苯甲酸-2-二乙氨基乙酯，然后用稀盐酸、铁粉还原为普鲁卡因，再与浓盐酸成盐后，即得。

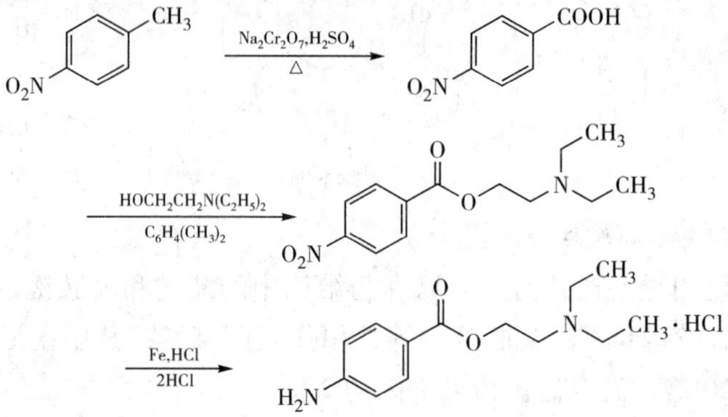


本品为白色结晶或结晶性粉末；无臭，味微苦，随后有麻痹感；易溶于水，略溶于乙醇，微溶于三氯甲烷，几乎不溶于乙醚；熔点为154~157℃。

本品分子结构中含有酯键，酸、碱和体内的酯酶均能促使其水解，生成对氨基苯甲酸和二乙氨基乙醇。在一定条件下，对氨基苯甲酸可进一步脱羧生成苯胺。

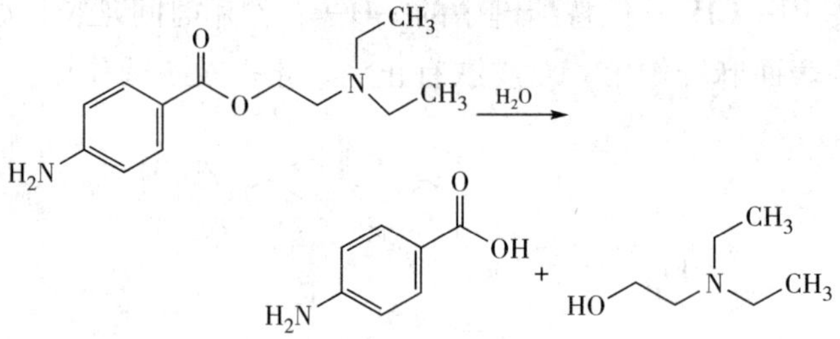


pH及温度对普鲁卡因溶液的水解速率影响较大，pH<2.5，水解速率增加；pH>4.0，水解速率随pH的增大而加快；pH在3.0~3.5时最稳定。在pH相同时，温度升高，水解速率增大。

本品为盐酸盐，其水溶液加氢氧化钠溶液后，析出普鲁卡因白色沉淀，加热使酯水解，生成二乙氨基乙醇（其蒸气可使红色石蕊试纸变蓝）和对氨基苯甲酸钠，放冷，加盐酸酸化，即析出对氨基苯甲酸白色沉淀，此沉淀能在过量的盐酸中溶解。

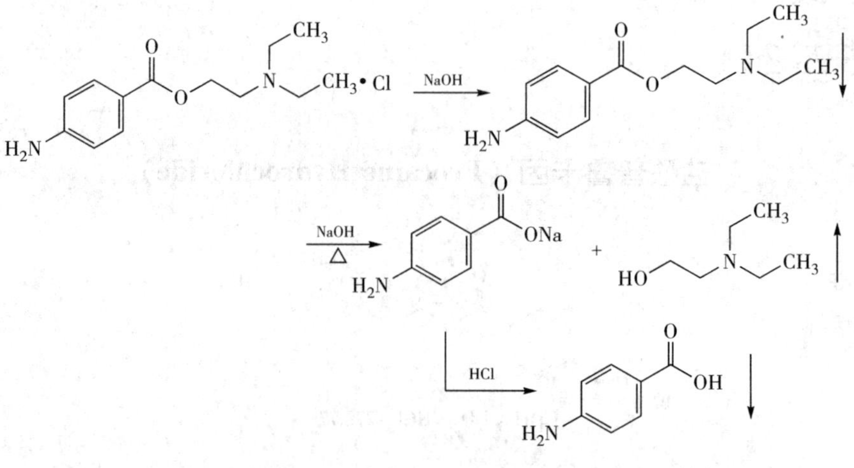

本品结构中的芳伯氨基易被氧化变色，pH 及温度升高、紫外线、氧、重金属离子均可加速其氧化。故配制注射液时，需要调节 pH 3.0～3.5，通入惰性气体，加抗氧剂，稳定剂，金属离子掩蔽剂，并严格控制灭菌温度和时间，以 100℃流通蒸汽灭菌 30 分钟为宜。

本品分子中的叔胺结构，具有生物碱样性质，其水溶液遇碘试液、碘化铋钾试液、氯化金试液、碘化汞钾试液和三硝基苯酚试液等均能反应生成沉淀。

本品显氯化物的鉴别反应。

《中国药典》规定，本品注射液需检查对氨基苯甲酸的含量。检查方法是利用对氨基苯甲酸与对二甲氨基苯甲醛反应生成黄色的希夫碱，采用薄层层析法与标准品对照。

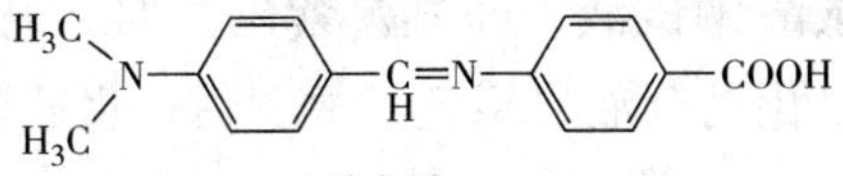

希夫碱

本品含有芳伯氨基，能发生重氮化-偶合反应。在稀盐酸中，与亚硝酸钠生成重氮盐，加碱性 β-萘酚试液发生偶合反应，生成红色的偶氮化合物。

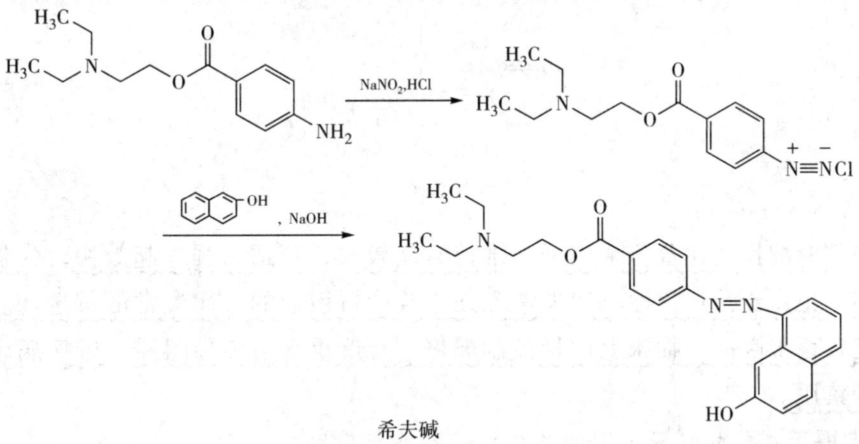

希夫碱

本品的体内代谢主要是被酯酶水解，生成对氨基苯甲酸和二乙氨基乙醇而失活。前者是普鲁卡因引起变态反应的主要原因，80% 可随尿排出，或形成结合物后排除。后者有微弱的麻醉作用，30% 随尿排除。其余可在肝脏继续脱胺、脱羟和氧化后排出。

本品局部麻醉作用较强，毒性低，时效较短，如加入少量肾上腺素可延长作用，临床主要用于浸润麻醉、传导麻醉和封闭疗法等。因其穿透力较差，一般不用于表面麻醉。本品常用量很少出现毒性，极少数患者可见变态反应，可改用利多卡因。

◎ **考点提示：**盐酸普鲁卡因的结构特征和临床应用。

## 盐酸利多卡因（Lidocaine Hydrochloride）

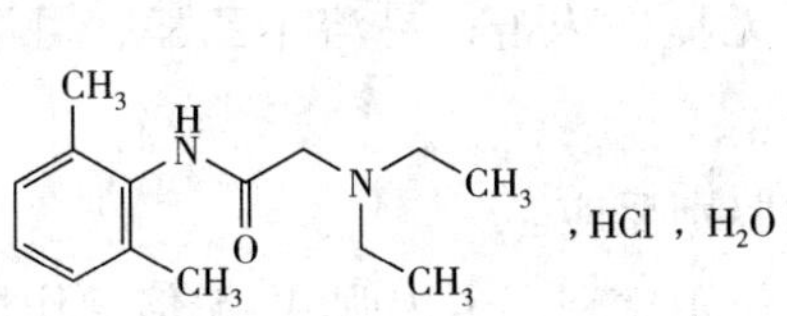

$C_{14}H_{22}N_2O \cdot HCl$ 288.82

化学名：2-(二乙氨基)-*N*-(2,6-二甲苯基)乙酰胺盐酸盐一水合物，曾用名盐酸赛罗卡因。

本品为白色结晶或结晶性粉末；无臭，味苦，继有麻木感；易溶于水和乙醇，可溶于三氯甲烷，不溶于乙醚；熔点为75~79℃；0.5%水溶液pH为4.0~5.5。

本品分子结构中酰氨基的邻位有两个甲基，可产生空间位阻，因此不易水解，对酸、碱均较稳定。其水溶液用50%硫酸加热5小时，只有3%水解；用20%氢氧化钾乙醇溶液加热5小时，也只有0.5%水解。其注射液于115℃加热灭菌3小时或室温放置一年半以上，水解率均在0.1%以下。

本品具叔胺结构，其水溶液加三硝基苯酚试液，即产生复盐沉淀，熔点228~232℃，熔融时同时分解。

本品水溶液加硫酸铜和碳酸钠试液，即显蓝紫色，加三氯甲烷振摇后放置，三氯甲烷层显黄色。其乙醇溶液与二氯化钴试液显绿色，放置后，生成蓝绿色沉淀。

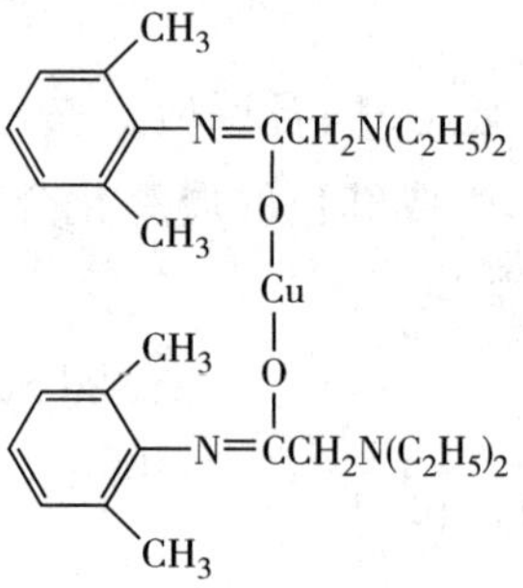


蓝绿色

本品局部麻醉作用比普鲁卡因强，维持时间较长，穿透力强，起效快，为临床常用的局部麻醉药，也用于治疗室性心律失常和强心苷中毒引起的心律失常的首选药。但毒性反应发生率比普鲁卡因高，临床上用量控制严格。有严重房室传导阻滞、癫痫病患者及心肾功能不全者禁用。

◎ **考点提示：**盐酸利多卡因的结构特征和临床应用。

## 盐酸布比卡因（Bupivacaine Hydrochloride）

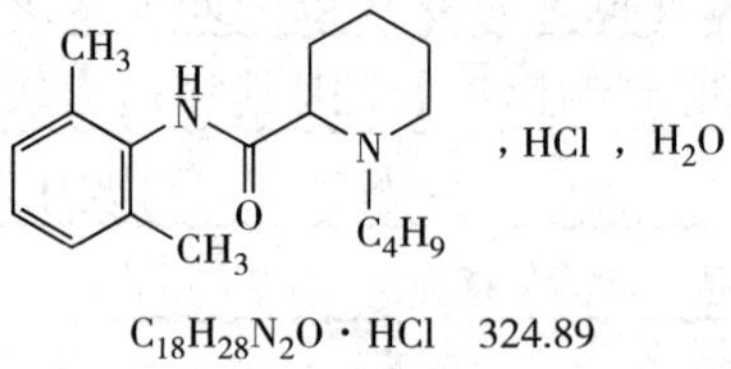


$C_{18}H_{28}N_2O \cdot HCl$　324.89

化学名：1-丁基-*N*-(2,6-二甲基苯基)-2-哌啶甲酰胺盐酸盐一水合物。

本品为白色结晶性粉末；无臭，味苦；易溶于乙醇，可溶于水，微溶于三氯甲烷，几乎不溶于乙醚。

本品的水溶液显氯化物的鉴别反应。

本品为长效局麻药，局麻作用比利多卡因强4~5倍，作用持续时间长，较安全。临床用于局部浸入麻醉、外周神经阻滞麻醉及椎管内阻滞麻醉。

### 盐酸丁卡因（Tetracaine Hydrochloride）

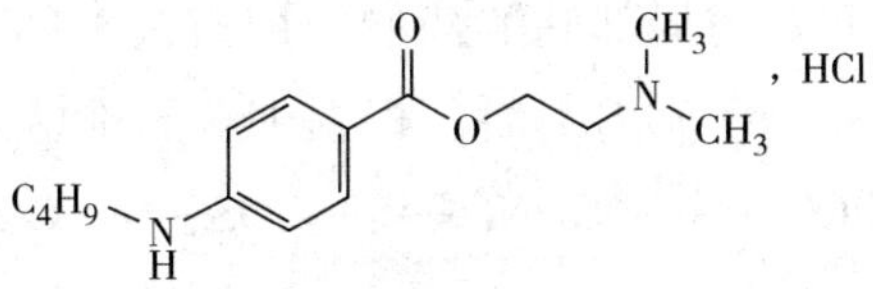

$C_{15}H_{24}N_2O_2 \cdot HCl$ 300.83

化学名：4-(丁氨基)苯甲酸-2-(二甲氨基)乙酯盐酸盐，曾用名潘托卡因。

本品为白色结晶或结晶性粉末；无臭，味微苦，有麻舌感；易溶于水，可溶于乙醇，不溶于乙醚；熔点147～150℃。

本品溶于醋酸钠溶液，加硫氰酸铵溶液，析出白色沉淀。

本品水溶液，加硝酸，显黄色。

本品水溶液，显氯化物的鉴别反应。

本品为局部麻醉药，局麻作用比普鲁卡因强，毒性亦较大，能透过黏膜，主要用于黏膜麻醉。

**知识链接**

**麻醉药品与麻醉药**

麻醉药品（narcotic drugs）是指列入麻醉药品目录的药品或其他物质，其连续使用后易产生生理依赖性，能成瘾癖。麻醉药（anesthetics）是指医疗上用于全身麻醉或局部麻醉的药品，在药理上虽具有麻醉作用，但不会产生依赖性，不会产生瘾癖嗜好。

可卡因是个特例，它既是局部麻醉药，又由于其有依赖性也作为麻醉药品来管理。

麻醉药品的专有标识是一“麻”字，白底蓝字。

## 二、构效关系

局部麻醉药的化学结构类型较多，根据临床应用的局部麻醉药，将其化学结构分为三部分，即亲脂部分、中间链和亲水部分。

◎ **考点提示：**局部麻醉药的构效关系。

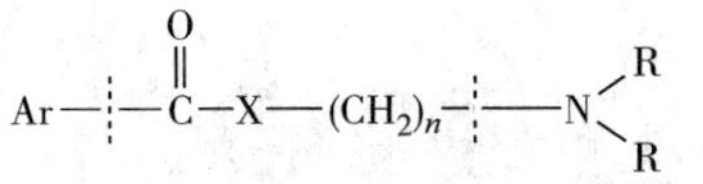


**1. 亲脂部分** 可为芳烃及芳杂环，其中苯环的作用较强。作用强度顺序为：

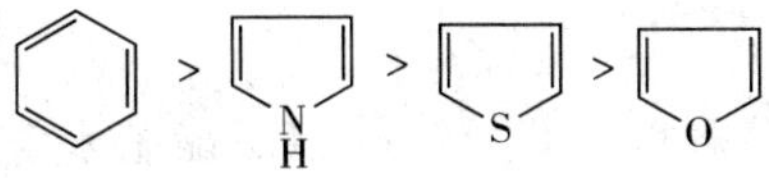

当苯环上有烃基、烷氧基、氨基等给电子基时，麻醉作用增强，尤以对氨基取代的局

部麻醉作用最好；苯环上若有其他取代基如氯、羟基、烷氧基时，由于位阻作用而延缓了酯的水解，使活性增强、作用时间延长。氯普鲁卡因、羟普鲁卡因作用时间都比普鲁卡因长，但当苯环上以氯、羟基等吸电子基取代时，麻醉作用降低。

**2. 中间连接链部分** 中间链与局部麻醉药的作用持续时间及强度有关，并决定了药物的稳定性。当X分别为O、S、NH和$CH_2$时，根据水解的难易程度，其麻醉持续时间为：

$$—COCH_2—>—CONH—>—COS—>—COO—$$

麻醉作用强度次序如下：

$$—COS—>—COO—>—COCH_2—>—CONH—$$

中间链中的$n$以2~3为好。当酯键的$\alpha$-碳原子上有烷基取代，可延长作用时间，但毒性也随之增大。

**3. 亲水部分** 亲水部分可为仲胺、叔胺或含氮杂环（吡咯、哌啶等），以叔胺为好（刺激性较轻）。叔胺上的两个烷基一般相同，烷基以3~4个碳原子时作用最强。

**4. 局部麻醉药作用于神经细胞膜上$Na^+$通道内口，必须要有一定的脂溶性才能穿透神经细胞膜到达作用部位** 为了保持较高的局部浓度，维持相当长的作用时间，药物的脂溶性又不能太大，否则将易穿透血管壁，被血流带走，使局部浓度很快降低而达不到作用效果。因此，局部麻醉药的亲脂部分和亲水部分必须保持一个适当的平衡，即要有合适的脂水分配系数。

## 知识拓展

### 局麻药的作用机制及体内代谢

作用机制：局麻药阻断神经细胞膜上的电压门控性$Na^+$通道，使传导阻滞，从而产生局麻作用。局麻药的作用具有频率和电压依赖性。

体内代谢：①吸收，局麻药自作用部位吸收后，进入血液循环的量和速度决定血药浓度。影响因素有：药物剂量、给药部位、局麻药的性能、血管收缩剂。②分布，局麻药吸收入血后，首先分布到脑、肺、肝、肾等高灌流器官，然后以较慢速度分布到肌、肠、皮肤等血液灌流较差的部位。③生物转化和消除，局麻药进入血液循环后，其代谢产物的水溶性更高，并从尿中排出，酯类局麻药主要由假性胆碱酯酶水解失活，如有先天性假性胆碱酯酶质量的异常，或因肝硬化、严重贫血、恶病质和晚期妊娠等引起量的减少者，酯类局麻药的用量都应减少。酰胺类药物的转化降解规律尚不完全清楚，主要在肝细胞内质网代谢转化，故肝功能不全的患者用量应酌减。

扫码“练一练”

## 目标检测

**一、A型题（单项选择题）**

1. 盐酸普鲁卡因与HCl、$NaNO_2$液反应后，再与碱性$\beta$-萘酚偶合成红色沉淀，是因为（　　）

A. 苯环　　B. 叔胺氧化　　C. 酯基水解

D. 芳伯氨基　　E. 苯环上亚硝化反应

2. 盐酸普鲁卡因最易溶于哪种试剂（　　）

A. 水　B. 乙醇　C. 三氯甲烷

D. 乙醚　E. 苯

3. 盐酸普鲁卡因为局麻药，结构上属于（　　）

A. 芳酸酯类　B. 酰胺类　C. 氨基醚类

D. 氨基酮类　E. 丙胺类

4. 盐酸普鲁卡因注射液加热变黄的主要原因是（　　）

A. 盐水解　B. 形成了聚合物　C. 芳伯氨基被氧化

D. 酯基水解　E. 发生了重氮化偶合反应

5. 下列结构式是哪种药物（　　）

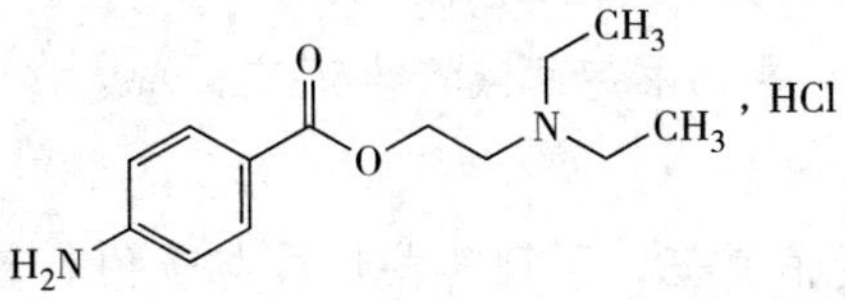


A. 盐酸普鲁卡因　B. 盐酸利多卡因　C. 盐酸氯丙嗪

D. 盐酸丁卡因　E. 盐酸布比卡因

6. 结构中有酰胺结构，受空间位阻影响不易水解的药物是（　　）

A. 盐酸普鲁卡因　B. 盐酸氯丙嗪　C. 盐酸利多卡因

D. 盐酸丁卡因　E. 硫卡因

7. 盐酸利多卡因为局麻药属于（　　）

A. 芳酸酯类　B. 酰胺类　C. 氨基醚类

D. 氨基酮类　E. 丙胺类

8. 盐酸普鲁卡因和盐酸利多卡因遇苦味酸均生成沉淀，是因为分子中均具有（　　）

A. 芳伯氨基　B. 叔胺结构　C. 酯键

D. 酰胺　E. 苯环

9. 下列结构式是哪种药物（　　）

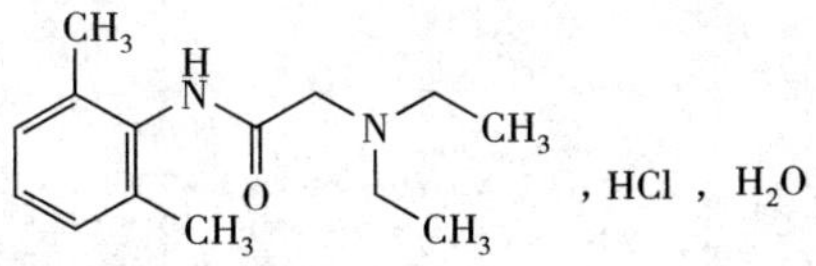


A. 盐酸普鲁卡因　B. 盐酸利多卡因　C. 盐酸氯丙嗪

D. 盐酸丁卡因　E. 盐酸布比卡因

10. 利多卡因的作用时间比普鲁卡因长的原因是（　　）

A. 酰胺比酯键稳定，同时还有邻位2个甲基的位阻作用

B. 酰胺比酯键不稳定

C. 氨基酮的结构不易水解

D. 碳链的支链的位阻作用

E. 叔胺的结构不易水解

**二、B 型题（配伍选择题）**

A. 盐酸普鲁卡因　B. 盐酸利多卡因　C. 氟烷

D. 麻醉乙醚　E. 盐酸氯胺酮

11. 分子中含芳伯氨基，易氧化变色的药物是（　　）

12. 结构中酰胺结构邻位有两个—$CH_3$，增加了空间位阻，使其不易水解的药物是（　　）

**三、X 型题（多项选择题）**

13. 下列哪些理化性质与盐酸普鲁卡因相符（　　）

A. 对光敏感

B. 淡黄色结晶

C. 可被水解，溶液 pH 对其水解速率有影响

D. 本品水溶液，加入碘化汞钾试液产生沉淀

E. 易溶于水

14. 盐酸普鲁卡因含有芳伯氨基，下列哪些性质与芳伯氨基有关（　　）

A. 水解失效　B. 易发生自动氧化反应变色

C. 可发生重氮化-偶合反应　D. 可以生物碱沉淀试剂生成沉淀

E. 可发生紫尿酸铵反应

15. 局麻药基本结构的主要组成部分包括（　　）

A. 亲脂部分　B. 中间链　C. 亲水部分

D. 六元杂环部分　E. 阴离子部分

16. 局麻药的结构类型有（　　）

A. 芳酸酯类　B. 酰胺类　C. 氨基醚类

D. 氨基酮类　E. 巴比妥类

（冯玉静）

# 第三章

# 镇静催眠药、抗癫痫药及抗精神失常药

## 学习目标

**知识目标**

1. 掌握巴比妥类药物的基本结构与分类、理化通性、典型药物的结构特点、理化性质；苯二氮䓬类药物的基本结构与分类、典型药物的名称、结构特点、理化性质；
2. 熟悉抗癫痫药和抗精神失常药的分类、结构类型及典型药物的理化性质；
3. 了解巴比妥类药物、苯二氮䓬类药物的构效关系。

**能力目标**

1. 能够说出镇静催眠药、抗癫痫药及抗精神失常药的分类及典型药物；
2. 能够认识典型药物的结构，分析理解其理化性质；
3. 能够理解典型药物的理化性质在药物的制备、检验、配伍及储存中的应用。

镇静催眠药、抗癫痫药及抗精神失常药均属于中枢神经抑制药，镇静药和催眠药两者并无严格区别，都对中枢神经系统产生抑制作用。通常小剂量时产生镇静作用，较大剂量时产生催眠作用，大剂量时则产生麻醉、抗惊厥作用，统称镇静催眠药。抗癫痫药可以抑制惊厥用于治疗癫痫发作。抗精神失常药是在不影响人的意识的条件下，缓解（或抑制）精神患者的紧张、躁动、焦虑、忧郁和消除幻觉等症状，发挥其安定作用。

## 第一节　镇静催眠药

扫码“学一学”

镇静催眠药按照化学结构可分为巴比妥类、苯二氮䓬类及其他类。镇静催眠药长期应用，几乎都可产生耐受性和依赖性，突然停药时可引起戒断综合征，多数属于国家特殊管理的第二类精神药品，因此镇静催眠药的处方、使用、保管必须严加管理，临床应用时要严格控制药量，必须注意避免长期应用。

## 一、巴比妥类

### （一）基本结构与分类

巴比妥类药物是巴比妥酸（丙二酰脲）的衍生物，巴比妥酸本身并无治疗作用，只有5位亚（次）甲基上的两个氢原子被烃基取代才能呈现活性。

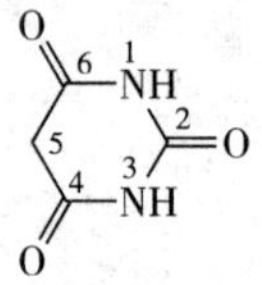

巴比妥酸（丙二酰脲）

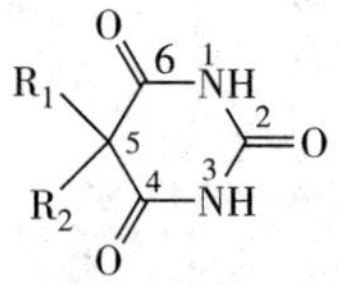

巴比妥类药物基本结构

巴比妥类药物由于取代基不同，其作用时间也相应不同，通常按作用时间可分为长效（6~8小时）、中效（4~6小时）、短效（2~3小时）和超短效（1/4小时）四种类型。20世纪初以来，巴比妥类药物是主要使用的镇静催眠药，常用巴比妥类镇静催眠药见表3-1。

**表3-1　常用巴比妥类镇静催眠药**

| 药物名称 | 化学结构 | 作用类型 |
|---|---|---|
| 苯巴比妥 | 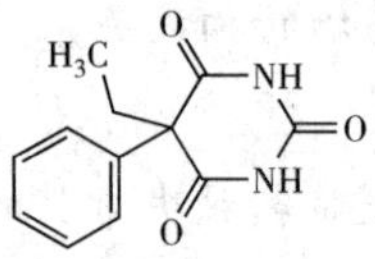 | 长效巴比妥类 |
| 异戊巴比妥 | 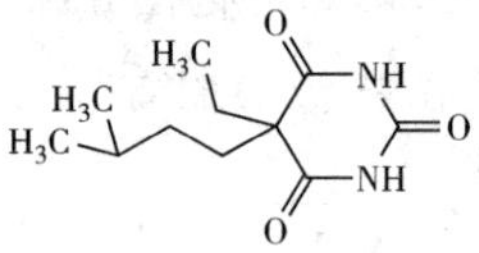 | 中效巴比妥类 |
| 司可巴比妥 | 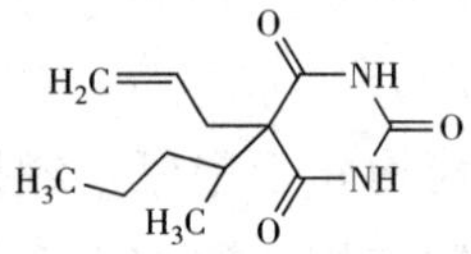 | 短效巴比妥类 |
| 硫喷妥钠 | 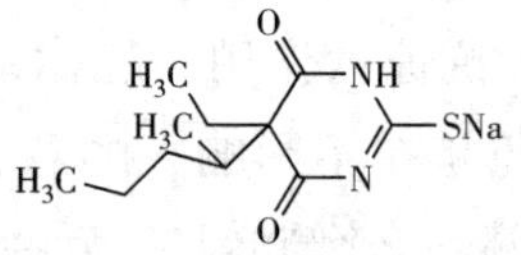 | 超短效巴比妥类 |

**知识链接**

**巴比妥类药物的不良反应**

巴比妥类药物连续久服可导致习惯性依赖。突然停药易发生“反跳”现象。此时，快动眼睡眠时间延长，梦魇增多，迫使患者继续用药，终至成瘾。成瘾后停药，戒断症状明显，表现为激动、失眠、焦虑，甚至惊厥。现已不用于治疗失眠症，巴比妥类药物中取代基不同，临床作用也不相同，苯巴比妥类、戊巴比妥仍用于控制癫痫持续状态；硫喷妥钠偶尔用于小手术或内窥镜检查时作静脉麻醉。

**（二）理化通性**

◎ **考点提示：**巴比妥类药物的理化通性。

**1. 物理性质**　巴比妥类药物一般为白色结晶或结晶性粉末，具有一定的熔点，一般在96~205℃范围内。加热多能升华，不溶于水，易溶于乙醇及有机溶剂。含硫巴比妥类药物，有不适臭味。此类药物都是丙二酰脲的衍生物，分子中含有三个内酰胺结构，并可不同程度地互变异构成内酰亚胺醇。

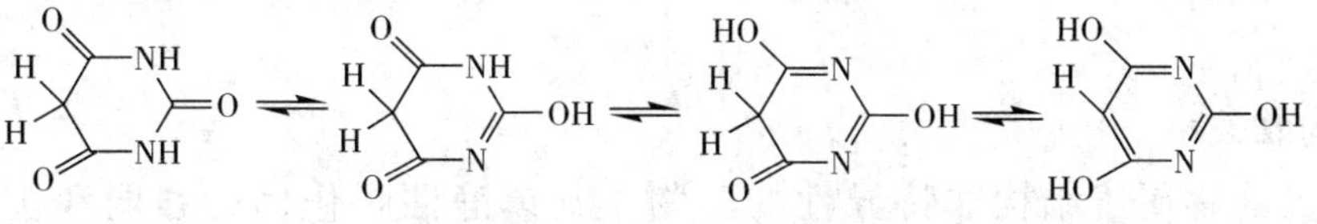


**2. 弱酸性**　巴比妥类药物结构存在互变异构现象，即丙二酰脲的内酰胺（酮式）和内酰亚胺醇（烯醇式）互变异构，故显弱酸性。可与碱金属形成可溶性的盐类，如钠盐可供配制注射液使用，也可利用此性质，采用酸碱滴定法测定其含量。

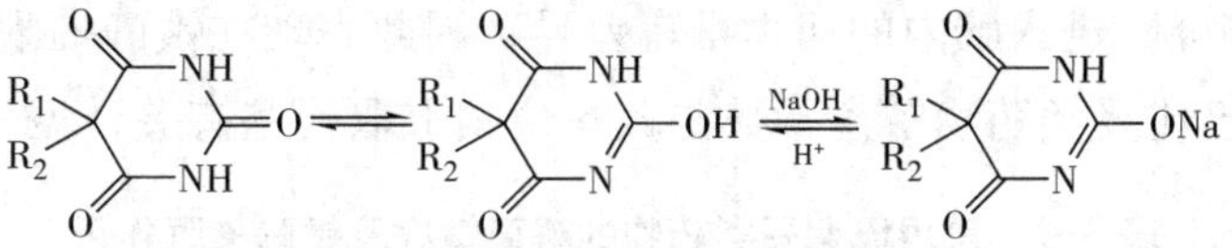

巴比妥类药物酸性比碳酸酸性弱，其钠盐水溶液不稳定，易吸收空气中二氧化碳而析出药物，使溶液呈现浑浊。故本类药物钠盐注射液不能与酸性药物配伍使用或暴露在空气中。

**3. 水解性**　巴比妥类药物中的酰脲结构使其具有水解性，水解程度及产物与水解条件有关，随温度和 pH 的升高，水解速度加快。其钠盐水溶液室温放置即可水解，钠盐在吸湿的情况下也能水解成无效的物质。因此巴比妥类药物钠盐注射液需制成粉针剂，临用时配制。

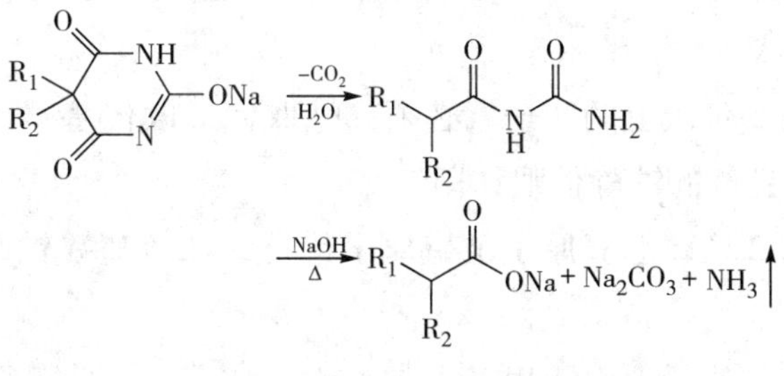

**4. 与金属离子成盐反应**　巴比妥类药物具有丙二酰脲结构，可用丙二酰脲类药物的一般鉴别试验进行鉴别。

（1）与硝酸银作用　在碳酸钠溶液中与硝酸银试液作用，生成白色可溶性的一银盐，加入过量的硝酸银试液，可生成白色不溶性的二银盐沉淀。

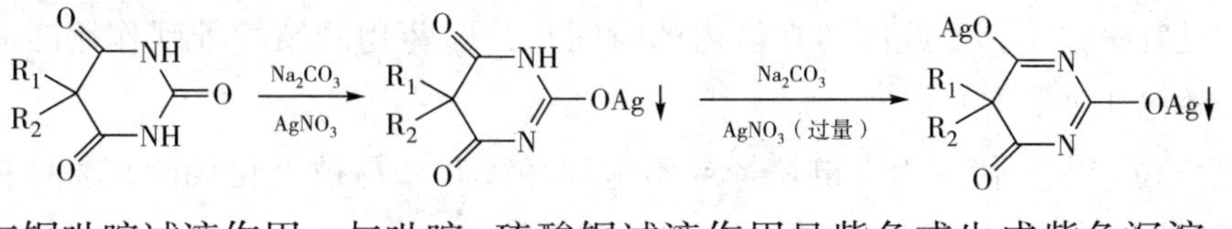

（2）与铜吡啶试液作用　与吡啶-硫酸铜试液作用显紫色或生成紫色沉淀，含硫的巴

比妥类药物则显绿色，此反应可用于鉴别巴比妥类药物是否含有硫元素。

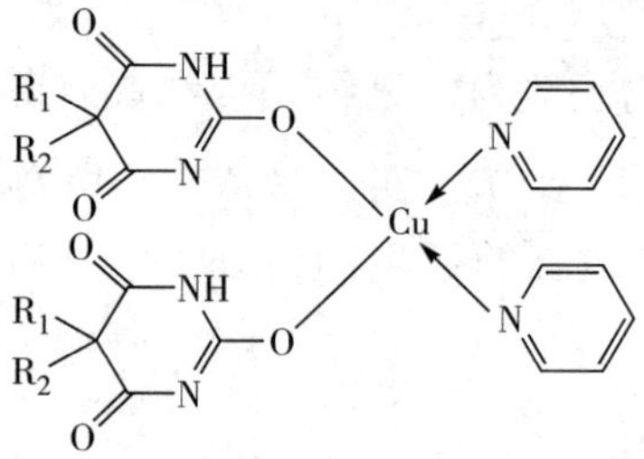

### （三）构效关系

巴比妥类药物属于结构非特异性的药物，其镇静催眠作用的强弱和快慢，与药物的解离常数和脂水分配系数密切相关，作用时间的长短与药物在体内代谢难易程度有关。

**1. 解离常数对药效的影响** 通常药物以分子形式透过细胞膜，以离子形式发挥作用，这就要求药物要有一定的解离度。在生理 pH 7.4 时，巴比妥类药物解离的程度不同，透过细胞膜和通过血-脑屏障进入脑内的药物量有差异，因此表现在镇静催眠作用的强弱和作用的快慢也就不同。巴比妥类药物解离常数与其 5 位碳上取代基有关，见表 3-2。

**表 3-2 常用巴比妥类药物的解离情况及镇静催眠作用**

| 项目 | 巴比妥酸 | 苯巴比妥 | 异戊巴比妥 | 司可巴比妥 |
|---|---|---|---|---|
| 5 位碳上取代基数目 | 0 | 2 | 2 | 2 |
| $pK_a$ | 4.12 | 7.40 | 7.90 | 7.70 |
| 未解离/% | 0.05 | 50.00 | 75.97 | 66.61 |
| 镇静催眠作用 | 无 | 有 | 有 | 有 |

**2. 脂水分配系数对药效的影响** 药物必须有适当的脂水分配系数，才有利于药物在体内的转运和分布。中枢神经系统的药物需要透过血-脑屏障，因此亲脂性对于巴比妥类药物的镇静催眠作用影响很大。

（1）巴比妥类药物 5 位碳上的两个氢必须都被取代，取代基碳原子总数在 4~8，脂水分配系数较合适，具有良好的镇静催眠作用。

（2）巴比妥类药物 2 位碳上氧原子被硫原子代替，如硫喷妥钠，则增大脂溶性，起效快，作用时间短。

（3）巴比妥类药物氮原子上引入甲基，如海索巴比妥，可降低酸性和增加脂溶性，起效快。

**3. 巴比妥类药物在体内作用的持续时间与药物在体内代谢难易程度有关** 5 位碳上取代基的氧化反应是巴比妥类药物代谢的主要途径。

（1）当 5 位碳上取代基为饱和直链烷烃或芳烃时，不易被氧化代谢成为溶于水的结合物，难以通过肾脏排出，因此停留在体内的时间长，即药物的镇静催眠作用时间长，如苯巴比妥为长效巴比妥。

（2）当 5 位碳上取代基为支链烷烃或不饱和烃基时，易被氧化代谢，易被排出，则镇静催眠作用时间短，如司可巴比妥为短效巴比妥。

**（四）典型药物**

## 苯巴比妥（Phenobarbital）

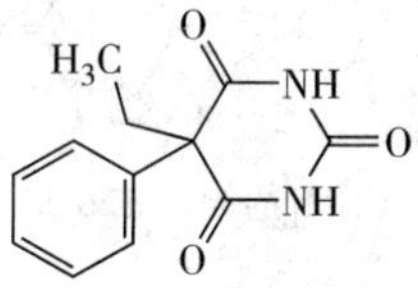


$C_{12}H_{12}N_2O_3$　232.24

化学名：5-乙基-5-苯基-2,4,6(1*H*,3*H*,5*H*)-嘧啶三酮，曾用名鲁米那。

本品为白色有光泽的结晶性粉末；无臭，味微苦；能溶于乙醇或乙醚，略溶于三氯甲烷，极微溶于水；熔点为174.5～178℃。

本品的酰亚胺基可互变异构成烯醇式结构，显弱酸性，$pK_a$ 为7.40，在氢氧化钠或碳酸钠溶液中溶解，可得到苯巴比妥钠，其10%水溶液pH为9.5～10.5，与酸性药物接触或吸收空气中的二氧化碳，可析出苯巴比妥沉淀。

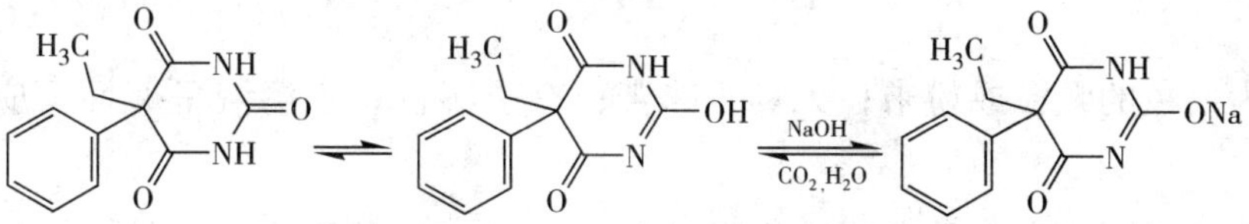


本品的固体在干燥空气中较稳定，钠盐水溶液放置易水解，生成2-苯基丁酰脲而失去活性。

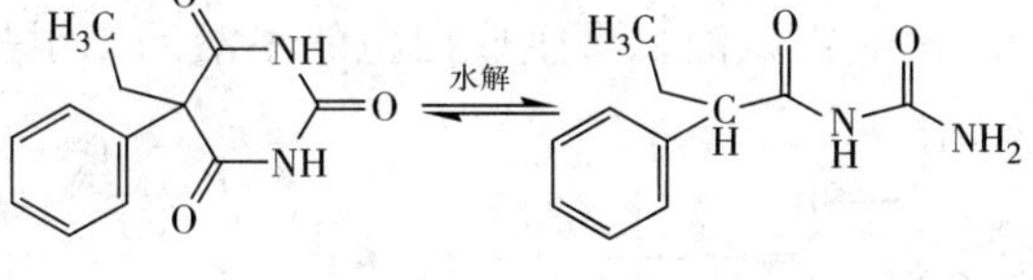


本品在碳酸钠溶液中与硝酸银试液作用，生成可溶性的一银盐，加入过量的硝酸银试液可生成不溶性的二银盐沉淀。与吡啶-硫酸铜试液作用显紫色。

本品分子中具有苯环，可与亚硝酸钠-硫酸试液作用，立即显橙黄色，随后转为橙红色。与甲醛-硫酸试剂作用，接界面产生玫瑰红色。可用于区别不含苯基的巴比妥类药物。

本品主要不良反应为用药后有头晕和困倦等后遗效应，久用可产生耐受性和依赖性，多次连用可出现蓄积中毒以及呼吸抑制等。

本品具有镇静催眠和抗惊厥作用。临床上用于治疗焦虑、失眠，也可治疗惊厥及癫痫大发作。

◎ **考点提示：**苯巴比妥的结构特征与临床应用。

## 异戊巴比妥（Amobarbital）

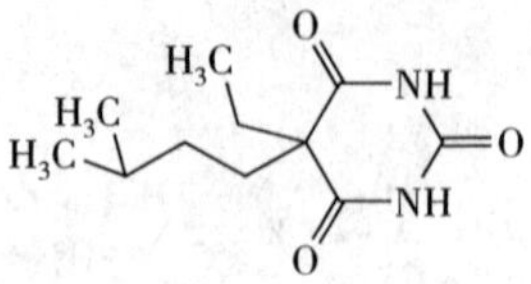

$C_{11}H_{18}N_2O_3$　226.28

化学名：5-乙基-5-(3-甲基丁基)-2,4,6(1*H*,3*H*,5*H*)-嘧啶三酮。

本品为白色结晶性粉末；无臭，味苦；熔点为155~158.5℃；在乙醇或乙醚中易溶，三氯甲烷中溶解。

本品在水溶液中，可发生内酰亚胺醇-内酰胺的互变异构，呈弱酸性，$pK_a$ 为7.8。在水中极微溶解；在氢氧化钠或碳酸钠溶液中溶解，可得到异戊巴比钠。

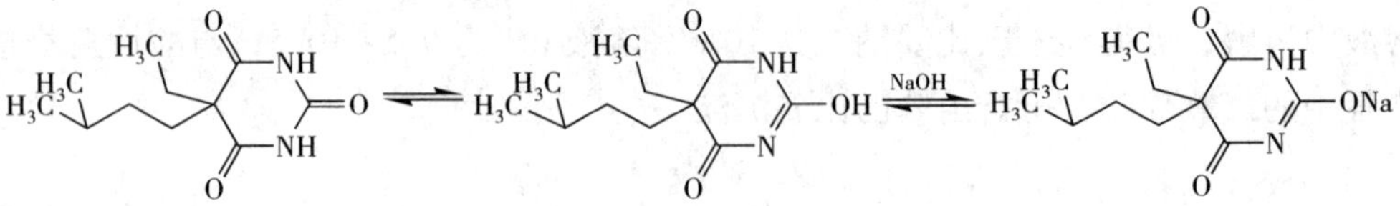

其钠盐为白色的颗粒或粉末；无臭、味苦；有引湿性；水溶液呈碱性反应。常作成注射剂使用。

钠盐水溶液很不稳定，易水解，分解成2-异戊基丁酰脲而失去活性。水解的速度受温度和pH增加，使其分解加速。故异戊巴比妥钠注射液须制成粉末，密封于安瓿，临用时配制。

本品系丙二酰脲类结构的药物，可用丙二酰脲类药物的一般鉴别试验为鉴别。在本品的碳酸钠溶液中加入过量的硝酸银试液，可生成白色的不溶的二银盐沉淀。

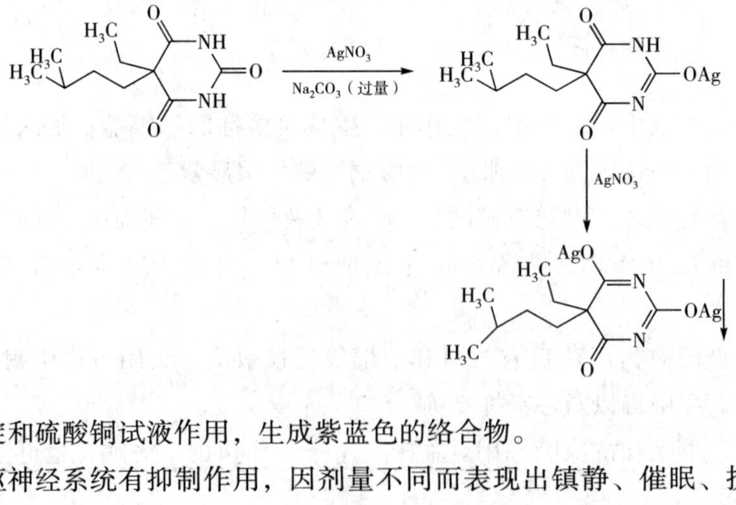

本品与吡啶和硫酸铜试液作用，生成紫蓝色的络合物。

本品对中枢神经系统有抑制作用，因剂量不同而表现出镇静、催眠、抗惊厥等不同作用。其作用机制与苯巴比妥相似，是由于阻断脑干网状结构上行激活系统，使大脑皮质转入抑制。为中效镇静催眠药，持续时间3~6小时，主要用于催眠、镇静、抗惊厥（小儿高热惊厥、破伤风惊厥、子痫、癫痫持续状态）以及麻醉前给药。

知识拓展

**巴比妥类药物的制备方法**

用丙二酸二乙酯合成法。以异戊巴比妥的制备为例：在乙醇钠的催化下，在丙二酸二乙酯 $CH_2(COOC_2H_5)_2$ 的 $\alpha$ 碳上先上较大的异戊基，再上较小的乙基，最后与脲素 $CO(NH_2)_2$ 关环缩合而成。

## 硫喷妥钠（Thiopental Sodium）

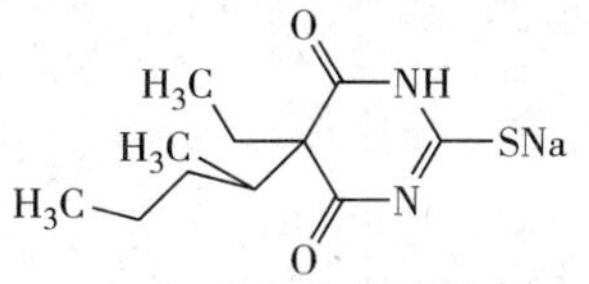

$C_{11}H_{17}N_2NaO_2S$　264.32

化学名：(±)-5-乙基-5-(1-甲基丁基)-2-硫代巴比酸钠。

本品为淡黄色粉末；有类似蒜臭气，味苦；极易溶于水；水溶液不稳定。

本品与吡啶和硫酸铜试液作用，显绿色。

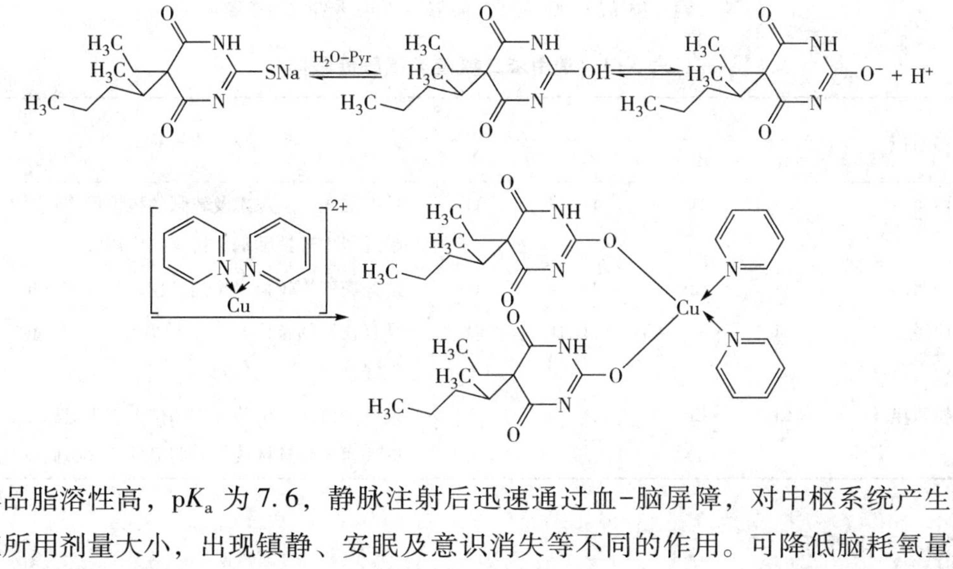

本品脂溶性高，p$K_a$ 为 7.6，静脉注射后迅速通过血-脑屏障，对中枢系统产生抑制作用，依所用剂量大小，出现镇静、安眠及意识消失等不同的作用。可降低脑耗氧量及脑血流量，在脑缺氧时对脑起到保护作用。对肝、肾功能无明显影响，大剂量时对肝功能有轻微抑制；做手术中低血压可使尿量减少，药物排泄时间延长；可降低眼压，但不影响糖代谢。

本品用于全麻诱导、复合全麻及小儿基础麻醉。

## 二、苯二氮䓬类

### （一）基本结构与分类

◎ **考点提示：**苯二氮䓬类药物的基本结构与分类。

苯二氮䓬类药物是 20 世纪 60 年代发展起来的第二代镇静催眠药，结构特征为具有苯环和七元亚胺内酰胺环并和的苯二氮杂䓬类母核。由于此类药物成瘾性小，安全范围大，逐渐替代了巴比妥类药物。在临床上已成为镇静、催眠、抗焦虑的首选药物。

苯二氮䓬类药物是1,4-苯并二氮杂䓬的衍生物，首先用于临床的是氯氮䓬（又名利眠宁），在氯氮䓬的结构改造中，发现分子中氮上的氧和脒的结构都不是活性的必要部分，经结构简化得到同类药物地西泮，其作用较氯氮䓬强，除治疗神经官能症外，现已广泛用作催眠药。常用苯二氮䓬类镇静催眠药见表3-3。

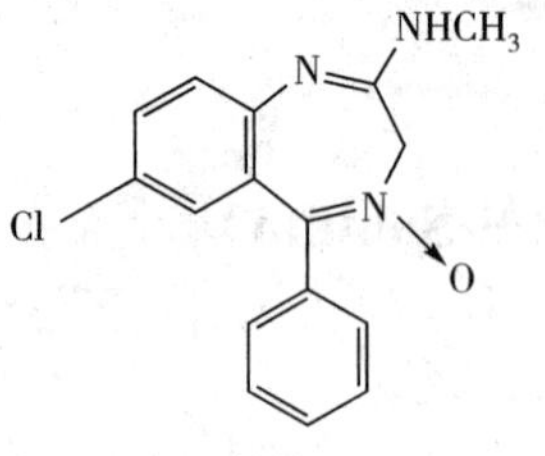


氯氮䓬

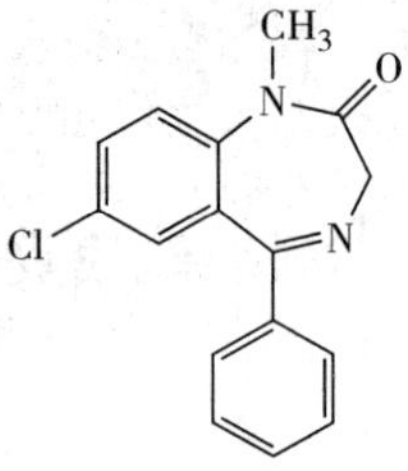


地西泮

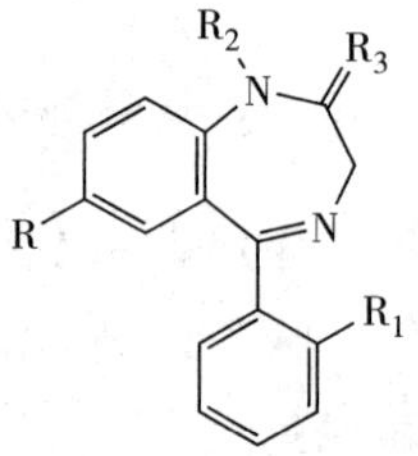


苯二氮䓬类镇静催眠药的基本结构：1,4-苯并二氮杂䓬

**表3-3　常用苯二氮䓬类镇静催眠药**

| 药物名称 | 取代基 | | | | 作用特点 |
|---|---|---|---|---|---|
| | R | $R_1$ | $R_2$ | $R_3$ | |
| 硝西泮 | $NO_2$ | H | H | O | 具有催眠、抗焦虑及较强的抗惊厥作用，特点为引起近似生理性睡眠，抗癫痫作用强 |
| 氯硝西泮 | $NO_2$ | Cl | H | O | 抗癫痫作用较强，作用迅速，具有广谱抗癫痫作用 |
| 氟西泮 | Cl | F | $C_2H_4N(C_2H_5)_2$ | O | 具有较好的催眠作用，治疗因焦虑所致失眠效果较好 |
| 劳拉西泮 | Cl | Cl | H | O | 是奥沙西泮5位苯环的邻位上引入氯原子，作用较奥沙西泮强且持久。有明显的诱导睡眠作用 |

**（二）理化性质**

**1. 物理性质**　苯二氮䓬类药物均为白色或类白色结晶性粉末，不溶于水，溶于三氯甲烷等有机溶剂。

**2. 弱碱性**　本类药物具有二氮䓬环，多数显弱碱性，可溶于强酸。

**3. 水解性**　本类药物的二氮䓬环中的1,2位的内酰胺结构及4,5位的亚胺结构，在酸性或碱性溶液中，受热易水解。

**（三）构效关系**

（1）二氮䓬分子中的七元亚胺内酰胺环为活性必需结构。

（2）在分子的7位和5位苯环取代的邻位（C-2′位）引入吸电子基，能显著增强活性，吸电子性越强，作用越强，其次序为—$NO_2$>—Br>—$CF_3$>—Cl。

（3）在1,2位或4,5位并入杂环，可增加药物代谢稳定性和对受体的亲和力，生物活性明显提高。

**（四）典型药物**

## 地西泮（Diazepam）

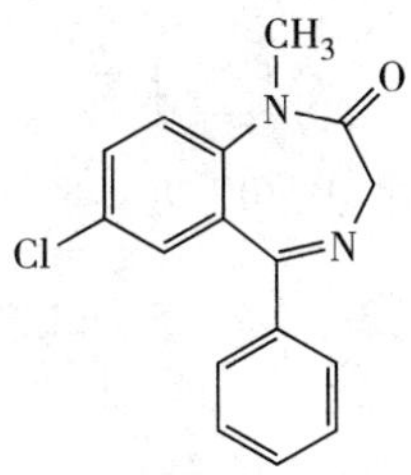

$C_{16}H_{13}ClN_2O$　284.74

化学名：1-甲基-5-苯基-7-氯-1,3-二氢-2*H*-1,4-苯并二氮杂䓬-2-酮，曾用名安定。

本品为白色或类白色结晶性粉末；无臭，味微苦；易溶于三氯甲烷及丙酮，在乙醇中溶解，$pK_a$ 为3.4，水中几乎不溶；熔点为130~134℃。

本品由于分子中具有内酰胺及亚胺的结构，在酸或碱性溶液中，受热易水解，生成黄色的2-甲氨基-5-氯-二苯甲酮和甘氨酸。水解开环反应发生在二氮杂䓬环的1,2位和4,5位之间，两个反应过程平行进行。4,5位开环为可逆的，在酸性下开环，在碱性下又重新环合。口服本药物后，在胃酸作用下，4,5位开环，当开环的衍生物进入碱性的肠道后，又闭环成原药。因此，4,5位间开环，不影响药物的生物利用度。

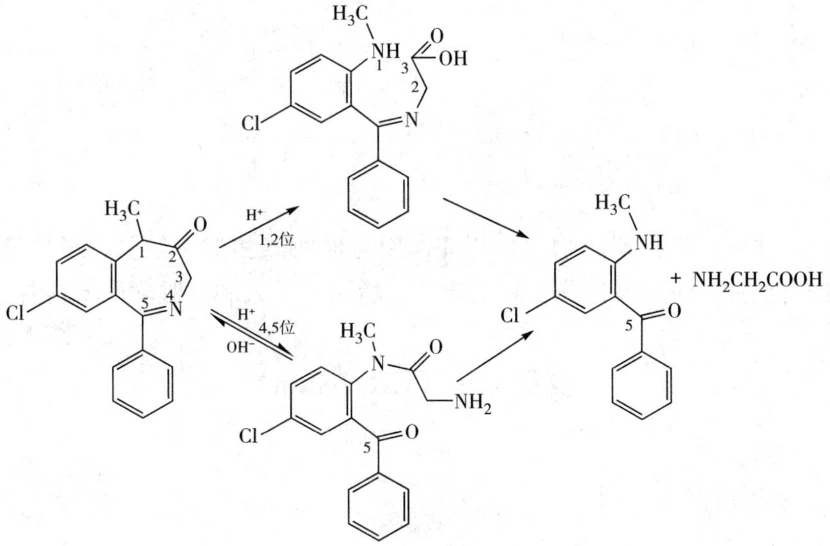

本品溶于硫酸，在紫外光灯（365nm）下观察，显黄绿色荧光。

本品溶于稀盐酸，加碘化铋钾试剂，即产生橙红色沉淀（B·$HBiI_4$），放置颜色加深。

本品具有抗焦虑、镇静、催眠、抗癫痫等作用。临床用于治疗焦虑症、失眠及各种神经官能症。

◎ 考点提示：地西泮的结构特征与临床应用。

## 奥沙西泮（Oxazepam）

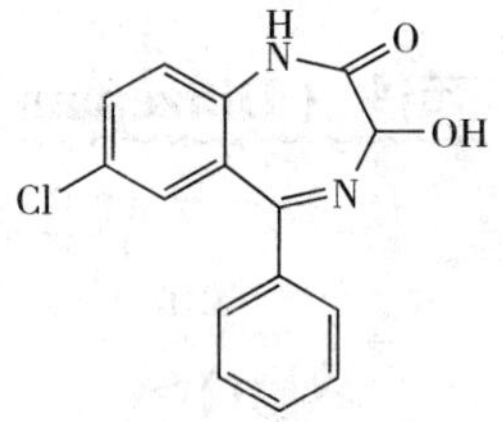

$C_{15}H_{11}ClN_2O_2$　286.72

化学名：5-苯基-3-羟基-7-氯-1,3-二氢-2*H*-1,4-苯并二氮杂䓬-2-酮，曾用名去甲羟基安定、舒宁。

本品为白色或类白色结晶性粉末；几乎无臭；易溶于乙醇、三氯甲烷及丙酮，对光稳定，极微溶于乙醚，几乎不溶于水；熔点为198~202℃。

本品在酸或碱中加热水解，能生成2-苯甲酰基-4-氯苯胺，经重氮化，与$\beta$-萘酚偶合，生成橙色的偶氮化合物，放置后色渐变深。可用于和1位甲基取代的苯二氮䓬类（地西泮）区别。

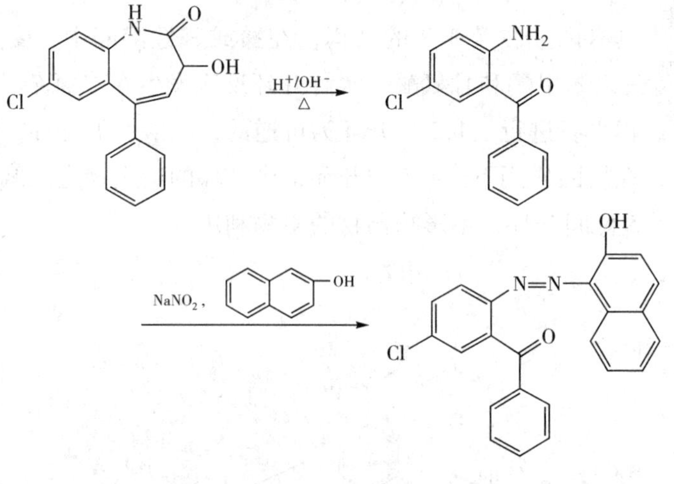

本品是地西泮的活性代谢产物，其药理作用与地西泮相似但较弱，毒性低，不良反应小，用于神经官能症、失眠及癫痫的辅助治疗。适用于老人和肾脏功能不良者。

## 艾司唑仑（Estazolam）

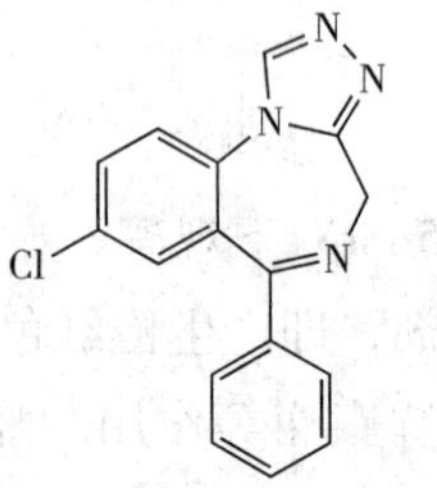

$C_{16}H_{11}ClN_4$　294.74

化学名：6-苯基-8-氯-4*H*-[1,2,4]-三氮唑[4,3-*α*][1,4]苯并二氮杂䓬，曾用名舒乐安定。

本品为白色或类白色结晶性粉末；无臭，味微苦；易溶于三氯甲烷及醋酐，可溶于甲醇，略溶于乙酸乙酯或乙醇，几乎不溶于水；熔点为229~232℃。

本品的苯二氮杂䓬结构在1,2位上并入了三唑环，不但增强了代谢稳定性使药物不易在1,2位水解开环，而且增加了药物与受体的亲和力，因此本品生理活性增强。

本品的5,6-亚胺键结构不稳定，在酸性、室温条件下，即可发生水解开环，碱性条件下则可逆性闭环，不影响药物的生物利用度。

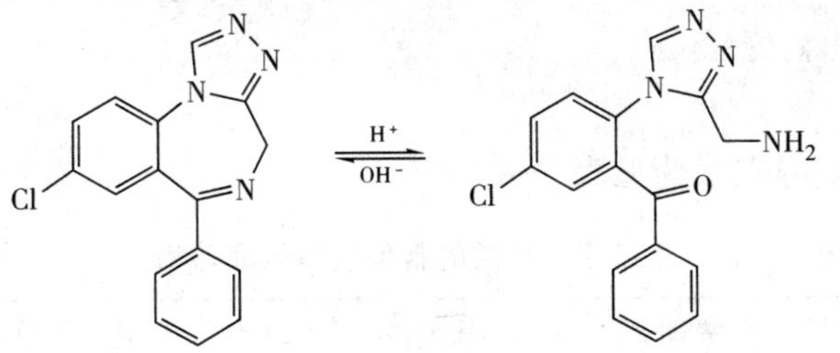

本品在稀盐酸溶液中加热煮沸15分钟，三唑环可开环，放冷后能发生重氮化-偶合反应。

本品加硫酸，在紫外光灯（365nm）下观察，显天蓝色荧光。

本品可用于焦虑、失眠、镇静及癫痫大小发作和术前镇静等，用量少，毒性及不良反应小。

## 阿普唑仑（Alprazolam）

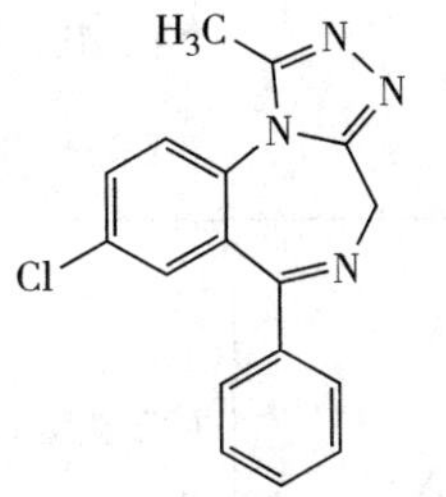

$C_{17}H_{13}ClN_4$ 308.77

化学名：1-甲基-6-苯基-8-氯-4*H*-[1,2,4]三氮唑[4,3-*α*][1,4]苯并二氮杂䓬，曾用名佳静安定。

本品为白色结晶或白色粉末；无臭，味微苦，易溶于三氯甲烷，难溶于水；熔点为228~228.5℃。

本品作用比地西泮强10倍，体内代谢产物4-羟基阿普唑仑，生物活性为原药的1/2，主要用于焦虑、紧张，激动，也可用于催眠或焦虑的辅助用药。对有精神抑郁的患者应慎用。口服吸收快而完全，血浆蛋白结合率约为80%。口服后1~2小时血药浓度达峰值。2~3天血药浓度达稳态。$t_{1/2}$一般为12~15小时，老年人为19小时。

**知识链接**

**其他镇静催眠药**

除巴比妥类和苯二氮䓬类镇静催眠药外，还有一些具有酰胺结构的杂环化合物及氨基甲酸酯类化合物也作为镇静催眠药，如水合氯醛、甲乙哌酮等，但这些镇静催眠药现在使用的很少。

20世纪90年代，随着唑吡坦的上市和使用人群的增加，这些安全性更高的非苯二氮杂䓬新型镇静催眠药物，如佐匹克隆、丁螺环酮逐渐成为欧美国家的主要的镇静催眠药。本类药物治疗指数高，安全性高，在提高睡眠质量等方面较苯二氮杂䓬类药物更理想，基本不改变正常的生理睡眠结构，无成瘾性和耐受性。

此外，常用新型镇静催眠药见表3-4。

**表3-4　常用的新型镇静催眠药物**

| 药物名称 | 化学结构 | 作用特点 |
|---|---|---|
| 唑吡坦 | 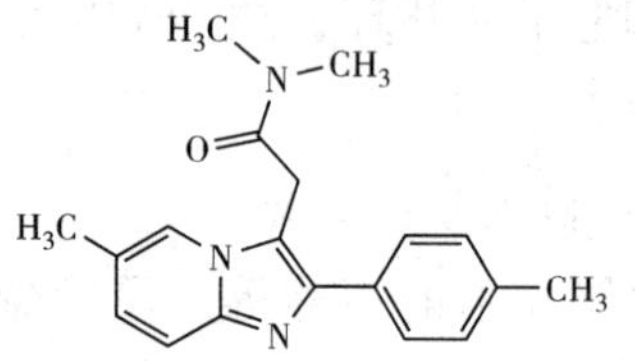 | 选择性与苯二氮䓬 $\omega$-1受体亚型结合，具有较强的镇静催眠作用，而对呼吸系统无抑制作用，抗惊厥和肌肉松弛作用较弱，极少产生耐药性、依赖性 |
| 佐匹克隆 | 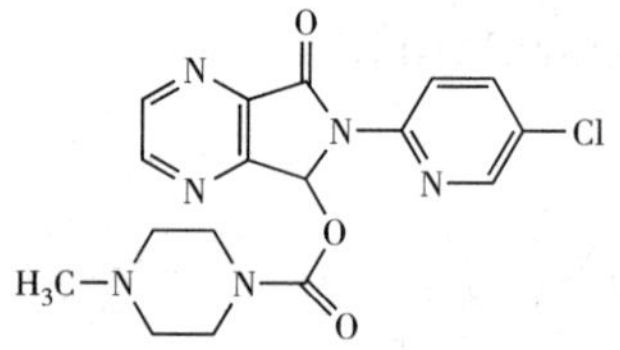 | 吡咯酮类药物，作用于GABA受体-氯离子通道复合物的特殊点上，催眠作用迅速，并可提高睡眠质量，被称为“第三代催眠药”，但长期使用会产生戒断症状 |
| 丁螺环酮 | 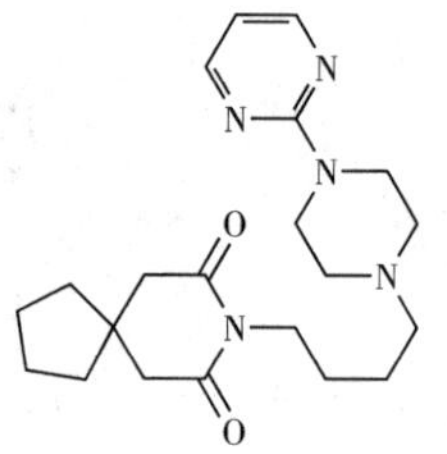 | 属于新型的氮杂螺环癸烷双酮类抗焦虑药，没有镇静催眠作用，不会引起嗜睡不良反应，特别适用于驾驶、高空作业等人员使用 |

扫码“学一学”

# 第二节　抗癫痫药

癫痫是由大脑局部神经元过度兴奋，产生阵发性地放电，所导致的慢性、反复性和突发性的大脑功能失调。表现为不同程度的运动、感觉、意识、行为和自主神经障碍等症状。抗癫痫药可抑制大脑神经的兴奋性，用于防止和控制癫痫的发作。

知识链接

**癫痫临床发作类型**

癫痫俗称“羊癫疯、羊角风”是大脑神经元突发性异常放电，导致短暂的大脑功能障碍的一种疾病。根据临床发作类型不同，可分为以下五类：①全身强直-阵挛发作，突然意识丧失，继之先强直后阵挛性痉挛。常伴尖叫、面色青紫、尿失禁、舌咬伤、口吐白沫或血沫、瞳孔散大。持续数十秒或数分钟后痉挛发作自然停止，进入昏睡状态。②失神发作，突发性精神活动中断、意识丧失、可伴肌阵挛或自动症。一次发作数秒至十余秒。③单纯部分性发作，某一局部或一侧肢体的强直、阵挛性发作，或感觉异常发作，历时短暂，意识清楚。④复杂部分性发作（精神运动性发作），精神感觉性、精神运动性及混合性发作。多有不同程度的意识障碍及明显的思维、知觉、情感和精神运动障碍。可有神游症、夜游症等自动症表现。⑤自主神经性发作（间脑性），可有头痛型、腹痛型、肢痛型、晕厥型或心血管性发作。

## 一、分类

巴比妥类药物和苯二氮䓬类药物中的苯巴比妥和地西泮、氯硝西泮、硝西泮等药物在临床广泛用于癫痫病的治疗，本节不再做介绍。如将巴比妥类药物分子的羰基去掉一个，得到一个五元环的乙内酰脲类化合物，具有抗惊厥作用，从而发现了苯妥英。在巴比妥类药物结构基础上进一步改造，得到一些药物，如三甲双酮、卡马西平、扑米酮、乙琥胺，同样也可治疗癫痫病。

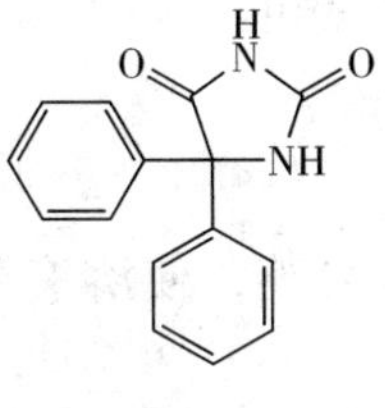

苯妥英

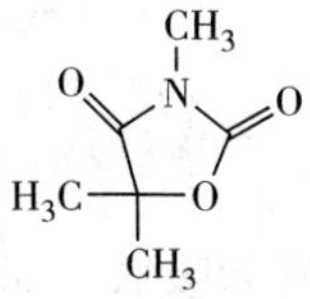

三甲双酮

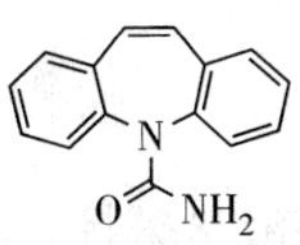

卡马西平

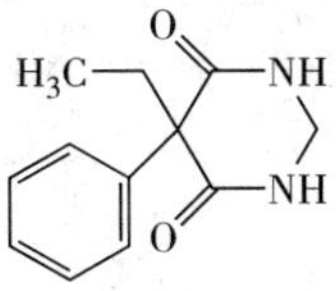

扑米酮

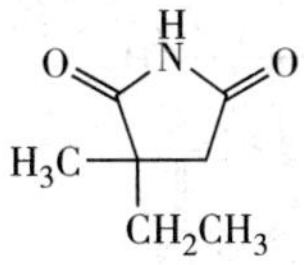

乙琥胺

本节着重介绍抗癫痫药物苯妥英钠、卡马西平和丙戊酸钠等。

## 二、典型药物

### 苯妥英钠（Phenytoin Sodium）

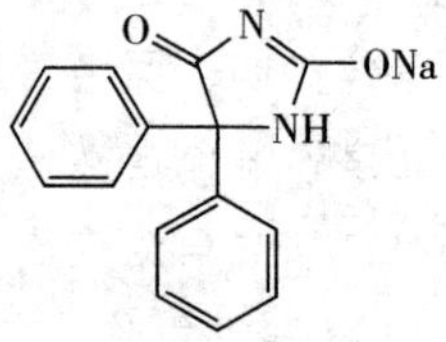

$C_{15}H_{11}N_2NaO_2$　274.25

化学名：5,5-二苯基-2,4-咪唑烷二酮钠盐，曾用名大伦丁钠。

本品为白色粉末；无臭、味苦；微有引湿性；易溶于水，溶于乙醇，几乎不溶于乙醚或三氯甲烷。

本品分子中具有内酰脲结构，在碱性溶液中受热易水解，可生成二苯基脲基乙酸，最后生成二苯基氨基乙酸，并释放出氨气。

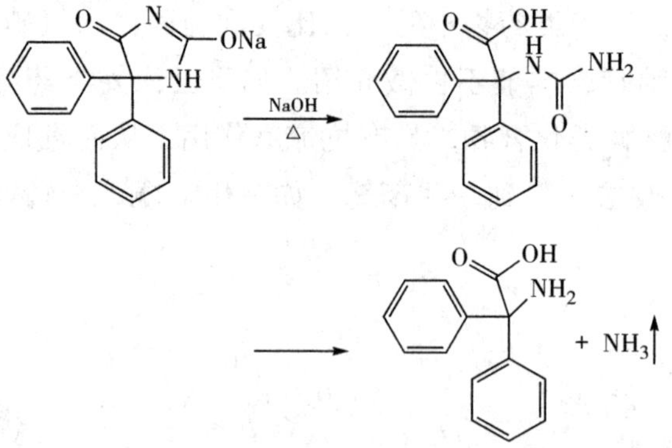

本品水溶液呈碱性，在空气中渐渐吸收二氧化碳，析出苯妥英，使溶液浑浊。所以本品及其水溶液都应密闭保存。

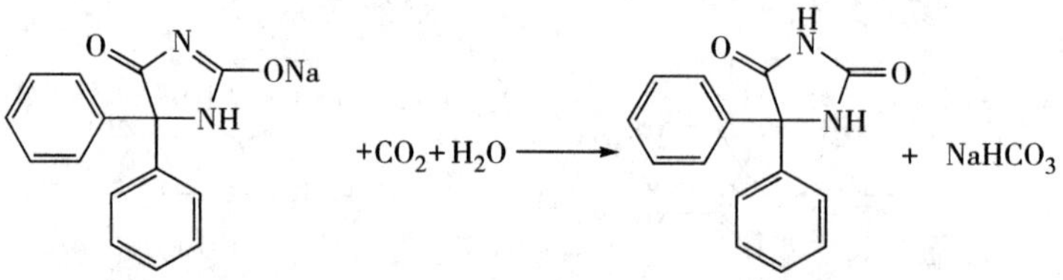

本品水溶液加氯化汞试液，可生成白色沉淀，在氨试液中不溶。

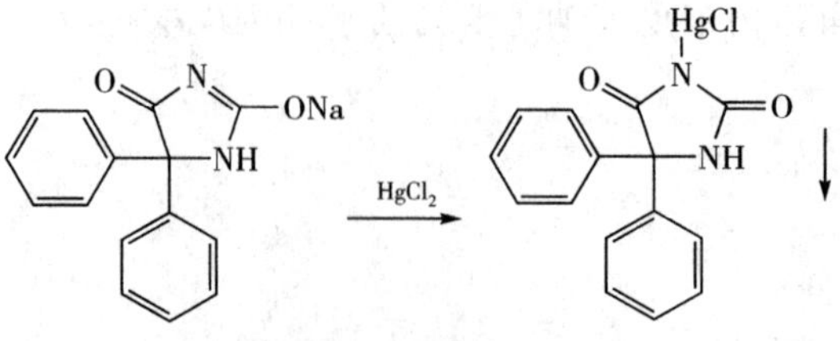

本品与吡啶-硫酸铜试液作用显蓝色。

本品在肝脏内代谢，代谢物主要为无活性的5-(4-羟基苯基)-5-苯乙内酰脲。它与葡萄糖醛酸结合排出体外。代谢过程易受到其他药物如氯霉素、青霉素、异烟肼等的抑制，使血药浓度增加。主要用于癫痫的全身性和部分性发作，控制癫痫的持续状态。较常见的不良反应有行为改变、笨拙或步态不稳、思维混乱、发音不清、手抖、神经质或烦躁易怒，对血象、肝功能及血钙等均有影响。

◎ **考点提示：**苯妥英钠的结构特征与临床应用。

## 卡马西平（Carbamazepine）

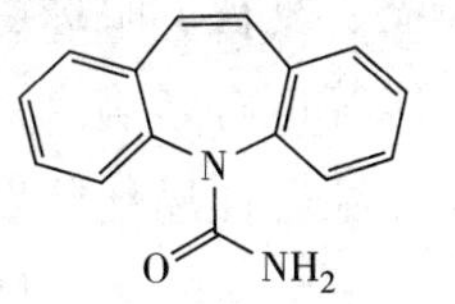


$C_{15}H_{12}N_2O$　236.27

化学名：5*H*-二苯并[*b*,*f*]氮杂䓬-5-甲酰胺，曾用名酰胺咪嗪。

本品为白色或几乎白色的结晶性粉末；几乎无臭；易溶于三氯甲烷，略溶于乙醇，几乎不溶于水；熔点为189~193℃。

本品在干燥状态及室温下较稳定。片剂在潮湿的环境中可生成二水合物，使片剂表面硬化、溶解和吸收困难，药效下降至原来的1/3。本品长时间光照，固体表面由白色变橙色，是因为发生聚合和氧化反应，部分生成二聚体和10,11-环氧化物等，故应避光密闭保存。

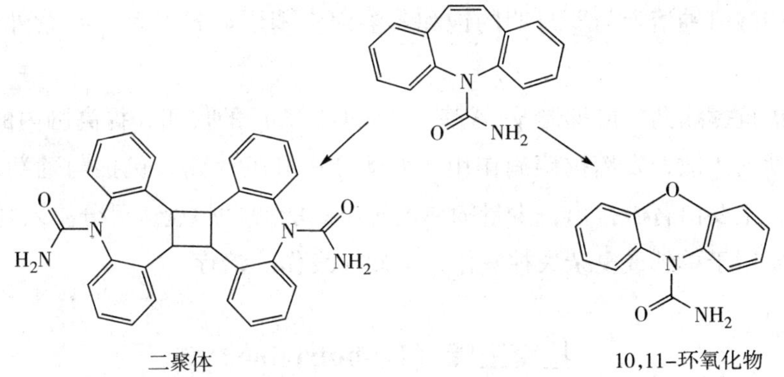


本品与硝酸共热，显橙红色。

本品的水溶性差，口服吸收比较慢且不规则，通常在肝脏内代谢，代谢产物为有活性的10,11-环氧卡马西平，在血浆和脑中的浓度可达原药的50%，该代谢产物进一步羟基化，结合成无活性的葡萄糖醛酸苷，从尿中排出。代谢途径如下：

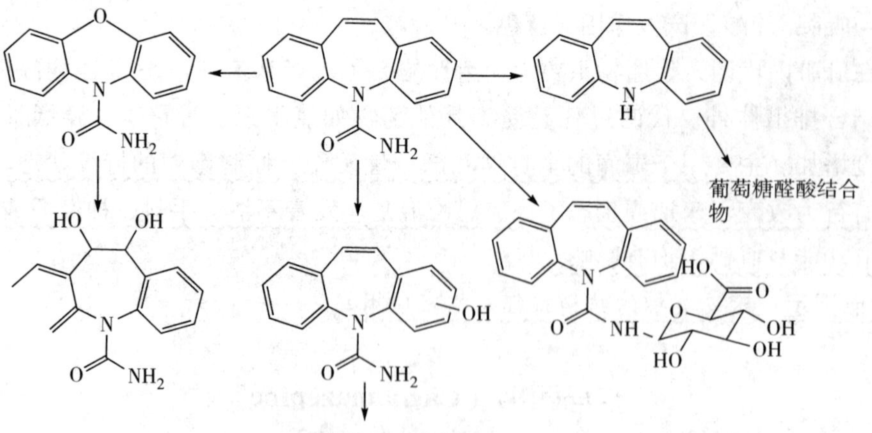


本品较常见的不良反应为视力模糊、复视、眼球震颤等中枢神经系统反应，以及头晕、乏力、恶心、呕吐等，对血象、肝功能等也有影响。

本品临床上用于治疗癫痫大发作和综合性局灶性发作。

## 丙戊酸钠（Sodium Valproate）

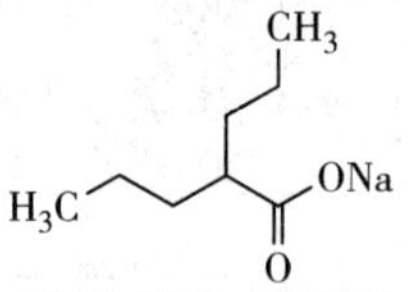


$C_8H_{15}NaO_2$　166.20

化学名：2-丙基戊酸钠。

本品为白色结晶性粉末或颗粒；味微涩；极易溶于水，易溶于甲醇或乙醇，几乎不溶于丙酮；具有强吸湿性，加入少量有机酸可改善其吸湿性。

本品加入醋酸氧铀溶液与罗丹明的饱和苯溶液，苯层显粉红色，在紫外光灯下，显橙色荧光。

本品为广谱抗癫痫药，能抑制 $\gamma$-氨基丁酸（GABA）的代谢，提高脑内的 GABA 浓度，抑制癫痫性冲动的扩散，发挥抗癫痫作用。大部分在肝脏代谢，包括与葡萄糖醛酸结合和部分氧化过程，主要由肾脏排出，少量随粪便排出。能通过胎盘，可分泌入乳汁。

临床上主要用于单纯或复杂失神发作、癫痫大发作的治疗。

## 拉莫三嗪（Lamotrigine）

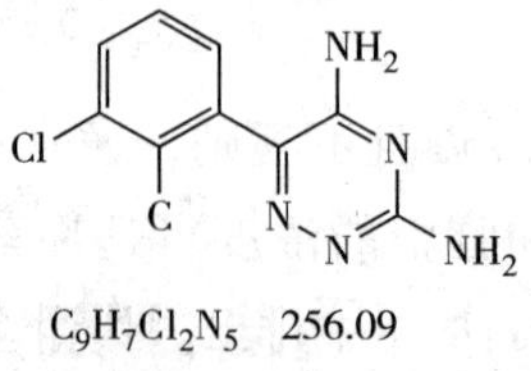


$C_9H_7Cl_2N_5$　256.09

化学名：3,5-二氨基-6-(2,3-二氯苯基)-1,2,4-三嗪。

本品为白色或类白略显黄色；在异丙醇中结晶，微溶于水；熔点为 216~218℃。

本品为苯基三嗪类化合物，是一种新型的抗癫痫药。实验证明，本品可抑制戊四氮和电刺激所致的惊厥，缩短病灶、皮质和海马区兴奋后的放电时间，对抗部分和全身性癫痫发作，其作用机制可能是通过抑制脑内兴奋性氨基酸——谷氨酸、天门冬氨酸的释放，产生抗癫痫作用。

本品口服吸收完全，生物利用度为100%。服药2.5小时达血药峰浓度，主要经肝脏代谢，经肾脏排泄。平均血浆$t_{1/2}$为29小时。主要用于其他抗癫痫药不能控制的部分性和全身性癫痫发作的辅助治疗。

临床上用于治疗各种癫痫发作，也可用于治疗合并有Lennox-Gastaut综合征的癫痫发作。

## 奥卡西平（Oxcarbazepine）

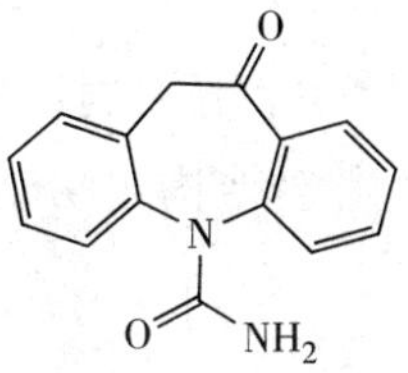

$C_{15}H_{12}N_2O_2$ 252.27

化学名：10,11-二氢-10-氧代-5*H*-二苯骈[*b*,*f*]氮杂䓬-5-羧酰胺。

本品及其在体内的代谢物羟基衍生物均具有抗惊活性。可用于局限性及全身性癫痫发作。其作用可能在于阻断脑细胞的电压依赖性钠通道，因而可阻止病灶放电的散布。

口服后易自消化道吸收，在体内大部分被代谢成有抗惊活性的羟基衍生物，该代谢物的$t_{1/2}$约9小时。本品可单独应用，或与其他抗癫痫药合用，用于治疗局限性及全身性癫痫发作。

## 左旋多巴（Levodopa）

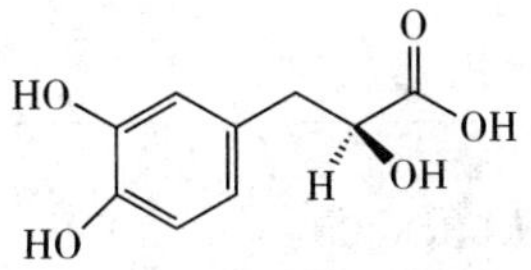

$C_9H_{11}NO_4$ 197.19

化学名：3-羟基-L-酪氨酸。

本品为白色或类白色的结晶性粉末；无臭，无味；本品在水中微溶，在乙醇、三氯甲烷或乙醚中不溶，在稀酸中易溶。

左旋多巴为体内合成多巴胺的前体物质，本身并无药理活性，通过血-脑屏障进入中枢，经多巴脱羧酶作用转化成多巴胺而发挥药理作用，改善帕金森病症状。由于本品可以增加脑内多巴胺及去甲肾上腺素等神经递质，还可以提高大脑对氨的耐受，而用于治疗肝昏迷，改善中枢功能，使患者清醒，症状改善。

临床应用：①震颤麻痹。对轻、中度病情者效果较好，重度或老年患者较差。②肝昏迷。可使患者清醒，症状改善。肝昏迷可能与中枢递质多巴胺异常有关，服用后，可改善中枢功能而奏效。

扫码“学一学”

# 第三节　抗精神失常药

抗精神失常药是用以治疗各种精神疾病的一类药物。根据药物的主要适应证，抗精神失常药可分为抗精神病药、抗抑郁药、抗躁狂症药和抗焦虑药四类。

## 一、抗精神病药

抗精神病药可在不影响意识清醒的条件下，控制兴奋、躁动、妄想和幻觉等症状，对神经活动具有较强的选择性抑制。抗精神病药主要用于治疗精神分裂症，故又称抗精神分裂症药、强安定药。

自 20 世纪 50 年代初，氯丙嗪用于治疗精神病以来，药物治疗逐渐成为精神疾病治疗的主要方法。通常抗精神病药按母核化学结构可分为吩噻嗪类、噻吨类（又称为硫杂蒽类）、丁酰苯类和其他类。

**（一）吩噻嗪类**

氯丙嗪是第一个用于治疗精神病的吩噻嗪类药物。随着氯丙嗪研究的深入，发现氯丙嗪虽然具有较好的疗效，但其毒性和不良反应也大，为此对氯丙嗪进行了结构改造，得到一系列吩噻嗪类抗精神病药，见表 3-5。

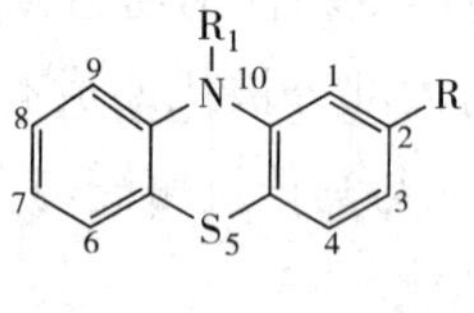


吩噻嗪类抗精神病药的基本结构

**表 3-5　吩噻嗪类抗精神病药物**

| 药物名称 | 取代基 | | 作用特点 |
|---|---|---|---|
| | R | $R_1$ | |
| 氯丙嗪 | —Cl | $—CH_2CH_2CH_2N(CH_3)_2$ | 用于治疗精神分裂症和躁狂症，大剂量时可用于镇吐、人工冬眠等 |
| 乙酰丙嗪 | $—COCH_3$ | $—CH_2CH_2CH_2N(CH_3)_2$ | 作用基本与氯丙嗪相似，抗精神病作用比氯丙嗪弱 |
| 三氟丙嗪 | $—CF_3$ | $—CH_2CH_2CH_2N(CH_3)_2$ | 作用基本与氯丙嗪相似，抗精神病作用比氯丙嗪强 |
| 三氟拉嗪 | $—CF_3$ | 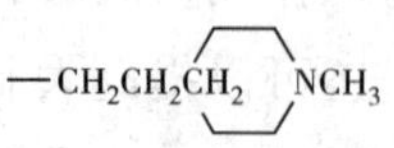 | 抗精神病作用和镇吐作用比氯丙嗪强，作用快而持久 |

续表

| 药物名称 | 取代基 | | 作用特点 |
|---|---|---|---|
| | R | $R_1$ | |
| 奋乃静 | —Cl | 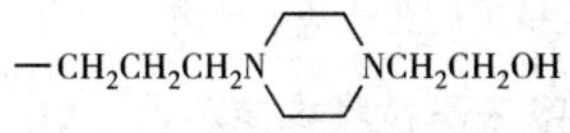 | 作用与氯丙嗪相似，镇吐作用较强，镇静作用较弱 |
| 美索达嗪 | $—\overset{O}{\overset{\|}{S}}CH_3$ | 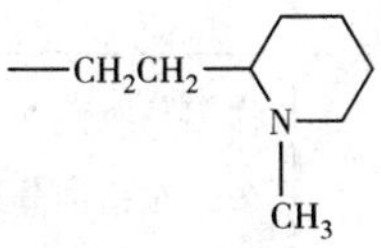 | 抗精神病作用相似于氯丙嗪，但锥体外系反应少 |

## 知识拓展

### 吩噻嗪类药物的构效关系

（1）吩噻嗪环上 2 位的氯原子是活性必要原子，可用其他吸电子基团取代，活性强弱顺序为：$—CF_3>—Cl>—COCH_3$。

（2）吩噻嗪环 10 位侧链为三个直链碳原子与碱性基团相连，常为叔胺，碱性杂环如哌嗪比叔胺的活性大；将侧链含有羟基的药物与长链脂肪酸成酯，改变药物脂溶性，延长药物作用时间，是长效的抗精神失常药。

（3）5 位硫原子可由—C—或—C—C—、—C═C—取代，仍具有抗精神病作用。

（4）10 位氮原子可由—C—替代并通过双键与碱性侧链相连，仍保持药效。

### （二）噻吨类

除了吩噻嗪类，噻吨类（硫杂蒽类）的氟哌噻吨和氯普噻吨，也是比较重要的抗精神病药物。此类药物作用比氯丙嗪强，毒性较小。氯普噻吨除了有较好的抗精神病作用外，且有抗抑郁和抗躁狂的作用。

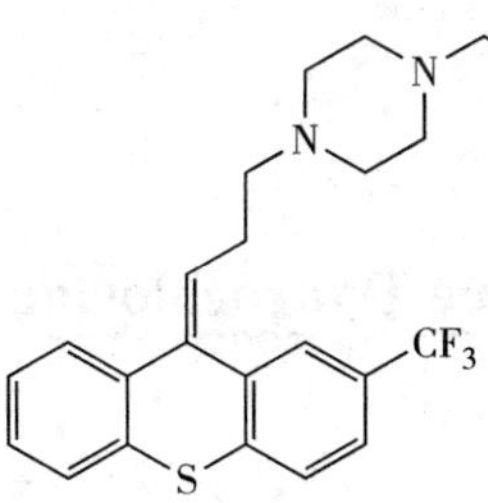

氟哌噻吨

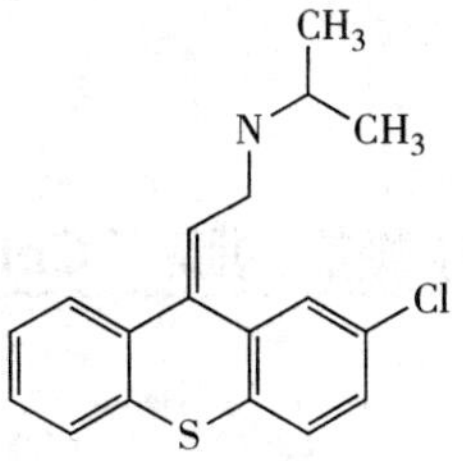

氯普噻吨

### （三）丁酰苯类

本类药物是在研究改造中枢镇痛药哌替啶的过程中发现的，较吩噻嗪类药物抗精神病作用强，氟哌啶醇是最早用于临床的丁酰苯类药物，对躁狂症和抑郁症都有效，无吩噻嗪类药物的毒性反应，对氟哌啶醇进行结构改在，得到一些丁酰苯类抗精神病药，见表 3-6。

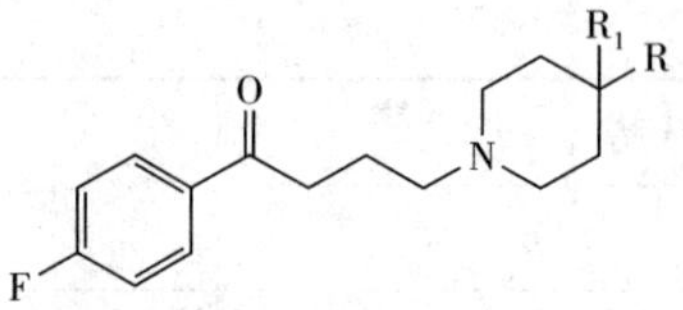

丁酰苯类抗精神病药的基本结构

**表 3-6　丁酰苯类抗精神病药物**

| 药物名称 | 取代基 | | 作用特点 |
| --- | --- | --- | --- |
| | $R_1$ | R | |
| 氟哌啶醇 | —OH | 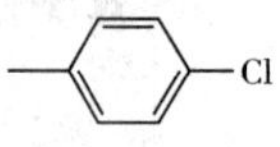 | 作用与氯丙嗪相似，抗焦虑症、抗精神病作用强而久，对精神分裂症与其他精神病的躁狂症状都有效。镇吐作用亦较强，但镇静作用弱。但锥体外系反应强 |
| 三氟哌多 | —OH | 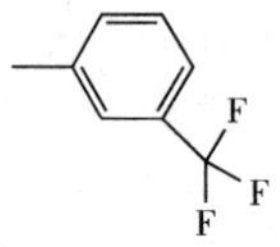 | 药理作用同氟哌啶醇，但作用快而强。对精神分裂症慢性症状疗效较好。用于精神分裂症的治疗 |
| 苯哌利多 | —H | 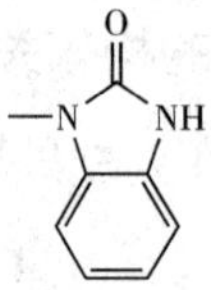 | 早期用于精神分裂症的治疗，但锥体外系反应极强 |

**（四）其他类**

除了吩噻嗪类、噻吨类、丁酰苯类抗精神病药物之外，苯甲酰胺类舒必利、非典型的抗精神病药物喹硫平和奥氮平等，也是比较重要的抗精神病药物。

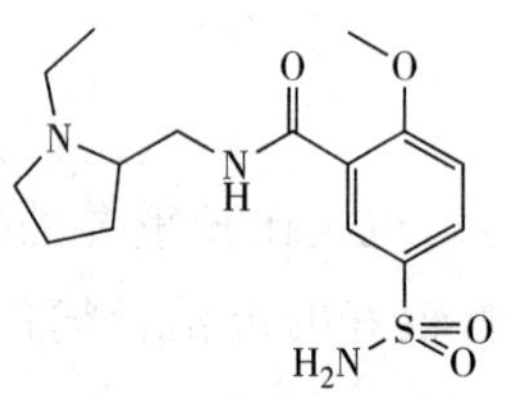

舒必利

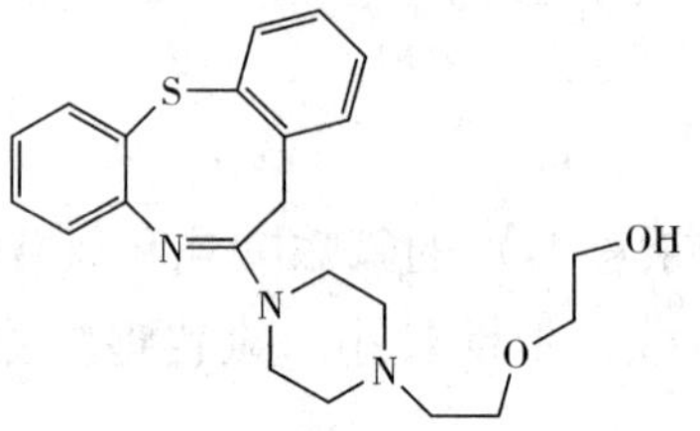

喹硫平

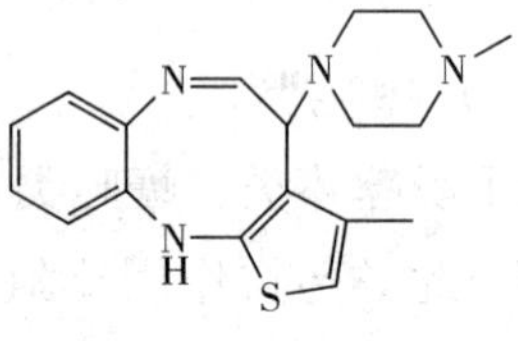

奥氮平

**（五）典型药物**

## 盐酸氯丙嗪（Chlorpromazine Hydrochloride）

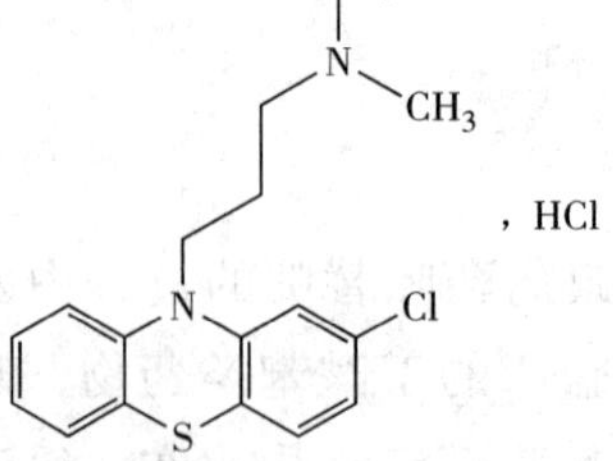

$C_{17}H_{19}ClN_2S \cdot HCl$　355.33

化学名：*N*,*N*-二甲基-2-氯-10*H*-吩噻嗪-10-丙胺盐酸盐，曾用名冬眠灵。

本品为白色或乳白色结晶性粉末；有微臭，味极苦；有引湿性；遇光渐变色；易溶于水、乙醇或三氯甲烷，不溶于乙醚或苯；熔点为 194～198℃。

本品结构中有吩噻嗪环，由于吩噻嗪母核易被氧化，氯丙嗪在空气或日光中放置，逐渐变为红色。为防止变色，其注射液在生产中加入连二亚硫酸钠、亚硫酸氢钠或维生素 C 等抗氧剂，部分患者用药后，在强烈日光照射下发生严重的光化毒反应。

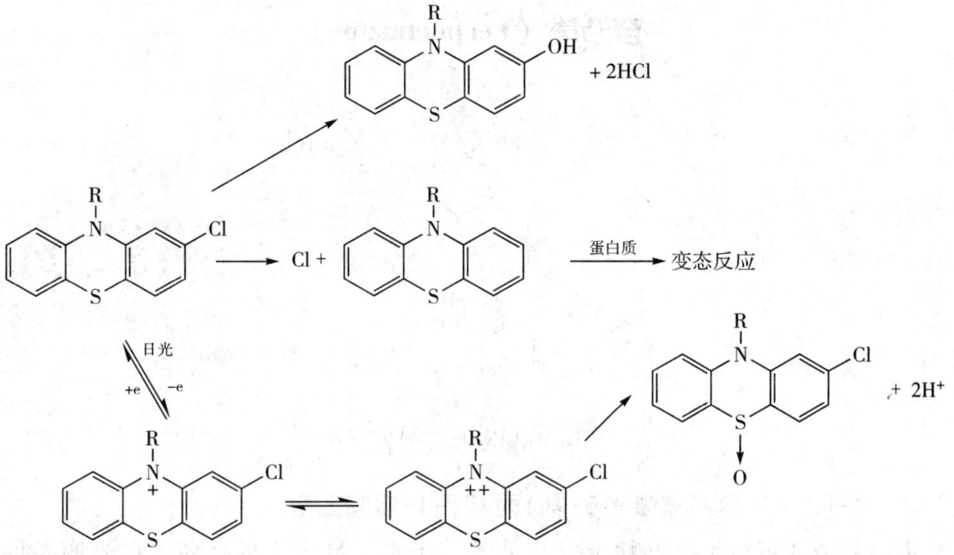


本品水溶液呈酸性反应，注射液的 pH 应为 3.0～5.0，遇碱可析出游离氯丙嗪沉淀，故本品不能与碱性药物配伍使用。

本品水溶液遇氧化剂时氧化变色。加硝酸后可能形成自由基或醌式结构而显红色，这是吩噻嗪类化合物的共有反应。

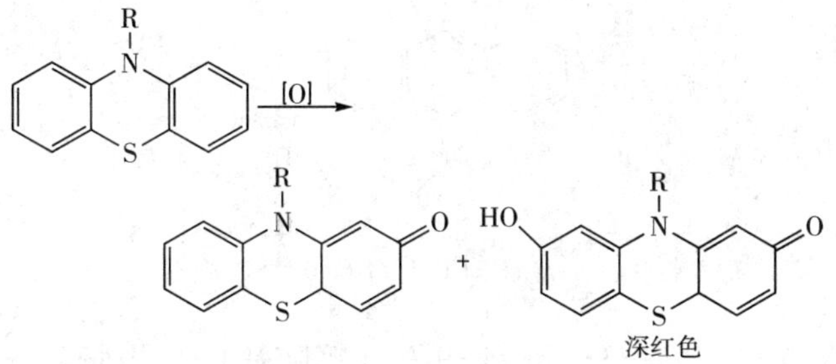


氯丙嗪可口服吸收，但没有明显的吸收规律，个体差异也大，在肝脏代谢时，经微粒体药物代谢酶氧化，体内代谢产物在尿中就可检查多达 20 种以上，代谢过程主要有 *N*-氧化、硫原子氧化、苯环的羟基化等产物，氧化产物和葡萄糖醛酸结合后通过肾脏排出。

氯丙嗪的作用机制是与多巴胺受体结合，阻断了神经递质多巴胺与受体的结合，从而发挥作用。它还可与中枢胆碱受体、肾上腺素受体、组胺受体和 5-羟色胺受体结合，对这些受体都有一定程度上的抑制作用，因而产生多种药理作用。氯丙嗪和多巴胺的 X 射线衍射结构测定表明，在氯丙嗪的优势构象中，当 10 位侧链倾斜于有氯原子取代的苯环方向（称为顺式构象）时，与多巴胺构象部分重叠，这是该类药物具有抗精神病作用的重要结构特征。

本品在临床上主要用于治疗精神分裂症和躁狂症，亦用于镇吐、强化麻醉及人工冬眠。它的主要不良反应有口干、视物不清、上腹部不适、乏力、嗜睡、便秘等。对肝功能有一定影响，长期应用可引起锥体外系反应。对产生光毒性反应的患者，在服药期间要避免阳光的过度照射。

## 奋乃静（Perphenazine）

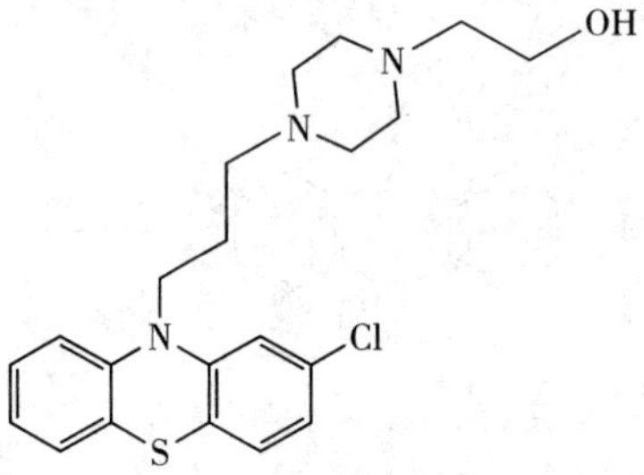

$C_{21}H_{26}ClN_3OS$　403.97

化学名：4-[3-(2-氯吩噻嗪-10-基)丙基]-1-哌嗪乙醇。

本品为白色或淡黄色结晶性粉末，几乎不溶于水，易溶于稀盐酸。在光照条件下，易氧化变色，变色产物可能是由于生成了不同的醌式结构显色，故应避光密闭保存。临床上主要用于治疗精神分裂症及狂躁症。

## 氯普噻吨（Chlorprothixere）

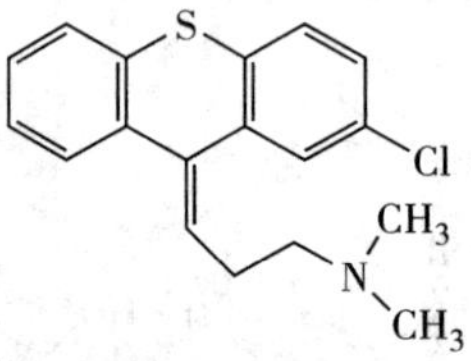

$C_{18}H_{18}ClNS$　316.86

化学名：(*Z*)-*N*,*N*-二甲基-3-(2-氯-9*H*-亚噻吨基)-1-丙胺。

本品为淡黄色结晶性粉末；无臭，无味；在三氯甲烷中易溶，在水中不溶；熔点为96~99℃；具有碱性，侧链的二甲氨基能与盐酸成盐。

本品在室温条件下比较稳定，在碱性和光照条件下，可发生双键的分解，生成2-氯噻吨酮和2-氯噻吨。

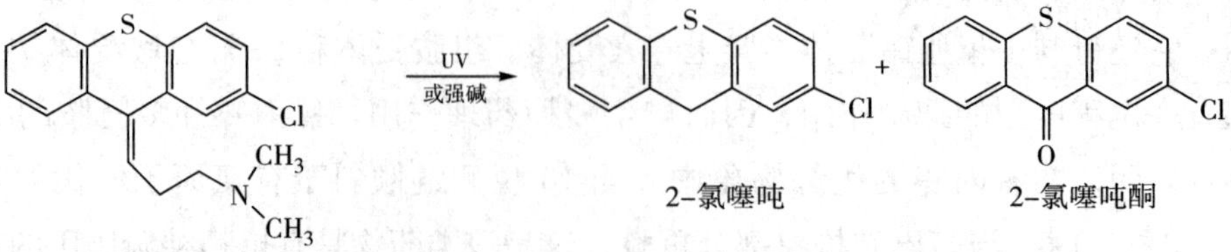

本品加硝酸后显亮红色，在紫外光灯下其溶液显绿色。

本品通过阻断脑内神经突触后多巴胺受体而产生较强的镇静作用，还可以减少对脑干网状结构的直接刺激，对精神运动兴奋的患者能较快地控制兴奋和躁动。本品可抑制化学感受区，具有止呕作用。

## 氟哌啶醇（Haloperidol）

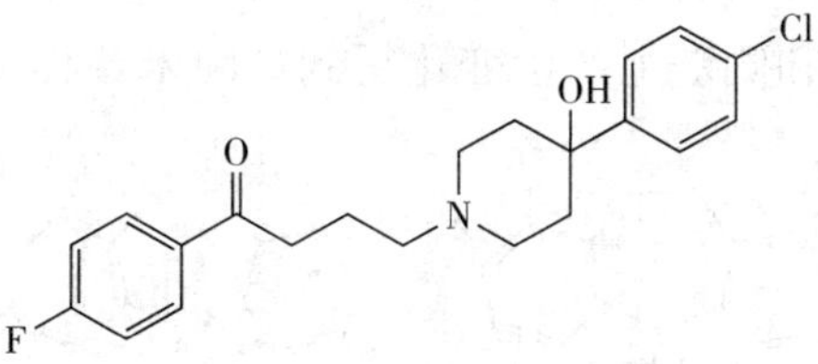

$C_{21}H_{23}ClFNO_2$　375.86

化学名：1-(4-氟苯基)-4-[4-(4-氯苯基)-4-羟基-1-哌啶基]-1-丁酮。

本品为白色或类白色结晶性粉末；无多晶现象，无臭，无味；溶于三氯甲烷，略溶于乙醇，微溶于乙醚，几乎不溶于水；熔点为149~153℃。

本品的药理作用类似吩噻嗪类抗精神病药物，但无吩噻嗪类药物的毒性反应，不良反应以锥体外系反应最多见。临床用于治疗精神分裂症、狂躁症。

## 舒必利（Sulpride）

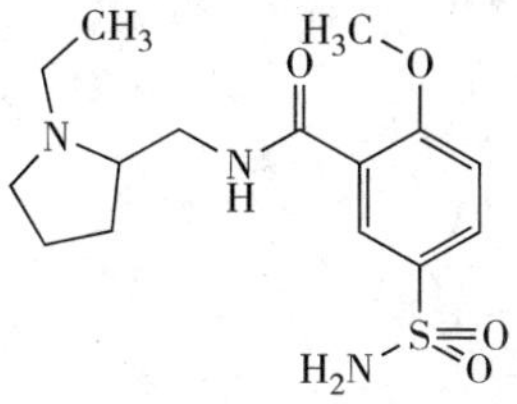

$C_{15}H_{23}N_3O_4S$　341.43

化学名：*N*-[甲基-(1-乙基-2-吡咯烷基)]-2-甲氧基-5-(氨基磺酰基)-苯甲酰胺，曾用名消呕宁、止呕灵、硫苯酰胺。

本品为白色结晶性粉末；无臭，味苦；在冰醋酸或稀醋酸中溶解，在醇和丙酮中难溶，在水、乙醚、三氯甲烷及苯中几乎不溶；熔点为175~182℃（分解）。

本品属苯甲酰胺类抗精神病药，作用特点是选择性阻断中脑边缘系统的多巴胺（DA）受体，对其他递质受体影响较小，抗胆碱作用较轻，无明显镇静和抗兴奋躁动作用，本品还具有强止吐和抑制胃液分泌作用。对淡漠、退缩、木僵、抑郁、幻觉和妄想症状的效果较好，适用于精神分裂症单纯型、偏执型、紧张型及慢性精神分裂症的孤僻、退缩、淡漠症状。对抑郁症状有一定疗效。

## 二、抗抑郁药

抑郁症是精神病的一种，是以情绪异常低落为主要临床表现，常有强烈的自杀倾向，伴有自主神经或躯体性伴随症状。

**（一）抗抑郁药的类型**

抗抑郁药按作用机制可分为去甲肾上腺素再摄取抑制剂（三环类抗抑郁药）、选择性5-羟色胺再摄取抑制剂和其他类抗抑郁药。

丙米嗪是三环类抗抑郁药的原型，最早用于治疗抑郁症，其他的三环类抗抑郁药多是在丙米嗪的基础上，中间环和侧链上产生变化得到如阿米替林、氯米帕明、多塞平等。

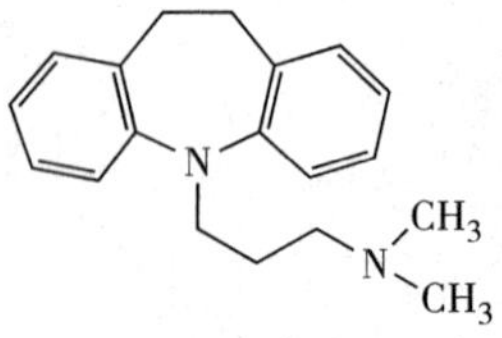

丙米嗪

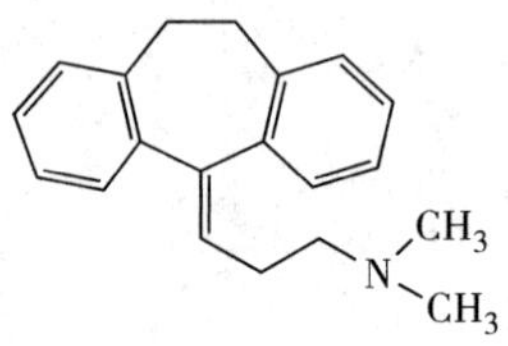

阿米替林

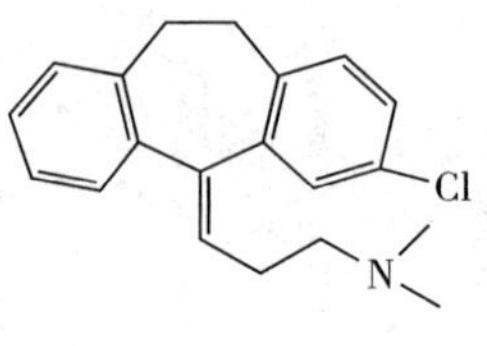

氯米帕明

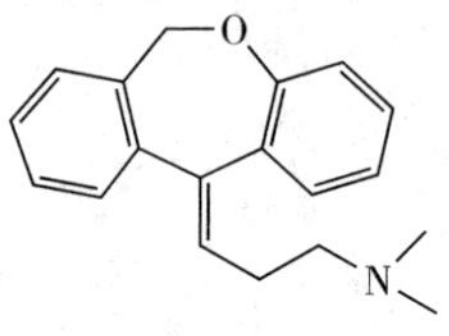

多塞平

5-羟色胺再摄取抑制剂可选择性抑制突触前膜对5-羟色胺再摄取，提高突触间隙中5-羟色胺的浓度，从而起到抗抑郁的作用。本类药物具有口服吸收良好，生物利用度高，耐受性好，疗效与三环类抗抑郁药相当，不良反应较三环类抗抑郁药少等优点，现已成为临床主要应用的抗抑郁药，如氟伏沙明、氟西汀、帕罗西汀、舍曲林等。

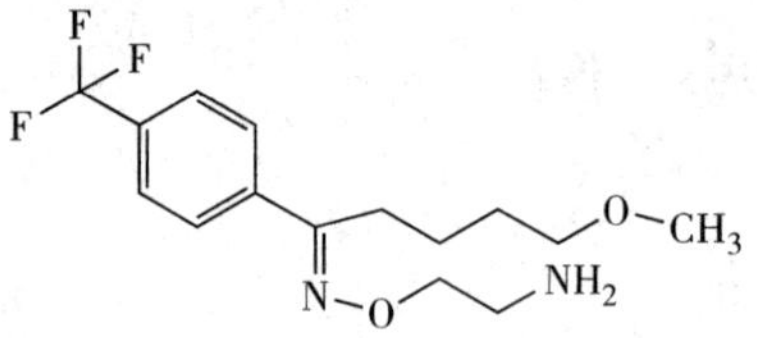

氟伏沙明

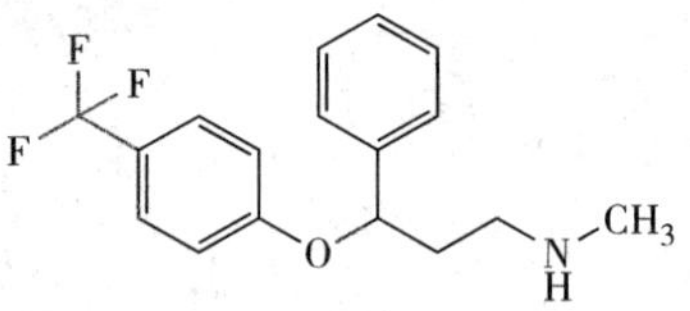

氟西汀

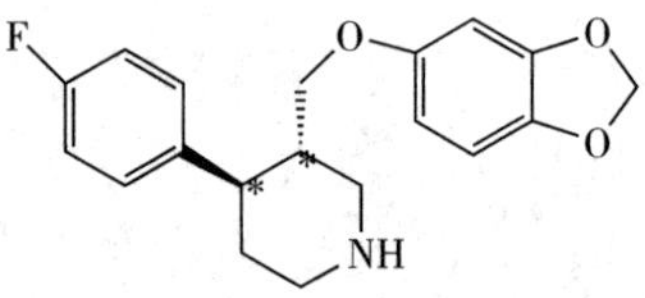

帕罗西汀

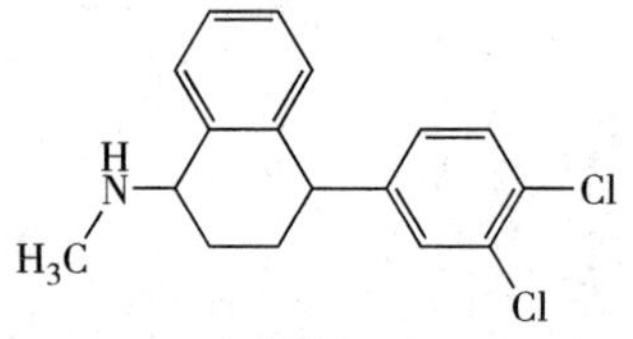

舍曲林

**（二）典型药物**

### 丙米嗪（Imipramine）

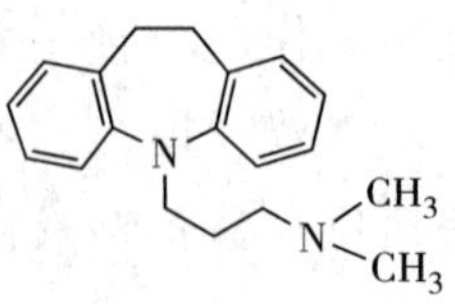

$C_{19}H_{24}N_2$　280.41

化学名：*N*,*N*-二甲基-10,11-二氢-5*H*-二苯并［*b*,*f*］氮杂䓬-5-丙胺。

本品最早是在20世纪40年代后期，合成二苄亚胺化合物时，产生的一个产物。

本品固体及水溶液在通常情况下稳定，适用于治疗内源性抑郁症、反应性抑郁症及更年期抑郁症，也可用于小儿遗尿。

本品在肝脏中代谢，大部分生成活性代谢产物去甲丙米嗪，即地昔帕明，丙米嗪进入血-脑屏障，经过2-羟基化失活，大部分与葡萄糖醛酸结合，以肾脏排出体内。

## 盐酸阿米替林（Amitriptyline Hydrochloride）

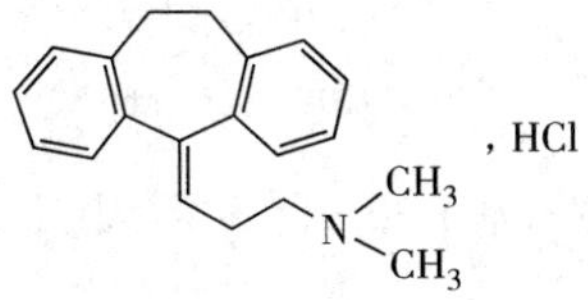

$C_{20}H_{23}N \cdot HCl$　313.86

化学名：*N*,*N*-二甲基-3-[10,11-二氢-5*H*-二苯并(*a*,*d*)环庚三烯-5-亚基]-1-丙胺盐酸盐，曾用名利波乐。

本品为无色油状物，盐酸盐为无色结晶；味苦，有烧灼感；在水、甲醇和三氯甲烷中能溶解，几乎不溶于乙醚；熔点为195~199℃。

本品具有双苯并稠环共轭体系，并且侧链含有脂肪族第三胺结构，对日光较敏感，故需避光保存。

本品为临床最常用的三环类抗抑郁药，能选择性地抑制中枢突触部位对去甲肾上腺素的再摄取，可使抑郁症患者情绪提高，对思考缓慢、行为迟缓及食欲缺乏等症状能有所改善，还有抗焦虑作用。一般用药后7~10日可产生明显疗效。其镇静作用与抗胆碱作用强。口服吸收完全，8~12小时达血药高峰浓度。90%与血浆蛋白结合。经肝脏代谢，主要代谢产物为去甲替林，仍有活性。本品与代谢产物分布于全身，可透过胎盘屏障，从乳汁排泄，最后代谢产物自肾脏排出体外。排泄较慢，停药3周仍可在尿中检出。

适用于治疗各型抑郁症或抑郁状态。对内因性抑郁症和更年期抑郁症疗效较好，对反应性抑郁症及神经官能症的抑郁状态亦有效。对兼有焦虑和抑郁症状的患者，疗效优于丙米嗪。亦用于治疗小儿遗尿症。

## 盐酸氟西汀（Fluoxetine Hydrochloride）

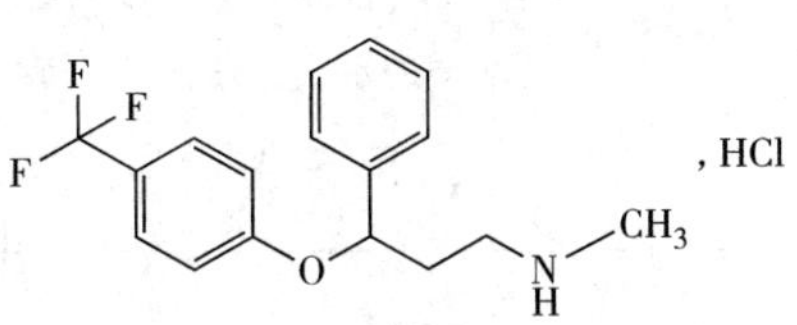

$C_{17}H_{18}F_3NO \cdot HCl$　345.78

化学名：(±)*N*-甲基-3-苯基-3-(4-三氟甲基苯氧基)丙胺盐酸盐，曾用名百忧解。

本品为白色或类白色结晶性粉末；微溶于水，易溶于甲醇。

本品有一手性碳原子，临床使用外消旋体，其中*S*-异构体的活性较强。

本品为选择性的5-羟色胺重摄取抑制剂，可提高5-羟色胺的体内的浓度，从而改善患者的病症。与三环类抗抑郁药相比，疗效相当，但抗胆碱受体的不良反应和心脏毒性较小。主要用于治疗各类抑郁症、强迫症、神经性厌食症。

## 盐酸帕罗西汀（Paroxetine Hydrochloride）

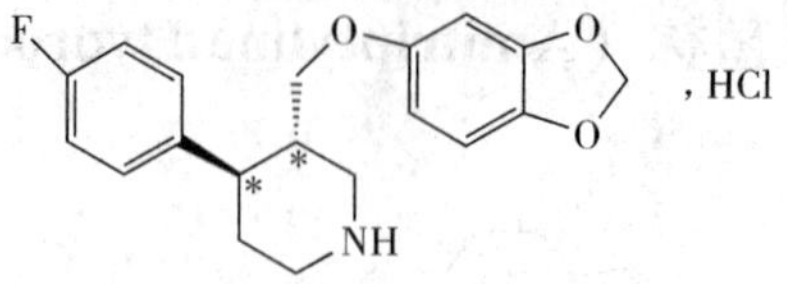


$C_{19}H_{20}FNO_3 \cdot HCl$　365.82

化学名：(−)-反式-4-(4-氟苯基)-3-{[3,4(甲二氧基)苯氧基]甲基}哌啶盐酸盐，曾用名赛乐特。

本品白色或类白色结晶性粉末；无臭、味微苦；易溶于甲醇，在乙醇中溶解，水中微溶。

本品为选择性中枢神经5-羟色胺再摄取抑制剂，可使突触间隙中5-羟色胺浓度增高，发挥抗抑郁作用。选择性较氟西汀、舍曲林或丙米嗪强。本品无镇静作用，正常剂量对心率、血压无影响，停药时易发生戒断反应，应逐渐减量。

临床上用于抗抑郁症的药，在原来去甲肾上腺素再摄取抑制剂（三环类抗抑郁药）、单胺氧化酶抑制剂、选择性5-羟色胺再摄取抑制剂的基础上，还出现了同时对5-羟色胺和去甲肾上腺素均有抑制作用的药物。这类药物以文拉法辛为代表。可用于治疗焦虑性抑郁症，对中度和重度抑郁症有良好效果。见表3-7。

**表3-7　其他抗抑郁药物**

| 药物名称 | 化学结构 | 作用特点 |
|---|---|---|
| 文拉法辛 | 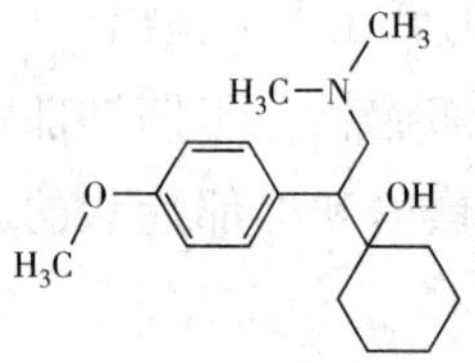 | 是5-羟色胺和去甲肾上腺素的重摄取抑制剂，抗抑郁作用与三环类抗抑郁药相似或更强，不良反应较少 |
| 吗氯贝胺 | 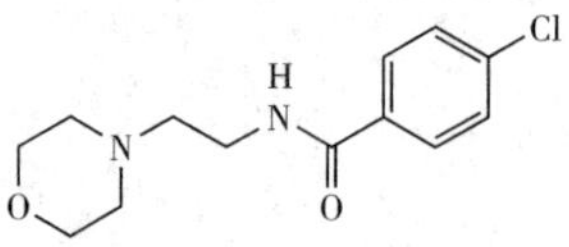 | 选择性和可逆性的单胺氧化酶抑制剂，提高脑内单胺类神经递质的水平，具有作用持续时间短和可逆性的特点 |
| 舍曲林 | 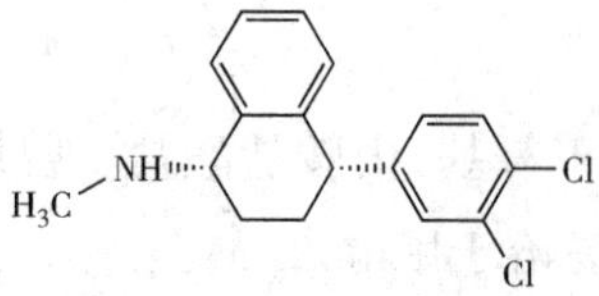 | 选择性抑制中枢神经5-羟色胺重摄取，口服吸收慢而持久，大量药物经肝脏首过效应形成活性较弱的去甲基舍曲林 |

知识链接

**抗抑郁药“五朵金花”**

目前，临床上最常用的5只第二代抗抑郁药为帕罗西汀、西酞普兰、舍曲林、文拉法辛以及氟西汀，被业界称为“五朵金花”。2010年，“五朵金花”占据抗抑郁药市场总额的84.26%。但有三大特点值得注意：其一，氟西汀市场份额逐年下滑，西酞普兰和舍曲林则逐年增长；其二，由于品牌知名度高，加之临床推广得到认可，尽管药品价格比同类国产药平均高1.9倍，原研药在医院市场中仍占据了绝大部分份额；其三，氟西汀、帕罗西汀、舍曲林和西酞普兰均属于选择性5-羟色胺再摄取抑制剂（SSRIs）类药物。可见，在抗抑郁药市场中，SSRIs类药物占据重要地位。

## 目标检测

扫码“练一练”

**一、A型题（单项选择题）**

1. 苯巴比妥可与吡啶和硫酸铜溶液作用，生成（　　）
   A. 绿色络合物　B. 紫色络合物　C. 白色胶状沉淀
   D. 氨气　E. 红色溶液
2. 异戊巴比妥不具有下列哪些性质（　　）
   A. 弱酸性　B. 溶于乙醚、乙醇
   C. 水解后仍有活性　D. 钠盐溶液易水解
   E. 加入过量的硝酸银试液，可生成银沉淀
3. 盐酸氟西汀属于哪一类抗抑郁药（　　）
   A. 去甲肾上腺素重摄取抑制剂　B. 单胺氧化酶抑制剂
   C. 阿片受体抑制剂　D. 5-羟色胺再摄取抑制剂
   E. 5-羟色胺受体抑制剂
4. 盐酸氯丙嗪不具备的性质是（　　）
   A. 溶于水、乙醇或三氯甲烷　B. 含有易氧化的吩噻嗪母环
   C. 遇硝酸后显红色　D. 与三氧化铁试液作用，显蓝紫色
   E. 在强烈日光照射下，发生严重的光化毒反应
5. 盐酸氯丙嗪在体内代谢中一般不进行的反应类型为（　　）
   A. *N*-氧化　B. 硫原子氧化　C. 苯环羟基化
   D. 脱氯原子　E. 侧链去*N*-甲基
6. 巴比妥类药物具有弱酸性是因为分子中具有（　　）
   A. 羰基　B. 二酰亚氨基　C. 氨基
   D. 嘧啶环　E. 苯环
7. 苯巴比妥不具有下列哪种性质（　　）
   A. 呈弱酸性　B. 溶于乙醚、乙醇　C. 有硫黄的刺激气味

D. 钠盐易水解　　E. 与吡啶，硫酸铜试液成紫堇色

8. 安定是下列哪一个药物的商品名（　　）

A. 苯巴比妥　　B. 甲丙氨酯　　C. 地西泮

D. 盐酸氯丙嗪　　E. 苯妥英钠

9. 硫喷妥钠可与吡啶和硫酸铜溶液作用，生成（　　）

A. 绿色络合物　　B. 紫堇色络合物　　C. 白色胶状沉淀

D. 氨气　　E. 红色

10. 硫巴比妥属哪一类巴比妥药物（　　）

A. 超长效类（>8 小时）　　B. 长效类（6~8 小时）

C. 中效类（4~6 小时）　　D. 短效类（2~3 小时）

E. 超短效类（1/4 小时）

11. 地西泮属于（　　）

A. 巴比妥类　　B. 氨基甲酸酯类　　C. 苯二氮杂䓬类

D. 吩噻嗪类　　E. 黄嘌呤类

12. 下列关于地西泮叙述错误的是（　　）

A. 又名安定

B. 在水中几乎不溶解

C. 遇酸或碱及受热易水解

D. 经氧瓶燃烧法进行有机破坏后显氟化物的鉴别反应

E. 苯二氮杂䓬类镇静催眠药

13. 巴比妥类钠盐水溶液与空气中哪种气体接触发生沉淀（　　）

A. 氧气　　B. 氮气　　C. 氦气

D. 一氧化碳　　E. 二氧化碳

14. 以下对苯妥英钠描述不正确的是（　　）

A. 为治疗癫痫大发作的首选药

B. 本品水溶液呈碱性

C. 露置于空气中吸收二氧化碳析出白色沉淀

D. 性质稳定，配制后可以长期使用

E. 与铜吡啶试剂作用显蓝色

15. 在酸性或碱性溶液中加热水解，其产物经重氮化合后与$\beta$-萘酚生呈橙红色（　　）

A. 苯妥英钠　　B. 盐酸氯丙嗪　　C. 丙戊酸钠

D. 地西泮　　E. 奥沙西泮

**二、B 型题（配伍选择题）**

A. 苯巴比妥钠　　B. 地西泮　　C. 奥沙西泮

D. 苯妥英钠　　E. 盐酸氯丙嗪

16. 具有丙二酰脲基本结构的药物（　　）

17. 具有乙内酰脲基本结构的药物（　　）

18. 具有吩噻嗪结构的药物（　　）

19. 水解产物可发生重氮化偶合反应的药物（　　）

20. 又名安定的药物（　　）

**三、X 型题（多项选择题）**

21. 影响巴比妥类药物镇静催眠作用的强弱和起效快慢的理化性质和结构因素是（　　）

A. $pK_a$　　B. 脂溶性

C. 5 位取代基的氧化性质　　D. 5 位取代基碳的数目

E. 酰胺氮上是否含烃基取代

22. 注射剂最好在临用前配制的是（　　）

A. 三氟哌啶醇　　B. 甲丙氨酯　　C. 苯妥英钠

D. 苯巴比妥钠　　E. 硝西泮

23. 属于 1,4-苯并二氮䓬类的药物有（　　）

A. 阿普唑仑　　B. 艾司唑仑　　C. 卡马西平

D. 奥沙西泮　　E. 硝西泮

24. 对光敏感易被氧化的药物是（　　）

A. 盐酸氯丙嗪　　B. 丙戊酸钠　　C. 奋乃静

D. 地西泮　　E. 卡马西平

25. 有关盐酸氯丙嗪的叙述，正确的是（　　）

A. 分子中有吩噻嗪环

B. 有吸湿性，易溶于水

C. 在空气或日光中放置，渐变为红棕色

D. 由于遇光分解产生自由基，部分患者在强日光下发生光毒性反应

E. 用于治疗精神分裂症，亦用于镇吐等

（冯玉静）

# 第四章

# 解热镇痛药及非甾体抗炎药

## 学习目标

**知识目标**

1. 掌握阿司匹林、对乙酰氨基酚、布洛芬的化学结构，理化性质与临床用途；
2. 熟悉贝诺酯、羟布宗、甲芬那酸、吲哚美辛、双氯芬酸钠、萘普生、吡罗昔康、美洛昔康、塞来昔布的化学结构，主要理化性质与临床用途；解热镇痛药和非甾体抗炎药的分类；羧酸类非甾体抗炎药的构效关系；
3. 了解解热镇痛药和非甾体抗炎药的作用机制和体内代谢特点。

**能力目标**

1. 能够说出解热镇痛药和非甾体抗炎药的分类及代表药物；
2. 能够根据该类药物的结构通式，分析理解其理化性质；
3. 能够理解典型药物的理化性质在药物的制备、检验、配伍及储存中的应用；
4. 能够完成阿司匹林的合成。

解热镇痛药是能使发热患者的体温降至正常，而对正常体温没有影响的一类药物，主要作用于下丘脑的体温调节中枢，通过抑制导致发热的物质——前列腺素的生成而达到降低体温的作用。

非甾体抗炎药具有抗炎的作用，大部分还具有解热、镇痛的作用，主要治疗风湿、类风湿、关节炎等结缔组织疾病。具甾体结构的糖皮质激素类抗炎药长期应用可产生严重的不良反应，因而临床广泛应用被限制。非甾体抗炎药不具有甾体结构，因而没有糖皮质激素类药物的副作用，成为抗炎药的研究热点，大量非甾体抗炎药陆续被研发上市。

扫码“学一学”

## 第一节　解热镇痛药

### 一、分类

前列腺素（prostaglandine，PG）是一种可使机体发热的物质，当机体受到刺激时，下丘脑的前列腺合成酶（环氧合酶，COX）促进合成与释放大量的前列腺素，使机体体温升高。解热镇痛药作用一般与抑制环氧合酶的活性相平行，抑制前列腺素的生物合成，从而使机体体温恢复正常。此外，有研究表明，发热作用也可能有外周作用参与，解热镇痛药可阻止细胞受外源性致热原刺激的激活，或抑制其在外源性致热原刺激下释放内源性白细胞致热原。

解热镇痛药的化学结构与吗啡类镇痛药不同，作用部位也不同，因此不能代替吗啡类镇痛药用，而且不易产生耐受性及成瘾性。它只对头痛、牙痛、神经痛、关节痛、肌肉痛等常见的慢性钝痛有良好的作用，而对创伤性剧痛和内脏痛无效。

解热镇痛药从化学结构上主要可分为水杨酸类（salicylic acid）、苯胺类和吡唑酮类。这三类药物临床应用的时间均较久，水杨酸类药物不良反应较低，因而应用广泛。其他两类毒性及不良反应较大，应用受到限制。

1860 年，Kolbe 首次化学合成了水杨酸，从而可以得到大量、廉价水杨酸。1853 年乙酰水杨酸被合成成功，被命名为阿司匹林（Aspirin），此后一系列水杨酸盐及其他衍生物被开发应用于临床。

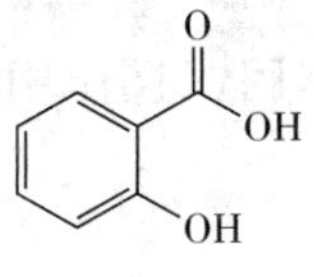


水杨酸

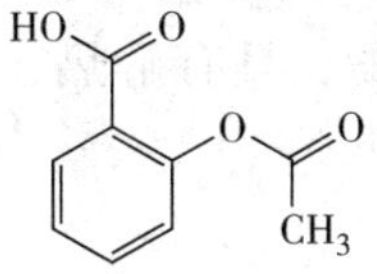


乙酰水杨酸

**知识链接**

### 阿司匹林的百年历史

相传 2000 多年前，在古希腊，无论是民间，还是名医希波克拉底都已知道用柳树皮、叶的液汁可以止痛、退热。欧洲化学家从柳树中提取到“水杨酸”。之后弗雷德里克・热拉尔（Gerhardt）用水杨酸与醋酐合成了“乙酰水杨酸”，即阿司匹林。阿司匹林于 1898 年上市，迄今应用已有百余年历史，成为医药史上三大经典药物（青霉素、阿司匹林、地西泮）之一，至今仍是世界上应用最为广泛的解热、镇痛和抗炎药，也是作为比较和评价其他药物的标准。

阿司匹林对胃黏膜有刺激作用，可引起胃及十二指肠出血，这主要是由于阿司匹林分子中游离羧基的存在，因此将药物分子中羧基的结构改造成为盐、酰胺或酯。

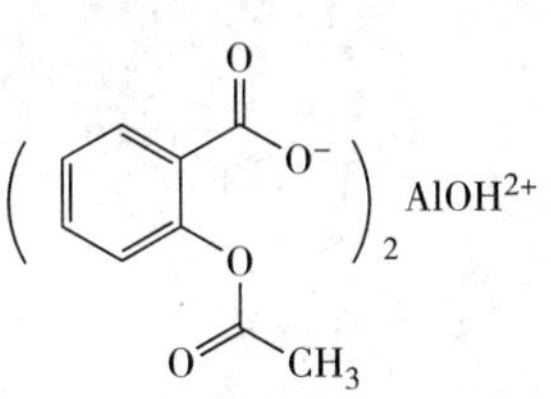


阿司匹林铝盐

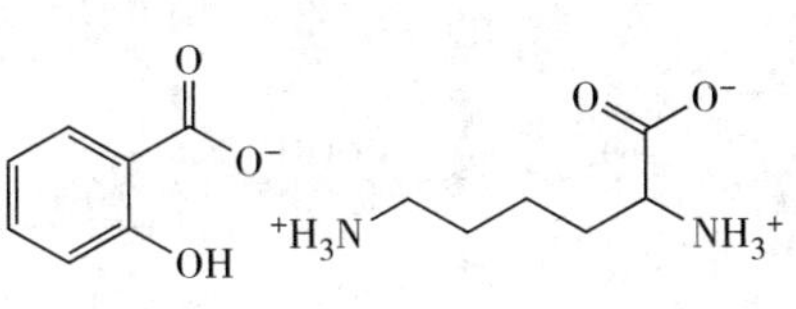


赖氨匹林

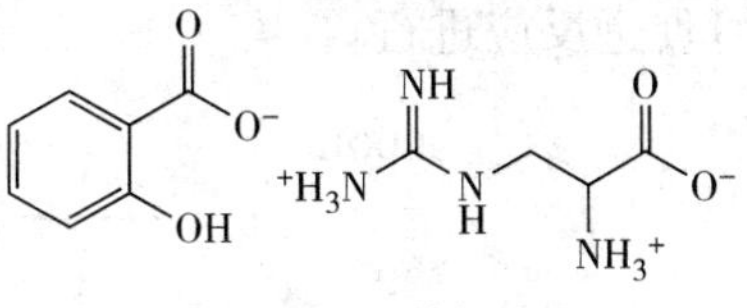


阿司匹林精氨酸盐

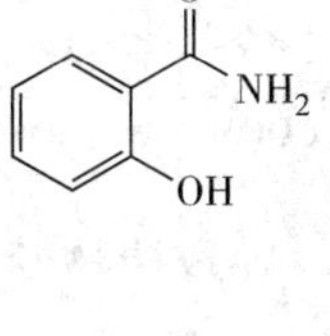


水杨酰胺

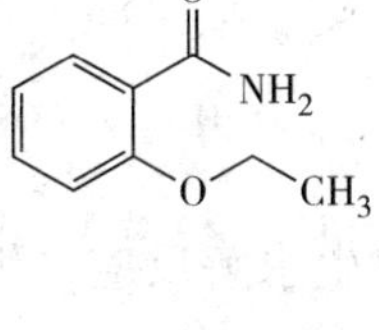


乙氧苯酰胺

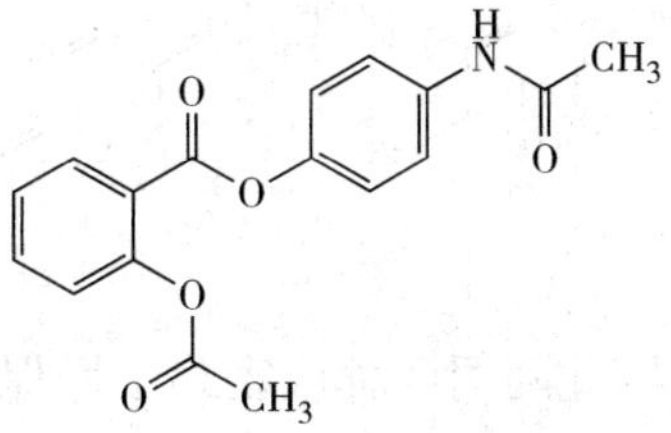


贝诺酯（扑炎痛）

1886年乙酰苯胺（Acetanilide）以其很强的解热镇痛作用曾用于临床，称为退热冰。但在体内易水解生成苯胺，特别是在高剂量时毒性很大，可导致高铁血红蛋白和黄疸，临床上已停用。1887年通过结构修饰得到非那西丁（Phenacetin），与阿司匹林和咖啡因制成APC片，具有很好的解热镇痛作用，但对肾、胃和视网膜有严重的毒性及不良反应，也被淘汰。1893年通过结构改造得到对乙酰氨基酚，毒性及不良反应都降低，是临床上常用的解热镇痛药，后来通过研究发现它是乙酰苯胺和非那西丁的体内代谢产物，对乙酰氨基酚有较强的解热镇痛作用，与阿司匹林相当，但无抗炎作用。对乙酰氨基酚非常适合对阿司匹林有过敏的患者使用。

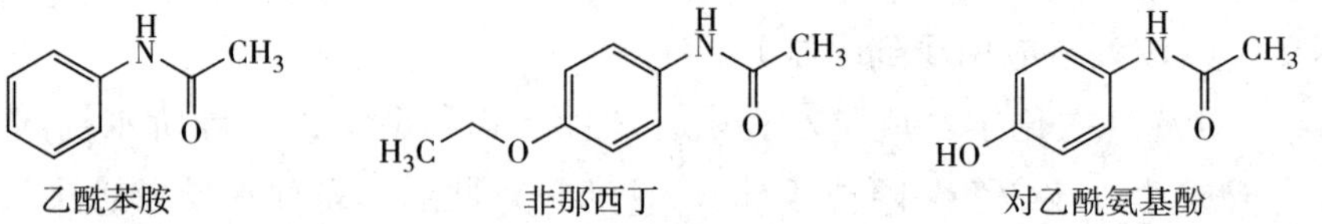

乙酰苯胺　　非那西丁　　对乙酰氨基酚

将对乙酰氨基酚的酚羟基与阿司匹林的羧基成酯，制成贝诺酯，体内吸收后迅速代谢成水杨酸和对乙酰氨基酚，具有解热、镇痛和抗炎的作用，且作用时间较阿司匹林和对乙酰氨基酚长。

## 二、稳定性

该类药物中含有酯键，容易水解。在干燥条件下稳定，但遇湿气可以缓慢水解，故均需干燥密封保存。含有酚羟基的药物，在空气中易被氧化而逐渐变色，在水溶液中更易氧化变色。

阿司匹林结构中有酯键，在干燥空气中较稳定，遇湿气即缓缓水解，生成水杨酸和醋酸。

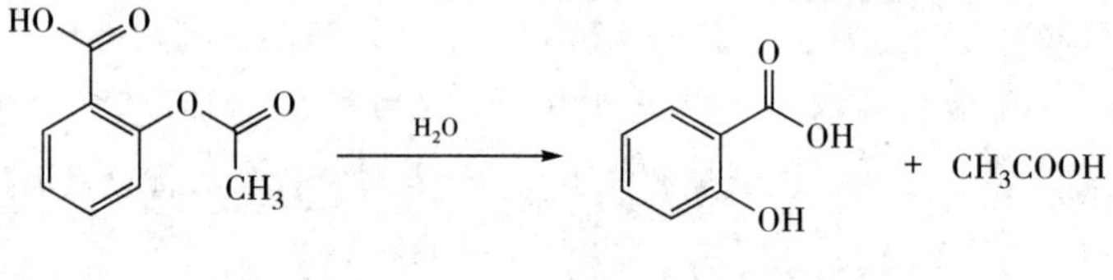

水杨酸较易氧化，在空气中可逐渐变为淡黄色、红棕色甚至深棕色。水杨酸的水溶液氧化更快，分子中酚羟基被氧化成醌型有色物质。另外碱、光线、高温及微量铜、铁离子都可促进反应进行。

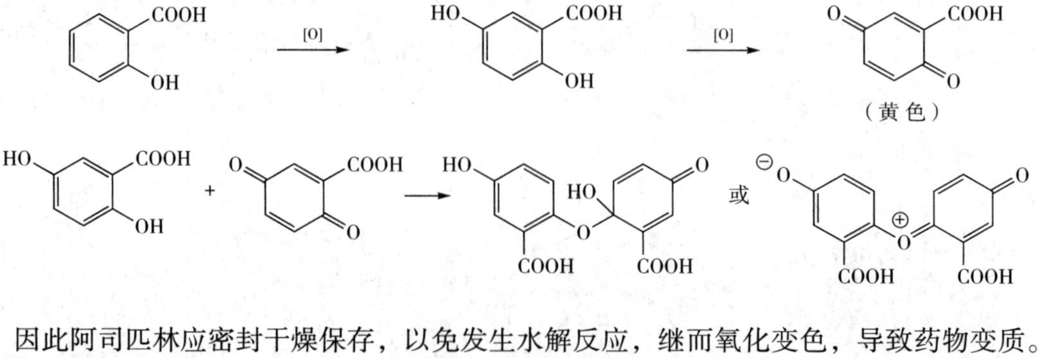


因此阿司匹林应密封干燥保存，以免发生水解反应，继而氧化变色，导致药物变质。

对乙酰氨基酚在空气中稳定，水溶液的稳定性与溶液的pH有关。在pH 5~6时较为稳定，在酸性及碱性条件下，稳定性较差。

贝诺酯结构中有酯键，在弱碱性条件下易水解，故干燥保存。

## 三、典型药物

### 阿司匹林（Aspirin）

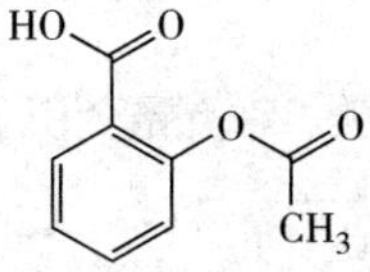

$C_9H_8O_4$　180.16

化学名：2-(乙酰氧基)苯甲酸，曾用名乙酰水杨酸。

本品为白色结晶或结晶性粉末；无臭或微带醋酸臭，味微酸，在干燥空气中稳定，遇湿气即缓慢水解。在水中微溶，在氢氧化钠溶液或碳酸钠溶液中溶解，但同时分解。熔点为135~140℃。

本品是以水杨酸为原料，在70~75℃经硫酸催化与醋酐通过乙酰化反应制得。

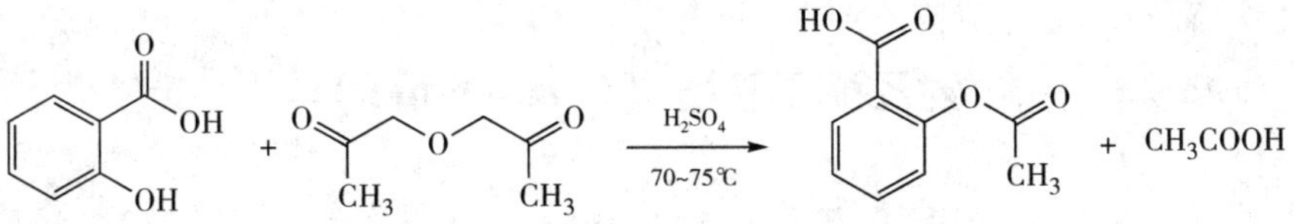


阿司匹林中可能有残留未反应的水杨酸，游离的水杨酸可与铁盐反应生成紫堇色络合物，可通过此显色反应检查产品中游离水杨酸。

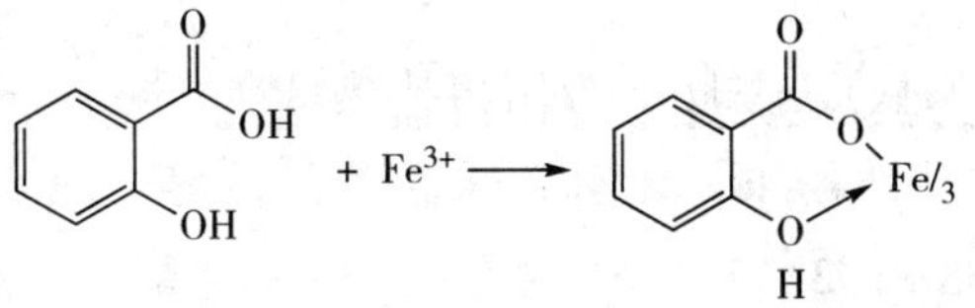


除了水杨酸，阿司匹林合成过程中还可能有副产物乙酰水杨酸酐，此产物可能引起变态反应，其含量不超过0.003%（*W/W*）时则无影响。此外合成原料水杨酸中可能带杂质苯酚及水杨酸苯酯，反应过程中生成乙酸苯酯和乙酰水杨酰苯酯，二者不溶于碳酸钠水溶液，故《中国药典》规定检查阿司匹林碳酸钠水溶液中不溶物。

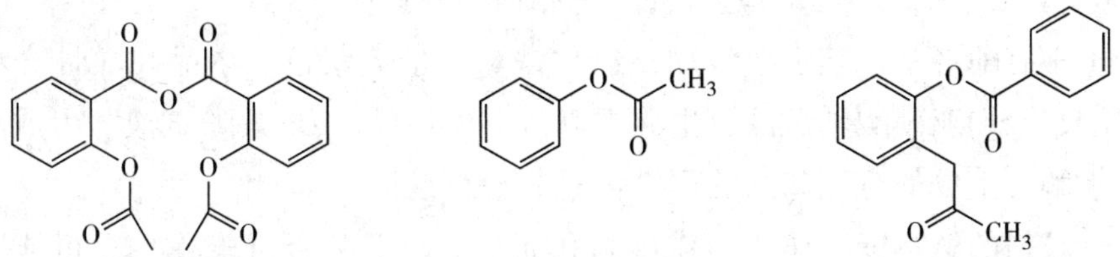

乙酰水杨酸酐　　乙酸苯酯　　乙酰水杨酰苯酯

本品具有较强的解热镇痛作用和消炎抗风湿作用。广泛用于治疗感冒发热、头痛、牙痛、关节痛、痛经、风湿痛等，是风湿热、类风湿性关节炎的首选药物。此外，阿司匹林对血小板有特异的抑制作用，可用于心血管系统疾病的预防和治疗。近年来还发现对结肠癌也有预防作用。

本品长期服用会导致胃肠道出血，主要是前列腺素对胃黏膜有保护作用，阿司匹林可以抑制前列腺素的生物合成，从而使黏膜容易受损。

## 知识拓展

### 水杨酸类解热镇痛药的结构修饰

虽然人们努力地寻找更好的解热镇痛药，但目前为止尚未发现一种优于阿司匹林的药物。通过构效关系研究，人们得出结论：阿司匹林的阴离子是活性的必需结构，如果酸性降低，只能保持镇痛作用，抗炎作用减小。将阿司匹林分子结构中的羟基和羧基用其他基团置换，会影响疗效和毒性。此外，将处于邻位的羟基和羧基换为间位，活性将消失。

基于上述研究结果，故对阿司匹林的结构修饰，必须保持羟基和羧基换为间位，且主要集中在保持阴离子的成盐药物，酚羟基和羧基的酯化及酰化反应。

◎ **考点提示：**阿司匹林的结构特征和临床应用。

## 对乙酰氨基酚（Paracetamol）

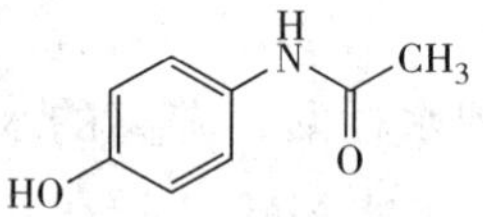

$C_9H_9NO_2$　151.16

化学名：*N*-(4-羟基苯基)乙酰胺，曾用名扑热息痛。

本品为白色结晶或结晶性粉末；无臭，味微苦；易溶于热水或乙醇，在丙酮中溶解，在冷水中略溶；熔点为168~172℃。

本品合成由对硝基苯酚经还原得对氨基酚，后经乙酰化后即得。

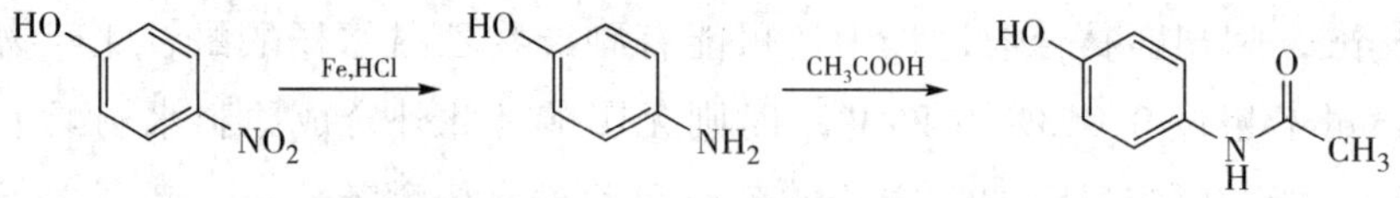

合成过程中反应不完全，可能会将对氨基酚带入成品，或储存过程中成品部分水解出对氨基酚，故《中国药典》规定检查产品中的对氨基酚。

本品分子中有酚羟基，其水溶液加三氯化铁试液呈蓝紫色。本品在酸性介质中水解后生成对氨基酚，滴加亚硝酸钠试液，生成重氮盐，再加碱性$\beta$-萘酚试液，生成红色偶氮化合物，此为水解后生成的对氨基酚的重氮化-偶合反应。

本品具有较强的解热镇痛作用，作用温和而持久，但几无抗炎作用，可能因为本品只抑制中枢神经系统的前列腺素合成，而不影响外周前列腺素合成。临床上用于发热、疼痛等，对乙酰水杨酸过敏的患者，对本品有很好的耐受性，常作为感冒药的复方成分之一。

在正常剂量下对肝脏无损害，毒性及不良反应也较小，但大剂量可引起肝部病变。各种含有巯基的化合物可用于误服大量对乙酰氨基酚的解救。

◎ **考点提示：**对乙酰氨基酚的结构特征和临床应用。

## 贝诺酯（Benorilate）

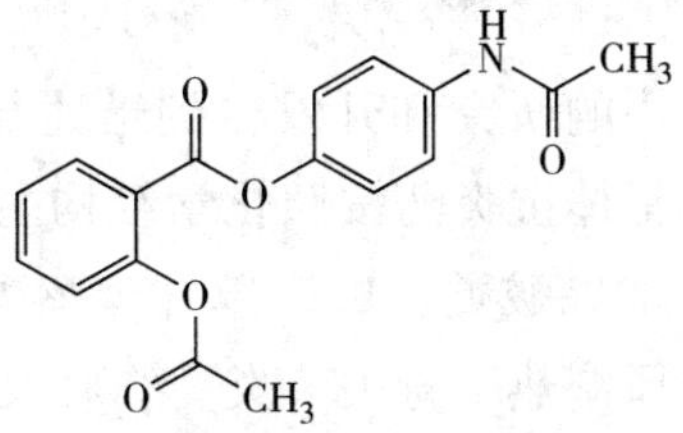

$C_{17}H_{15}NO_5$　313.31

化学名：4-乙酰胺苯基乙酰水杨酸酯，曾用名扑炎痛。

本品为白色结晶性粉末；无臭，无味；溶于三氯甲烷、丙酮和热乙醇，不溶于水；熔点为175~176℃。

本品为阿司匹林与对乙酰氨基酚酯化后得到，既保留了原药的解热、镇痛和抗炎功能，减少了原药的毒性及不良反应，体内水解后发挥作用，并有协同作用，特别适用于儿童及老年患者服用。

# 第二节　非甾体抗炎药

炎症的产生是一个复杂的过程，是机体对感染的一种防御机制，最常见的一种病理症状，主要表现为红肿、疼痛等。上节所述的解热镇痛药除对乙酰氨基酚类外，均具有抗炎作用，但长期使用会有严重的胃肠道、凝血和造血系统不良反应。

扫码“学一学”

前列腺素（PG）是公认的产生炎症的介质，体内的花生四烯酸经环氧合酶（COX）的作用转化为PG，非甾体抗炎药主要抑制COX，减少PG的合成，具有解热、镇痛、抗炎作用，但以抗炎作用为主。

**知识链接**

**非甾体抗炎药与甾体激素药物的区别**

非甾体抗炎药不具有甾体的结构，是本章学习的内容，化学结构差异较大，主要有解热、镇痛和抗炎的作用，抑制前列腺素的生物合成而达到缓解病情的效果。

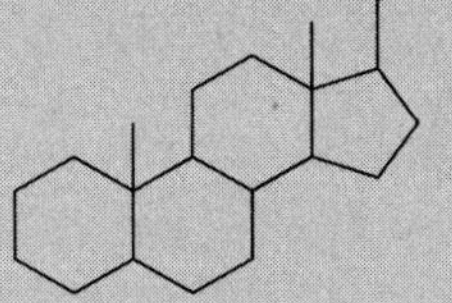

甾体母核

甾体抗炎药是指皮质激素类药物，都具有甾体母核的结构。天然皮质激素在生理剂量时主要与糖、脂肪、蛋白质的代谢及生长发育有关，大剂量时可产生抗炎、抗毒素、抗免疫和抗休克作用，疗效极好，故又称抗炎激素。糖皮质激素的临床应用广泛，如治疗肾上腺皮质功能紊乱及自身免疫性疾病、变态反应性疾病等。但长期或大剂量使用可引起水盐代谢和糖、脂肪、蛋白质代谢严重紊乱。2003 年治疗 SARS 患者，曾对患者大剂量使用皮质激素，部分患者都留下了严重的后遗症，甚至残疾。

从 20 世纪 40 年代起抗炎药物的研究和开发得到迅速与长足的发展，特别是吲哚美辛的发现以及在临床中的应用。非甾体抗炎药按照化学结构主要分为 3,5-吡唑烷二酮类、邻氨基苯甲酸类、吲哚乙酸类、芳基烷酸类、1,2-苯并噻嗪类等。主要用于治疗胶原组织疾病，如风湿、类风湿性关节炎、风湿热、骨关节炎、红斑狼疮和强直性脊柱炎等疾病。

## 一、3,5-吡唑烷二酮类

最早的药物安替比林是 1884 年在研究奎宁类似物中偶然发现的具有解热镇痛作用的药物，此后合成了氨基比林，作用与阿司匹林相当，但能引起白细胞减少和粒细胞缺乏等症。为了增加药物的水溶性，在氨基比林分子中引入水溶性基团亚甲基磺酸钠，得到了安乃近，特点是溶于水，可做成注射剂。

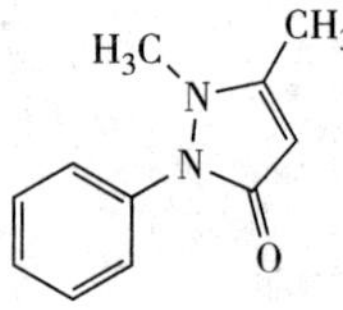

安替比林

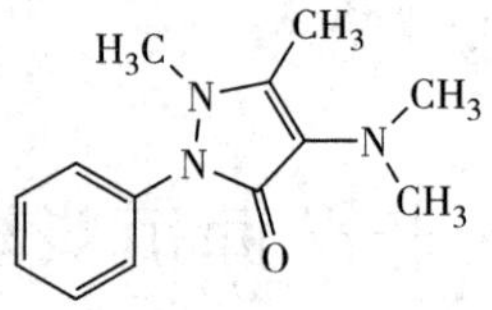

氨基比林

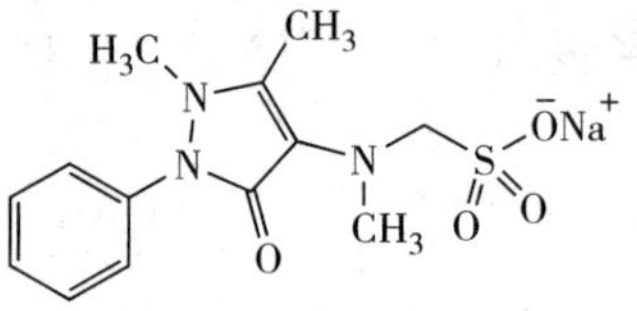

安乃近

1946 年合成了保泰松，解热作用弱，但抗炎作用较强，被公认为治疗关节炎的一大突破，可促进尿酸的排泄，临床上用于关节炎和痛风，但不良反应较大。1961 年保泰松的体内代谢物羟布宗被发现，作用类似保泰松，但不良反应较小。磺吡酮、γ-酮保泰松相继被发现。

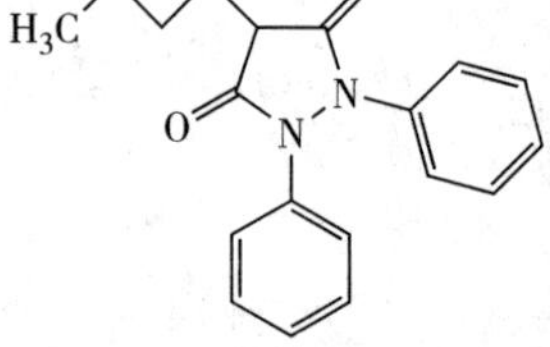

保泰松

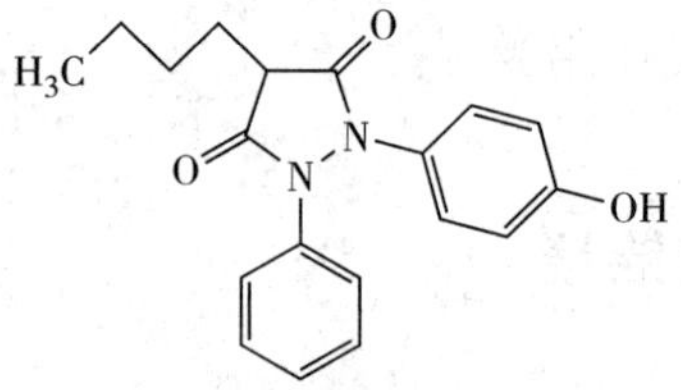

羟布宗

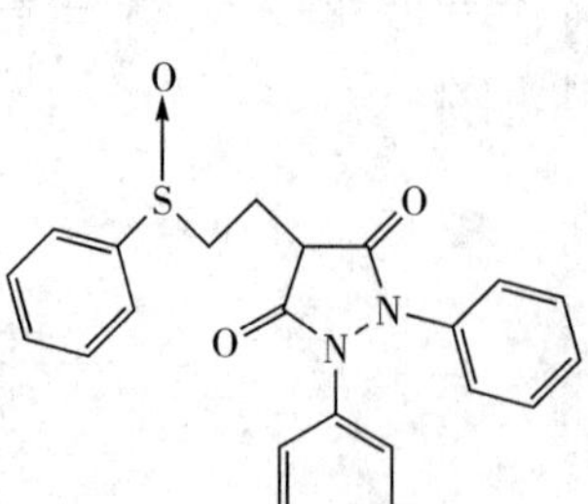

磺吡酮

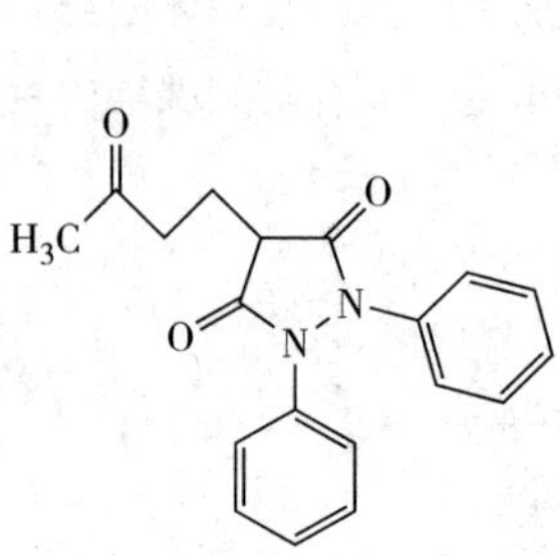

γ-酮保泰松

## 羟布宗（Oxyphenbutazone）

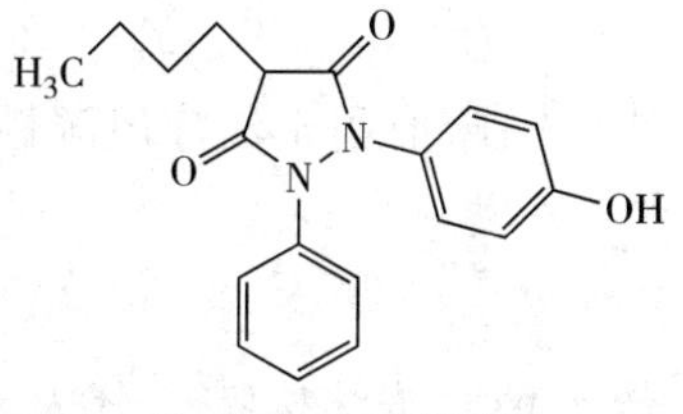

$C_{19}H_{20}N_2O_3$　428.52

化学名：4-丁基-1-(4-羟基苯基)-2-苯基-3,5-吡唑烷二酮，曾用名羟基保泰松。

本品为白色结晶性粉末；无臭，味苦；几乎不溶于水，易溶于乙醇、丙酮，能溶于三氯甲烷、乙醚，易溶于氢氧化钠和碳酸钠溶液；熔点为96℃。

本品与冰醋酸或盐酸共热，水解生成4-羟基氢化偶氮苯，随即重排，生成2，4-二氨基联苯酚和对羟基邻氨基苯胺，二者结构中均有芳香第一胺，经重氮化-偶合反应生成橙色沉淀。

本品具有解热、镇痛、抗炎及抗风湿作用，但无明显排尿酸作用，解热作用比保泰松强。临床用于关节痛、风湿性关节炎、类风湿性关节炎等。

### 二、邻氨基苯甲酸类

此类药物是采用生物电子等排原理设计，以氮原子取代水杨酸中羟基的氧得到的系列衍生物，但除了代表药物甲芬那酸外，相对于水杨酸类并无明显的优点。此类药物还有甲氯芬那酸、氯芬那酸、氟芬那酸，临床上用于风湿性和类风湿性关节炎，但不良反应较多，主要是胃肠道障碍，如恶心、呕吐、腹泻、食欲缺乏等，亦能引起粒性白细胞缺乏症、血小板减少性紫癜、神经系统症状如头痛、嗜睡等。

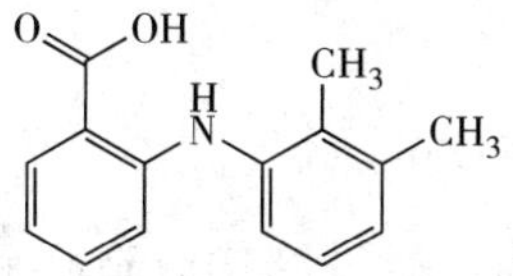

甲芬那酸

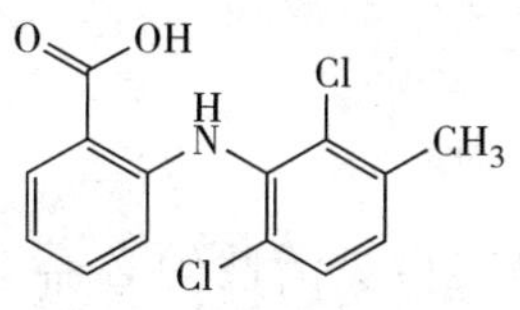

甲氯芬那酸

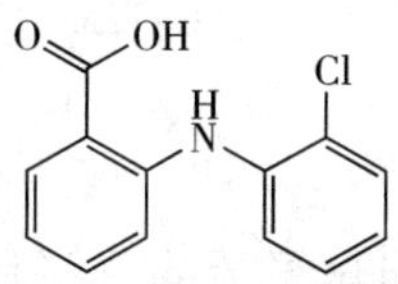

氯芬那酸

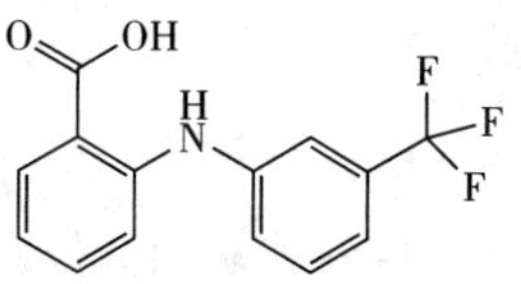

氟芬那酸

甲氯芬那酸的活性最大，是甲芬那酸的25倍，甲芬那酸活性是保泰松的1.5倍。

## 甲芬那酸（Mefenamic Acid）

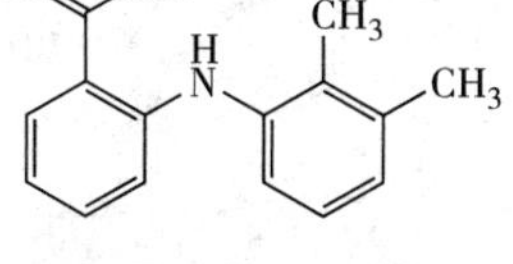

$C_{15}H_{15}NO_2$　241.29

化学名：*N*-[(2,3-二甲基苯基)氨基]-苯甲酸。

本品为白色或类白色结晶性粉末；无臭，味微苦；在乙醚中略溶，在乙醇及三氯甲烷中微溶，在水中不溶；熔点为230~231℃。

本品的溶液在紫外光灯下呈强绿色荧光；其硫酸溶液与重铬酸钾反应，显深蓝色，随即变为棕绿色。

本品具有较强的抗炎镇痛作用，临床上用于治疗风湿性及类风湿性关节炎。

## 三、芳基烷酸类

芳基烷酸类药物众多，上市数十种。按结构特点分为芳基乙酸类和芳基丙酸类，芳基可以是芳杂环。

### （一）芳基乙酸类

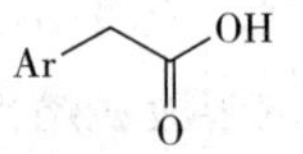


芳基乙酸类结构通式

**1. 吲哚乙酸类** 芳杂环为吲哚环。5-羟色胺是炎症的化学致痛物质，在体内与色氨酸的代谢有关。研究表明，风湿痛患者体内色氨酸代谢水平较高。5-羟色胺和色氨酸结构中均有吲哚乙基的结构片段，故对吲哚乙酸的衍生物进行研究，发现了吲哚美辛，作用是保泰松的25倍，解热、镇痛作用均强于阿司匹林，可用于风湿性和类风湿性关节炎，但毒性及不良反应较大。现在研究证实，吲哚美辛的作用机制不是对抗5-羟色胺，仍是抑制前列腺素的体内生物合成。

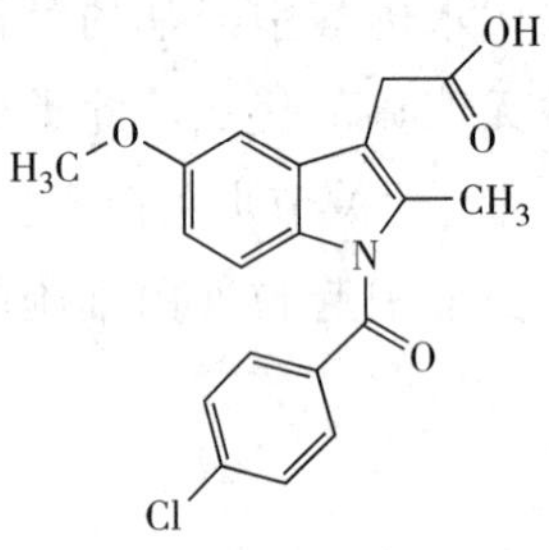

吲哚美辛

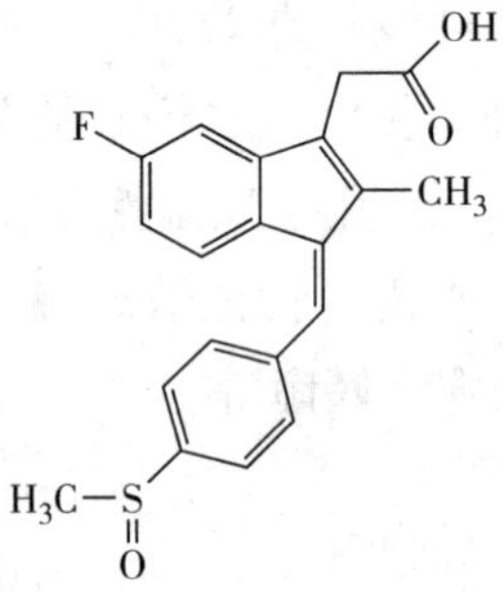

舒林酸

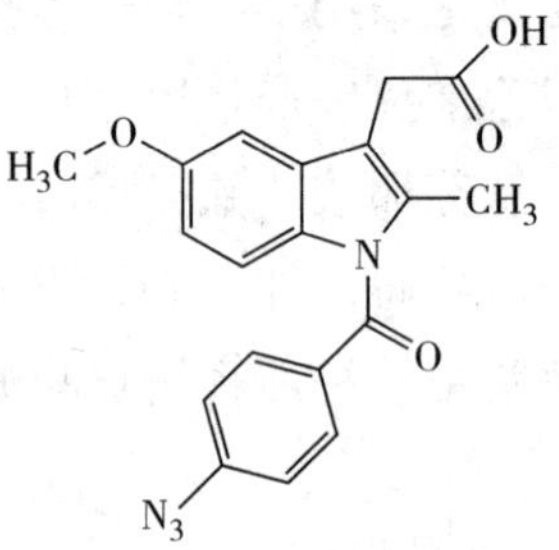

齐多美辛

构效关系研究发现，吲哚美辛的侧链羧基是抗炎活性的必需结构，通过结构改造得到了舒林酸和齐多美辛。舒林酸不良反应轻，耐受性好，代谢较慢，故作用持久，长期使用对肾伤害较小。齐多美辛的动物实验显示，抗炎作用强于吲哚美辛，且毒性较低。

## 吲哚美辛（Indomethacin）

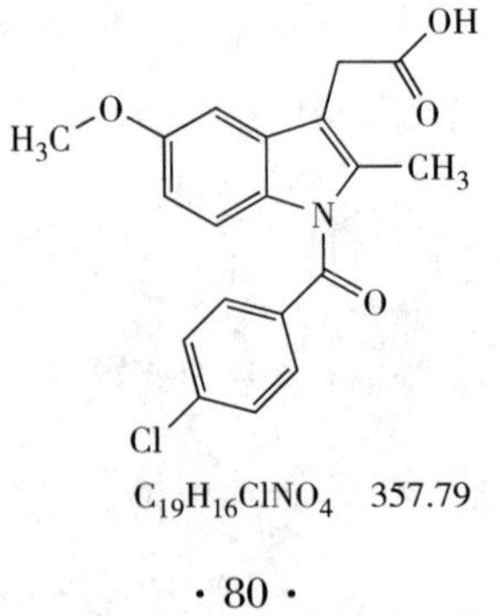

$C_{19}H_{16}ClNO_4$ 357.79

化学名：2-甲基-1-(4-氯苯甲酰基)-5-甲氧基-1$H$-吲哚-3-乙酸。

本品为类白色或微黄色结晶性粉末；几乎无臭，无味；在丙酮中溶解，在甲醇、乙醇、乙醚中略溶，在水中几乎不溶；呈弱酸性，p$K_a$ 为 4.5，溶于氢氧化钠溶液；熔点为 158~162℃。

本品室温下在空气中稳定，但对光敏感，逐渐分解，故储存时应避光。水溶液在 pH 2~8 较稳定，含有酰胺键，遇强酸和强碱时，易水解生成 5-甲氧基-2-甲基吲哚-3-乙酸，再脱羧生成 5-甲氧基-2,3-二甲基吲哚，两者都可进一步氧化成有色物质。

本品的稀碱溶液加重铬酸钠溶液共热，用浓硫酸酸化并加热后，显紫色；如加亚硝酸钠溶液共热后，加盐酸显绿色，放置后渐变黄色。

本品口服吸收迅速，约 50% 被代谢为去甲基衍生物，10% 与葡萄糖醛酸结合的形式排出体外。

本品对炎症性疼痛作用显著，对痛风性关节炎及骨关节炎疗效较好。主要用于风湿性关节炎、强直性脊柱炎等。但具有较严重的胃肠道不良反应，尤其是能导致溃疡而出血，还可引起肝脏损害、造血系统障碍及中枢神经症状等，所以本品应在医生指导下使用。

◎ **考点提示：**吲哚美辛的结构特征和临床应用。

**2. 其他芳基乙酸类** 将吲哚美辛的吲哚环进行结构改造得到了一系列芳基乙酸类衍生物。托美丁钠，具有较强的解热作用，抗炎和镇痛作用均比保泰松强数倍，是一种安全、低毒、不良反应小的药物。双氯芬酸钠，镇痛活性是吲哚美辛 6 倍，阿司匹林的 40 倍，解热作用为阿司匹林的 350 倍。依托度酸镇痛消炎作用与阿司匹林相当，但其只在炎症部位发挥作用，对胃和肾的前列腺素生成没有影响，故不良反应小。

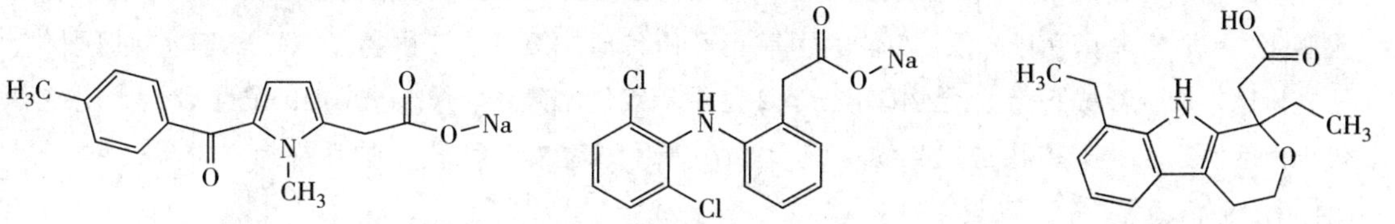

托美丁钠　　双氯芬酸钠　　依托度酸

萘丁美酮是一个不具有羧酸的前体药物，进入体内后在肝脏代谢为 6-甲氧基-2-萘乙酸发挥作用。

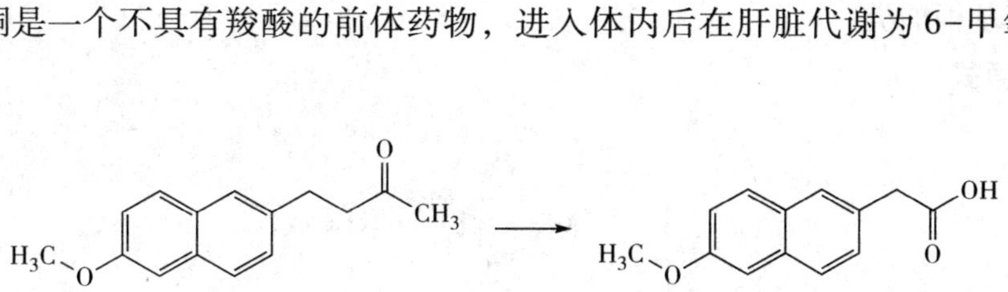

萘丁美酮　　6-甲氧基-2-萘乙酸

芬布芬通过在体内生成联苯乙酸抑制环氧合酶而发挥作用，是长效抗炎药。

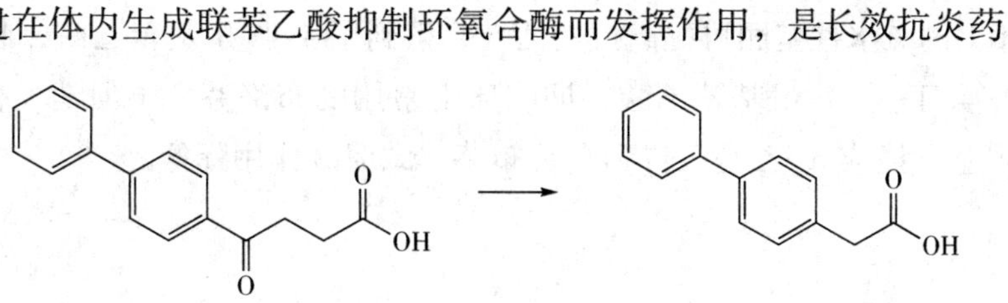

芬布芬　　联苯乙酸

## 双氯芬酸钠（Diclofenac Sodium）

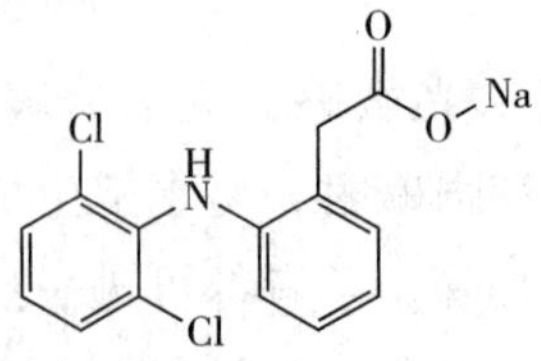

$C_{14}H_{10}Cl_2NNaO_2$　318.13

化学名：2-[（2,6-二氯苯基）氨基]苯乙酸钠。

本品为淡黄色结晶；溶于乙醇，略溶于水。

本品抗炎、镇痛和解热作用强于吲哚美辛和阿司匹林，不良反应少，个体差异小，是在世界范围内使用广泛的非甾体抗炎药之一，结构中的两个苯环不处于同一平面上，有利于与环氧合酶的活性部分结合。本品口服迅速吸收，排泄快，长期应用无积累作用。用于类风湿性关节炎、神经炎、红斑狼疮及术后疼痛，以及各种原因引起的发热。

### 知识拓展

**芳基乙酸类药物的构效关系**

对吲哚美辛的构效关系研究发现，3位侧链的羧基是抗炎活性所必需的。羧基被醛、醇等其他官能团取代，则活性降低。其抗炎活性与其酸性强度呈正相关。在羧基的 $\alpha$ 位引入甲基，活性无变化，引入羟基则活性降低。5位的甲氧基可用其他烷氧基、二甲氨基、乙酰基、氟等取代，活性均比未取代高或5-氯化合物取代高。2位甲基取代比芳环取代高。*N* 上的酰化取代比烷化取代抗炎活性高，此类药物常用芳酰基取代。*N*-苯甲酰基对位取代基的活性为：Cl，F，$CH_3S$>$CH_3SO$，SH>$CF_3$。

**（二）芳基丙酸类**

**1. 结构通式**

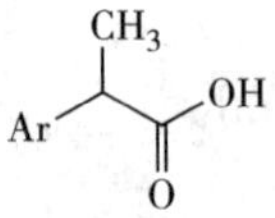

芳基丙酸类结构通式

在研究植物生长刺激激素时，发现吲哚乙酸和苯乙酸等芳基乙酸化合物具有抗炎作用。发现增加苯环上的疏水性基团可提高抗炎活性，得到了4-异丁基苯乙酸，在$\alpha$-碳原子上引入甲基得到4-异丁基-$\alpha$-甲基苯乙酸，即临床上常用的布洛芬，不但消炎作用增强，毒性也降低。$\alpha$-甲基置换成 $\alpha$-乙基，得到布替布芬，致溃疡作用降低。

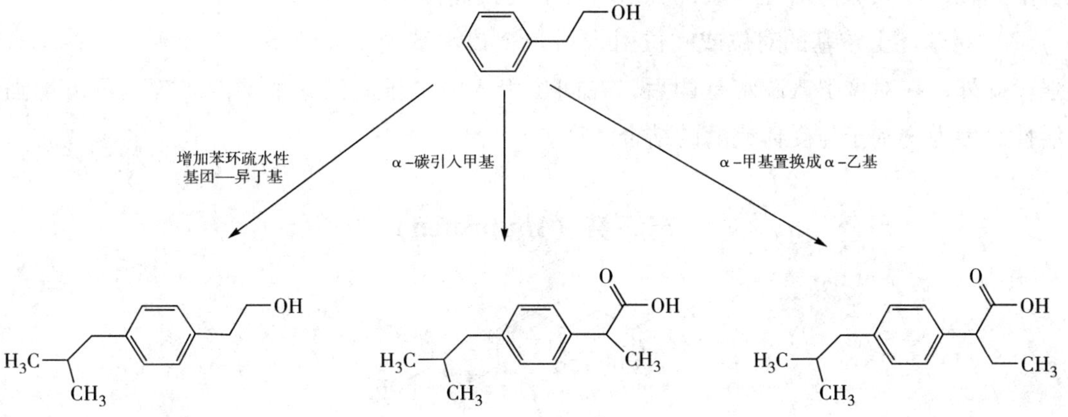


4-异丁基苯乙酸　　4-异丁基-α-甲基苯乙酸　　布替布芬

在确认了芳基丙酸这一非甾体抗炎药的基本结构后，伴随构效关系的研究，许多新的药物不断被研发出来（表 4-1），它们的镇痛作用大多强于布洛芬，应用与其相同。

**表 4-1　常见芳基丙酸类抗炎镇痛药**

| 药物名称 | 结构式 | 作用强度 |
|---|---|---|
| 非诺洛芬 | 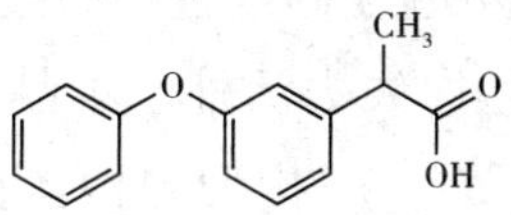 | 1/10 |
| 酮洛芬 | 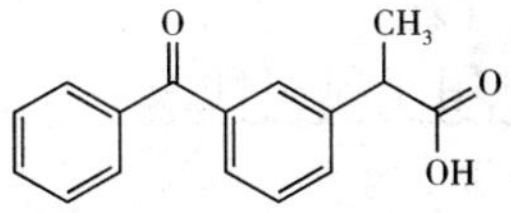 | 1.5 |
| 噻洛芬酸 | 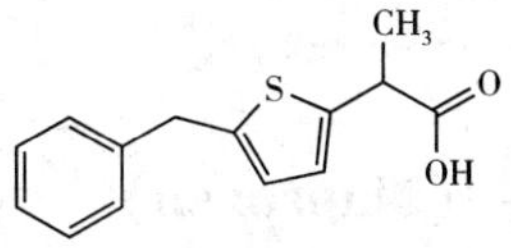 | — |
| 舒洛酸 | 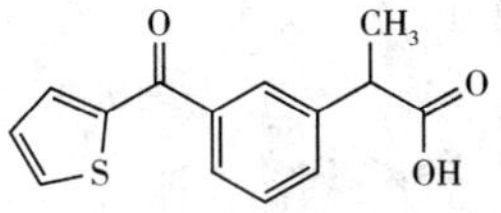 | 1/2 |
| 氟比洛芬 | 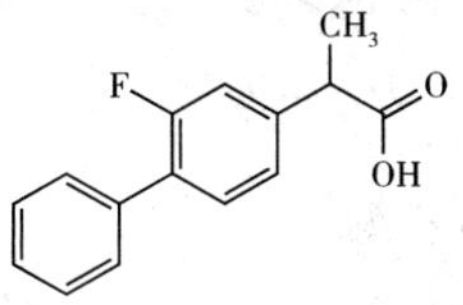 | 5 |
| 吡洛芬 | 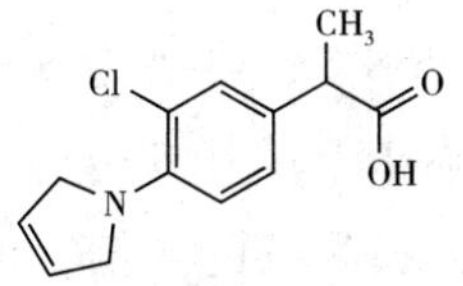 | 1 |

**2. 芳基丙酸类药物构效关系**

（1）Ar 为一平面结构芳香环或芳杂环。

（2）羧基与 Ar 之间相距一个或一个以上碳原子，在羧基的 $\alpha$ 位有一个甲基可以限制羧基自由旋转，可以保持活性构象，可以增强消炎镇痛作用。

（3）在苯环上羧基的对位或间位引入另一个疏水基团，如烷基、芳环等，活性均有所加强。此外，在对位引入疏水基团后，在间位引入吸电子基团，如 F、Cl 等，可以增强抗炎活性，因为这利于与受体或酶的结合。

## 布洛芬（Ibuprofen）

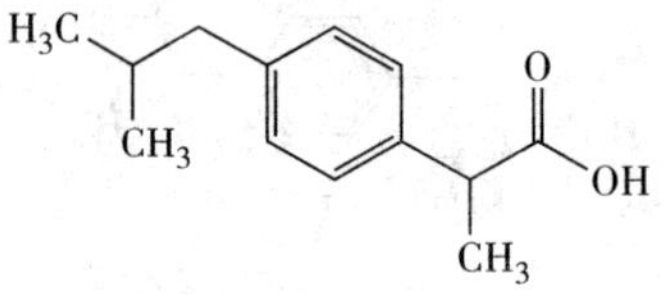

$C_{13}H_{18}O_2$　206.28

化学名：2-(4-异丁基苯基)丙酸，曾用名异丁苯丙酸。

本品为白色结晶性粉末；有异臭，可能是带入少量异丁苯丙酮所致，无味；易溶于乙醇、乙醚、丙酮，不溶于水，还易溶于氢氧化钠和碳酸钠溶液；熔点为 74.5~77.5℃。

本品与氯化亚砜作用后，与乙醇成酯，在碱性条件下，与盐酸羟胺作用，可生成羟肟酸，加三氯化铁，在酸性条件下作用生成红色至暗红色羟肟酸铁。

本品代谢迅速，体内氧化为醇和酸，均失去活性。本品有两种异构体，活性相差 28 倍，体内的主要代谢产物为 *S*(+)-构型，*R*(-)-构型异构体在体内可转化为 *S*(+)-构型，二者在体内生物活性为等价的。

本品比阿司匹林作用强 16~32 倍，可用于风湿性关节炎、骨关节炎、急性痛风引起的疼痛，还可以治疗组织疼痛、牙疼、痛经等。

◎ **考点提示：**布洛芬的结构特征和临床应用。

## 萘普生（Naproxen）

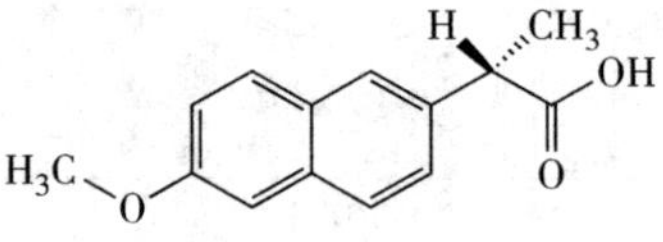

$C_{14}H_{14}O_3$　230.26

化学名：(+)α-甲基-6-甲氧基-2-萘乙酸。

本品为白色或类白色结晶性粉末；无臭或几乎无臭；溶解于甲醇、乙醇或三氯甲烷中，略溶于乙醚，几乎不溶于水；熔点为 153~158℃；本品为 *S* 构型；比旋度+60°~68.5°。

萘普生是一个具有光学活性的药物，临床上用其 *S*-(+)-异构体。在抑制前列腺素合成方面是阿司匹林的 12 倍，保泰松的 10 倍，布洛芬的 4 倍，但比吲哚美辛低大概 300 倍。

本品部分以游离形式经尿排出；部分通过羧基与葡萄糖醛酸或甘氨酸的结合；C-6 位的甲氧基发生去甲基化，代谢物的酚羟基与葡萄糖醛酸或硫酸结合。本品与血浆蛋白有较高的结合能力，所以有较长的半衰期（12~15 小时）。

本品适用于缓解轻度至中度的疼痛，如拔牙及其他术后疼痛，对痛经也有效；也用于类风湿性关节炎、骨关节炎、强直性脊柱炎、幼年型关节炎、肌腱炎、滑囊炎及急性痛风等。尤其对感冒发热引起的全身酸痛效果很好。

**知识拓展**

**芳基丙酸类的光学异构体与活性的关系**

芳基丙酸类药物的羧基 $\alpha$ 位碳原子为手性碳，同一化合物的对映异构体之间在生理活性、毒性、体内分布及代谢方面均有差异。通常 *S*-异构体活性高于 *R*-异构体，如萘普生 *S*-异构体是 *R*-异构体的 35 倍，布洛芬是 28 倍的差异。目前仅萘普生和布洛芬是以单一的纯异构体上市。

这类药物有一个特殊的现象，在体内对应异构体间会发生转化，通常是无效的 *R*-异构体转化为有效的 *S*-异构体。布洛芬最为显著，*R*-(-)-布洛芬在体内经过酶的转化，发生构型逆转，转变为 *S*-(+)-布洛芬，且布洛芬在消化道滞留时间越长，其 S∶R 就越大。

酮洛芬在体内转化不明显，口服后仅 1/10 *R*-异构体转化为 *S*-异构体。

## 四、1,2-苯并噻嗪类

具有 1,2-苯并噻嗪结构的抗炎药为昔康类（oxicams），分子中含有烯醇结构，是一类新型抗炎药。

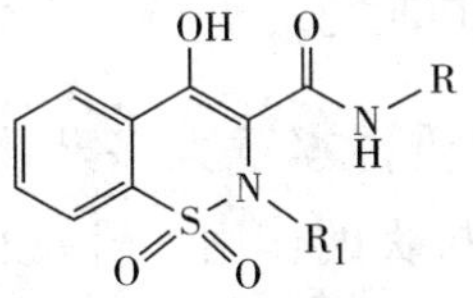

昔康类药物通式

$R_1$为甲基时，活性最强，R 大多是被芳杂环取代。此类药物多显酸性，$pK_a$ 在 4~6，酸性越强，更有利于电荷分散而稳定。该类药物半衰期长，可一天给药一次。

最早应用于临床的是吡罗昔康，属于可逆的环氧合酶抑制剂，药效迅速，半衰期可达 45 小时，疗效显著，不良反应小，是一长效抗风湿病药。同类药物还有伊索昔康、噻吩昔康、舒多昔康、美洛昔康、氯诺昔康等，抗炎作用均强于吲哚美辛。舒多昔康 5 位引入甲基得到的美洛昔康，只作用于环氧合酶-2，故几乎无胃肠道不良反应，是一种有选择性的抗炎药。

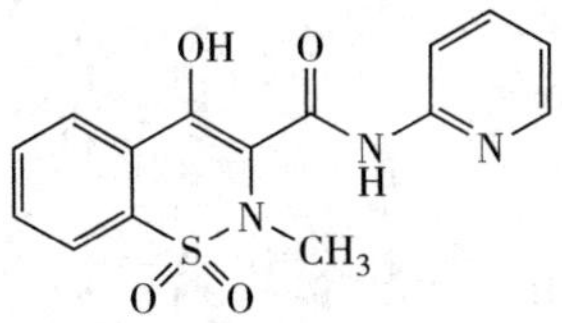

吡罗昔康

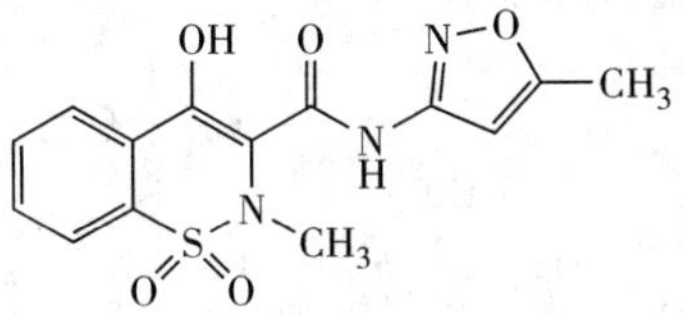

伊索昔康

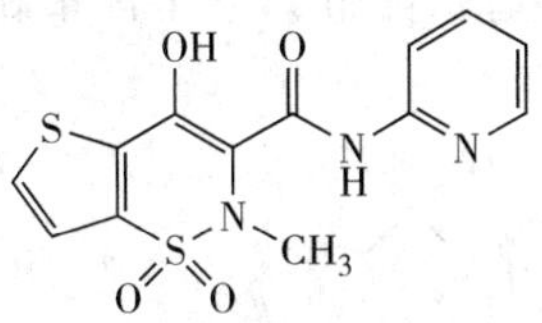

噻吩昔康

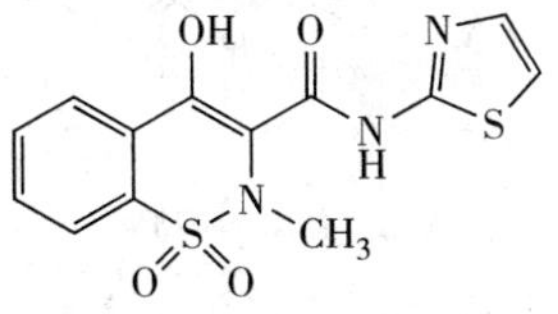

舒多昔康

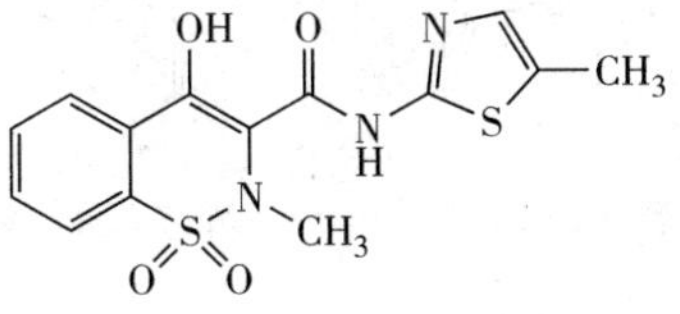

美洛昔康

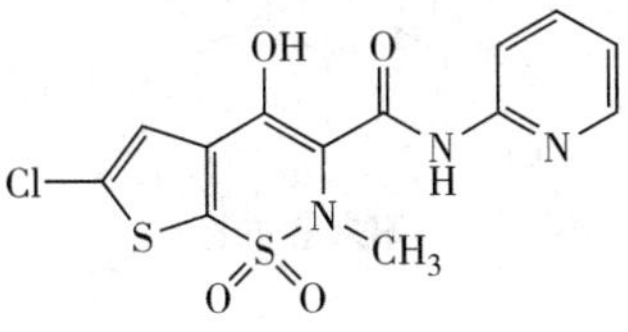

氯诺昔康

## 吡罗昔康（Piroxicam）

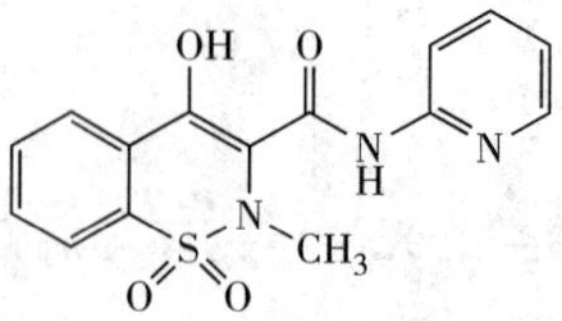


$C_{15}H_{13}N_3O_2S$　331.35

化学名：4-羟基-2-甲基-*N*-(2-吡啶基)-2*H*-1,2-苯并噻嗪-3-甲酰胺-1,1-二氧化物，曾用名炎痛喜康。

本品为类白色或微黄绿色结晶性粉末；无臭，无味；易溶于三氯甲烷，略溶于丙酮，微溶于乙醇和乙醚，几乎不溶于水，在酸中溶解，在碱中略溶；熔点为 198～202℃（熔融分解）。

本品分子中有烯醇羟基，溶于三氯甲烷后，加三氯化铁试液，显玫瑰红色。

本品抗炎活性比保泰松和萘普生强，与吲哚美辛相似。镇痛作用比布洛芬、萘普生、保泰松强，与阿司匹林相近，比吲哚美辛低。用于风湿性关节炎和类风湿性关节炎，有明显的镇痛、抗炎及消肿作用。

### 五、选择性环氧合酶-2 抑制剂

前列腺素是一种导致发热的物质，本章大多药物都是通过抑制前列腺素环氧合酶（COX）的作用来发挥解热、镇痛、抗炎的作用。研究发现，环氧合酶（COX）有两种类型即 COX-1 和 COX-2。COX-1 存在于胃肠道、肾等组织中，通过促进前列腺素和血栓烷 $A_2$ 的合成，保护胃肠道黏膜等。COX-2 主要存在于炎症组织，由炎症物质诱导产生，从而促进前列腺素的合成，介导疼痛、发热和炎症反应。

本章大多数药物都具有胃肠道不良反应，同时作用于 COX-1 和 COX-2，抑制胃肠道和炎症部位的前列腺素的合成，解热、镇痛和抗炎的同时导致对胃肠道黏膜受损产生不良反应。

研究选择性的 COX-2 抑制剂，避免药物对胃肠道的不良反应。通过研究 COX-1 和 COX-2 的空间立体构型差异，并进行计算机辅助设计研究，开发出选择性抑制 COX-2 的药物塞来昔布、罗非昔布和帕瑞昔布。

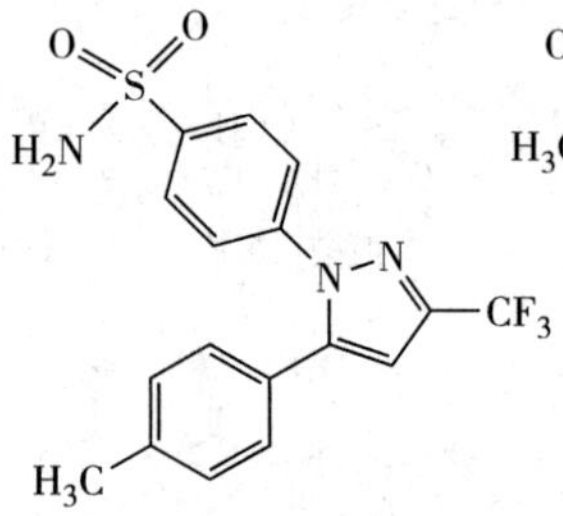


塞来昔布

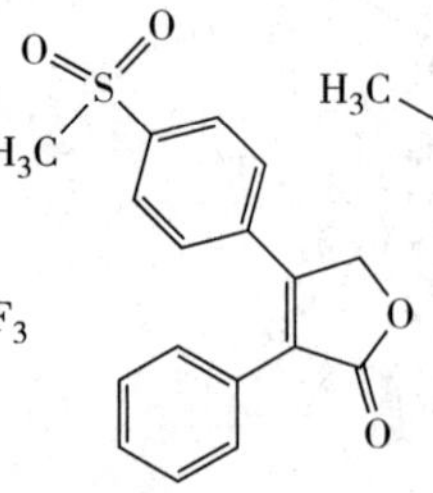


罗非昔布

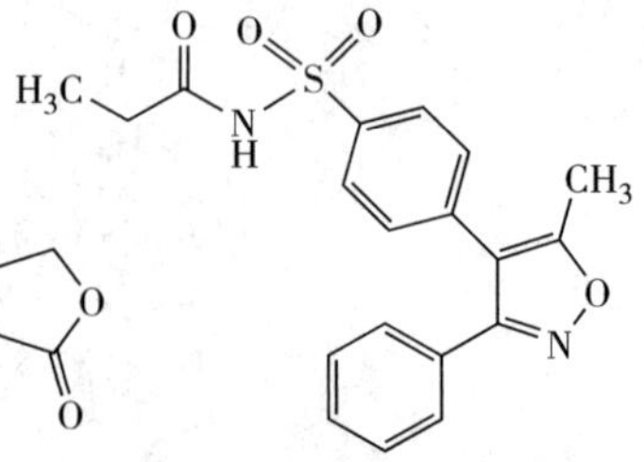


帕瑞昔布

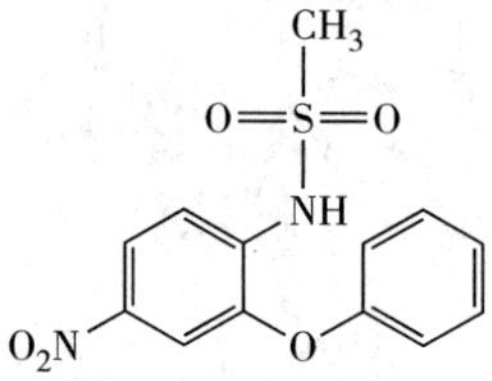


尼美舒利

## 塞来昔布（Celecoxib）

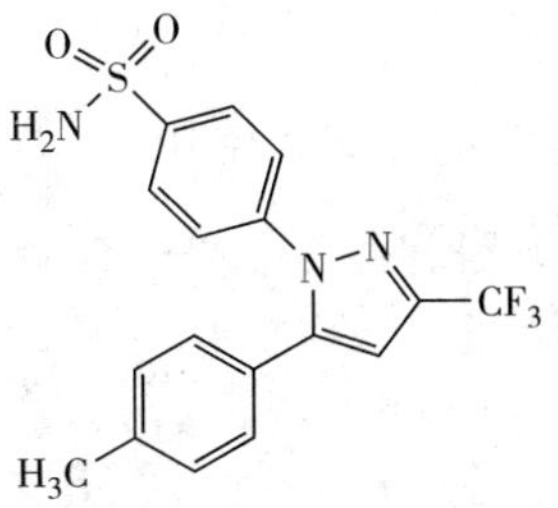

$C_{17}H_{14}F_3N_3O_2S$　381.37

化学名：4-[-5-(4-甲基苯基)-3-(三氟甲基)-1*H*-吡唑-1-基]苯磺酰胺。

本品为无臭的白色或近白色晶体粉末；微溶于水。

本品是第一个上市的COX-2选择性抑制剂。抗炎活性与吲哚美辛相当，苯磺酰胺结构对COX-2受体有高度的选择性，而对COX-1没有抑制作用，主要用于骨关节炎和类风湿性关节炎。

### 知识拓展

**选择性环氧合酶-2抑制剂的不良反应**

近年来在临床应用中发现选择性COX-2抑制剂有增加患者严重心血管血栓的风险，各国药品监督管理部门均要求对这类药物说明书进行修改，增加警示性标注。除阿司匹林外，非甾体抗炎药都有类似的作用，但强度相对较低，因此在使用此类药物时应按药物说明书使用。

尼美舒利是新型非甾体抗炎药，选择性作用于COX-2，相比布洛芬和对乙酰氨基酚解热镇痛作用起效快，不良反应相当。适用于慢性关节炎及上呼吸道感染引起的发热症状等。但儿童使用对中枢神经及肝脏损伤的案例频频出现，2011年国家食品药品监督管理局要求修改尼美舒利的说明书，并禁止口服制剂用于12岁以下儿童。

### 知识链接

**抗痛风药介绍**

痛风是嘌呤代谢障碍和血液中尿酸持续升高，导致尿酸盐沉积于关节、肾及结缔组织中，引起痛风性关节炎、痛风性肾病和肾尿酸盐石症等。

抗痛风药从作用机制分类除了对症的非甾体镇痛消炎药外，分为三种。

（1）控制尿酸盐对关节造成的炎症物质　如秋水仙碱，是从百合科植物丽江山慈菇球茎中提取的一种生物碱，通过增加粒细胞吞噬尿酸结晶，减少尿酸结晶的沉积，减轻炎症反应，起到止痛作用。

（2）尿酸合成阻断剂　如别嘌醇，能抑制黄嘌呤氧化酶，阻断尿酸合成，起抗痛风作用。

（3）促尿酸排泄剂　如丙磺舒和苯溴马隆，主要是抑制肾小管对尿酸盐的重吸收，使尿酸排泄增加，从而减少尿酸沉积。

扫码"练一练"

## 目标检测

### 一、A 型题（单项选择题）

1. 下面哪个解热镇痛药物不具有抗炎药作用（　　）
   A. 阿司匹林　　B. 吲哚美辛　　C. 布洛芬
   D. 对乙酰氨基酚　　E. 贝诺酯
2. 关于阿司匹林说法正确的是（　　）
   A. 近百年来三大经典药物之一
   B. 只有解热镇痛作用，没有抗炎作用
   C. 对胃肠道没有不良反应，不良反应主要是肾脏
   D. 结构中有游离酚羟基
   E. 制备阿司匹林的原料药水杨酸没有解热镇痛的作用
3. 具有下面化学结构的药物是（　　）

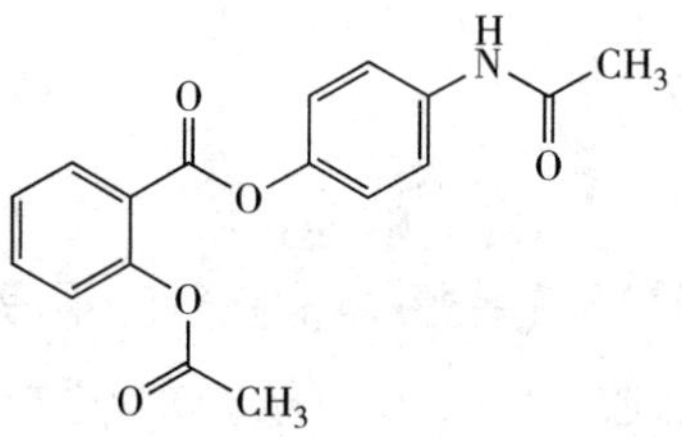


   A. 对乙酰氨基酚　　B. 吡洛昔康　　C. 贝诺酯
   D. 萘普生　　E. 丙磺舒
4. 芳基烷酸类药物在临床的作用是（　　）
   A. 中枢兴奋　　B. 消炎镇痛　　C. 抗病毒
   D. 降血脂　　E. 利尿
5. 下列哪个药物具有手性碳原子，临床上用其 *S*（+）-异构体（　　）
   A. 安乃近　　B. 吡罗昔康　　C. 双氯芬酚钠
   D. 萘普生　　E. 羟布宗
6. 具有下面化学结构的药物是（　　）

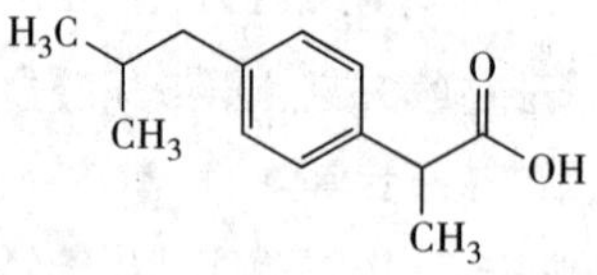


   A. 塞来昔布　　B. 酮洛芬　　C. 双氯芬酸钠
   D. 布洛芬　　E. 萘普生
7. 关于非甾体抗炎药说法不正确的是（　　）
   A. 结构中没有甾核结构　　B. 只有抗炎作用，没有解热镇痛的作用
   C. 大多有羧基结构　　D. 大多有苯环结构
   E. 没有甾体抗炎药的不良反应

8. 非甾体抗炎药的作用机制是抑制下列哪项的生物合成（　　）

A. 前列腺素　　B. 性激素　　C. 生长素

D. 氧化酶　　E. 胆固醇

9. 阿司匹林易水解，因为结构中有（　　）

A. 酰胺键　　B. 苷键　　C. 酯键

D. 酚羟基　　E. 邻二酚羟基

10. 对乙酰氨基酚可用重氮化偶合反应鉴别，是因其结构中具有（　　）

A. 酚羟基　　B. 酰氨基　　C. 吡啶环

D. 苯环　　E. 潜在的芳香第一胺

**二、B 型题（配伍选择题）**

A.

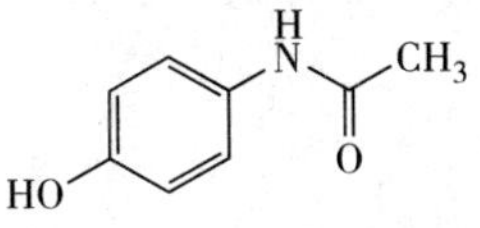

B.

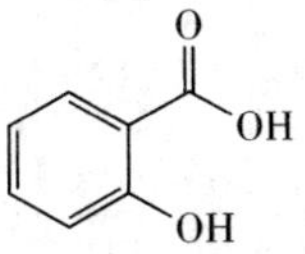

C.

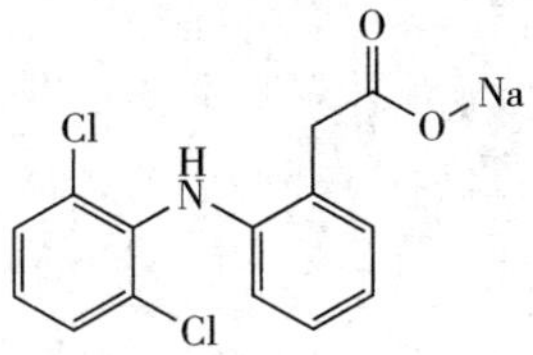

D.

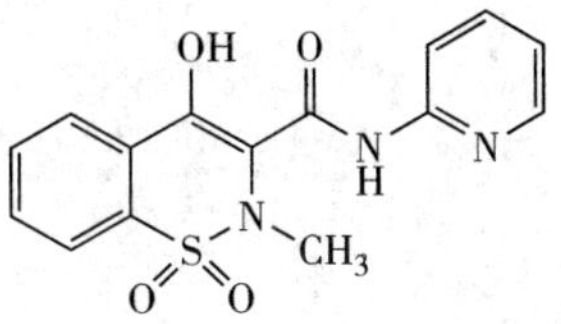

E.

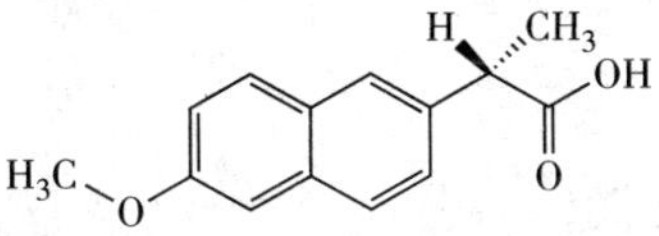

11. 水杨酸的结构式为（　　）

12. 萘普生的化学结构式为（　　）

13. 对乙酰氨基酚的化学结构式为（　　）

14. 双氯芬酸钠的化学结构式为（　　）

15. 吡罗昔康的化学结构式为（　　）

**三、X 型题（多项选择题）**

16. 下列抗炎药物中，哪几种不是非甾体抗炎药（　　）

A. 可的松　　B. 双氯芬酸钠　　C. 地塞米松

D. 吲哚美辛　　E. 塞来昔布

17. 下面哪些是选择性作用于 COX-2 的非甾体抗炎药（　　）

A. 尼美舒利　　B. 帕瑞昔布　　C. 羟布宗

D. 芬布芬　　E. 噻来昔布

18. 下列叙述与贝诺酯相符的是（　　）

A. 是阿司匹林与对乙酰氨基酚制成的酯

B. 水解产物显芳香第一胺的鉴别反应

C. 水解产物显酚羟基的鉴别反应

D. 对胃黏膜的刺激性大

E. 为解热、镇痛、消炎药

19. 指出下列药物中哪些含有手性碳原子（　　）

A. 布洛芬　　B. 安乃近　　C. 阿司匹林
D. 萘普生　　E. 吡罗昔康

20. 下列哪些药物是属于水杨酸类的衍生物（　　）
A. 芬布芬　　B. 贝诺酯　　C. 非诺洛芬
D. 阿司匹林　　E. 双氯芬酸钠

（江洪波）

# 第五章

# 镇痛药

## 学习目标

**知识目标**

1. 掌握盐酸吗啡、盐酸哌替啶的结构特征，理化性质及应用；
2. 熟悉磷酸可待因、枸橼酸芬太尼的结构特征和理化性质；
3. 了解镇痛药的构效关系。

**能力目标**

1. 能够说出镇痛药的分类、结构类型、临床应用；
2. 能够根据该类药物的结构特征，分析理解其理化性质；
3. 能够理解镇痛药的构效关系。

镇痛药是选择性消除或减轻疼痛的药物，主要能缓解如严重创伤、烧伤、外科手术及恶性肿瘤等引起的各种急性锐痛，以减轻患者痛苦，防止病情恶化，有利于治疗和恢复健康。其作用机制与解热镇痛药不同，是作用于中枢神经系统，通过激动阿片受体，激活脑内镇痛系统，阻断痛觉传导，产生中枢性镇痛作用。此类药物存在麻醉性、抑制呼吸中枢等不良反应，长期使用还能产生耐药及成瘾性，故又称为麻醉性（成瘾性）镇痛药，按照国家“麻醉药物管理条例”管理。

镇痛药按来源的不同，可分为吗啡类生物碱、半合成衍生物、全合成代用品三大类。

## 第一节　吗啡类生物碱及半合成衍生物

扫码“学一学”

吗啡类生物碱是镇痛药物研究的起源，本节重点讲解植物罂粟中包含的代表成分吗啡。吗啡类半合成衍生物主要是天然吗啡的结构改造和修饰化合物，以期降低吗啡的成瘾性和耐受性。

### 一、吗啡类生物碱

吗啡类生物碱来自植物罂粟未成熟果实的浆汁浓缩物，呈棕黑色膏状，有 20 多种生物碱，主要有吗啡、可待因、蒂巴因、那可丁、罂粟碱等，其中吗啡的含量最高。

知识链接

**“吗啡”名字的由来**

1806年，法国化学家F·泽尔蒂纳从鸦片中分离得到了一些白色粉末，在狗和自己身上进行试验，结果狗吃下去后很快昏睡过去，用强刺激法也无法使其兴奋苏醒；他本人吞下后也长眠不醒。据此，他用希腊神话中的睡眠之神吗啡斯（Morpheus）的名字将这些物质命名为“吗啡”。

吗啡（Morphine）是1804年从植物阿片中分离提纯得到的生物碱，1847年确定其分子式为$C_{17}H_{19}NO_3$，1927年阐明了其化学结构，1952年成功进行了人工合成，1968年确定了其绝对构型。

吗啡的化学结构母核是环戊烷多氢菲，含有A、B、C、D、E共五个环，五个手性中心（5*R*,6*S*,9*R*,13*S*,14*R*），吗啡的天然提取物为左旋体，整个分子呈三维的“T”型。

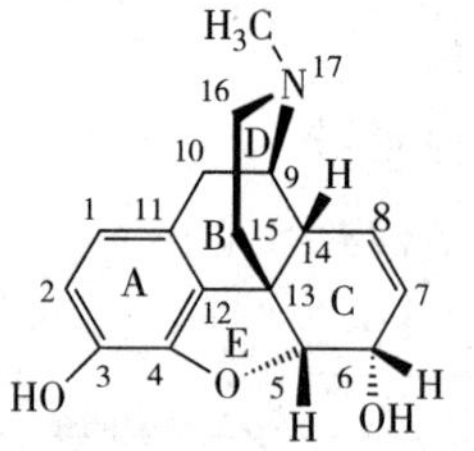

吗啡

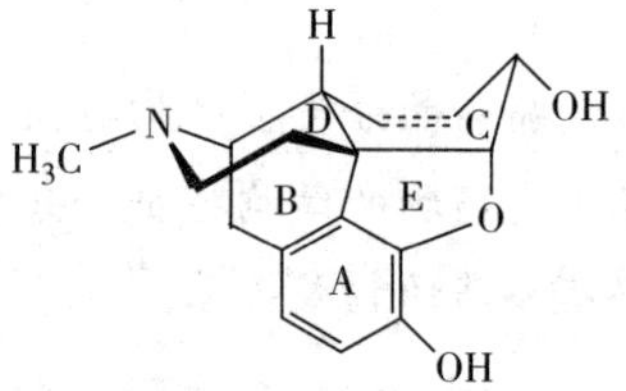

“T”型

◎ 考点提示：吗啡的结构特征。

吗啡的镇痛作用与分子的构型有密切关系，构型改变，不仅会使镇痛活性降低，甚至产生不同的作用。

## 盐酸吗啡（Morphine Hydrochloride）

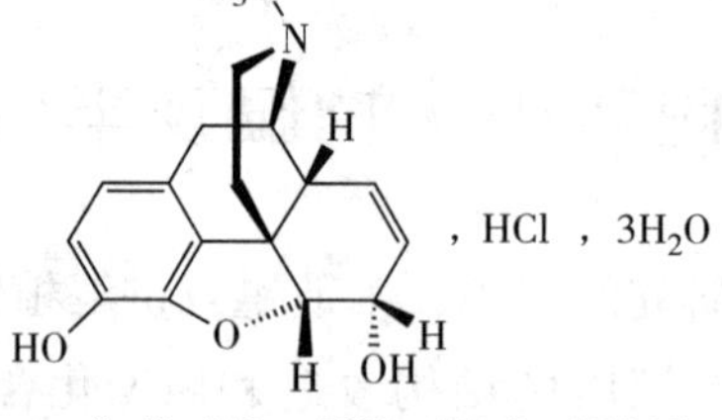

$C_{17}H_{19}NO_3 \cdot HCl \cdot 3H_2O$　375.85

化学名：17-甲基-3-羟基-4,5α-环氧-7,8-二脱氢吗啡喃-6α-醇盐酸盐三水合物。

本品为白色有丝光的针状结晶或结晶性粉末；无臭味苦；水溶液呈左旋性，遇光易变质；溶于水，略溶于乙醇，几乎不溶于三氯甲烷或乙醚；熔点为200℃。

本品游离体具有酚羟基和叔胺，呈酸碱两性，临床常用其盐酸盐。

本品及其盐稳定性差，易被氧化为毒性较大的伪吗啡（又称双吗啡）和*N*-氧化吗啡而变色。空气中的氧、日光、紫外线或铁离子均可促进此反应，中性或碱性条件下氧化加速。故配制本品注射剂时，应采取调 pH 至 3.0~4.0、加乙二胺四乙酸二钠、使用中性玻璃安瓿、充氮气驱氧、加抗氧剂等措施，提高其稳定性。

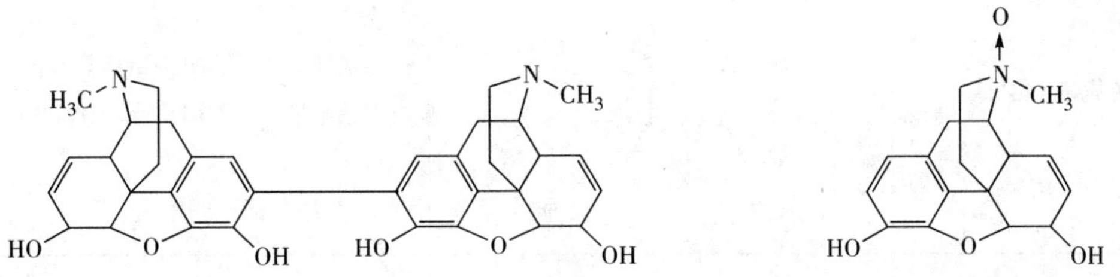


伪吗啡　　　　*N*-氧化吗啡

盐酸吗啡具有生物碱的呈色反应，可用于鉴别反应。例如，①Marquis 反应，吗啡加甲醛硫酸试液呈紫堇色；②Frohde 反应，吗啡加钼硫酸试液有呈紫色，逐渐颜色变为蓝色到绿色的颜色变化过程；③盐酸吗啡水溶液遇中性三氯化铁试液呈蓝色。

吗啡在酸性溶液中加热，发生脱水和分子内重排，生成阿扑吗啡。阿扑吗啡对呕吐中枢有显著兴奋作用，临床上用作催吐剂。

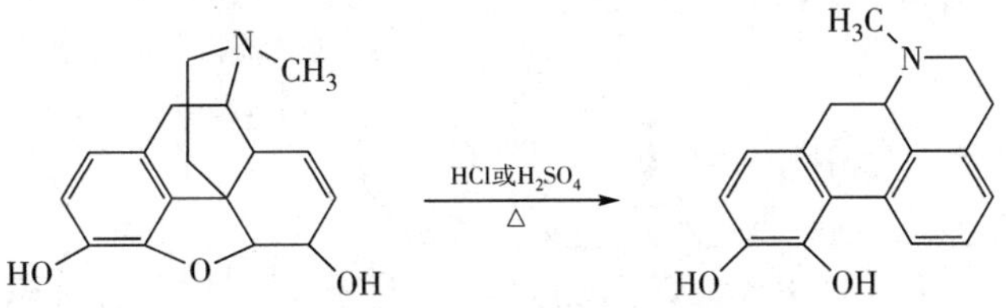


阿扑吗啡

吗啡为阿片受体激动剂，具有镇痛、镇咳、镇静等作用，临床上主要用于剧烈疼痛及麻醉前给药，有成瘾性和呼吸抑制，忌持续应用和滥用。

◎ **考点提示：** 吗啡的临床应用。

## 二、半合成衍生物

吗啡的镇痛作用强，但也容易产生镇静、欣快、呼吸抑制、恶心、呕吐等不良反应，连续使用还易产生耐受性和成瘾。20 世纪 30 年代，人们开始对吗啡进行结构改造和修饰，得到了一系列半合成的吗啡衍生物，见图 5-1、表 5-1。

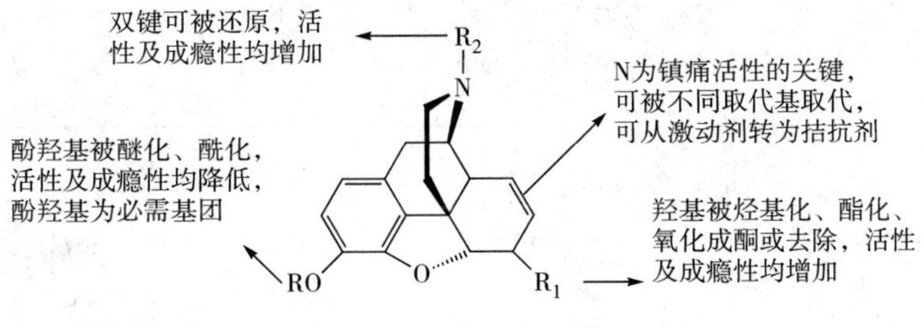


图 5-1　吗啡的构效关系

**表 5-1 吗啡类半合成衍生物**

| 结构改造部位 | 代表药物 | 药理作用 |
|---|---|---|
| 3 位酚羟基烷基化 | 可待因<br>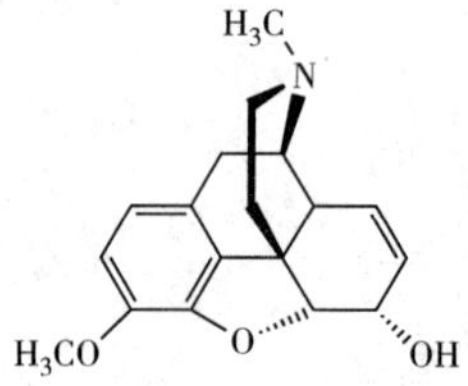 | 镇痛活性降低，为吗啡镇痛活性的 1/6，但具有很强中枢镇咳作用，为新型镇咳药 |
| 3,6 位羟基上的酰基化 | 二醋吗啡（海洛因）<br>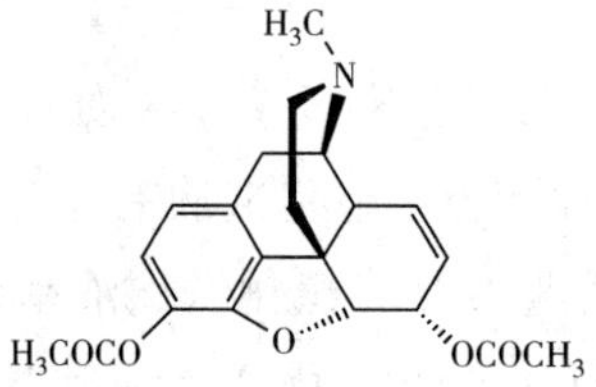 | 镇痛活性为吗啡的 5～10 倍，但极易成瘾，是毒品之王 |
| 17 位 $N$-$CH_3$ 取代 | 苯乙基吗啡<br>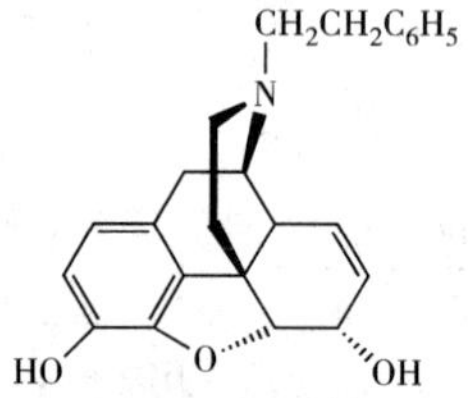 | 镇痛作用为吗啡的 6 倍 |
| | 烯丙吗啡<br>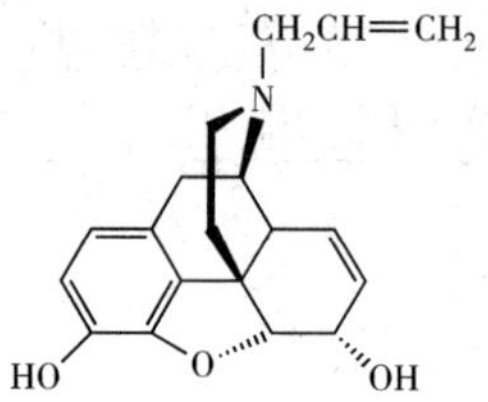 | 镇痛作用较苯乙基吗啡降低，有较强的中枢拮抗作用，无成瘾性，可作用吗啡中毒的解毒剂 |
| C 环上的修饰（6, 14 桥连） | 埃托啡<br>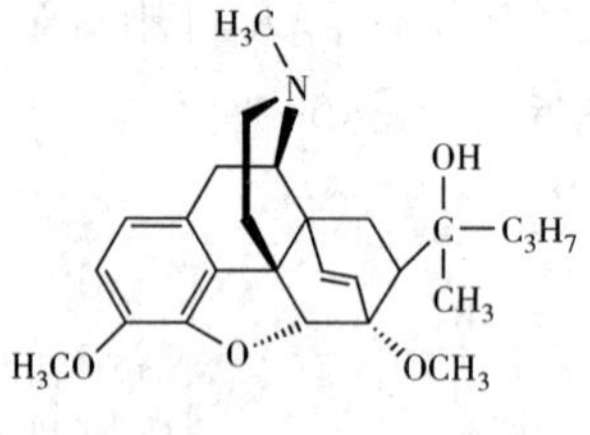 | 动物试验表明，镇痛作用为吗啡的 1000～10 000 倍，临床试验表明，为吗啡的 200 倍，主要用于野生大动物的捕捉和控制及研究阿片受体的工具药 |
| | 丁丙诺啡（叔丁啡）<br>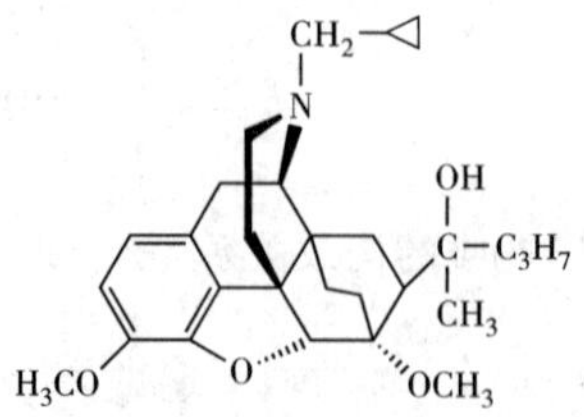 | 强效、长效拮抗性镇痛药，其镇痛效力是吗啡的 30 倍，作用时间是吗啡的 2 倍，无成瘾性和明显的不良反应，是缓解手术后疼痛和癌症晚期疼痛的理想药物 |

续表

| 结构改造部位 | 代表药物 | 药理作用 |
| --- | --- | --- |
| 多部位联合修饰（7,8 位氢化，6 位羟基氧化成酮，14 位引入羟基，17 位甲基改为烯丙基） | 纳洛酮 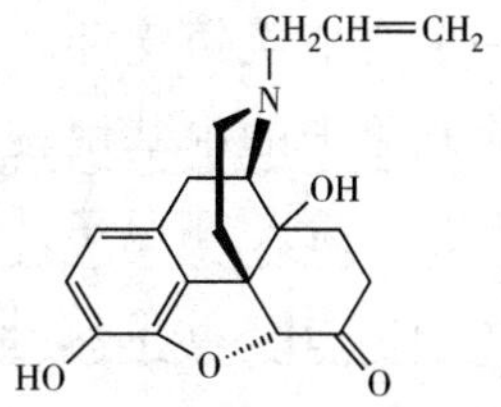 | 为吗啡的专一性拮抗剂，几乎拮抗吗啡的所有作用，是研究阿片受体的重要工具药，也是吗啡类药物中毒的解毒剂 |

扫码“学一学”

## 第二节 吗啡的全合成代用品

由于天然吗啡的来源有限，且以吗啡为原料进行结构改造得到的半合成衍生物，难以解决毒性大和易成瘾等问题，人们对吗啡分子进行结构简化，发现了许多全合成的代用品，按化学结构类型可划分为如下几类。

### 一、吗啡烃类

去掉吗啡分子中的呋喃环（E 环），即为吗啡烃（吗啡喃）。左啡诺（那洛啡尔），镇痛活性约为吗啡的 4 倍，作用可维持 8 小时；布托啡烷具有激动-拮抗双重作用（阿片 $\mu$ 受体拮抗剂，$\kappa$ 受体激动剂），成瘾性低，使用安全，临床主要作为拮抗性镇痛药。

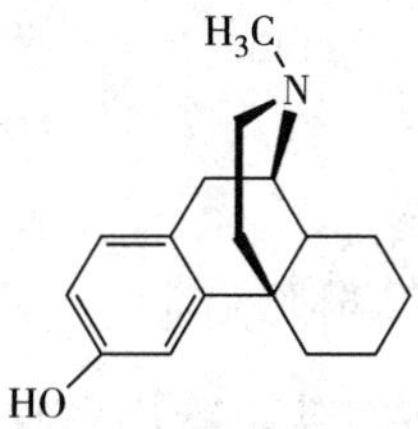

左啡诺

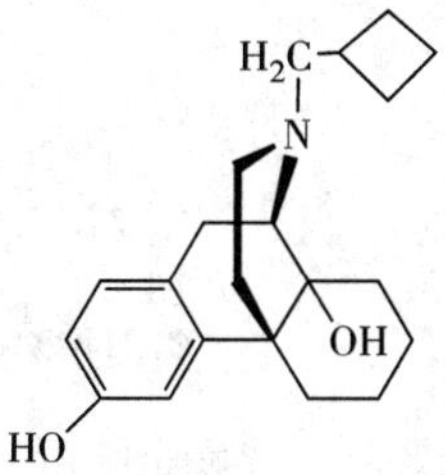

布托啡烷

### 二、苯吗喃类

苯吗喃是在吗啡喃类的基础上再去掉 C 环，主要品种有喷他佐辛（镇痛新），它是第一个非麻醉性镇痛药，镇痛作用为吗啡的 1/3，几乎无成瘾性；赛克洛斯（氟痛新）镇痛作用强于喷他佐辛，并且有安定和肌肉松弛作用。

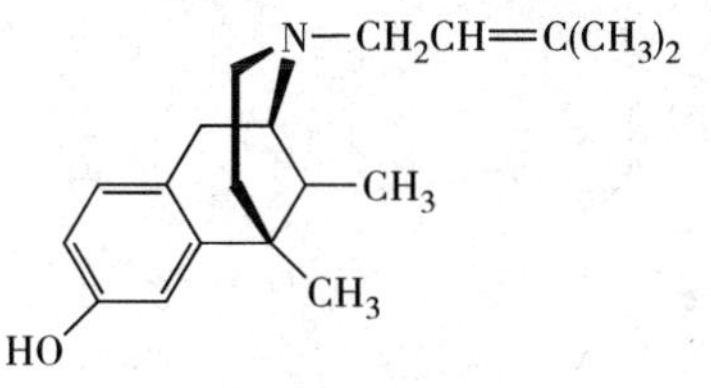

喷他佐辛

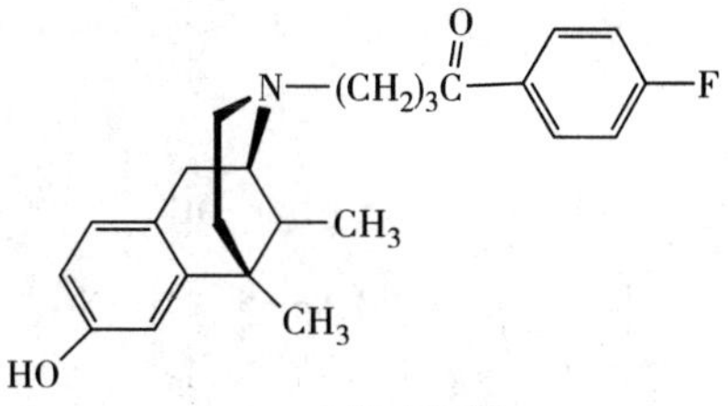

赛克洛斯

## 三、苯基哌啶类

1939 年在研究阿托品类似物时意外发现了具有镇痛作用的哌替啶，其镇痛活性只有吗啡的 1/8~1/6，但成瘾性大大降低，为第一个合成类镇痛药。其结构比吗啡大大简化，只保留吗啡结构中的 A、D 两个环。将哌替啶氮原子的甲基用较大基团取代时，可得到活性更强的匹米诺定（去痛定）。在苯基和哌啶之间插入 N 原子，由酯变为酰胺，得到镇痛作用比吗啡强 80 倍的芬太尼。在芬太尼哌啶环 4 位引入小的烷基或烷氧基团，1 位引入杂环，可得到疗效更高、毒性更小的舒芬太尼。

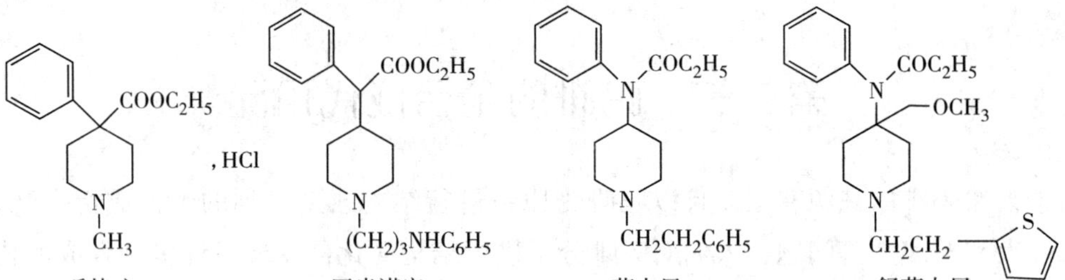

哌替啶　　匹米诺定　　芬太尼　　舒芬太尼

◎ **考点提示：**哌啶类药物的构效关系、结构特征。

### 盐酸哌替啶（Pethidine Hydrochloride）

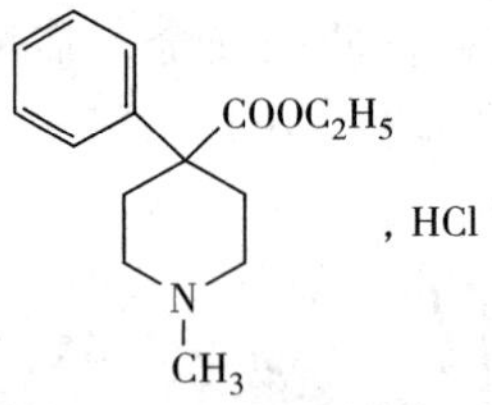


$C_{15}H_{21}NO_2 \cdot HCl$　283.80

化学名：1-甲基-4-苯基-4-哌啶甲酸乙酯盐酸盐，曾用名杜冷丁。

本品为白色结晶性粉末；无臭或几乎无臭；易溶于水或乙醇，溶于三氯甲烷，几乎不溶于乙醚；熔点为 186~189℃。

本品分子中虽然含有酯键，但由于苯基电子效应及空间位阻的影响，其水解倾向小，水溶液在 pH 4 时最稳定，短时间煮沸也不变质。

本品与甲醛硫酸试液反应，显橙红色（可与吗啡区别）。

本品乙醇溶液与三硝基苯酚反应，析出黄色结晶性沉淀，熔点是 188~191℃，可用于哌替啶鉴别。

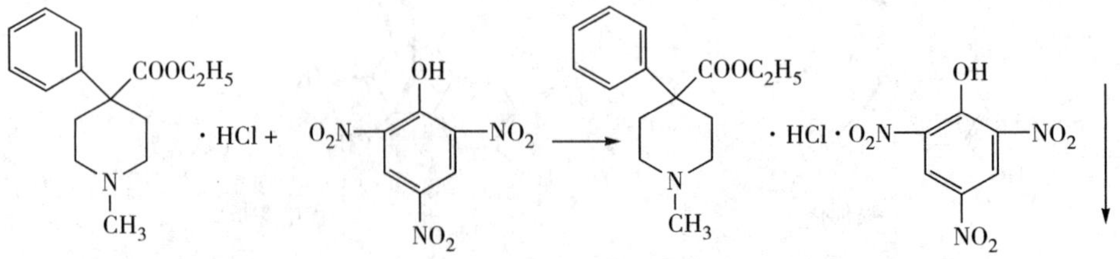


本品以氯乙醇为原料，在碱性条件下，脱氯化氢生成环氧乙烷；再与甲胺加成生成双

($\beta$-羟乙基)-甲氨；继续与氯化亚砜生成双（$\beta$-氯乙基）-甲氨盐酸盐；再与苄氰缩合制得1-甲基-4-苯基-4-氰基-哌啶；用硫酸水解，得1-甲基-4-苯基-4-哌啶甲酸；再与乙醇酯化生成哌替啶；最后与盐酸成盐，即得盐酸哌替啶。

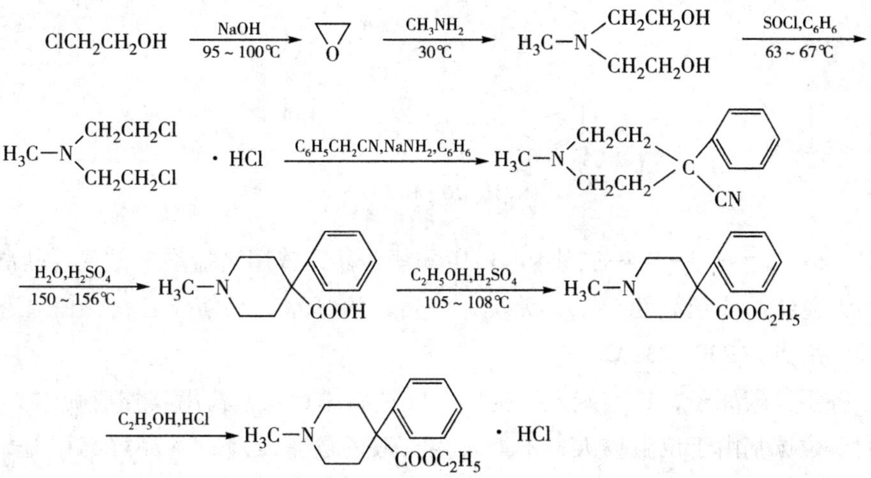


本品临床主要用于手术后、创伤、分娩、癌症晚期等各种剧烈疼痛的缓解，成瘾性小，不良反应较少。

## 枸橼酸芬太尼（Fentanyl Citrate）

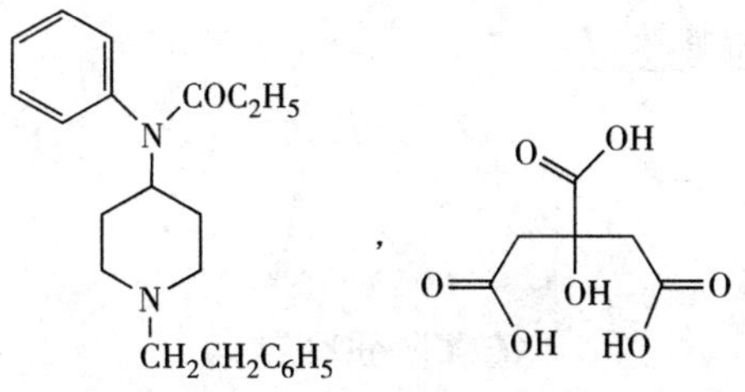


$C_{22}H_{28}NO_2 \cdot C_6H_6O_7$　528.60

化学名：*N*-[1-(2-苯乙基)-4-哌啶基]-*N*-苯基-丙酰胺枸橼酸盐。

本品为白色结晶性粉末；味苦；易溶于热异丙醇，溶于甲醇，略溶于水和三氯甲烷；熔点148~151℃。

本品与甲醛硫酸试液反应显橙红色。

本品与三硝基苯酚试液作用，生成红色沉淀，熔点为173~176℃。

本品主要用于手术后的止痛和癌症的镇痛，也可用于麻醉前给药及诱导麻醉。

## 四、氨基酮类

1946年在研究具有酯和碱性侧链的镇痛药时，发现酮基比酯基的镇痛作用更强。如美沙酮，作用强于吗啡，可口服作用时间长，耐受性、成瘾性较慢，戒断症状轻，常作为戒毒药。

### 盐酸美沙酮（Methadone Hydrochloride）

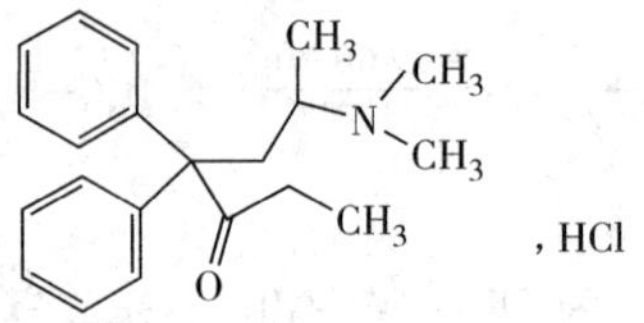


$C_{21}H_{27}NO \cdot HCl$　354.91

化学名：6-二甲氨基-4,4-二苯基-3-庚酮盐酸盐，曾用名盐酸美散痛、盐酸阿米酮。

本品为无色结晶或结晶性粉末；无臭，味苦；溶于水，易溶于乙醇或三氯甲烷，几乎不溶于乙醚；熔点为230~231℃。

本品含有手性碳原子，具有旋光异构体，仅左旋体有效，药用其外消旋体。

本品的3位羰基由于位阻较大，不能发生一般的羰基反应；本品可与甲基橙生成黄色沉淀。

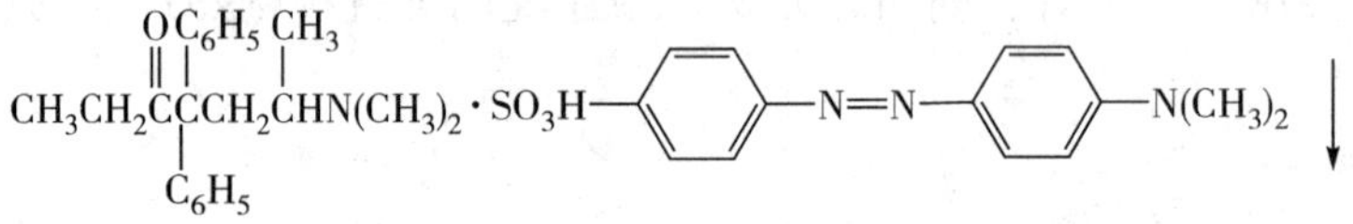


本品止痛效果比哌替啶强，与吗啡相当，成瘾性小，临床主要作吗啡或海洛因等成瘾的戒除治疗。

◎ **考点提示：**美沙酮的临床应用。

**知识拓展**

**镇痛药研究重点**

1. 寻找专属性的 $\kappa$ 受体激动剂：可发现高效、低毒的非成瘾性镇痛药。

2. 提高药物对 $\mu$ 受体亚型的选择性：寻找专属性的 $\mu_1$ 受体激动剂，减少 $\mu_2$ 受体引起的呼吸抑制等不良反应。

3. 外周阿片受体研究：寻找外周感觉神经阿片受体，针对性设计药物，避免血-脑屏障。

4. 阻断突出后受体：采用选择性拮抗剂阻断突触后受体，阻断传递疼痛信息的化学信使，消除其他不良反应。

## 第三节　镇痛药的构效关系

通过对吗啡及其衍生物和合成代用品结构的研究比较，认为是药物进入体内，与体内中枢神经系统中具有三维立体结构的阿片受体结合，才呈现出镇痛效应。

1954年，根据吗啡及合成镇痛药的共同药效构象设想出阿片受体模型（图5-2），按照这一受体模型，镇痛药分子应包含以下三个结构部分：①一个阴离子部位，能与镇痛药的阳离子中心发生静电吸引作用；②一个合适的凹槽部位，能与药物的凸出部位相互适应；③一个适合芳环的平坦区，可与药物的平坦芳香环发生疏水相互结合。

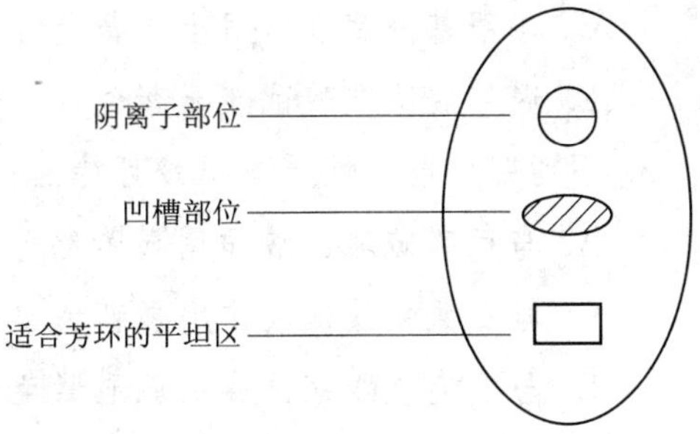


图 5-2 阿片受体三点模型

相对于阿片受体，药物若要产生镇痛活性至少需含有相对应的三部分结构：①药物分子要有一个碱性中心（例如叔氨氮原子），能在生理 pH 环境下电离出阳离子；②分子中具有一个平坦的芳香环；③有突出于芳环平面前方，正好与受体凹槽相适应的烃基部分。

阿片受体的三点模型理论对镇痛药的研究起到了促进作用，但随着新型镇痛药的发现，阿片受体三点模型理论对一些实验结果就难以完全解释，例如埃托啡类的高效镇痛作用机制，阿片受体激动剂和拮抗剂的本质差别，内源性镇痛多肽的镇痛机制等。因此在阿片受体三点模型理论基础上有人提出四点结合的受体模型，就是在三点模型中加上第四个附加的疏水结合部位，这种模型可解释埃托啡镇痛活性比吗啡高几万倍的事实，即因为埃托啡与受体形成了第四个以疏水结合的作用部位。

随着人们对具有高选择性的阿片受体激动剂和拮抗剂的研究和开发，可能会发现更理想的中枢镇痛药或具有其他理特点的新型药物。

**知识链接**

**内源性镇痛物质**

1975 年以来，人们从猪脑中提取、分离、纯化得到具有吗啡样镇痛活性的五肽物质，它们分别是亮氨酸脑啡肽（LE）、甲硫氨酸脑啡肽（ME）等 20 多种内源性物质，其中有 16 肽的 $\alpha$-内啡肽，31 肽的 $\beta$-内啡肽等。$\beta$-内啡肽的镇痛活性相当于吗啡的 10 倍。我们将这些内源性镇痛多肽统称为内啡肽（Endorphin）。

内啡肽在体内极易被肽酶催化水解，十分不稳定，又难以透过血-脑屏障达到中枢神经系统，尚无临床实用价值。但内源性镇痛物质的发现，不仅为寻找无成瘾性镇痛药的研究提供了新的思路，也为新药的研究和开发开辟了新途径和方法。

## 目标检测

扫码“练一练”

**一、A 型题（单项选择题）**

1. 下面哪一条与吗啡的化学结构不符（　　）

A. 含有哌啶环　　B. 含有酚羟基

C. 分子中共有五个环　　D. 分子中共有四个环

E. 含有酸性结构部分和碱性结构部分

2. 下列哪条与盐酸吗啡的性质不符（　　）

A. 在水中溶解，略溶于乙醇　　B. 水溶液加三氯化铁试液显蓝色

C. 与甲基橙试液作用生成黄色沉淀
D. 遇甲醛硫酸试液显紫堇色
E. 遇钼酸铵硫酸试液显紫色

3. 下列哪些理化性质与磷酸可待因符合（　　）
A. 与甲醛硫酸试液作用显紫红色
B. 略溶于水，水溶液呈弱酸性
C. 与三氯化铁试液作用显蓝色
D. 与茚三酮试液反应显紫色
E. 与吡啶硫酸铜试液反应显紫色

4. 下列哪项是盐酸的哌替啶的性质（　　）
A. 遇甲醛硫酸试液显蓝色
B. 遇甲醛硫酸试液显橙红色
C. 遇甲醛硫酸试液不显色
D. 遇甲醛硫酸试液显红色
E. 遇甲醛硫酸试液显黄色

5. 枸橼酸芬太尼属于（　　）
A. 氨基酮类
B. 苯基哌啶类
C. 吗啡烃类
D. 苯吗喃类
E. 其他类

6. 盐酸吗啡加热重排产物主要是（　　）
A. 双吗啡
B. 可待因
C. 苯吗喃
D. 阿扑吗啡
E. *N*-氧化吗啡

7. 盐酸吗啡注射液放置过久，颜色变深，是因为发生了（　　）
A. 还原反应
B. 氧化反应
C. 加成反应
D. 脱水反应
E. 聚合反应

8. 盐酸吗啡易氧化变质，是因为其分子结构中具有（　　）
A. 酚羟基
B. 苯环
C. 芳香第一胺
D. 含氮杂环
E. 呋喃环

**二、B 型题（配伍选择题）**

A. 与吡啶硫酸铜试液反应显紫堇色
B. 其水溶液加碳酸钠碱化，析出絮状物，干燥后成黄色固体，熔点为 30~31℃
C. 其水溶液加含有磺酸基的甲基橙试液，产生黄色复盐沉淀
D. 加三氯化铁试液呈蓝色
E. 分子中含有邻二酚结构，露置空气中或在日光下易发生氧化变色反应

9. 盐酸哌替啶的反应（　　）
10. 盐酸吗啡的反应（　　）
11. 苯巴比妥的反应（　　）
12. 盐酸美沙酮的反应（　　）
13. 盐酸阿扑吗啡的反应（　　）

A. 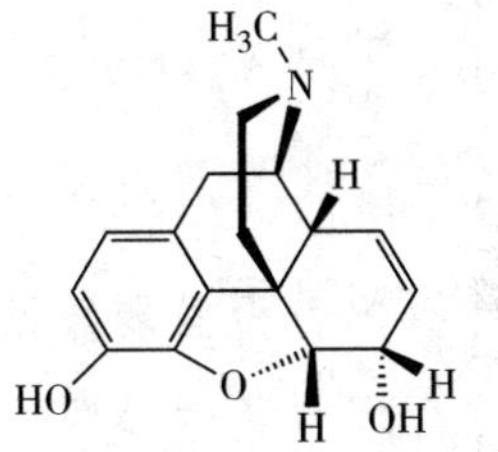

B. 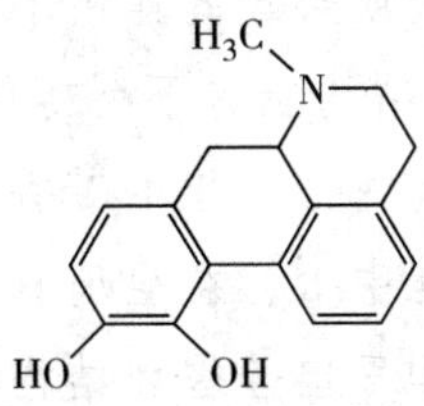

C. 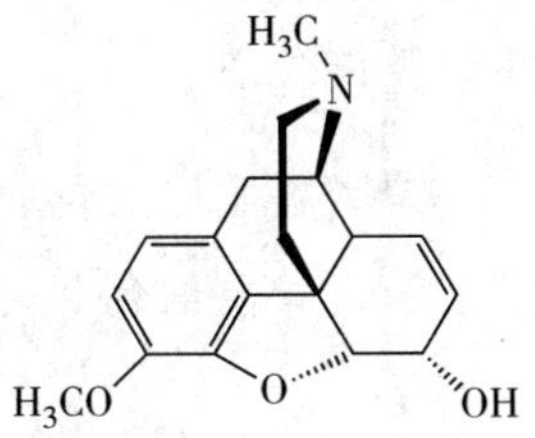

D. 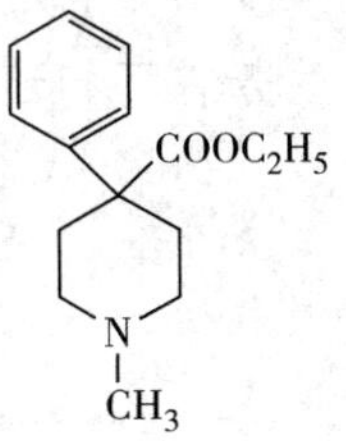

E. 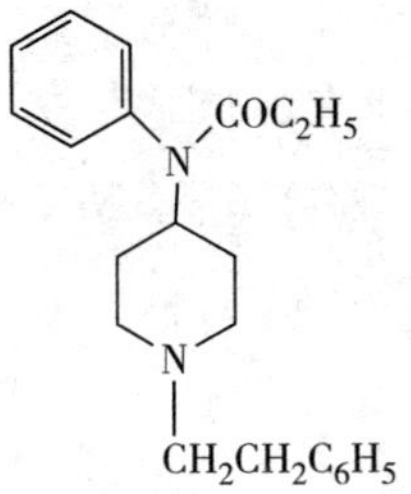

14. 哌替啶的化学结构式（　　）

15. 可待因的化学结构式（　　）

16. 吗啡的化学结构式（　　）

17. 阿扑吗啡的化学结构式（　　）

18. 芬太尼的化学结构式（　　）

**三、X 型题（多项选择题）**

19. 配置盐酸吗啡注射液应采用的措施有（　　）

A. 通入氮气或二氧化碳气体　　B. 加入 EDTA-2Na

C. 采用 100℃流通蒸汽灭菌 30 分钟　　D. 加氧化剂

E. 调 pH 为 3.0~4.0

20. 在进行吗啡的结构改造研究过程中，得到新的镇痛药的工作有（　　）

A. 羟基的酰化　　B. N 上烷基化　　C. 1 位的脱氢

D. 羟基烷基化　　E. 除去 D 环

21. 下列哪几项与盐酸哌啶相符（　　）

A. 白色细小结晶性粉末，常温下较稳定

B. 镇痛作用比吗啡强

C. 连续应用可成瘾

D. 与三硝基苯酚可形成黄色三硝基苯酚盐

E. 与甲醛硫酸试液作用显橙红色

22. 指出下列叙述哪些是正确的（　　）

A. 吗啡是两性化合物　　B. 吗啡的氧化产物为双吗啡

C. 天然吗啡为右旋光性　　D. 吗啡遇三氯化铁试液呈蓝色

E. 吗啡在盐酸或磷酸的作用下加入生成阿扑吗啡

23. 镇痛药的化学结构应有下列哪些特点（　　）

A. 分子中具有一个平坦的芳香环结构

B. 有一个碱性中心，在生理 pH 条件下能大部分解离为阳离子

C. 碱性中心和平坦芳香环结构在同一平面上

D. 含有哌啶环或类似的结构

E. 哌啶环与平坦的芳香环相连，芳香环处于哌啶环的竖键位置

（何　涛）

# 第六章

# 拟胆碱药和抗胆碱药

## 学习目标

**知识目标**

1. 掌握氢溴酸山莨菪碱、硫酸阿托品、氢溴酸东莨菪碱、异丙托溴铵、噻托溴铵的结构特征和作用；解痉药莨菪生物碱类解痉药的构效关系；
2. 熟悉硝酸毛果芸香碱、溴新斯的明、氯化琥珀胆碱、碘解磷定的结构特征和作用；
3. 了解溴丙胺太林、泮库溴铵、苯磺顺阿曲库铵、多库氯铵、米库氯铵的结构特点和用途；拟胆碱药和抗胆碱药的作用机制。

**能力目标**

1. 能够说出拟胆碱药和抗胆碱药的分类及代表药物；
2. 能够根据药物的结构，分析理解其理化性质；
3. 能够理解典型药物的理化性质在药物的制备、检验、配伍及储存中的应用。

乙酰胆碱（Acetylcholine，Ach）在胆碱能神经末梢形成，乙酰辅酶 A 和胆碱在胆碱乙酰化酶催化下形成乙酰胆碱，乙酰胆碱生成后即转运至囊泡储存。当机体中的胆碱能神经兴奋时，其末梢释放神经递质乙酰胆碱，它与胆碱受体结合，使受体兴奋，产生一系列生理反应，产生拟似或拮抗作用。

**知识链接**

**外周神经系统分类**

传出外周神经系统包括传入神经系统和传出神经系统。目前临床使用的外周神经系统药物大部分作用于传出神经系统。当神经冲动到达神经末梢时，末梢释放出的化学传递物质，即递质。神经冲动的传递就是通过递质与一级神经元或效应器上的受体结合后完成的。传出神经按神经末梢释放的递质不同分为胆碱能神经和去甲肾上腺素能神经。

本章重点讨论影响胆碱能神经系统药物。目前临床使用的影响胆碱能神经系统药物按作用机制可分为拟胆碱药和抗胆碱药。

扫码“学一学”

# 第一节　拟胆碱药

拟胆碱药（cholinergic drugs）是一类与乙酰胆碱作用相似的药物。拟胆碱药按作用机制可分为直接作用于胆碱受体的拟胆碱药和胆碱酯酶抑制剂。

拟胆碱药可使心率减慢、瞳孔缩小、血管扩张、胃肠蠕动及分泌增加，临床上用于治疗青光眼、胃肠张力缺乏和尿潴留等疾病。

## 一、作用于胆碱受体的拟胆碱药

作用于胆碱受体的拟胆碱药又称胆碱受体激动剂，通过兴奋胆碱受体，产生类似于乙酰胆碱的作用，属于直接作用的拟胆碱药。乙酰胆碱既是外周也是中枢胆碱能神经的递质，特异地作用于各类胆碱受体，表现为全部的M和N受体兴奋的作用。

**知识链接**

**胆碱受体的类型**

传出神经系统的受体是存在于细胞膜中的一种特殊蛋白质，它能选择性地与一定的递质或药物结合，从而产生一定的效应。受体是按与之结合的递质来命名的。

胆碱受体：能与乙酰胆碱结合的受体，包括毒蕈碱（Muscarine）型受体（简称M受体）和烟碱（Nicotine）型受体（简称N受体）。

M受体兴奋时，出现心脏活动抑制，支气管胃肠平滑肌和膀胱逼尿肌收缩，消化腺分泌增加等。

N受体有$N_1$和$N_2$两种亚型。$N_1$受体兴奋时，自主神经节兴奋，肾上腺释放肾上腺素；$N_2$受体兴奋时，骨骼肌收缩。

胆碱受体激动剂按药物的作用部位及胆碱受体选择性的不同，分为作用于M受体的拟胆碱药（简称M受体激动剂）和作用于N受体的拟胆碱药（简称N受体激动剂）。按来源分为合成的胆碱酯类药物和来自天然产物有效成分的生物碱类药物。

**（一）合成类的胆碱受体激动剂**

乙酰胆碱不能作为治疗药物从体外补充，原因包括：①乙酰胆碱对所有胆碱受体无选择性，作用广泛，导致产生不良反应；②乙酰胆碱化学稳定性较差，在水溶液、胃肠道和血液中均易被水解或被胆碱酯酶催化水解，失去活性；③不易透过血-脑屏障，选择性低。所以针对乙酰胆碱上述缺点，对其进行结构改造，设计开发出了稳定性较高，同时具有较高M受体选择性的胆碱酯类药物。如卡巴胆碱（Carbachol）、氯贝胆碱（Bethanechol Chloride）等。

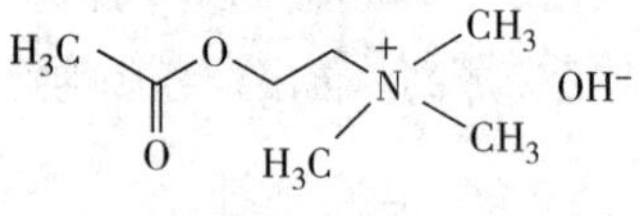

乙酰胆碱

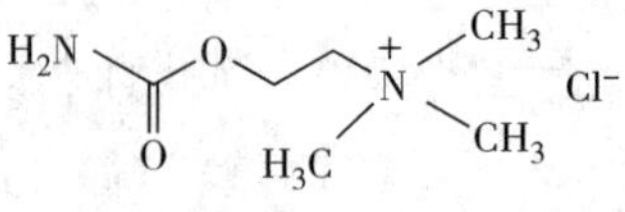

卡巴胆碱

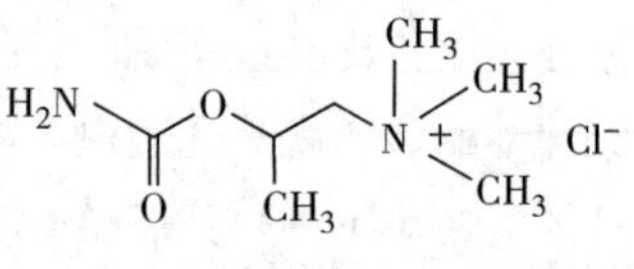

氯贝胆碱

胆碱酯类药物化学结构与乙酰胆碱很相似，仅有两处不同：一是用氨甲酰基代替了乙酰胆碱的乙酰基；二是在季铵氮原子的$\beta$位上，带有一个甲基。此甲基的存在，使M胆碱受体激动作用与乙酰胆碱相同，但N受体激动作用大大减弱，于是成为M胆碱受体激动剂。同时，因为甲基的立体障碍，使酯键对胆碱酯酶的稳定性也有所增强。所以，胆碱酯类药物的化学稳定性和对胆碱酯酶的稳定性都远远高于乙酰胆碱。

氯贝胆碱是选择性M胆碱受体激动剂，尤其对胃肠道和膀胱平滑肌的选择性较高，对心血管系统几乎无影响。临床主要用于手术后腹胀、尿潴留以及其他原因所致的胃肠道或膀胱功能异常。

**（二）生物碱类胆碱受体激动剂**

从植物中提取分离得到的一些生物碱，如毛果芸香碱（Pilocarpine）、毒蕈碱（Muscarine）等，它们的结构虽与乙酰胆碱有较大差别，但都具有拟胆碱作用，均属于M受体激动剂，无N样作用。

## 硝酸毛果芸香碱（Pilocarpine Nitrate）

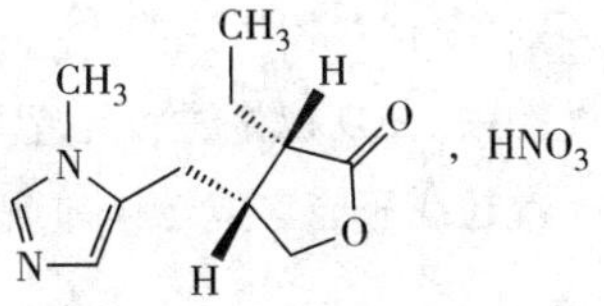

$C_{11}H_{16}N_2O_2 \cdot HNO_3$　271.27

化学名：4-[(1-甲基-1*H*-咪唑-5-基)甲基]-3-乙基二氢-2(3*H*)-呋喃酮硝酸盐。

本品是芸香科植物毛果芸香中提取出的一种生物碱的硝酸盐。本品为无色结晶或白色结晶性粉末；无臭；遇光易变质，应避光密封保存；本品易溶于水，微溶于乙醇，不溶于三氯甲烷或乙醚；熔点为174~178℃，熔融时同时分解；比旋度为+80°~ +83°。

毛果芸香碱含有咪唑环，具有碱性，N-3和N-1的$pK_a$值分别为7.15和12.57。

本品为顺式结构，受热或碱性条件下C-3位发生差向异构化，生成较稳定的异毛果芸香碱。后者的生理活性仅为毛果芸香碱的1/20~1/6。

本品分子中具有羧酸内酯环，在碱性条件下，易水解生成无活性的毛果芸香钠而溶解，pH为4.0~5.5时较稳定。

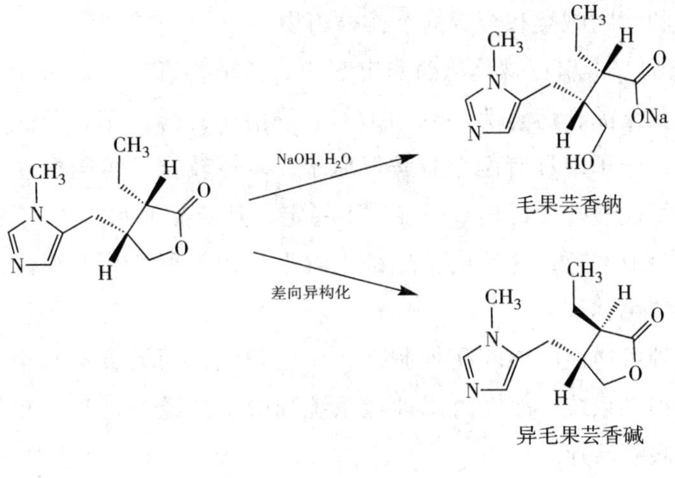

本品具有硝酸盐的特征反应。

本品具有 M 胆碱受体激动作用，促进汗腺、唾液腺的分泌，使瞳孔缩小，眼内压降低。临床用于治疗原发性青光眼。

本品过量可致中毒，出现胆碱能神经过度兴奋症状，可用足量阿托品解救。

## 二、抗胆碱酯酶药及胆碱酯酶复活剂

胆碱能神经系统兴奋时释放出的乙酰胆碱，立即被乙酰胆碱酯酶水解为胆碱和乙酸，失去活性。抗胆碱酯酶药通过抑制胆碱酯酶，使突触处乙酰胆碱浓度增高，增强并延长了乙酰胆碱的作用。抗胆碱酯酶药又称为乙酰胆碱酯酶抑制剂，是一类间接的拟胆碱药。临床上用于治疗重症肌无力、青光眼和阿尔茨海默症等。

**知识链接**

**阿尔茨海默病**

阿尔茨海默病（Alzheimer disease，AD）是慢性进行性中枢神经系统变性病导致的痴呆，是痴呆最常见的病因和最常见的老年期痴呆。AD 以渐进性记忆障碍、认知功能障碍、人格改变以及语言障碍等神经精神症状为特征。常起病于老年或老年前期，多缓慢发病，逐渐进展，以痴呆为主要表现。

随着对阿尔茨海默病病理研究的深入，不仅在已有的乙酰胆碱酯酶抑制剂中开发出治疗抗阿尔茨海默病的新用途，还开发出新的乙酰胆碱酯酶抑制剂，作为抗阿尔茨海默病的新药。如石杉碱甲、氢溴酸加兰他敏等。

### （一）可逆性抗胆碱酯酶药

可逆性抗胆碱酯酶药能与乙酰胆碱竞争胆碱酯酶的活性中心，使胆碱酯酶暂时失活，但因其结合得不牢固，经过一段时间后，胆碱酯酶可恢复活性。该类药物有毒扁豆碱（Physostigmine）、溴新斯的明（Neostigmine Bromide）等。毒扁豆碱是临床上第一个抗胆碱酯酶药。但因其毒性及不良反应大，性质不稳定，易于分解失效，且来源有限，现已少用。后来对毒扁豆碱进行化学结构改造，合成了一些代用品应用于临床。本类药物包括来自于天然产物有效成分的生物碱类和合成的季铵类药物。

**1. 生物碱类药物** 毒扁豆碱是从西非出产的豆科植物毒扁豆的种子中提取的一种生物碱。本品为无色针状结晶，熔点为 106~107℃。易溶于乙醇、苯、乙醚或三氯甲烷。本品属于吲哚类生物碱，分子中具有两个叔胺氮原子，碱性较强，可与酸生成稳定的盐，临床上常用其水杨酸盐及硫酸盐。毒扁豆碱性质不稳定，其结晶或水溶液露置在空气中或遇光、热，即渐变为淡红色或红色，这是由于酯键水解生成毒扁豆酚后，继而迅速被氧化生成红色的醌型结构——依色林红。

毒扁豆碱为一种可逆性胆碱酯酶抑制剂，作用较强，而无直接兴奋 M、N 胆碱受体作用，并可进入中枢神经系统，故对外周神经系统和中枢神经系统都有较强的作用。因其毒性较大，不再用于眼病治疗。

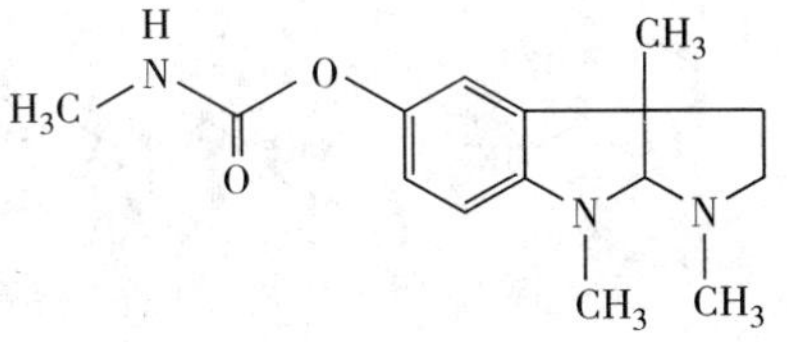

毒扁豆碱

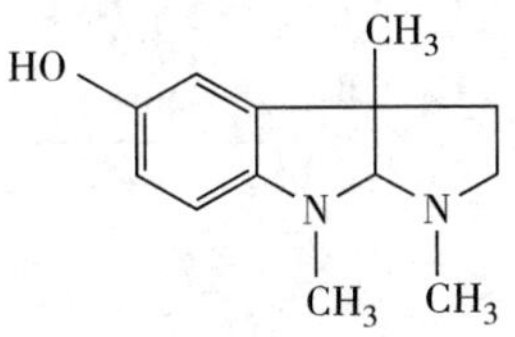

毒扁豆酚

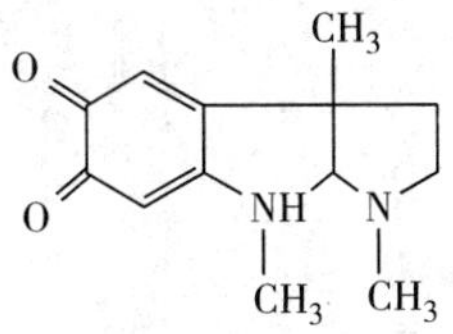

依色林红

**2. 季铵类药物**　在毒扁豆碱的结构改造中发现，叔胺基替换成季铵基，作用增强，还有甲氨基甲酸酯部分是抑制酶活性的必需部分。因此找到了疗效较好的溴新斯的明（Neostigmine Bromide）及其类似物溴吡斯的明（Pyridostigmine Bromide）和苄吡溴铵（Benzpyrinium Bromide）、安贝氯铵（Ambenonium Chloride）等抗胆碱酯酶药，其中两个类似物溴吡斯的明和苄吡溴铵作用更持久。

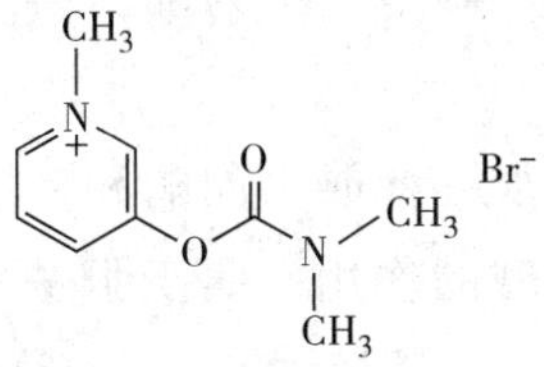

溴吡斯的明

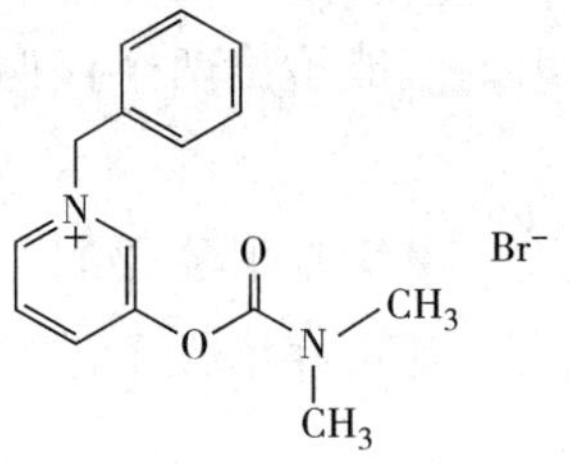

苄吡溴铵

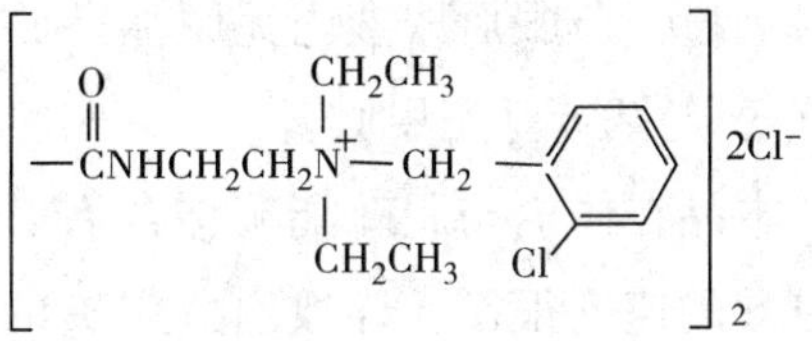

安贝氯铵

## 溴新斯的明（Neostigmine Bromide）

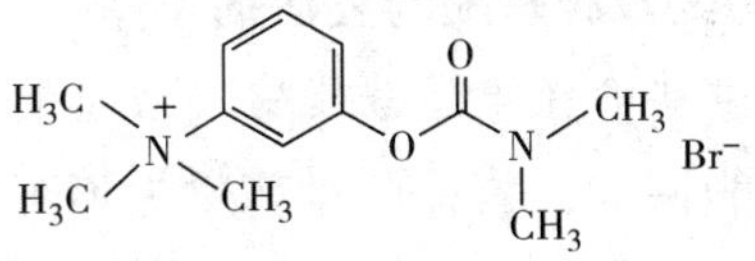

$C_{12}H_{19}BrN_2O_2$　303.20

化学名：溴化-*N*,*N*,*N*-三甲基-3-[（二甲氨基）甲酰氧基]苯胺。

本品为白色结晶性粉末；无臭，无味；极易溶于水，易溶于乙醇或三氯甲烷，几乎不溶于乙醚；水溶液中呈中性；熔点为171~176℃，熔融时同时分解。

本品化学结构由三部分组成，即季铵离子部分、芳环部分及氨基甲酸酯部分。

本品来自于对毒扁豆碱的结构简化，用芳基代替三环结构，且引入季铵离子，一方面增强了与胆碱酯酶的结合，另一方面降低了中枢作用。另外，*N*-甲基氨基甲酸酯不够稳定，易水解而失去活性，*N*-甲基氨基甲酸酯经改变成*N*,*N*-二甲基氨基甲酸酯后则不易水解。

本品具有氨基甲酸酯结构，与氢氧化钠水溶液共热时，酯键可水解生成间二甲氨基苯酚钠和二甲氨基甲酸。间二甲氨基苯酚钠与重氮苯磺酸试液发生偶合反应，生成红色偶氮化合物，二甲氨基甲酸可进一步水解为具有氨臭的二甲胺，并可使湿润的红色石蕊试纸变蓝。

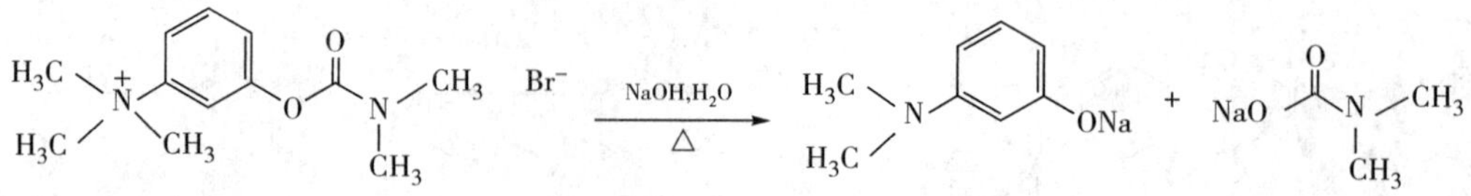

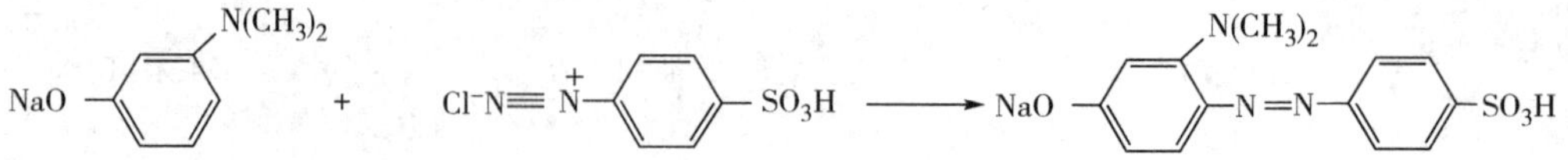

$$(CH_3)_2NCOONa \xrightarrow{NaOH,\ H_2O} (CH_3)_2NH\uparrow + Na_2CO_3$$

本品为溴化物，与硝酸银试液反应，可生成淡黄色凝乳状沉淀；此沉淀微溶于氨试液，而不溶于硝酸。

本品是季铵类化合物，口服后吸收少，在肠内有一部分被破坏，故口服剂量远远大于注射剂量。口服后尿液内无原型药物排出，但能检出两个代谢物，其中一个为酯水解产物溴化 3-羟基苯基三甲胺。

本品在体内与胆碱酯酶结合后，形成二甲氨基甲酰化酶，其水解释放出原酶和二甲氨基甲酸的速度很慢，导致乙酰胆碱的积聚，延长并增强了乙酰胆碱的作用，属于胆碱酯酶可逆性抑制剂。

本品不易透过血-脑屏障，临床常用的溴新斯的明供口服，甲硫酸新斯的明供注射用。本品兴奋骨骼肌作用最强，主要用于重症肌无力的治疗；本品兴奋平滑肌作用强，尤其是胃肠和膀胱平滑肌，用于术后腹气胀和尿潴留；本品可引起心率减慢，传导减慢，用于阵发性室上性心动过速；本品可用于筒箭毒碱过量中毒的解救。

**（二）不可逆性抗胆碱酯酶药及胆碱酯酶复活剂**

不可逆性抗胆碱酯酶药通过共价键与胆碱酯酶（羟基酶）活性中心结合，形成的复合物难以水解，而使酶的活性不能恢复，故称此类药物为不可逆性抗胆碱酯酶药。有机磷酸酯类农药敌敌畏、倍硫磷等，作用机制与不可逆性抗胆碱酯酶药相似。有机磷酸酯的磷原子与乙酰胆碱酯酶活性中心的丝氨酸羟基上的氧原子以共价键方式结合，形成难以水解的磷酰化胆碱酯酶，使胆碱酯酶失活，导致乙酰胆碱在体内大量堆积，引起一系列乙酰胆碱中毒的症状，包括 M 样、N 样及中枢神经系统症状，需及时用胆碱酯酶复活药救治。故不可逆性抗胆碱酯酶药在临床上无使用价值。

**知识链接**

**有机磷酸酯类中毒症状及解救药**

有机磷酸酯类急性中毒分为三种情况：①轻度中毒时，主要为 M 胆碱受体过度兴奋表现，M 样症状主要有瞳孔缩小、视物模糊、流涎、出汗、呼吸困难、恶心、呕吐、腹痛等。②中度中毒时，M 胆碱受体和 N 胆碱受体过度兴奋表现同时存在。N 样症状主要有肌肉震颤、抽搐、重者肌无力甚至呼吸麻痹。③重度中毒时，有 M 胆碱受体和 N 胆碱受体过度兴奋表现并伴有中枢神经系统症状。针对上述有机磷酸酯类急性中毒的三种情况，特异解毒药也分为三类：①胆碱酯酶复活剂碘解磷定和氯解磷定，能恢复胆碱酯酶活性，使胆碱酯酶恢复水解乙酰胆碱的能力，减少乙酰胆碱含量，彻底消除病因与症状。②阿托品，能阻断 M 胆碱受体，消除 M 样症状。③解救有机磷酸酯类中毒需将碘解磷定或氯解磷定与阿托品合用。

羟胺能使磷酰化胆碱酯酶复活，但因为其毒性较大，而且在体内复活作用不强，故未能使用。后来又发现了碘解磷定（Pradidoxime Iodide，PAM-I），碘解磷定是目前应用较广泛的胆碱酯酶复活剂，可用于有机磷农药中毒的解救，但由于碘解磷定为季铵盐，水溶性大，吸收差，不易透过血-脑脊液屏障，故对中枢神经系统的解毒效果不显著。又根据前药原理，设计合成了碘解磷定的前体——前派姆，其在体内易透过血-脑脊液屏障，经生物氧化形成碘解磷定而使胆碱酯酶活化。

$H_2NOH$

羟胺

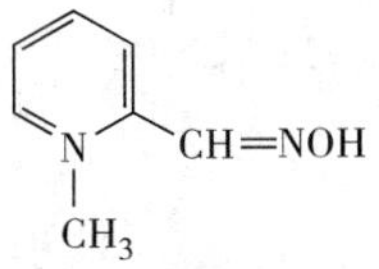

前派姆

## 知识拓展

### 胆碱酯酶复活剂的药物设计

一些有机磷农药和含磷的化学毒气是乙酰胆碱酯酶不可逆的抑制剂。有机磷农药中毒是由于磷酰化乙酰胆碱酯酶水解速度非常慢，比羧酸酯类要慢得多。因此，解毒剂需要的是比水更强的亲核性试剂，进攻邻酰酯键，重新释放出有活性的酶。理想的解毒剂应该对胆碱酯酶有高度选择性和结合能力，并在结构中带有强亲和性基团如羟胺，此基团的位置应与酶中磷酰化丝氨酸残基位置接近。由此人们设计了吡啶甲醛肟季铵盐，设想分子中季铵正离子可以增加对磷酰化酶阴离子部位的亲和性，分子中的肟基中亲核性的氧原子与磷酰化酶的磷原子处于适宜的距离，通过亲核性反应断裂丝氨酸氧原子与磷原子之间的酯键，重新释放出活性的乙酰胆碱酯酶。

## 碘解磷定（Pralidoxime Iodide，PAM-I）

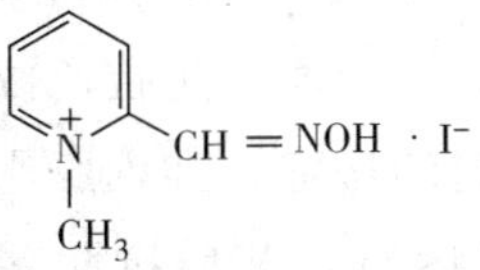

$C_7H_9IN_2O$　264.07

化学名：1-甲基-2-吡啶甲醛肟碘化物。

本品为黄色颗粒状结晶或结晶性粉末；无臭，味苦；遇光易变质；在水或热乙醇中溶解，在乙醇中微溶，在乙醚中不溶；熔点为220~227℃，熔融时同时分解。

本品水溶液不稳定，遇光易缓慢氧化析出碘而使溶液呈黄色，其注射液常加5%葡萄糖作为稳定剂，以防止碘的析出。

本品水溶液在pH 4~5时最稳定，pH偏高或偏低均易促进其水解，温度升高也可加速其水解。不同pH条件下，其分解过程和产物不同。当pH<4时，主要是酸催化水解，生成碘化2-甲酰-1-甲基吡啶和羟胺。当pH>4时，主要是碱催化水解，首先经脱水生成碘化2-氰基-1-甲基吡啶，再转变为碘化2-羟基-1-甲基吡啶，同时分解出有毒的氰离子，经分子重排后形成*N*-甲基吡啶酮-2，因此本品不能与碱性药物合用。

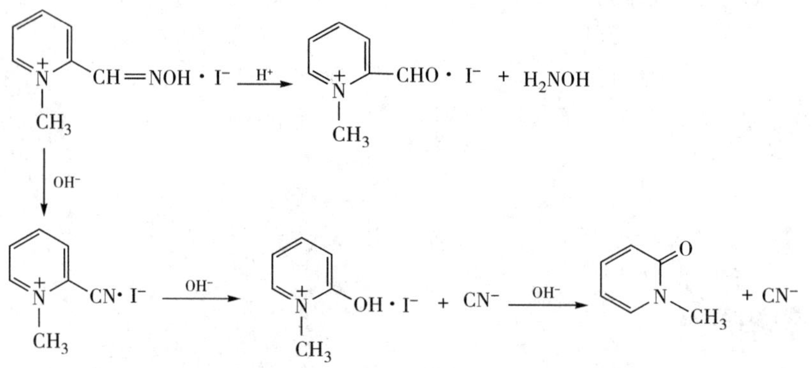

本品属于季铵盐类化合物，可与碘化铋钾试液反应，产生红棕色沉淀。

本品是最早应用的胆碱酯酶复活剂。本品用作有机磷中毒的解毒剂时，要注意：中毒早期用药效果较好，一旦经过数小时，磷酰化酶已“老化”，就难以发挥作用了。此时，胆碱酯酶复活剂不能恢复酶的活性，必须要等待新生的胆碱酯酶出现才有水解乙酰胆碱的能力，因此一旦中毒必须迅速抢救。对不同有机磷化合物作用不同，如对1605、1059、特普、乙硫磷的疗效较好，而对敌敌畏、乐果、敌百虫等效果较差或无效；碘解磷定在体内迅速被水解，维持作用时间短（1.5~2小时），根据病情需反复给药。

一般治疗量时，毒性不大。注射过速可引起眩晕、视力模糊、恶心、呕吐、心动过缓，严重者可发生阵挛性抽搐，甚至抑制呼吸中枢，引起呼吸衰竭。剂量过大，碘解磷定本身也可抑制胆碱酯酶，会加重有机磷酸酯类的中毒程度。

扫码“学一学”

## 第二节　抗胆碱药

抗胆碱药（anticholinergic drugs）是能抑制乙酰胆碱的生物合成或释放，或者与乙酰胆碱受体结合，阻止乙酰胆碱同受体的结合而产生抗乙酰胆碱作用的胆碱受体拮抗剂。主要用于治疗胆碱能神经过度兴奋所引起的病症，如内脏平滑肌绞痛等。抗胆碱药按照其作用部位的不同，通常可分为平滑肌解痉药（节后抗胆碱药）、中枢性抗胆碱药和骨骼肌松弛药。

## 一、平滑肌解痉药

平滑肌解痉药属于M胆碱受体拮抗剂，本类药物可选择性地作用于节后胆碱能神经所支配的效应器上，阻断乙酰胆碱与M胆碱受体的结合，从而竞争性地拮抗乙酰胆碱及各种拟胆碱药的M样作用，具有松弛内脏平滑肌、解除痉挛、抑制腺体分泌、扩大瞳孔、加快心率等作用。这类药物适用于胃肠道痉挛，如胃痛、肠绞痛和肾绞痛等疾病的治疗。最早使用的是以阿托品为代表的颠茄生物碱类，后对阿托品进行结构改造，发展了合成的解痉药和散瞳药。

**（一）颠茄生物碱类**

**1. 概述** 颠茄生物碱类（也称托烷类生物碱）是一类从茄科植物颠茄、曼陀罗、莨菪、东莨菪和唐古特莨菪等植物中提取的生物碱。

在临床上常用的主要有硫酸阿托品（Atropine）、氢溴酸山莨菪碱（Anisodamine Hydrobromide）、氢溴酸东莨菪碱（Scopolamine Hydrobromide）、樟柳碱（Anisodine）、丁溴东莨菪碱（Tiotropium Bromide）、噻托溴铵（Tiotropium Bromide）和异丙托溴铵（Ipratropium Bromide）等。这些药物均为二环氨基醇（也称莨菪醇）和有机酸（亦称莨菪酸或托品酸）组成的酯。

**2. 构效关系**

◎ **考点提示：**莨菪生物碱类解痉药构效关系。

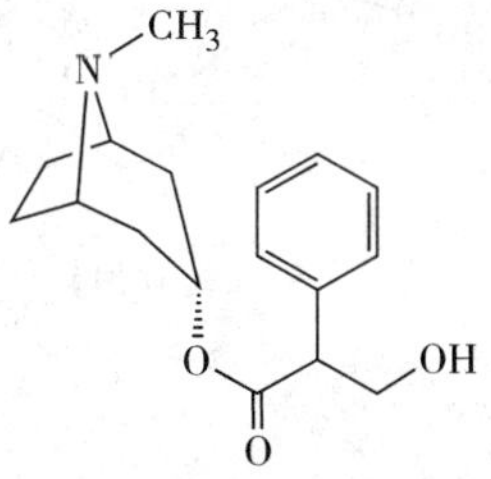

阿托品

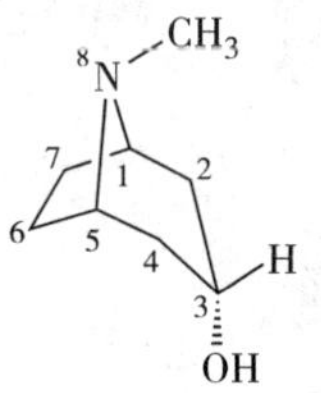

托品醇（椅式构象）

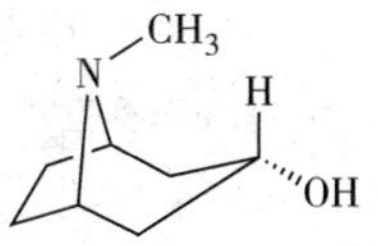

托品醇（船式构象）

（1）本类药物属于酯类化合物。以阿托品为例，其化学结构醇部分为托品醇（亦称莨菪醇），有3个手性碳原子C-1、C-3和C-5，由于内消旋而无旋光性。托品醇有两种稳定构象，分别为椅式构象和船式构象，二者互为平衡。由于船式构象能量稍高于椅式构象，故通常写成椅式构象。

（2）阿托品的酸部分为托品酸（亦称莨菪酸），即α-(羟甲基)-苯乙酸。天然的(-)-托品酸为*S*构型，由(-)-托品酸与托品醇形成的酯称为(-)-莨菪碱。由于托品酸在分离提取过程中极易发生消旋化，得到(-)-莨菪碱的外消旋体，即为阿托品，其抗胆碱活性主要来自*S*-(-)-莨菪碱。虽然*S*-(-)-莨菪碱抗胆碱作用比消旋的阿托品强2倍，但左旋体对中枢神经系统的兴奋作用比右旋体强8~50倍，毒性更大，所以临床上使用更安全，也更易制备外消旋体阿托品。

（3）分子结构中托品醇的6,7位氧桥和6位羟基以及托品酸α位羟基的存在对中枢神经系统作用有重要影响。当6,7位氧桥存在时，可增加分子的亲脂性，使中枢作用增强，而当6位只有羟基存在时，则增加分子的亲水性，使中枢作用减弱。因此，东莨菪碱中枢作用最强，樟柳碱结构中具有氧环和羟基，中枢作用较东莨菪碱和阿托品弱，山莨菪碱中枢作用最弱，即东莨菪碱>阿托品>樟柳碱>山莨菪碱。

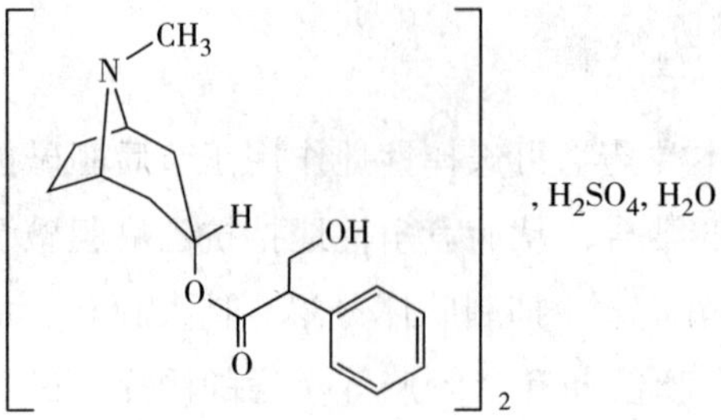

硫酸阿托品

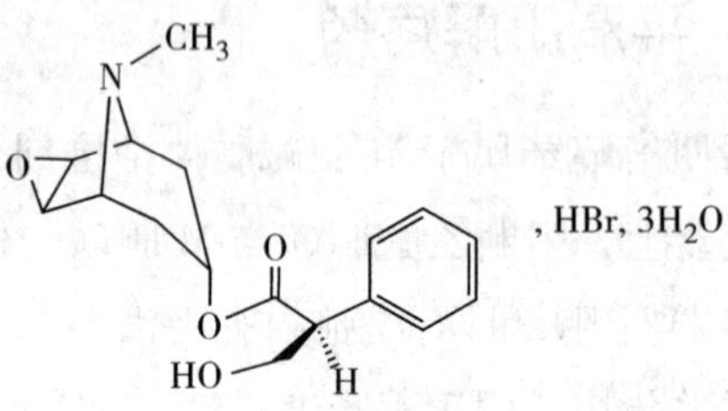

氢溴酸东莨菪碱

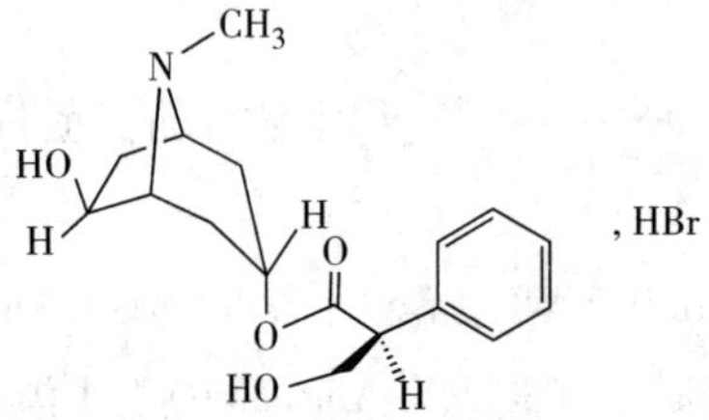

氢溴酸山莨菪碱

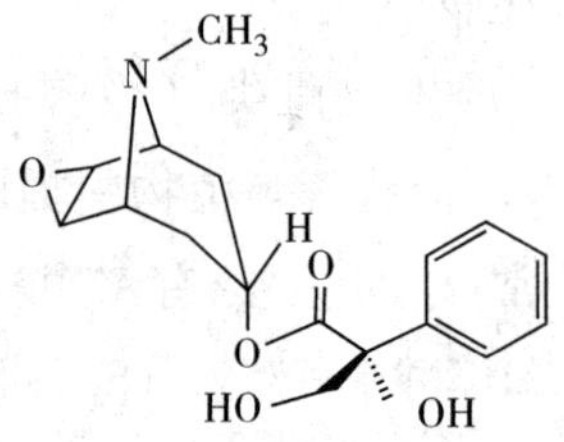

樟柳碱

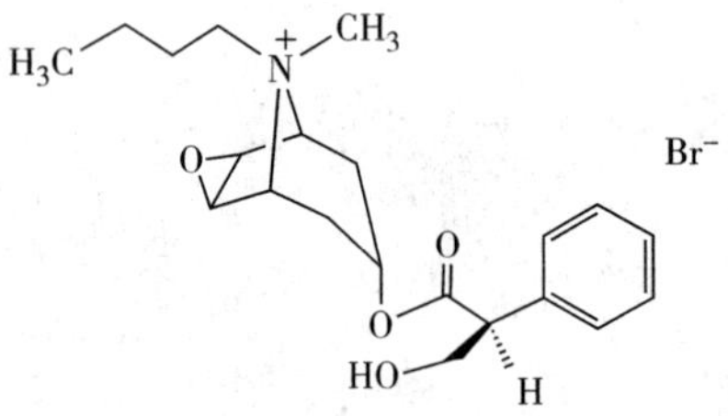

丁溴东莨菪碱

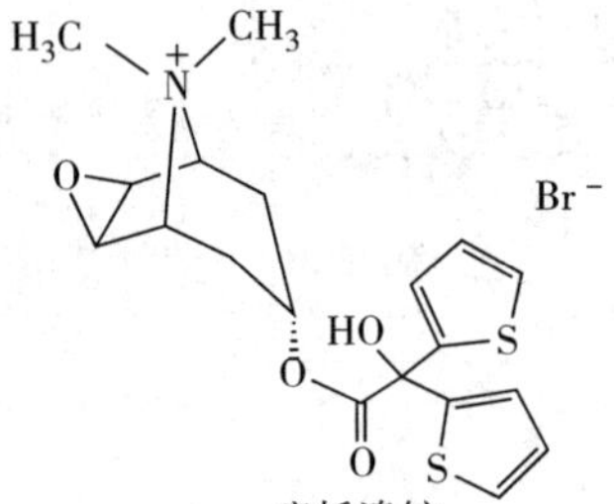

噻托溴铵

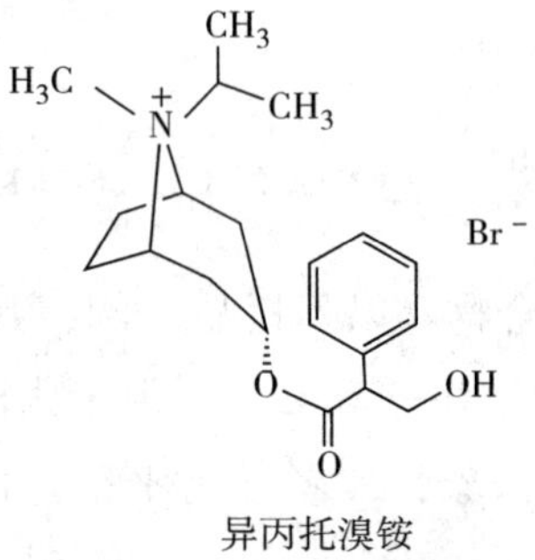

异丙托溴铵

氢溴酸东莨菪碱（Scopolamine Hydrobromide）为茄科植物颠茄、白曼陀罗、莨菪等中提取得到的东莨菪碱的氢溴酸盐。东莨菪碱结构中醇部分为东莨菪醇，与阿托品相比，在6，7位间多一个$\beta$取向的桥氧基团，这使得东莨菪碱的脂溶性增强，易进入中枢神经系统，是莨菪生物碱中对中枢神经系统作用最强的药物。其酸部分为左旋托品酸，因此东莨菪碱具有左旋性，遇稀碱溶液时易发生消旋化。左旋东莨菪碱活性比消旋体大2倍。本品为M胆碱受体拮抗剂，作用与阿托品相似，其散瞳及抑制腺体分泌作用比阿托品强，易于透过血-脑屏障和胎盘。本品与阿托品不同之处为对中枢神经系统有明显的抑制作用。

丁溴东莨菪碱（Tiotropium Bromide）为东莨菪碱季铵化得到的药物，为了降低东莨菪碱对中枢神经系统的作用，在其东莨菪醇氮原子上引入烷基，成为季铵离子，使其难以进入中枢，成为外周抗胆碱药。本品对肠道平滑肌的解痉作用较阿托品强，能选择性地缓解胃肠道、胆道及泌尿道平滑肌的痉挛和抑制其蠕动。临床用于各种病因引起的胃肠道痉挛、胆绞痛和肾绞痛。

氢溴酸山莨菪碱（Anisodamine Hydrobromide）是山莨菪醇与托品酸结合的酯，是我国研究者从唐古特山莨菪根中分离出的一种莨菪烷类的生物碱。其氢溴酸盐代号654，天然品为左旋体，称654-1；合成品为外消旋体，称654-2，不良反应较天然品略大。山莨菪碱结构中醇部分为山莨菪醇，与阿托品相比，在6位多了一个$\beta$取向的羟基，这使得山莨菪碱分子的极性增强，难于透过血-脑屏障，中枢作用很弱。该药为M胆碱受体拮抗剂，作用强度与阿托品相似或稍弱，可使平滑肌松弛，并能解除血管痉挛，同时有镇痛作用，但扩瞳和抑制腺体分泌的作用较弱。本品极少引起中枢兴奋症状。临床用于抢救感染性、中毒性休克，治疗血栓、各种神经痛以及平滑肌痉挛等疾病。

噻托溴铵（Tiotropium Bromide）是将东莨菪碱季铵化，并将其莨菪酸改造为二噻酚羟基乙酸而衍生出的药物。作用与异丙托溴铵相似，松弛支气管平滑肌作用较强，可延长支气管扩张。临床用于可逆性气道阻塞的维持治疗和慢性阻塞性肺疾病。干粉吸入本品从肺吸收，生物利用度约为20%，大量以原型经尿排出。

异丙托溴铵（Ipratropium Bromide）是将阿托品季铵化得到的盐，因难以通过血-脑屏障，而不能进入中枢神经系统，不呈现中枢作用。本品松弛支气管平滑肌作用较强，对腺体和心血管系统的作用较弱。本品为季铵盐，口服不易吸收。制成气雾剂，吸入后5分钟左右起效，30~60分钟达峰值，维持时间4~6小时。临床用于防治支气管哮喘和喘息型慢性支气管炎。鼻内给药也用于伴随鼻溢的鼻炎。

**知识链接**

**颠茄与莨菪碱**

颠茄，学名Atropa belladonna，是一种茄科多年生草本植物。植物分类学家林奈根据它的毒性将其命名为“Atropa belladonna”。Atropa是希腊主管人生死的命运三女神之一，其毒性很大。据说古代意大利姑娘爱用颠茄植物的提取液滴眼，引起瞳孔放大而显得漂亮，因此而得到belladonna这个俗称，意为“漂亮女人”。颠茄中毒症状表现为瞳孔放大、对光敏感、视力模糊、头痛、神志不清和抽搐。19世纪，欧洲科学家从颠茄根中提取分离出莨菪碱等生物碱，具有镇静、麻醉、止痛、解痉、减少腺体分泌及扩大瞳孔等抗胆碱作用。

## 硫酸阿托品（Atropine Sulfate）

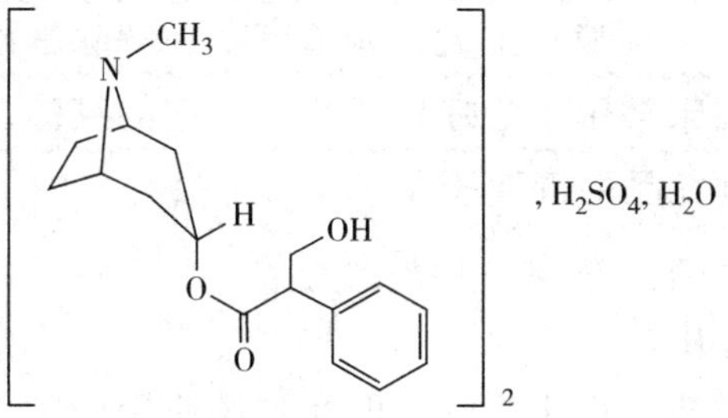

$(C_{17}H_{23}NO_3)_2 \cdot H_2SO_4 \cdot H_2O$　694.84

化学名：α-(羟甲基)苯乙酸-8-甲基-8-氮杂双环[3.2.1]-3-辛酯硫酸盐水合物。

本品为无色结晶或白色结晶性粉末；含1分子结晶水，无臭，味苦；极易溶于水，易溶于乙醇，难溶于三氯甲烷、丙酮和乙醚；熔点为190~194℃，熔融时同时分解。

本品为外消旋体，是由莨菪醇和消旋莨菪酸结合成的酯。其分子内虽有4个手性碳原子，但其莨菪醇部分3个手性碳原子因有对称因素而无光学活性，莨菪酸部分1个手性碳原子也易消旋化。这种变旋作用，不仅使其效价稳定，而且也使毒性降低。

阿托品具有叔胺结构，碱性较强，$pK_b=4.35$，在水溶液中能使酚酞呈红色，可与硫酸形成稳定的中性盐，硫酸阿托品在水溶液呈中性。本品遇碱性药物（如硼砂）引起分解，故不能与碱性药物合用。

本品结构中含有酯键，在弱酸性、近中性条件下较稳定，pH 3.5~4.0最稳定，在碱性溶液中易水解，生成莨菪醇和消旋莨菪酸（亦称托品酸）。因此，在制备注射液时，应注意调整溶液的pH，加入适量氯化钠作为稳定剂，采用中性硬质玻璃安瓿，注意灭菌温度。

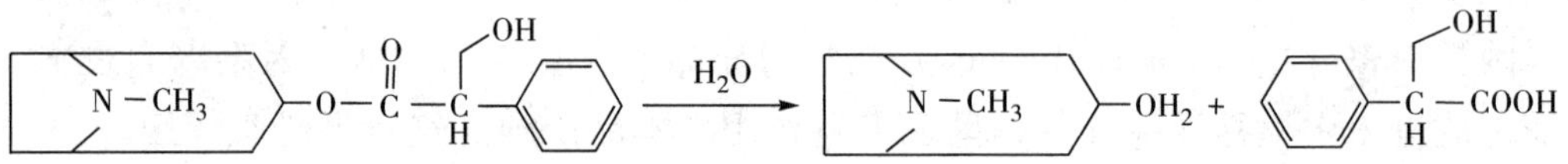

阿托品与发烟硝酸共热，生成的莨菪酸发生硝基化反应，生成三硝基衍生物；再加入氢氧化钾的醇溶液和一小粒固体氢氧化钾，分子内双键重排，初显紫堇色，继而变为暗红色，最后颜色消失。此反应称维他立（Vitali）反应，为莨菪酸的专属鉴别反应。东莨菪碱、山莨菪碱等颠茄生物碱由于结构中均含有莨菪酸，亦可发生此反应。

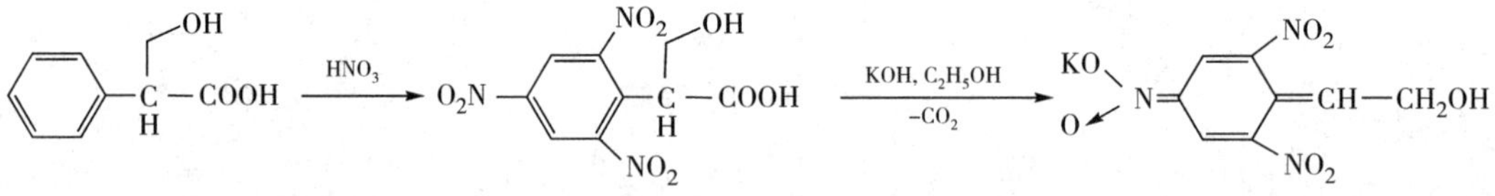

阿托品碱性较强，与氯化汞作用，可析出黄色氧化汞沉淀，加热后转变成白色，而碱性弱的东莨菪碱无此反应，可用以区别。

$$C_{17}H_{23}NO_3+HgCl_2+H_2O \longrightarrow HgO\downarrow +C_{17}H_{23}NO_3\cdot HCl$$

阿托品亦能与多种生物碱显色剂及沉淀试剂反应。

本品的水溶液显硫酸盐的鉴别反应。

阿托品易从肠道和眼结膜吸收，广泛分布于全身，可透过胎盘与血-脑屏障。清除迅速，半衰期约为2小时，60%以原型、40%以代谢物从尿液中排泄。

本品具有外周及中枢M胆碱受体拮抗作用，但对$M_1$和$M_2$受体缺乏选择性，随剂量的增加，依次出现腺体分泌减少，瞳孔扩大，调节麻痹，解除平滑肌痉挛，心率加快，大剂量则出现中枢兴奋作用。临床常用于治疗胃肠痉挛引起的绞痛、眼科诊疗，也可用于有机磷中毒和麻醉前给药等。阿托品的毒性较大。

◎ **考点提示：**阿托品的结构特征与临床应用。

### （二）阿托品的合成代用品

阿托品等莨菪生物碱类药理作用广泛，但在临床应用中常引起口干、视物模糊、心悸等不良反应；故对阿托品化学结构进行改造，目的在于寻找选择性高、作用强、毒性低及具有新适应证的新型合成类抗胆碱药。

剖析阿托品的化学结构可发现，莨菪醇部分为氨基醇结构，与乙酰胆碱相似，被认为是“药效基本结构”。托品酸部分带有苯基，这是与乙酰胆碱不同的关键所在。显然酰基上的大基团对阻断 M 胆碱受体功能十分重要。由此，设计合成了多种季铵类或叔胺类的 M 胆碱受体拮抗剂，它们的分子结构具有某些共同特征，即分子一端有正离子基团，另一端为较大的环状基团，二者被一个一定长度的结构片段连接起来，分子中特定位置上存在羟基。这些药物的结构通式如下。

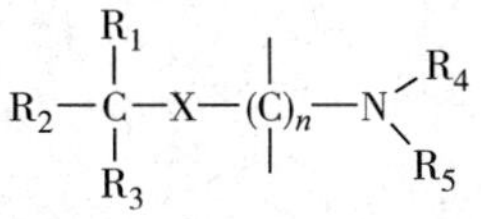

叔胺类M胆碱受体拮抗剂

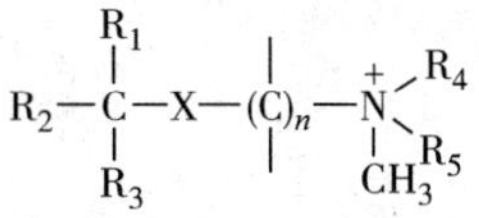

季铵类M胆碱受体拮抗剂

式中 $R_1$ 和 $R_2$ 通常为较大基团，如碳环或杂环时活性较强，尤其两个环不一样时活性更好。$R_1$ 和 $R_2$ 也可以稠合成三元氧蒽环，如溴丙胺太林。$R_3$ 为 H、OH、$CH_2OH$ 或 $CONH_2$，大多数强效 M 胆碱受体拮抗剂的 $R_3$ 为 OH。$R_4$ 和 $R_5$ 通常以甲基、乙基或环丙基等较小的烷基为好，也可形成杂环。最强的抗胆碱药结构中 $n=2$，通常碳链长度为2~4 个碳原子。

大多数合成抗胆碱药结构中 X 是酯键—COO—，即氨基醇酯类。X 也可以是—O—，即为氨基醚类。将 X 去掉则为氨基醇类。将 X 去掉且 $R_3$ 为 H，则为氨基酚类。当 X 是酰胺或将 X 去掉且 $R_3$ 为甲酰胺时，即为氨基酰胺类。

**1. 合成扩瞳药**　在分析阿托品结构的基础上，又合成了许多作用专属性较强的药物，如后马托品（Homatropine），不良反应少，不抑制腺体分泌，但本药的扩瞳作用及调节麻痹作用的持续时间比阿托品短，调节麻痹的作用也不如阿托品完全。

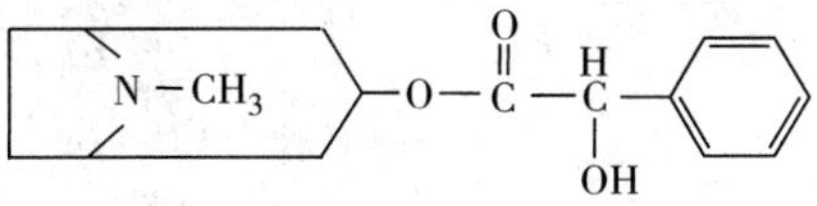

后马托品

**2. 合成解痉药**　阿托品的酰基部分取代基较大，大取代基对阻断 M 胆碱受体功能十分重要。根据这一思想合成了多种叔胺类和季铵类抗胆碱药。

叔胺类解痉药如贝那替嗪（Benactyzine）、阿地芬宁（Adiphenine）（解痉素）、硫酸氨戊山胺（Aminopentamide Sulfate）等，其解痉作用明显，而抑制胃液分泌作用减弱。

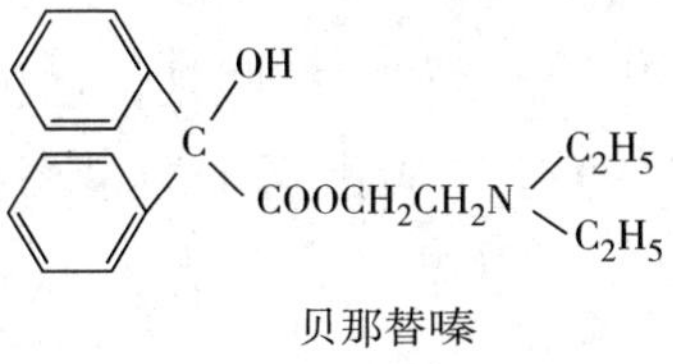

贝那替嗪

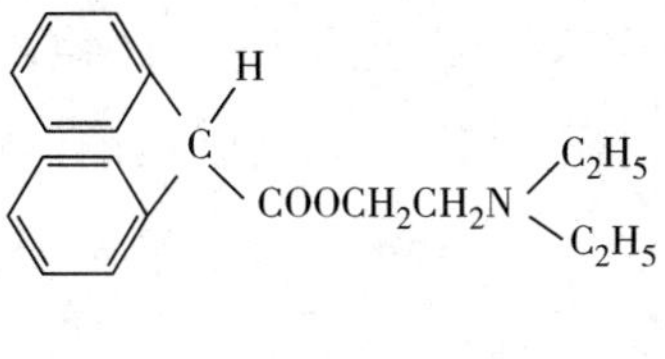

阿地芬宁

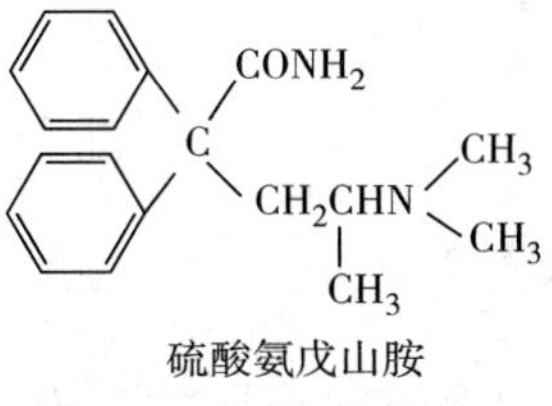

硫酸氨戊山胺

## 硫酸氨戊山胺（Aminopentamide Sulfate）

将叔胺类解痉药进行季铵化，季铵类药物不易透过血-脑屏障，因此对中枢不良反应减少。该类药物对胃肠道平滑肌的解痉作用较强，并具有不同程度的神经节阻断作用，临床主要用于胃及十二指肠溃疡、胃炎等。如溴甲贝那替秦（Benactyzine Methobromide）、奥芬溴铵（Oxyphenonium）、溴甲胺太林（Methantheline Bromide）及溴丙胺太林（Propantheline Bromide，普鲁本辛）等。

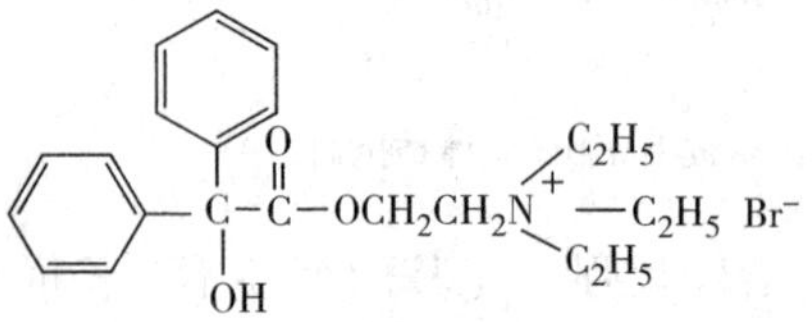

溴甲贝那替秦

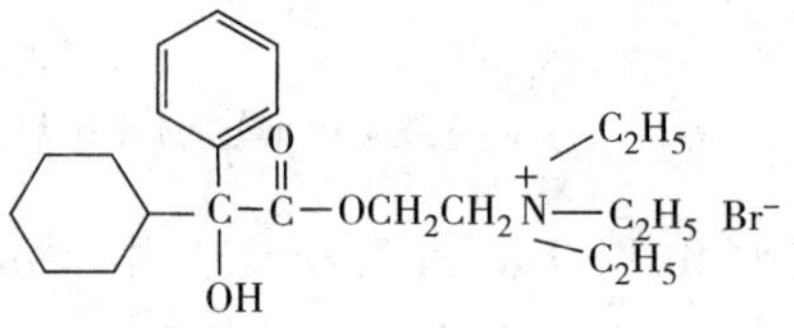

奥芬溴铵

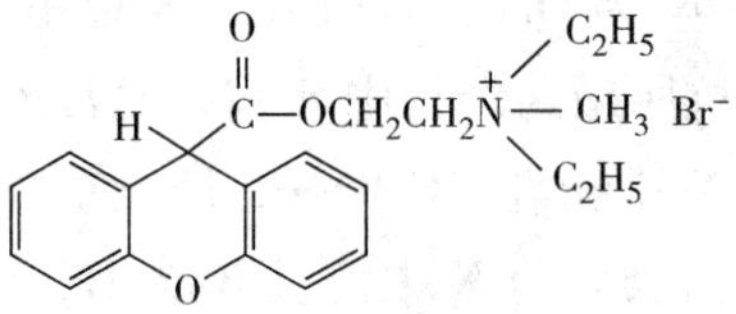

溴甲胺太林

## 溴丙胺太林（Propantheline Bromide）

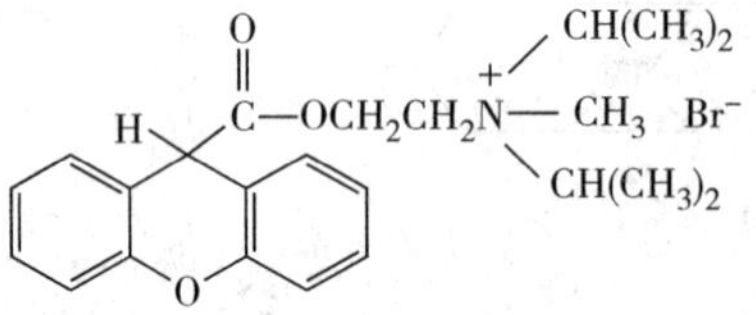

$C_{23}H_{30}BrNO_3$　448.40

化学名：溴化 *N*-甲基-*N*-(1-甲基乙基)-*N*-[2-(9*H*-呫吨-9-甲酰氧基)乙基]-2-丙铵，曾用名普鲁本辛。

本品为白色或类白色结晶性粉末；无臭，味极苦；微有引湿性；易溶于水、乙醇或三氯甲烷，不溶于乙醚；熔点为 157～164℃，熔融时同时分解。

本品分子中含有酯键，与氢氧化钠试液煮沸则水解生成呫吨酸钠，用稀盐酸中和，析出呫吨酸固体，经稀乙醇重结晶，熔点为 213～219℃。呫吨酸遇硫酸呈亮黄色或橙黄色，并微显绿色荧光。

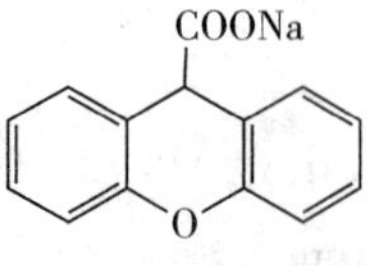

呫吨酸钠

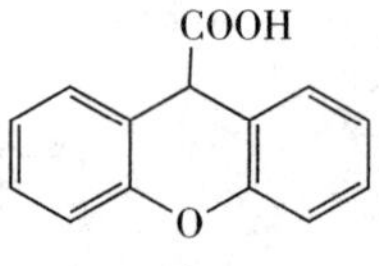

呫吨酸

本品为季铵类抗胆碱药，在胃肠道吸收不完全，吸收前在小肠处充分代谢。具有较强的外周抗胆碱药作用，特点是对胃肠道平滑肌有选择性，主要用于胃肠道痉挛和胃及十二指肠溃疡的治疗，也可用于胃炎、胰腺炎、胆汁排泄障碍、尿失禁、多尿症等。不良反应类似阿托品，有口干、视物模糊、尿潴留等，中毒量时可因阻断神经-肌肉接头而导致呼吸肌麻痹。

◎ **考点提示**：溴丙胺太林的结构特征与临床应用。

## 二、中枢性抗胆碱药

研究表明，中枢的多巴胺含量减少，而乙酰胆碱含量增多时，可引起帕金森病。最早用于治疗帕金森病的药物为阿托品、东莨菪碱及其他颠茄生物碱。在对其合成代用品的研究中，又发现了疗效较好、中枢作用选择性较高、毒性及不良反应少的抗胆碱药，如盐酸丙环定（Procyclidine Hydrochloride）、盐酸苯海索（Benzhexol Hydrochloride）等。

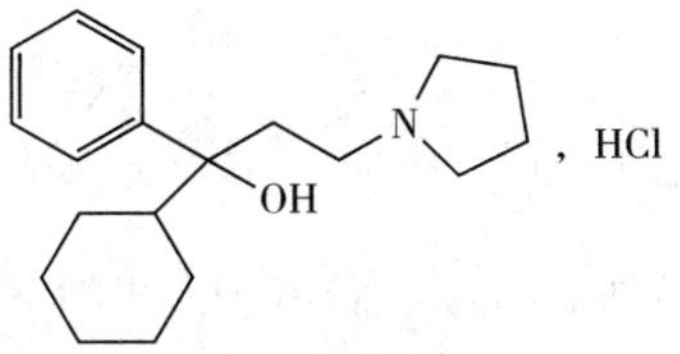


盐酸丙环定

### 盐酸苯海索（Benzhexol Hydrochloride）

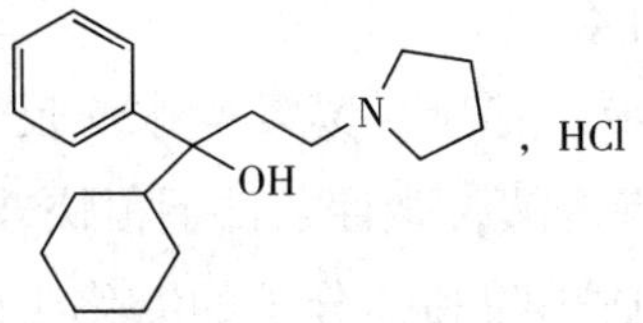


$C_{20}H_{31}NO \cdot HCl$　337.93

化学名：$\alpha$-环己基-$\alpha$-苯基-1-哌啶丙醇盐酸盐，曾用名安坦。

本品为白色轻质结晶性粉末；无臭，味微苦，有刺痛麻痹感；易溶于甲醇、乙醇和三氯甲烷，微溶于水；熔点为250~256℃，熔融时同时分解。

本品溶解在温热的乙醇中后，滴加氢氧化钠试液至遇石蕊试纸显红色，析出的苯海索沉淀，用乙醇重结晶，熔点为112~116℃。

本品遇苦味酸试液，即生成黄色沉淀；遇碘化铋钾试液，生成橙红色沉淀。

本品水溶液显氯化物的鉴别反应。

本品为中枢性M胆碱受体拮抗剂，外周作用较弱，临床主要用于治疗帕金森病，也可用于斜颈、颜面痉挛与控制多动症。

## 三、骨骼肌松弛药

骨骼肌松弛药与骨骼肌神经肌肉接头处的运动终板膜上的$N_2$胆碱受体结合，阻断神经冲动在神经肌肉接头处的传递，导致骨骼肌松弛，便于在较浅的麻醉下进行外科手术，又称为肌肉松弛药（肌松药）。骨骼肌松弛药按照作用机制可分为去极化型骨骼肌松弛药和非去极化型骨骼肌松弛药。

**（一）去极化型骨骼肌松弛药**

去极化型骨骼肌松弛药与 $N_2$胆碱受体结合并激动受体，使终板膜及邻近肌细胞膜长时间去极化，阻断神经冲动的传递，导致骨骼肌松弛。由于多数去极化型肌松药不易被乙酰胆碱酯酶分解破坏，其作用类似过量的乙酰胆碱长时间作用于受体，因此本类药物过量时，不能用抗胆碱酯酶药解救，此缺点妨碍了去极化型骨骼肌松弛药在临床上的应用。但本类药物中的氯化琥珀胆碱，因起效快，且易被血浆中的胆碱酯酶水解失活，持续时间短，易于控制，尚在临床上使用。

## 氯化琥珀胆碱（Suxamethonium Chloride）

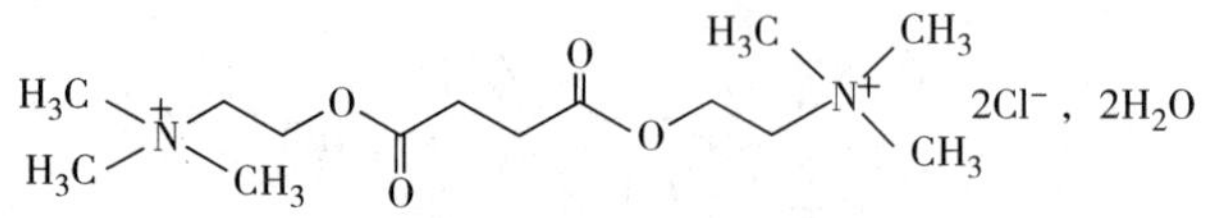

$C_{14}H_{30}Cl_2N_2O_4 \cdot 2H_2O$　397.34

化学名：二氯化 2,2′-[(1,4-二氧代-124-亚丁基)双(氧)]双[*N*,*N*,*N*-三甲基乙铵]二水合物。

本品为白色或几乎白色的结晶性粉末；无臭，味咸，有引湿性；本品极易溶于水，微溶于乙醇或三氯甲烷，不溶于乙醚；熔点为 157~163℃。

本品水溶液呈酸性，pH 约为 4。

本品分子中含有酯键，水溶液不稳定，易发生水解反应，pH 和温度是主要影响因素。pH 3~5 时较稳定，pH 7.4 时缓慢水解，碱性条件下很快被水解。此外，温度升高，水解速度也加快。水解产物为 1 分子的琥珀酸和 2 分子的氯化胆碱。本品的注射液用丙二醇作溶剂，稳定性比较好。本品在生产过程中或储存过久，可能带入或产生胆碱、琥珀酸、琥珀酸单酯等杂质，《中国药典》规定检查其限量。

本品经注射给药后，在血浆中迅速被血浆胆碱酯酶水解。先生成1分子胆碱和1分子琥珀酸的单胆碱酯，后者缓缓分解成胆碱和琥珀酸。很少以氯化琥珀胆碱的分子形式从尿中排泄。

本品为去极化型外周骨骼肌松弛药，松弛作用产生迅速（1 分钟），持续时间短（5 分钟），易于控制，不良反应小。临床作为全身麻醉的辅助药，但大剂量时可引起呼吸肌麻痹，而且不能用抗胆碱酯酶药对抗，如新斯的明，因为新斯的明抑制胆碱酯酶，从而加强和延长琥珀胆碱的作用。本品不能与碱性药物如硫喷妥钠等合用。

**（二）非去极化型骨骼肌松弛药**

非去极化型骨骼肌松弛药又称为竞争性肌松药，其和乙酰胆碱竞争，与 $N_2$胆碱受体结合，不能激活受体，但可阻断乙酰胆碱与 $N_2$胆碱受体的结合，使骨骼肌松弛。当给予抗胆碱酯酶药后，随着终板膜处乙酰胆碱水平增高，可以使神经肌肉阻断作用逆转，在使用中容易控制，比较安全，临床用骨骼肌松弛药多为此类。

多数非去极化型骨骼肌松弛药均具有复杂的化学结构，但都有两个具有一定空间结构的氮原子（多数为双季铵），且多数情况下氮原子处在杂环体系中。早期用于临床的是生物碱类骨骼肌松弛药，如氯化筒箭毒碱（tubocurarine chloride），氯化筒箭毒碱是从南美洲防己科植物中提取出的最早应用于临床的骨骼肌松弛药，静脉注射后依次松弛眼与头部、颈部、四肢、躯干、肋间及膈肌，大剂量也可阻断神经节及促进组胺释放。广泛用于骨骼肌松弛及辅助麻醉。过量中毒可用新斯的明解救。近年来发展的四氢异喹啉类及甾烷类骨骼肌松弛药目前应用更为广泛。

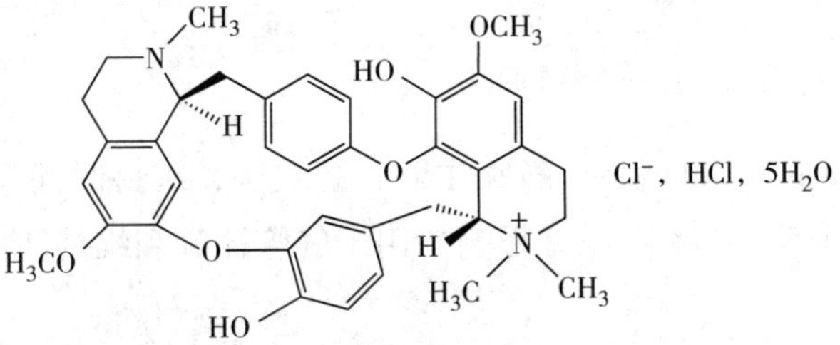


氯化筒箭毒碱

**1. 四氢异喹啉类 N 胆碱受体拮抗剂** 根据对生物碱类骨骼肌松弛药结构的剖析，从加速药物代谢的角度，设计合成了以苯磺酸顺阿曲库铵为代表的四氢异喹啉类神经肌肉阻断剂。

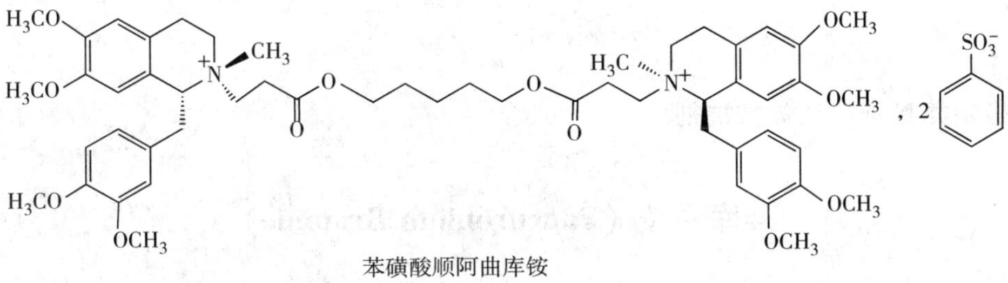


苯磺酸顺阿曲库铵

苯磺顺阿曲库铵（Cisatracurium Besilate）是在对筒箭毒碱的结构改造中得到的对称的1-苄基四氢异喹啉类药物，是一种新的双季铵类肌肉松弛药，主要为全身麻醉辅助药。在其季铵氮原子的$\beta$位上有吸电子基团，使其在体内生理条件下可以发生非酶性 Hofmann 消除反应，以及非特异性血浆酯酶催化的酯水解反应，快速代谢失活，避免了酶催化的代谢过程。

苯磺顺阿曲库铵的非去极化型肌松作用强度为氯化筒箭毒碱的 1.5 倍，起效快，维持时间短，是比较安全的肌松药。阿曲库铵分子结构中有 4 个手性中心，理论上存在 16 个旋光异构体。由于分子的对称因素，实际的异构体数目减少。苯磺阿曲库铵使用的是各异构体的混合物。这些异构体中，以 1*R*-*cis*，1′*R*-*cis* 异构体（即苯磺顺阿曲库铵）的活性最强，为苯磺阿曲库铵的 3 倍，无引起组胺释放和心血管不良反应，已用于临床。

在制备和储存苯磺阿曲库铵注射液时，应注意 pH 和温度对稳定性的影响，Hofmann 消除和酯水解均被碱催化，而酯水解也被酸催化，因此 pH 3.5 时最稳定。温度低时水解速度降低，所以制备注射液时应控制在 pH 3.5，并在 2~8℃储存。

多库氯铵（Doxacurium Chloride）静脉注射后，在尿液和胆汁中主要以原型排出。起效稍慢，维持时间长，为一长效药物。用于气管内插管和外科手术全身麻醉期间提供肌肉松弛。

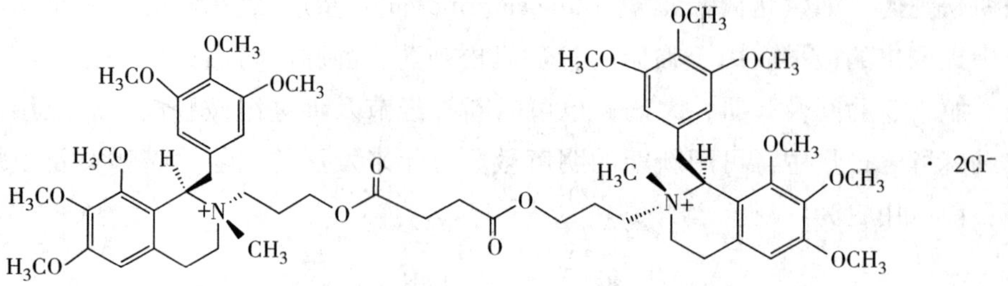

多库氯铵

米库氯铵（Mivacurium Chloride）静脉注射后起效快，维持时间短，为一短效药物。促组胺释放作用较小，对颅内压和眼压无影响。用于气管插管和维持肌肉松弛。

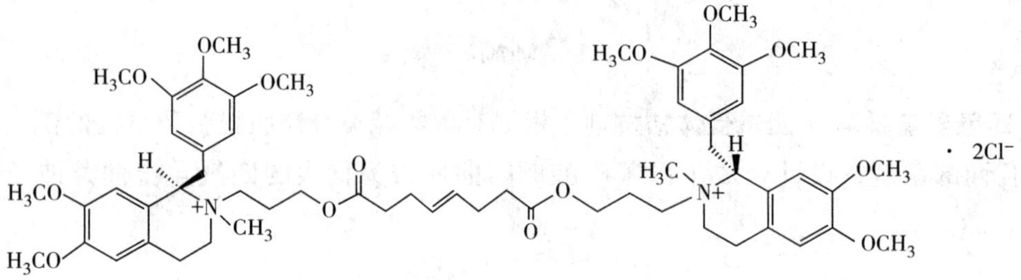

米库氯铵

**2. 甾烷类 N 胆碱受体拮抗剂**

## 泮库溴铵（Pancuronium Bromide）

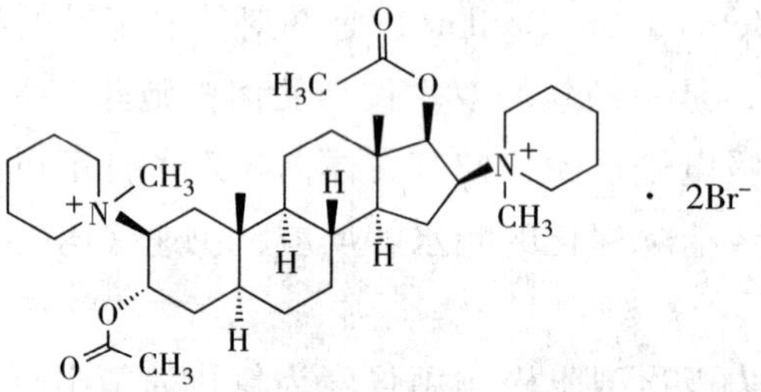

$C_{35}H_{60}Br_2N_2O_4$　732.68

化学名：1,1′-[3α,17β-双-(乙酰氧基)-5α-雄甾烷-2β,16β-二基]双-[1-甲基哌啶鎓]二溴化物。

本品为白色或近白色结晶或结晶性粉末；无臭，味苦，有引湿性；易溶于水(1∶1)，能溶于乙醇（1∶5）、三氯甲烷（1∶5）和二氯甲烷（1∶4），几乎不溶于乙醚；熔点为213~218℃。

本品水溶液呈右旋。

本品是由天然发现的具有雄甾烷母核的季铵生物碱，经结构改造而得。在其结构中 A 环和 D 环部分，各存在一个乙酰胆碱的结构片段，属于双季铵结构的肌松药。本品虽为雄甾烷衍生物，却无雄激素作用。

本品在体内 20% 经肝代谢，40% 由肾排出，40% 由胆汁排泄。肝脏主要代谢产物为 3-

脱乙酰基物及少量17-脱乙酰基物和3,17-双脱乙酰基物。3-脱乙酰基物可在体内积累引起麻痹作用延长。用药后有轻度心悸和血压升高。肾功能不全者需减量。

本品作用为氯化筒箭毒碱的5~6倍，起效时间2分钟，持续时间45~60分钟与氯化筒箭毒碱相似，无神经节阻滞作用，不促进组胺释放，治疗剂量时对心血管系统影响较小。

本品为大手术辅助药的首选药物。

◎ **考点提示：**泮库溴铵的结构特征与临床应用。

## 知识拓展

### 骨骼肌松弛药的发展

最早应用于临床的骨骼肌松弛药是从南美洲产防己科植物中提取分离出的有效成分右旋氯化筒箭毒碱，当时广泛用于骨骼肌松弛药及辅助麻醉。

20世纪70年代以来，先后发现了一些具有肌肉松弛作用的药物，如碘化二甲基粉防己碱（汉肌松）等，临床上将其作为辅助麻醉药。

由于植物资源有限，且氯化筒箭毒碱有一些不良反应，对该类药物代用品的研究便取得了较大的进展。1948年在分析氯化筒箭毒碱的基础上，合成了一类结构较简单的双季铵化合物。该类药物构效关系的研究表明，其药理作用取决于两个季铵离子的距离，只有间隔9~12个原子时，呈筒箭毒碱作用强，如十烃溴铵，是临床常用的肌松药。

后又发现可用氧原子或硫原子代替双季铵盐碳链中亚甲基，获得了一些有效的合成肌肉松弛药，如氯化琥珀胆碱。

通过对胆碱酚醚的研究发现了戈拉碘铵（弛肌碘），对十甲季铵的结构改造后，获得了肌安松，可作为麻醉时的辅助药。当季铵以杂环结构取代时，得到泮库溴铵，具有起效快、维持时间长的特点，是大手术辅助药的首选药物。

## 目标检测

扫码“练一练”

### 一、A型题（单项选择题）

1. 对溴新斯的明的描述错误的是（　　）
   A. 属于季铵碱，碱性较强　B. 显溴化物的鉴别反应
   C. 与氢氧化钠共热时可发生水解反应　D. 口服剂量应小于注射剂量
   E. 临床用于重症肌无力、术后腹气胀及尿潴留等治疗
2. 阿托品是（　　）
   A. 东莨菪醇和莨菪酸结合成的酯　B. 莨菪醇和莨菪酸结合成的酯
   C. 莨菪醇和消旋莨菪酸结合成的酯　D. 山莨菪醇和莨菪酸结合成的酯
   E. 东莨菪醇和樟柳酸结合成的酯
3. 阿托品在碱性水溶液中易被水解，这是因为化学结构中含有（　　）
   A. 酰胺键　B. 内酯键　C. 酰亚胺键
   D. 酯键　E. 内酰胺键

4. 氯化琥珀胆碱不符合哪种性质（　　）

A. 极易溶于水

B. 具有酯键，水溶液不稳定，易发生水解反应

C. 注射液通常用丙二醇作溶液

D. 能与碱性药物合用

E. 骨骼肌松弛药

5. 与硝酸毛果芸香碱不符的是（　　）

A. 为一种生物碱

B. 为乙酰胆碱酯酶抑制剂

C. 结构中有两个手性中心

D. 为M胆碱受体激动剂

E. 含有五元内酯环和咪唑环结构

6. 具有雄甾烷母核的药物是（　　）

A. 苯磺酸顺阿曲库铵

B. 泮库溴铵

C. 硫酸阿托品

D. 溴丙胺太林

E. 氯化琥珀胆碱

7. 注射用新斯的明是其（　　）

A. 盐酸盐　B. 氢溴酸盐　C. 硫酸盐

D. 甲硫酸盐　E. 硝酸盐

8. 可直接作用于M胆碱受体并产生激动作用的药物是（　　）

A. 氯化琥珀胆碱　B. 硫酸阿托品　C. 毛果芸香碱

D. 东莨菪碱　E. 山莨菪碱

9. 下列哪个药物适用于重症肌无力的治疗（　　）

A. 溴新斯的明　B. 硫酸阿托品　C. 毛果芸香碱

D. 东莨菪碱　E. 山莨菪碱

10. 具有莨菪酸结构的特征定性反应是（　　）

A. 重氮化-偶合反应

B. 三氯化铁试液显色反应

C. 坂口反应

D. Vitali 反应

E. 水解反应

**二、B 型题（配伍选择题）**

A. 硝酸毛果芸香碱

B. 溴新斯的明

C. 溴丙胺太林

D. 碘解磷定

E. 氯化琥珀胆碱

11. 通过直接作用M胆碱受体，产生拟胆碱活性的药物是（　　）

12. 通过抑制胆碱酯酶，产生拟胆碱活性的药物是（　　）

13. 通过拮抗M胆碱受体，产生抗胆碱活性的药物是（　　）

14. 具有季铵结构的肌肉松弛药是（　　）

15. 临床用于有机磷农药中毒的解救（　　）

**三、X 型题（多项选择题）**

16. 溴新斯的明的特点有（　　）

A. 口服剂量远大于注射剂量

B. 含有酯键，碱水中可水解

C. 注射时使用其甲硫酸盐
D. 属于不可逆胆碱酯酶抑制剂
E. 尿液中可检出两个代谢物

17. 毛果芸香碱具有哪些性质（　　）
A. 是一种天然的生物碱，具有碱性
B. 结构中含有咪唑环
C. 含两个手性碳原子
D. 用于治疗原发性青光眼
E. 为胆碱酯酶抑制剂

18. 与溴丙胺太林叙述相符的是（　　）
A. 具有季铵结构
B. 易通过血-脑屏障，中枢不良反应大
C. 为骨骼肌松弛药
D. 具有 M 胆碱受体拮抗作用
E. 化学结构中含有氧杂蒽环

19. 硫酸阿托品的主要临床用途有（　　）
A. 治疗胃肠道及肾、胆绞痛
B. 治疗原发性青光眼
C. 治疗有机磷中毒
D. 用于散瞳
E. 用于治疗重症肌无力

20. 与硫酸阿托品不相符的是（　　）
A. 莨菪醇和莨菪酸结合成的酯
B. 临床使用其外消旋体
C. 临床使用其左旋体
D. 含有季铵结构
E. 含有酯键

（王丽丽）

# 第七章

# 拟肾上腺素药

## 学习目标

**知识目标**

1. 掌握肾上腺素、重酒石酸去甲肾上腺素、盐酸异丙肾上腺素、盐酸多巴胺、盐酸麻黄碱、盐酸伪麻黄碱、沙丁胺醇、沙美特罗、盐酸特布他林、盐酸克伦特罗、重酒石酸间羟胺、孟鲁司特、色甘酸钠的结构特征和用途；$\beta_2$ 受体阻滞剂的构效关系；
2. 熟悉多巴酚丁胺的性质及用途；
3. 了解拟肾上腺素药的化学稳定性、手性特征、体内代谢特点、可能产生的毒性及不良反应及使用特点。

**能力目标**

1. 能够说出拟肾上腺素药的分类及代表药物；
2. 能够根据药物的结构，分析理解其理化性质；
3. 能够理解典型药物的理化性质在药物的制备、检验、配伍及储存中的应用。

扫码“学一学”

## 第一节　概　述

拟肾上腺素药（adrenergic drugs）又称肾上腺素受体激动剂，是指一类使肾上腺素受体兴奋，产生肾上腺素样作用的药物。因其作用与交感神经兴奋时的效应相似，在化学结构上又均为胺类，部分药物又有儿茶酚结构（邻苯二酚结构），故亦称拟交感胺（sympathomimetic amines）或儿茶酚胺（catecholamines）。

肾上腺素（adrenaline）是由肾上腺髓质分泌的主要激素，具有明显的升压作用。1904年，首次人工合成了肾上腺素的消旋体。1908年，肾上腺素消旋体拆分成功，并证实人工合成的左旋体与天然品完全相同。后来，人们逐步发现牛的心脏及神经组织储存和释放的儿茶酚胺不是肾上腺素，而是去甲肾上腺素，进一步的研究证实，去甲肾上腺素（Norepinephrine）和多巴胺（Dopamine）均存在于外周及中枢神经组织中。

肾上腺素受体一般分为 α 和 β 两种类型，它们又可分为不同的亚型，不同亚型在体内分布部位不同，产生的生理效应也不尽相同。α 受体又分为 $\alpha_1$ 和 $\alpha_2$ 两种亚型，$\alpha_1$ 受体分布在血管平滑肌、心脏、肝脏等，$\alpha_1$受体激动时生理效应为皮肤、黏膜、内脏血管收缩，外周阻力增加，血压上升等。$\alpha_2$受体分布在血管平滑肌、血小板、脂肪细胞等，$\alpha_2$受体激动时生理效应为心率减慢，血管平滑肌松弛，血压下降。β 受体又可分为 $\beta_1$ 和 $\beta_2$ 两种亚型，$\beta_1$受体分布在心脏、胃肠平滑肌、脂肪组织等，$\beta_1$受体激动时生理效应为心脏兴奋，血压升高。$\beta_2$受体分布在血管平滑肌、支气管等，$\beta_2$受体激动时生理效应为支气管平滑肌松弛等。

肾上腺素具有 α 和 β 受体兴奋作用，用于意外心搏骤停和过敏性休克的急救。去甲肾上腺素主要兴奋 α 受体，用于治疗休克时低血压。多巴胺在体内为肾上腺素和去甲肾上腺素的前体，具有 β 受体兴奋作用，亦具有一定的 α 受体兴奋作用，适用于治疗各种类型的休克。三者在体内均易受多种酶催化代谢失活，亦易被消化道破坏，故仅供注射使用。

**知识链接**

**肾上腺素与急中生智**

人在遇到紧急情况时，体内高度自动化应激机制就会分泌大量肾上腺素，使人呼吸加快并提供大量氧气，心跳和与血液流动加速，血压升高，血糖量升高，从而增加大脑、心脏和骨骼肌的血液供应量，改善大脑的营养供应，使人的注意力集中，思维、理解、反应能力与判断能力立即提高。即大家所说的急中生智。

麻黄碱（Ephedrine）是存在于草麻黄和中麻黄等植物中的一种生物碱。1887 年发现，1917 年证实具有与肾上腺素相似的升压作用，且平喘作用持久，1930 年应用于临床。麻黄碱对 α 和 β 受体皆有激动作用，与肾上腺素比较，麻黄碱性质稳定，时效较长，可以口服。

可乐定（Clonidine）是 20 世纪 60 年代发现的中枢降压药，直接激动脑内的 $\alpha_2$ 受体，具有降压作用。

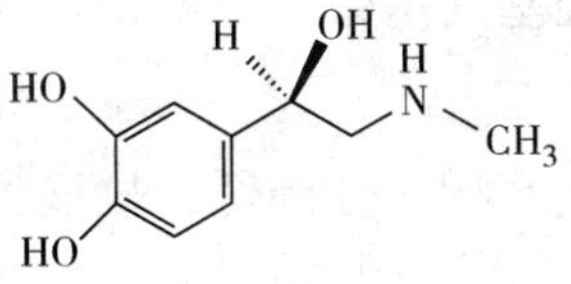

肾上腺素

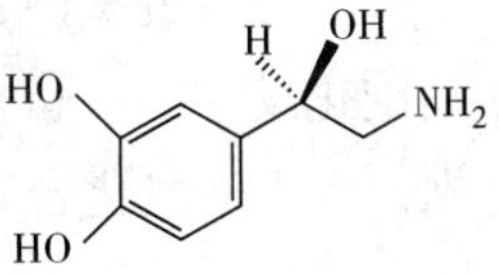

去甲肾上腺素

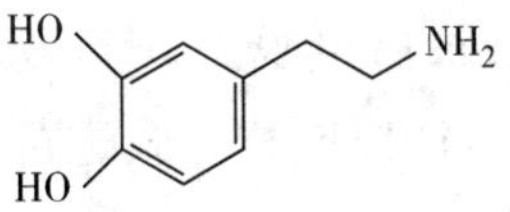

多巴胺

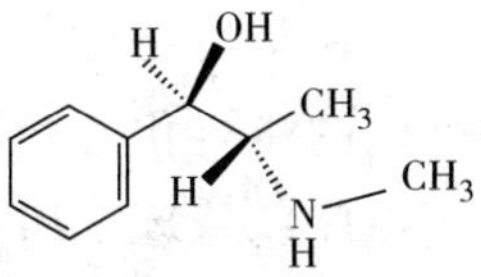

麻黄碱

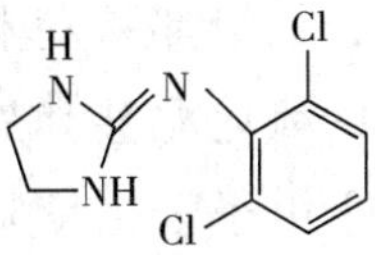

可乐定

## 一、结构特征

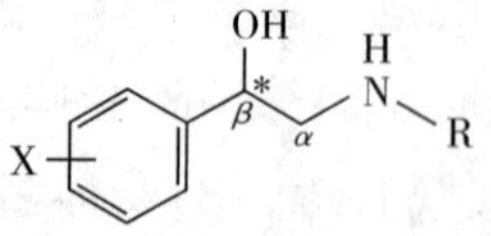

肾上腺素受体激动剂基本结构

目前临床应用的肾上腺素受体激动剂绝大多数都具有$\beta$-苯乙胺的基本结构，即苯基与氨基以二碳链相连，碳链增长或缩短均使作用降低。氨基氮上大多带有一个烷基，$\alpha$-碳原子上可以带有一个甲基，$\beta$-碳原子上带有一个羟基，苯环上不同位置通常带有羟基、甲氧基等。

## 二、理化性质

### （一）手性碳原子的消旋化

去甲肾上腺素、肾上腺素水溶液加热或室温放置可发生消旋化，即部分左旋体转变为右旋体，致使药物活性降低。

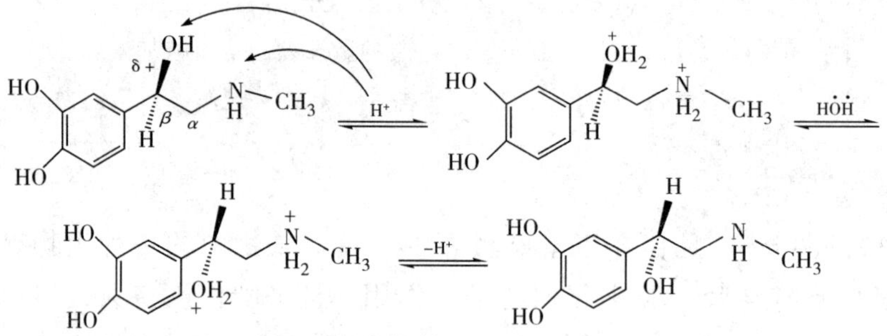

消旋化速度与溶液 pH 有关，在 pH<4 时消旋化速度较快。酸催化的消旋化过程一般解释为：在酸性介质中，首先是$\beta$-碳原子上的羟基和$\alpha$-碳原子上的氨基受到 $H^+$进攻而分别质子化，使$\beta$-碳原子上的正电性增强，碳氧键极性增加；然后溶液中水分子的氢氧基团由反方向对$\beta$-碳原子进行亲核性进攻，引入新的碳氧键，原羟基则携带一个质子形成一分子水离去，最后再脱去 $H^+$，从而完成消旋化反应。

$HSO_3^-$能以同样方式进行亲核进攻，生成磺酸化合物而使药物活性降低，故该类药物不能用亚硫酸氢钠作为抗氧剂。

### （二）含酚羟基拟肾上腺素药的自动氧化反应

具有酚羟基的药物，一般都易发生自动氧化反应。在碱性条件下，酚类药物更易被氧化，多元酚在碱性溶液中氧化尤甚，其产物通常是有色的醌类化合物。酚类药物苯环上引入吸电子基，可使苯环上电子云密度降低，减慢氧化速度；苯环上引入给电子基，可使苯环上电子云密度增加，加快氧化速度。

儿茶酚胺类拟肾上腺素药具有较强的还原性。该类药物结构中均含有两个邻位酚羟基，苯环上电子云密度较高，易发生自动氧化反应而呈色。如多巴胺的自动氧化反应，先生成邻苯醌衍生物，经氧化（脱氢）环合生成二氢吲哚醌，互变异构得到二羟吲哚，再进一步氧化（脱氢）生成吲哚醌，最终形成二聚物呈色。

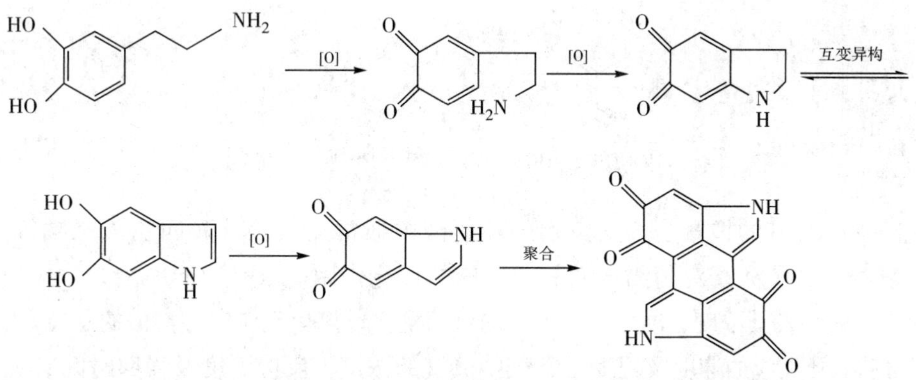


肾上腺素、去甲肾上腺素、异丙肾上腺素都可发生类似的反应，但由于三者侧链不同，反应难易亦有所不同。侧链氨基的氮上取代基如果是异丙基或甲基可使氮原子的电子云密度增高，有利于上述环合反应，因此，生成红色色素的速度为异丙肾上腺素最快，肾上腺素次之，去甲肾上腺素最慢。

溶液的 pH、空气中的氧气、温度、光线、金属离子等是影响药物自动氧化的主要外界因素。尤其是溶液的 pH 对含酚羟基拟肾上腺素药的自动氧化反应影响很大，溶液的 pH 升高，自动氧化反应加速。在酸性溶液中，酚羟基与质子形成氢键，不易形成苯氧负离子，使还原性减弱；在碱性溶液中，酚羟基中的氢原子易解离成质子，形成具有很强给电子诱导效应的苯氧负离子，致使苯环上电子云密度增大，自动氧化反应加快。如去甲肾上腺素、异丙肾上腺素、肾上腺素在中性或碱性溶液中，易自动氧化反应而变质，生成红色色素，并进一步聚合生成棕色多聚物。

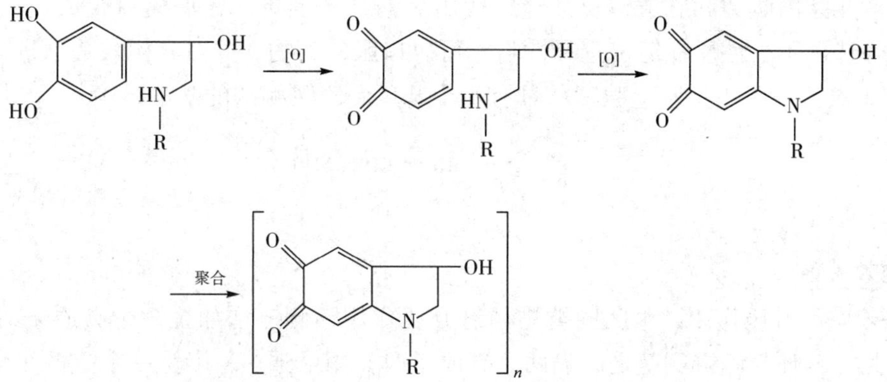


本类药物的自动氧化反应随溶液介质而异，在酸性条件下，自动氧化反应速度较慢，以 pH 3.2~3.6 时较稳定。在配制该类药物注射液时常需调节至稳定 pH。如《中国药典》规定去甲肾上腺素和异丙肾上腺素注射液 pH 2.5~4.5；肾上腺素注射液 pH 2.5~5.0，并用中性玻璃容器灌装存放。

微量金属离子的存在可催化苯氧负离子生成苯氧游离基，从而加速药物自动氧化反应而形成有色物质。常见的金属离子有 $Cu^{2+}$、$Fe^{3+}$、$Mn^{2+}$等，其中尤以 $Cu^{2+}$的影响最大。如含有一个酚羟基的去氧肾上腺素在碱性溶液中发生自动氧化反应时，$Cu^{2+}$可加速反应的进行，从而生成有色的醌型化合物。

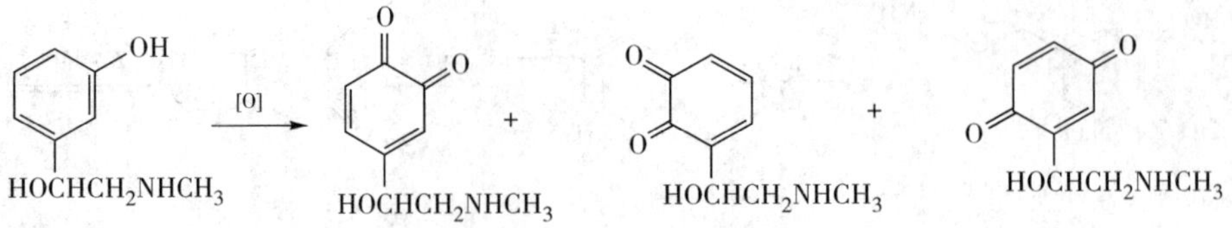

因此，含酚羟基的拟肾上腺素药物的注射液中通常加入乙二胺四乙酸二钠等金属离子螯合剂，以避免金属离子对药物自动氧化反应的催化作用。

空气中的氧气及其浓度、温度、光线亦均对药物自动氧化反应产生类似的影响。一般而言，药物发生自动氧化反应的速度及程度与空气中氧气的浓度、反应温度及光照时间有关系。如在 pH 3.9 时，肾上腺素于 100℃、115℃、120℃加热 3 小时，氧化损失的百分含量分别为 9%、11% 和 31%；随着加热时间的延长含量下降更多，当于 120℃加热 6 小时，氧化损失则高达 46%。因此，该类药物应控制灭菌温度和时间，如盐酸肾上腺素注射液宜 100℃灭菌 15 分钟。

## 三、体内代谢

属于苯乙胺类肾上腺素受体激动剂的儿茶酚胺类药物的代谢，主要通过单胺氧化酶（MAO）催化氧化脱氨、儿茶酚-*O*-甲基转移酶（COMT）催化 3 位酚羟基的甲基化来完成。而属于苯异丙胺类肾上腺素受体激动剂的麻黄碱不具备儿茶酚结构，不被 COMT 所催化代谢，其结构中氨基 $\alpha$ 位引入甲基，增加空间位阻，亦不受 MAO 催化，所以麻黄碱较稳定，不易代谢转化。

## 四、基本结构与构效关系

通过对儿茶酚胺类和麻黄碱及其合成代用品的结构剖析，人们先后合成了大量的类似物，从中筛选出不少性质稳定、选择性强、可以口服的药物，并对其构效关系进行了归纳。

**1. 基本结构** 常用拟肾上腺素药具有一个苯环和乙胺侧链的基本结构。

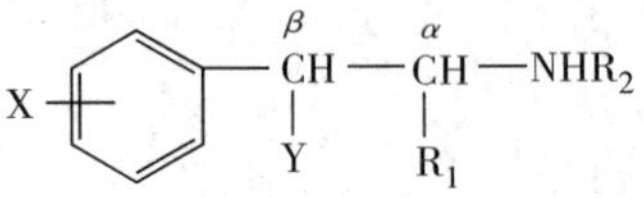

**2. 构效关系**

（1）苯胺无升压作用，苄胺同类物稍有升压作用，侧链增加至 3 个碳原子时，作用又下降。因此，苯环与侧链氨基之间隔两个碳原子时作用最强。X 多为一个或两个酚羟基，Y 多为仲醇基。$R_1$ 为氢原子即为苯乙胺类，$R_1$ 为甲基时则为苯异丙胺类。$R_2$ 可以是氢，也可以是不同的烃基。

（2）苯环上引入羟基，作用强度增加，但易受体内酶的影响而使作用时间缩短。如具有两个酚羟基的肾上腺素作用强度为无酚羟基取代的麻黄碱的 100~300 倍，但作用时间则是麻黄碱的 1/10~1/7；去氧肾上腺素（Phenylephrine）含有一个酚羟基，其作用强度和时效介于肾上腺素与麻黄碱之间。

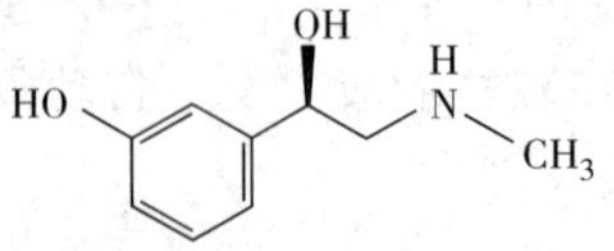

去氧肾上腺素

（3）$\beta$-手性碳原子上大多连有醇羟基，其光学异构体对作用强度影响显著。通常左旋体活性大，右旋体活性小。如肾上腺素、去甲肾上腺素和异丙肾上腺素（Isoprenaline）左旋体的活性分别比右旋体活性强12倍、70倍和800倍，后者主要适用于治疗支气管哮喘的发作。麻黄碱分子中含有两个手性碳原子，具有两对光学异构体，其中以（-）（1*R*,2*S*）麻黄碱活性最强。

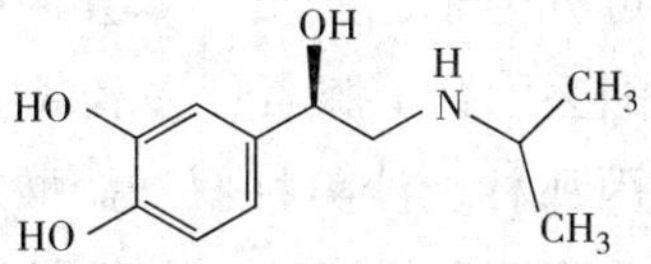

异丙肾上腺素

（4）$\alpha$-碳原子上引入甲基，则为苯异丙胺类拟肾上腺素药。甲基的空间位阻使该类药物不易受酶的破坏而使稳定性增加，时效延长，但强度减弱，毒性增加，且随着$\alpha$-碳原子上烃基的增大而使毒性更大，强度更弱。现应用于临床的药物除了麻黄碱外，尚有α受体激动剂间羟胺（Metaraminol），为抢救休克患者常用药物之一，β受体激动剂甲氧那明（Methoxyphenamine），用于治疗支气管哮喘。

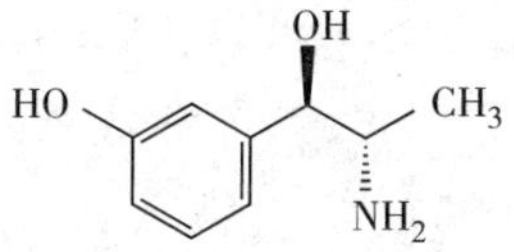

间羟胺

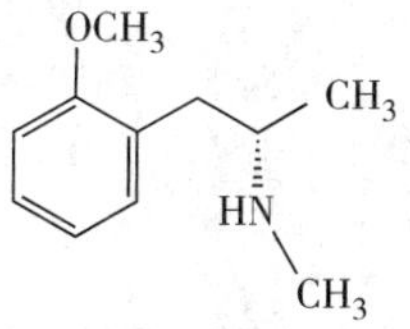

甲氧那明

（5）侧链氨基上烃基取代基的大小可显著影响α和β受体效应。随着烃基的增大，α受体效应逐渐减弱，β受体效应逐渐增强。如无烃基取代的去甲肾上腺素，主要表现为α受体效应，*N*-甲基取代的肾上腺素，同时兼有α和β受体效应，*N*-异丙基取代的异丙肾上腺素，则主要表现为β受体效应。

（6）选择性$\beta_2$受体激动剂的基本结构为取代的苯乙醇胺。当侧链胺基氮原子上引入叔丁基，苯环上3，4位二羟基改变为3，5位二羟基、保留4位羟基而将3位羟基改变为羟甲基及引入氮原子等，均可得到$\beta_2$受体选择性强、口服有效的平喘药，如特布他林（Terbutaline Sulfate）、沙丁胺醇（Salbutamol）和克仑特罗（Clenbuterol）等。

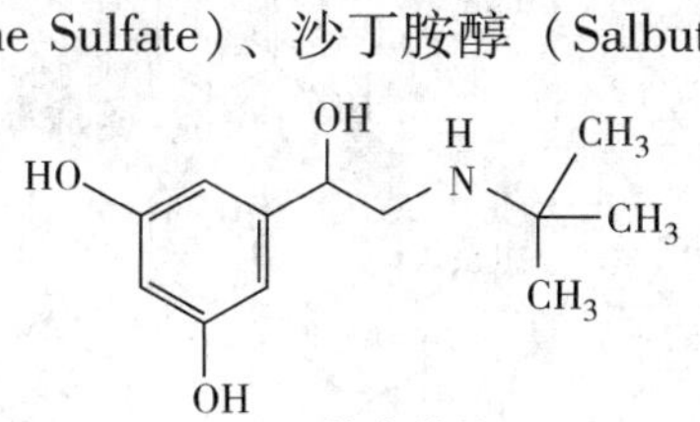

特布他林

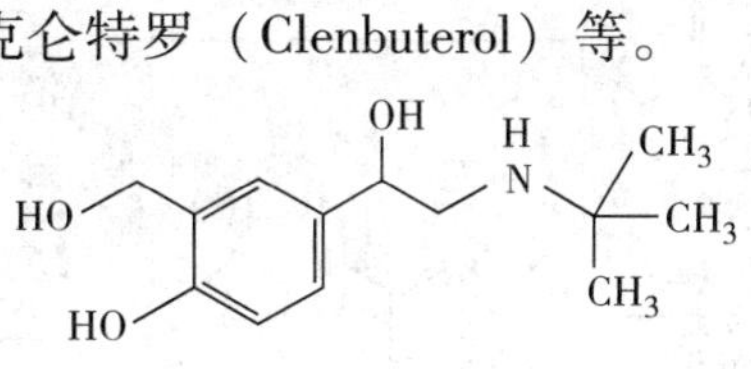

沙丁胺醇

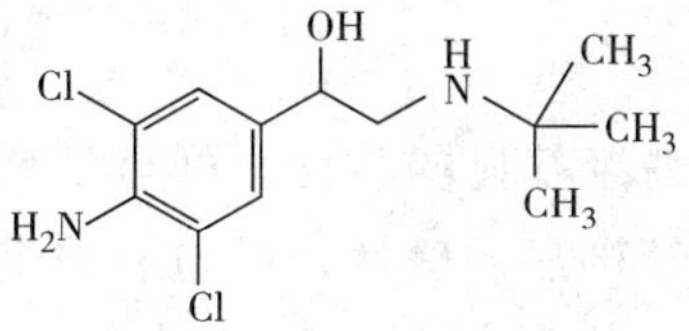

克仑特罗

◎ **考点提示：**$\beta_2$受体激动剂的构效关系。

扫码“学一学”

# 第二节　拟肾上腺素药的分类及典型药物

根据药物作用的受体与机制的不同，拟肾上腺素药可分为α肾上腺素受体激动剂、β肾上腺素受体激动剂和α、β肾上腺素受体激动剂。

按化学结构，拟肾上腺素药可分为苯乙胺类和苯异丙胺类。苯乙胺类主要包括肾上腺素、盐酸异丙肾上腺素、重酒石酸去甲肾上腺素、去氧肾上腺素、沙丁胺醇、盐酸多巴胺、多巴酚丁胺、盐酸克伦特罗、氯丙那林、沙美特罗、盐酸特布他林等。苯异丙胺类主要包括盐酸麻黄碱、盐酸伪麻黄碱、重酒石酸间羟胺、甲氧那明、甲氧明等。

## 一、苯乙胺类

### 肾上腺素（Epinephrine）

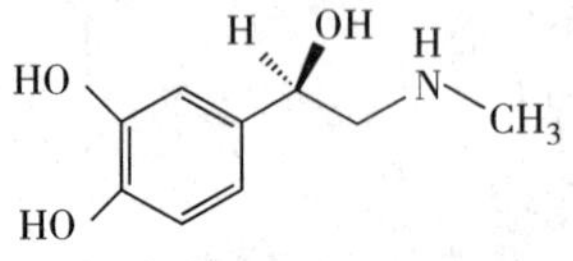

$C_9H_{13}NO_3$　183.21

化学名：(*R*)-4-[2-(甲氨基)-1-羟基乙基]-1,2-苯二酚。

本品为白色或类白色结晶性粉末；无臭，味苦；极微溶于水，不溶于乙醇、乙醚、三氯甲烷、脂肪油或挥发油，易溶于无机酸或氢氧化钠溶液，不溶于氨溶液或碳酸氢钠溶液；熔点为206~212℃，熔融时同时分解；比旋度为-50°~-53.5°［2%的盐酸溶液（9→200）］。

本品的合成是以儿茶酚为原料，在三氯氧磷作用下，用氯乙酸进行氯乙酰化反应，生成*α*-氯-3,4-二羟基苯乙酮，再经胺化，氢化还原，最后用酒石酸拆分得到。

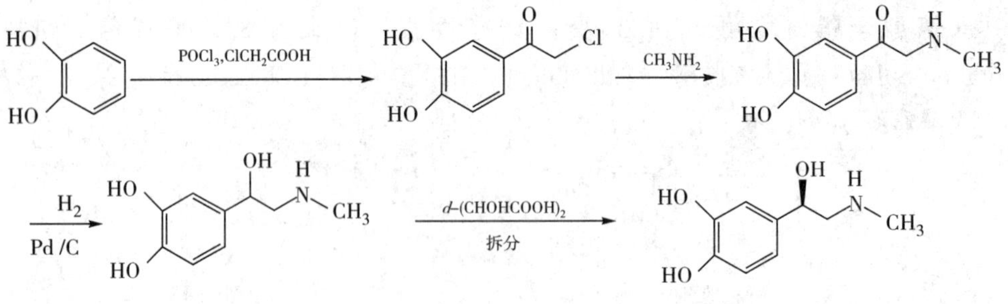


(*R*，*S*)-肾上腺素　　　　(*R*)-肾上腺素

本品呈酸碱两性。分子中的酚羟基显弱酸性，可与氢氧化钠成盐而溶解，但不溶碳酸钠及氨试液；侧链的脂肪族仲胺结构显弱碱性，可与强酸成盐而溶于水，临床上使用其盐酸盐。

本品为*R*构型，具左旋性，左旋体的药效比右旋体大12倍，消旋体的活性只有左旋体的一半。水溶液加热或室温放置可发生消旋化，即部分左旋体转变为右旋体，致使药物活性降低。在注射液的配制和储存中应避免加热，防止药品的消旋化。在 pH<4 时消旋化速度较快，故在使用时要注意溶液的酸度。

本品有邻苯二酚结构，具有较强的还原性。在酸性介质中相对较稳定，在中性或碱性溶液中不稳定，容易氧化变质。某些弱氧化剂（二氧化锰、升汞、过氧化氢、碘等）或空气中的氧，均能使其氧化，生成肾上腺素红呈红色，并可进一步聚合生成棕色多聚物。

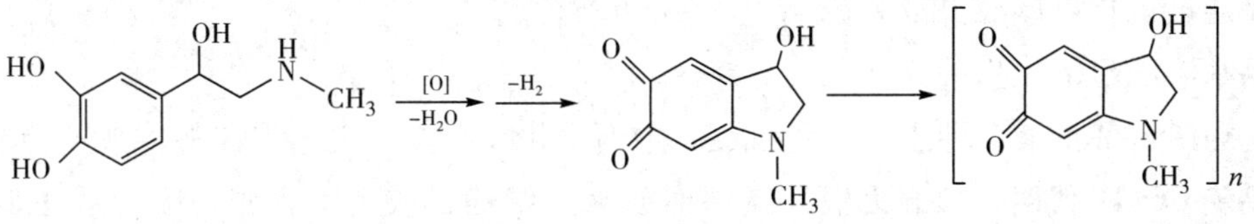


肾上腺素红　　多聚物

日光、加热及微量金属离子均可加速上述反应的发生。为了延缓本品氧化变质，《中国药典》规定，本品注射液 pH 2.5~5.0；加入金属离子螯合剂乙二胺四乙酸二钠（EDTA-2Na）；加入抗氧剂焦亚硫酸钠；注射用水需经惰性气体二氧化碳或氮气饱和，安瓿内同时充入上述气体；100℃流通蒸汽灭菌 15 分钟；并且遮光，减压严封置阴凉处存放。

本品的稀盐酸溶液，加入过氧化氢试液，煮沸，即显血红色；遇三氯化铁试液即显翠绿色，加氨试液，即变紫色，最后变为紫红色。

本品对 α 受体和 β 受体都具有较强的激动作用。在体内易受单胺氧化酶（MAO）、儿茶酚-氧-甲基转移酶（COMT）的作用而失去活性，也容易被消化道破坏，故口服无效。常用剂型为盐酸肾上腺素和酒石酸肾上腺素注射液。以静脉给药。

本品主要用于心搏骤停的急救、过敏性休克、支气管哮喘、局部鼻黏膜充血和齿龈出血等。在局麻药注射液中，加入少量肾上腺素使注射局部血管收缩，减少局麻药的吸收，减少其毒性及不良反应，减少手术部位的出血。不良反应有心悸、头痛、激动不安；剂量过大或给药过快可引起心律失常和血压剧增引起脑出血，禁用于器质性心脏病、高血压、冠状动脉粥样硬化、甲状腺功能亢进及糖尿病等患者。

## 盐酸异丙肾上腺素（Isoprenaline Hydrochloride）

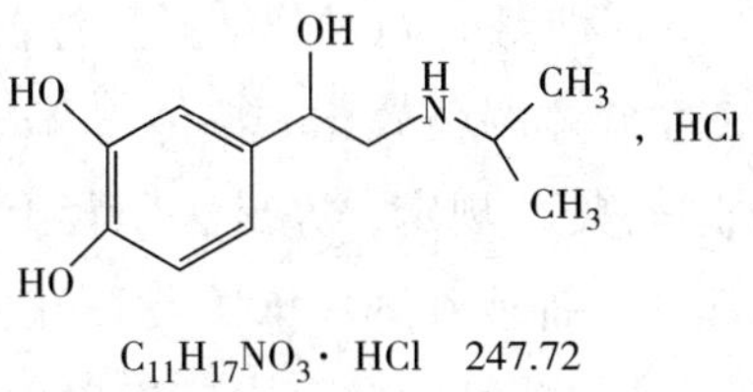

$C_{11}H_{17}NO_3 \cdot HCl$　247.72

化学名：4-[2-(异丙氨基-1-羟基)乙基]-1,2-苯二酚盐酸盐。

本品为白色或类白色结晶性粉末；无臭，味微苦；易溶于水，略溶于乙醇，不溶于乙醚；熔点为 165.5~170℃，熔融时同时分解。

本品有一个手性碳原子，左旋体的作用比右旋体强，药用外消旋体。

本品分子中的烃氨基呈弱碱性，可与多种酸成盐。

本品水溶液遇三氯化铁试液，显深绿色；滴加新制的 5% 碳酸氢钠溶液，即显蓝色，进而变为红色。

本品水溶液加盐酸至 pH 3~3.5，加碘液放置片刻，则被碘氧化成异丙肾上腺素红，过量的碘用硫代硫酸钠还原除去，溶液即显淡红色。

本品含有儿茶酚胺的结构，露置在空气中与光线下易氧化，颜色逐渐变深，在碱性溶液中变化更快。其注射剂应加抗氧剂，避免与金属接触和避光保存，以免失效。

本品遇过氧化氢试液显橙黄色。

本品水溶液显氯化物的鉴别反应。

本品遇磷钨酸试液，即生成白色沉淀，放置后渐变为淡棕色；肾上腺素则不产生沉淀。

本品受 COMT 代谢，口服无效，经注射或吸入给药，或舌下含服。吸收后主要在肝脏或其他组织中代谢，其作用持续时间比肾上腺素长。

本品氨基氮上有异丙基取代，对 α 受体基本无活性，但可同时激动 $\beta_1$ 和 $\beta_2$ 受体。临床上用其 $\beta_2$ 受体的激动能力而扩张支气管平滑肌，用于治疗哮喘，作用快而强，但持续时间短；用其 $\beta_1$ 受体激动作用，用于传导阻滞、心肌梗死后的心源性休克和败血性休克。不良反应有心悸、头晕、皮肤潮红；剂量过大可致心律失常；禁用于冠心病、心肌炎、甲状腺功能亢进患者。

## 重酒石酸去甲肾上腺素（Norepinephrine Bitartrate）

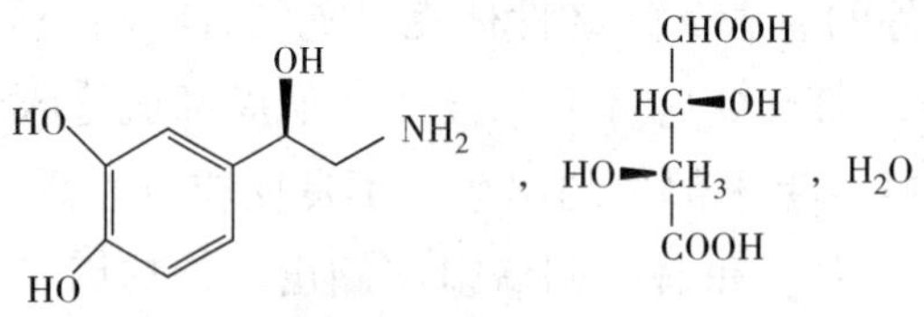


$C_8H_{11}NO_3 \cdot C_4H_6O_6 \cdot H_2O$

化学名：(*R*)-4-(2-氨基-1-羟基乙基)-1,2-苯二酚重酒石酸盐一水合物。

本品为白色或几乎白色结晶性粉末；无臭，味苦；易溶于水，微溶于乙醇，不溶于乙醚或三氯甲烷；熔点为 100~106℃，熔融时同时分解并显浑浊。

本品为 *R* 构型，具左旋性，左旋体的药效比右旋体大 27 倍。因生产中是从消旋体拆分而来，故需要检查比旋度。《中国药典》规定，左旋去甲肾上腺素比旋度为-10.0°~-12.0°（5%水溶液）。本品在 120℃加热 3 分钟或在 80~90℃与浓硫酸共热 2 小时，均发生消旋化，pH<4 时消旋化速度更快。在注射液的配制和储存中应避免加热，防止药品的消旋化。

本品具有邻苯二酚结构，遇光、空气或弱氧化剂易氧化变质，故注射液中加入抗氧剂焦亚硫酸钠，并避光保存，避免与空气接触。氧化速度亦与温度有关，在相同条件下，温度高，氧化速度快；同时，随着加热时间的延长，药物含量下降也更多。

本品在 pH 3.5~3.6 的酒石酸氢钾饱和溶液中，加入碘液后（用硫代硫酸钠除去过量的碘），溶液为无色或显微红色。可与肾上腺素或异丙肾上腺素区别。

本品含有酒石酸，可与 10%氯化钾反应生成酒石酸氢钾结晶性沉淀，可供鉴别。

$$HC_4H_4O_6^- + K^- \longrightarrow KHC_4H_4O_6 \downarrow$$

本品遇三氯化铁试液显翠绿色；再缓缓加入碳酸氢钠或氨试液后，即显蓝色，最后转呈红色。

去甲肾上腺素代谢主要在单胺氧化酶（monoamine oxidase，MAO）、儿茶酚-*O*-甲基转移酶（catechol-*O*-methytransferase，COMT）、醛还原酶（aldehyde reductase，AR）、醛脱氢酶（aldehyde dehydrogenase，AD）等酶系催化下进行。MAO 催化氧化脱胺成醛，COMT 催化 3 位酚羟基甲基化生成酚甲醚，AR 催化醛还原为醇，AD 则催化醇氧化成羧酸。体内代谢转化顺序可因具体底物及其分布部位而不尽相同，然均异途同归，最终的代谢产物相同。在外周的代谢产物为 3-甲氧基-4-羟基扁桃酸，在脑内则为 3-甲氧基-4-羟基苯乙二醇。

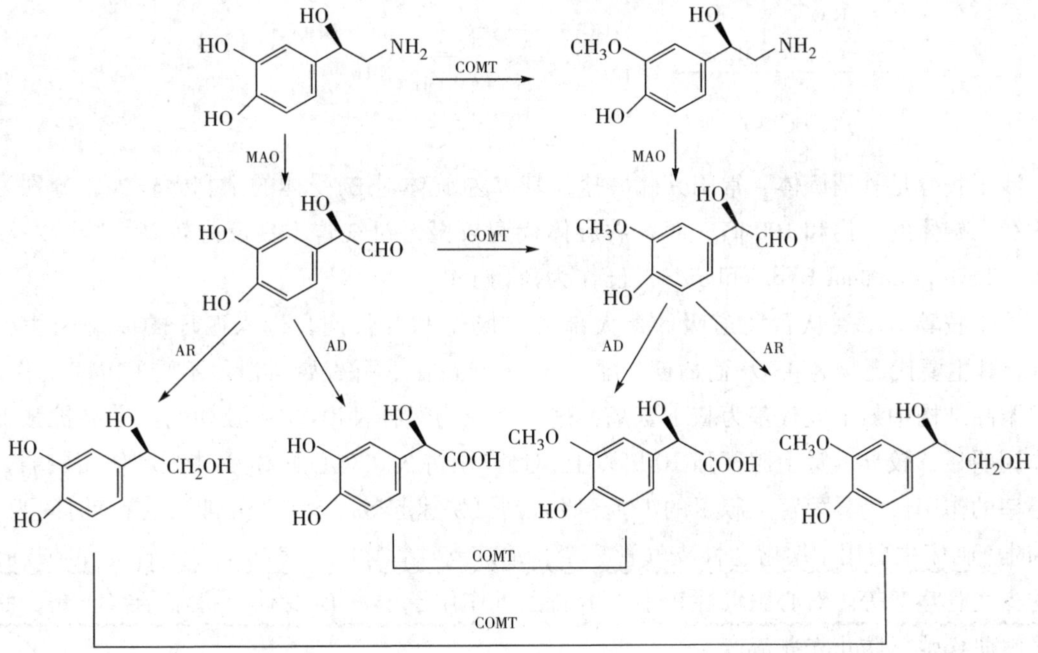


去甲肾上腺素氨基氮上没有取代基，主要激动 $\alpha_1$ 受体，对 $\beta_1$ 受体作用弱，对 $\beta_2$ 受体作用更弱。具有收缩皮肤黏膜和内脏血管，扩张冠状血管，兴奋心脏和升高血压的作用。临床上，静脉滴注用于治疗各种休克，也作为毛细血管、上消化道等局部血管的止血药。不良反应有：局部组织坏死、急性肾衰竭、心律失常。长期应用突然停药后，可使血压骤降。高血压、动脉粥样硬化、器质性心脏病、无尿患者及孕妇禁用。

## 沙丁胺醇（Salbutamol）

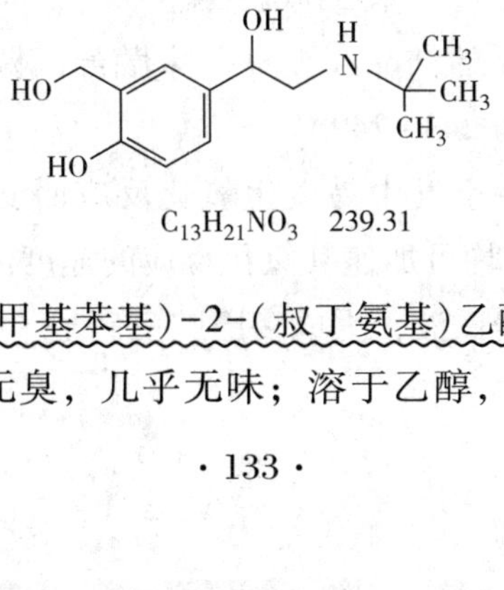

$C_{13}H_{21}NO_3$　239.31

化学名：1-(4-羟基-3-羟甲基苯基)-2-(叔丁氨基)乙醇，曾用名舒喘灵。

本品为白色结晶性粉末；无臭，几乎无味；溶于乙醇，略溶于水，不溶于乙醚；熔点为 154~158℃，熔融时同时分解。

本品具有酚羟基结构，其水溶液加三氯化铁试液，振摇，溶液显紫色，再加入碳酸氢钠试液，溶液转为橙红色。

本品在弱碱性溶液中可被铁氰化钾氧化，再加入 4-氨基安替比林生成橙红色缩合物，加入三氯甲烷振摇，静置，三氯甲烷层显橙红色。

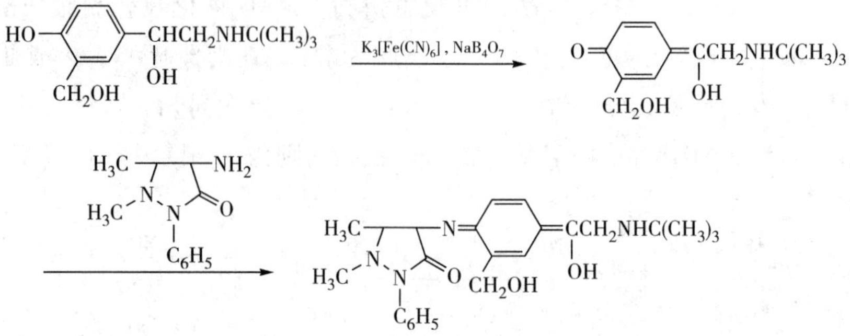

沙丁胺醇是外消旋体，常用其硫酸盐。其 *R* 左旋体对 $\beta_2$受体的亲和力较大，分别为消旋体和右旋体的 2 倍和 100 倍。而 *S* 右旋体代谢较慢，对气管不良反应较高。盐酸左沙丁胺醇（Levosalbutamol Hydrochloride）已作为新药上市。

沙丁胺醇口服后从胃肠道吸收，大部分在肠壁和肝代谢，进入循环的原型药物少于 20%。其主要代谢物为 4-*O*-葡萄糖苷酸和 4-*O*-硫酸酯，并经肾排泄。不受 COMT 的作用。

本品结构中氮上取代基为叔丁氨基，这使其成为选择性 $\beta_2$受体激动剂。本品扩张支气管作用明显，较异丙肾上腺素强 10 倍以上，且作用持久。对心脏 $\beta_1$受体激动作用较弱，增强心率的作用仅为异丙肾上腺素的 1/7。吸入剂可快速起效（5~10 分钟），持续时间为 3~6 小时。临床主要用于缓解急性支气管痉挛，治疗支气管哮喘、哮喘型支气管炎和肺气肿患者的支气管痉挛等。对心脏毒性较小。本品也可作用于子宫 $\beta_2$受体，抑制子宫收缩，使子宫平滑肌松弛，防止先兆流产。

◎ **考点提示：**沙丁胺醇的结构特征与临床应用。

## 盐酸多巴胺（Dopamine Hydrochloride）

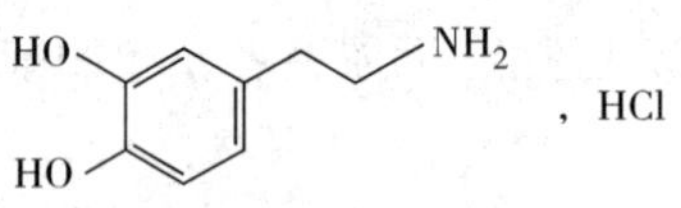

$C_8H_{11}NO_2 \cdot HCl$ 189.64

化学名：4-(2-氨基乙基)-1,2-苯二酚盐酸盐。

本品为白色或类白色有光泽的结晶；无臭，味微苦；易溶于水，微溶于无水乙醇，极微溶于三氯甲烷或乙醚；熔点为 243~249℃。

本品具有邻苯二酚结构，在空气中易发生氧化反应而变色。光照、受热、微量金属离子以及溶液 pH 增大，这些因素均可加速其氧化反应的速度。

本品水溶液加入三硝基苯酚试液，生成多巴胺三硝基苯酚盐结晶，熔点约 200℃，熔融时同时分解。

本品含有酚羟基结构，遇三氯化铁试液，溶液呈墨绿色；滴加 1%氨溶液，即转变成紫红色。

体内的去甲肾上腺素是由多巴胺$\beta$-羟化酶将多巴胺转化而成的，所以多巴胺是去甲肾上腺素和肾上腺素的生物前体。多巴胺与肾上腺素最主要的结构区别是缺少了 3 位羟基（—OH），所以分子没有手性。

多巴胺也属儿茶酚胺类药物，在体内经 MAO、COMT、AD 等酶系催化，最终代谢产物主要为 3-甲氧基-4-羟基苯乙酸，故口服无效，需采用注射给药。

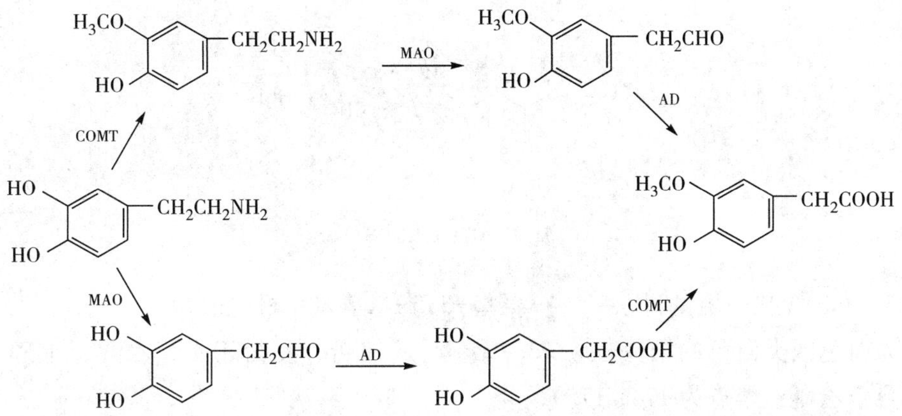


本品主要激动 D 受体，也可直接兴奋 α 受体和 β 受体，尤其是对心脏 $\beta_1$受体的激动作用较强；小剂量激动 $D_1$受体，使血管扩张，大剂量激动 α 受体，使血管收缩，能使收缩压升高，舒张压变化不大；本品也有利尿作用。临床上应用其盐酸盐，作为抗休克药，常用于治疗慢性心功能不全和急性心肌梗死、创伤及心脏手术等引起的休克，与利尿药合用，用于急性肾衰竭。不良反应较轻。多巴胺也是多巴胺受体激动剂，但由于极性较大，不易通过血-脑屏障，只能发挥外周作用。需要其发挥中枢作用时，如治疗震颤麻痹，就需要使用其前药左旋多巴。

## 盐酸多巴酚丁胺（Dobutamine Hydrochloride）

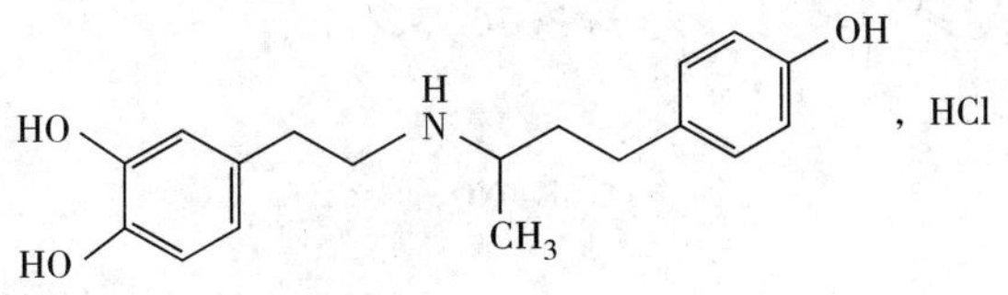


$C_{18}H_{23}NO_3 \cdot HCl$　337.85

化学名：4-[2-[[1-甲基-3-(4-羟苯基)丙基]氨基]乙基]-1，2-苯二酚盐酸盐。

本品具有邻苯二酚结构，性质不稳定，易被氧化变色。金属离子可催化盐酸多巴酚丁胺的氧化反应。

本品显氯化物的鉴别反应。

本品是多巴胺的 *N*-取代衍生物，其结构中有一个手性碳原子，有两种光学异构体。其 *S*-(−)-异构体是 $\alpha_1$受体和 $\beta_1$受体激动剂，*R*-(+)-异构体是 $\alpha_1$受体拮抗剂，对 $\beta_1$受体激动活性仅是其 *S* -(−)-异构体的 1/10。因此，当使用外消旋体时，其对映体间的 α 效应相互抵消，主要呈现 $\beta_1$ 效应，可减少不良反应。

多巴酚丁胺为一选择性心脏 $\beta_1$ 受体激动剂，其正性肌力作用比多巴胺强。治疗量能增加心肌收缩力，增加心输出量，很少增加心肌耗氧量。临床用于治疗器质性心脏病所产生的心力衰竭、心肌梗死所致的心源性休克及术后低血压。本品的缺点是作用时间较短，口服无效，易产生耐受性。少数患者可能心率加快、血压升高，可以通过减慢滴速来处理。

## 盐酸克伦特罗（Clenbuterol Hydrochloride）

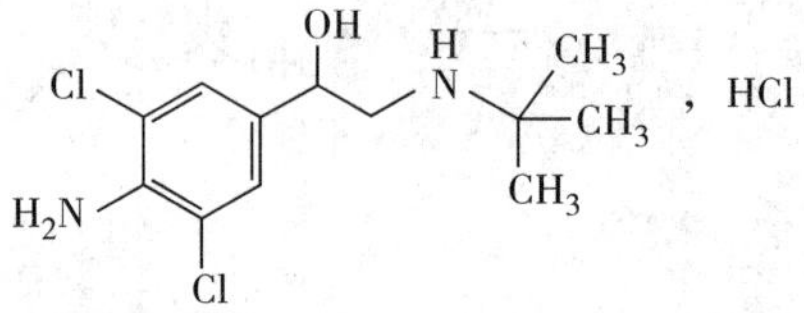

$C_{12}H_{18}Cl_2N_2O \cdot HCl$　313.65

化学名：α-[(叔丁氨基)甲基]-4-氨基-3,5-二氯苯甲醇盐酸盐。

本品为白色或类白色的结晶性粉末；无臭，味略苦；易溶于水、乙醇、甲醇，微溶于丙酮，不溶于乙醚；熔点为174~175℃。

本品的苯环上3位和5位被氯原子取代，不被COMT代谢，口服有效。大部分以原型从尿中排泄。

本品为强效的选择性 $\beta_2$ 受体激动剂，其松弛支气管平滑肌作用强而持久。其支气管扩张作用约为沙丁胺醇的100倍。本品用于防治支气管哮喘以及哮喘型慢性支气管炎、肺气肿等呼吸系统疾病所致的支气管痉挛。心律失常、高血压病和甲状腺功能亢进患者慎用。不良反应：走路困难、面颈部骨骼肌震颤、血糖升高等。

## 沙美特罗（Salmeterol）

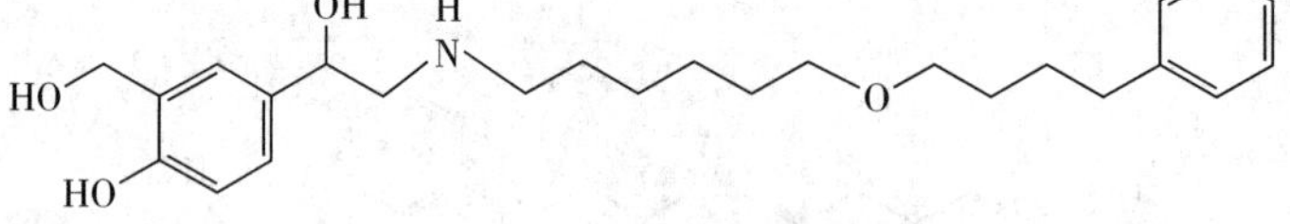

$C_{25}H_{37}NO_4$　415.57

化学名：2-(羟甲基)-4-[1-羟基-2-[6-(4-苯基丁氧)己基氨基]乙基]-苯酚。

本品为白色结晶；易溶于甲醇，微溶于乙醇、三氯甲烷或异丙醇，难溶于水。

本品是一长效 $\beta_2$ 受体激动剂，作用时间长达12小时。其结构中苯环部分的取代基与沙丁胺醇相同，在侧链氮上的亲脂性取代基，使药物与 $\beta_2$ 受体的结合增强，作用时间延长。为目前治疗哮喘夜间发作和哮喘维持治疗的理想药物，与皮质激素类药物配伍使用。不适用于缓解支气管痉挛发作的急性症状。

◎ **考点提示：**沙美特罗的结构特征与临床应用。

## 硫酸特布他林（Terbutaline Sulfate）

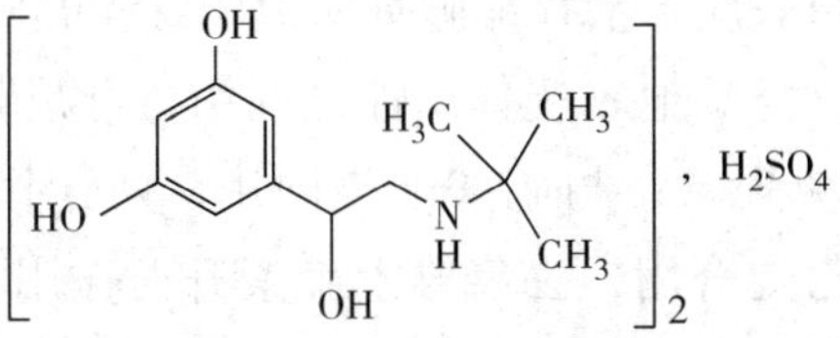

$(C_{12}H_{19}NO_3)_2 \cdot H_2SO_4$　548.66

化学名：(±)α-[(叔丁氨基)甲基]-3,5-二羟基苯甲醇硫酸盐。

本品为白色或类白色的结晶性粉末；无臭，或微有醋酸味；遇光后渐变色；在水中易溶，在甲醇中微溶，在三氯甲烷中几乎不溶。

本品加水溶解，加缓冲液（pH 9.5）（取二羟甲基氨基甲烷36.3g，加水溶解并稀释至1000ml，用1mol/L盐酸溶液调节pH至9.5）5ml，加新鲜制备的2%4-氨基安替比林溶液0.5ml及新鲜制备的铁氰化钾溶液（2→25）2滴，混合，置水浴中加热，溶液显紫红色。

本品的水溶液显硫酸盐的鉴别反应。

本品为间苯二酚的衍生物，对气管$\beta_2$受体选择性高，对支气管的扩张作用与沙丁胺醇相当或稍弱，对心脏的作用仅为异丙肾上腺素的1/100。因不易被COMT、MAO或硫酸酯酶代谢，可口服，作用持久。

临床用于治疗支气管哮喘、喘息性支气管炎、肺气肿等。连续静脉滴注本品可激动子宫平滑肌$\beta_2$受体，抑制子宫收缩，预防早产。

本品的药物相互作用有：并用其他肾上腺素受体激动剂可使疗效增加，但不良反应也可能加重；并用茶碱类药可增加疗效，但心悸等不良反应也可能加重；非选择性β受体阻滞剂可部分或全部抑制该药的作用。

◎ **考点提示：**特布他林的结构特征与临床应用。

## 盐酸去氧肾上腺素（Phenylephrine Hydrochloride）

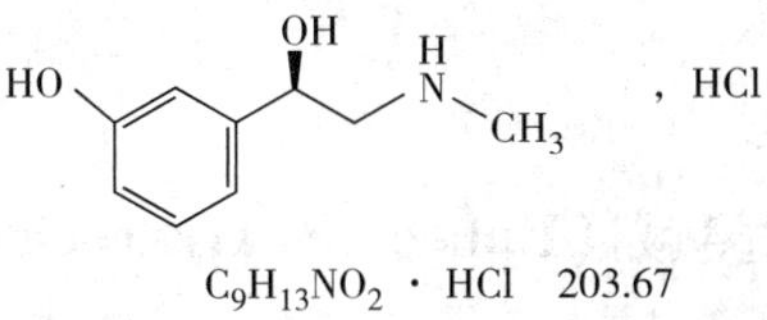

$C_9H_{13}NO_2 \cdot HCl$　203.67

化学名：(*R*)-(-)-α-[(甲氨基)甲基]-3-羟基苯甲醇盐酸盐。

本品为白色或类白色结晶性粉末；无臭，味苦；易溶于水、乙醇，不溶于乙醚；熔点为140~145℃；比旋度为-42°~-47°。

在胃肠道和肝脏内可被单胺氧化酶降解，不宜口服。皮下注射或肌内注射后10~15分钟显效，作用维持时间分别为50~60分钟和30~120分钟。静脉注射即起效，持续15~20分钟。

去氧肾上腺素作用与去甲肾上腺素相似，对α受体有强的兴奋作用，但作用较弱而持久，毒性小。临床主要用于治疗休克及麻醉时维持血压，也可用于治疗室上性心动过速。眼科临床主要应用本品的散瞳作用，具有起效较快、维持时间较短和无睫状肌麻痹等优点，用于散瞳检查眼底，对抗缩瞳效应、治疗缩瞳剂所致的虹膜囊肿以及上睑下垂等。

本品药物的相互作用有：与其他α受体阻滞剂同用，可减弱去氧肾上腺素的升压作用；与全麻药同用，易致室性心律失常；与硝酸酯类同用，两药作用均减弱；与降压药同用，降压作用消失或减弱；与胍乙啶合用，去氧肾上腺素升压作用增强，而胍乙啶的降压作用减弱；与单胺氧化酶抑制剂同用，去氧肾上腺素升压作用加强，因此在使用单胺氧化酶抑制剂后14天内应禁用去氧肾上腺素；与三环类抗抑郁药同用，去氧肾上腺素升压作用加强；与甲状腺激素同用，二者作用均加强。

### 盐酸氯丙那林（Clorprenaline Hydrochloride）

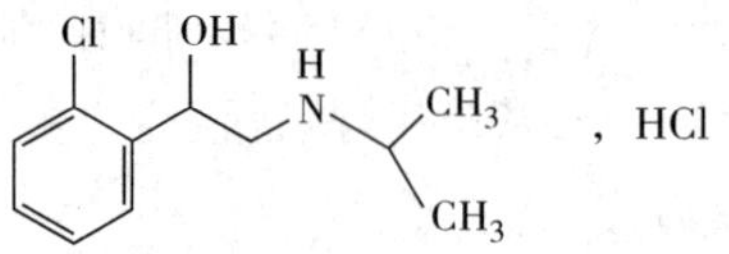

$C_{11}H_{16}ClNO \cdot HCl$　250.17

化学名：α-[[(1-甲基乙基)氨基]甲基]-2-氯-苯甲醇盐酸盐。

本品为白色或类白色结晶性粉末；易溶于水及热醇，不溶于乙醚、丙酮；熔点165~169℃。

取本品1%水溶液1ml，加20%硫酸制高锰酸钾饱和溶液5ml，振摇数分钟，加草酸适量，摇匀，使溶液澄清，加水5ml，加二硝基苯肼试液，即有沉淀析出。

本品的水溶液显氯化物的鉴别反应。

口服后15~30分钟生效，约1小时达最大效应，作用维持4~6小时。

本品为$\beta_2$受体激动剂，对支气管有明显的扩张作用，平喘效果比异丙肾上腺素略弱，但对心脏毒性明显降低，对心脏的兴奋作用仅为异丙肾上腺素的1/10~1/3。临床用于支气管哮喘、哮喘型支气管炎、慢性支气管炎合并肺气肿，平喘并改善肺功能。

## 二、苯异丙胺类

### 盐酸麻黄碱（Ephedrine Hydrochloride）

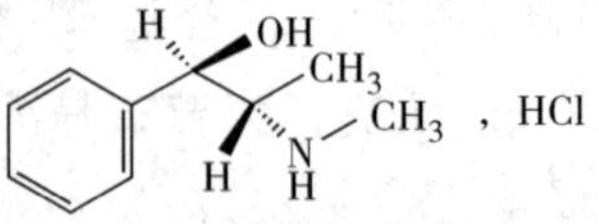

$C_{10}H_{15}NO \cdot HCl$　201.70

化学名：(1*R*,2*S*)-2-甲氨基-苯丙烷-1-醇盐酸盐。

麻黄碱分子结构中含有两个手性中心，有四个光学异构体。本品为(1*R*,2*S*)-(-)-麻黄碱，β-碳原子构型与儿茶酚胺类药物一致，是四个异构体中活性最强的。

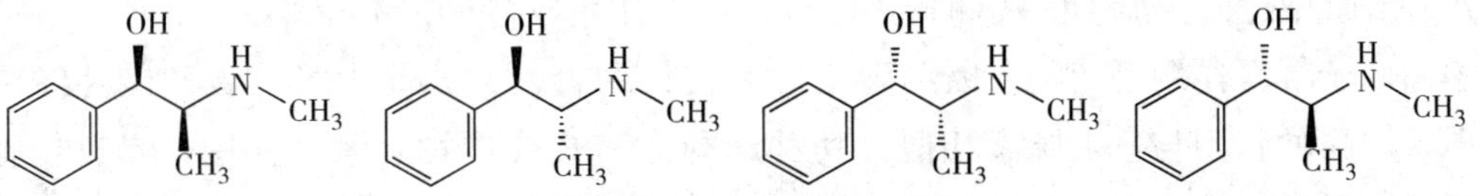

(-)-麻黄碱（1R, 2S）　(-)-伪麻黄碱（1R, 2R）　(+)-麻黄碱（1S, 2R）　(+)-伪麻黄碱（1S, 2S）

麻黄碱是存在于草麻黄和木贼麻黄植物中的生物碱，提取后用草酸盐分步结晶得到麻黄碱和伪麻黄碱，是我国主要的麻黄碱生产方法。现也采用化学合成或生物转化的方法制备。

本品为白色针状结晶或结晶性粉末；无臭，味苦；易溶于水和乙醇，不溶于乙醚；熔点为217~220℃；比旋度为-33°~-35.5°（5%水溶液）。

本品较稳定，遇到光、空气、热不易被破坏。

本品水溶液与碱性硫酸铜试液作用，仲氨基与铜离子形成紫色配合物。具有侧链氨基醇的特征反应：加入乙醚振摇，静置分层，配合物的二水合物溶于乙醚，使乙醚层呈紫红色；四水合物溶于水层呈蓝色。

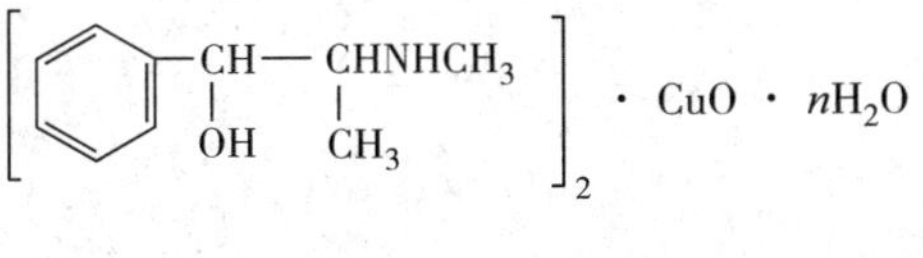

本品β-碳原子上羟基易被氧化，与碱性高锰酸钾或铁氰化钾反应时，生成甲胺与苯甲醛，前者可使红色石蕊试纸变蓝，后者具有苦杏仁的特殊气味。

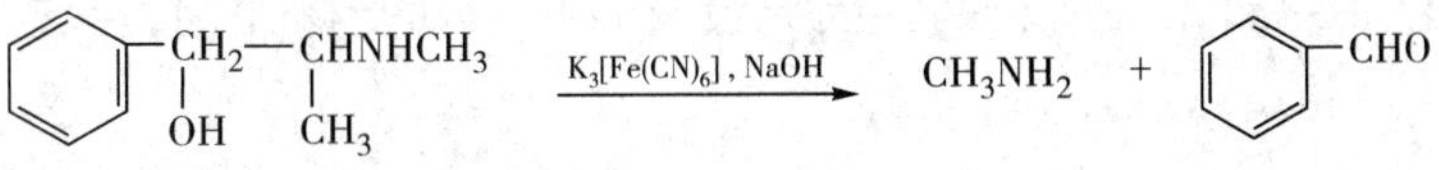

本品在甲醇中与二硫化碳作用，生成氨磺酸衍生物，再与硫酸铜反应，则生成黄色的氨磺酸铜盐，加碱后变成黑棕色。

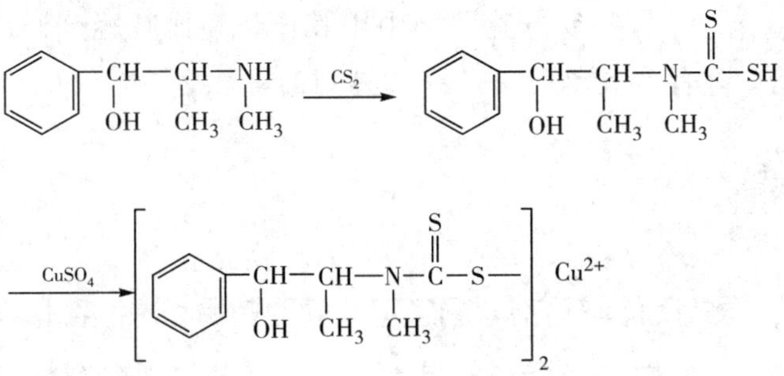

本品水溶液显氯化物的鉴别反应。

本品属于苯异丙胺类，与儿茶酚类药物相比，具有两个结构特点：①苯环上不带有酚羟基，不受COMT的影响，虽作用强度较肾上腺素为低，但作用时间比肾上腺素大大延长。苯环上没有酚羟基，还使化合物极性大为降低，易通过血-脑屏障进入中枢神经系统，故麻黄碱具有较强的中枢兴奋作用。②α-碳原子上带有一个甲基，具有空间位阻效应，不易被单胺氧化酶代谢脱氨，使稳定性增加，作用时间延长。但α-碳原子上烷基亦使活性降低，中枢毒性增大。本品为特殊管理药品和易制毒化学品。

本品可口服，在肠道内易吸收，并可进入脑脊液。吸收后极少量脱氨氧化或 $N$-去甲基化，79%以原型经尿排泄。因代谢、排泄较慢，故作用较持久，$t_{1/2}$为 3~4 小时。

本品属于混合作用型药物，既与肾上腺素受体结合，又能促进肾上腺素能神经末梢释放递质。本品的作用与肾上腺素相似，其对 α 受体和 β 受体均有激动作用，具有松弛支气管平滑肌、收缩血管、兴奋心脏等作用。与肾上腺素比较，性质较稳定、口服有效、作用缓慢而温和持续时间较长。临床上用于支气管哮喘、过敏性反应、低血压及鼻黏膜出血肿胀引起的鼻塞等的治疗。本品不良反应多，用量过大或长期连续使用会产生震颤、焦虑、失眠、心悸等反应。禁用于器质性心脏病、高血压、冠状动脉粥样硬化、甲状腺功能亢进及糖尿病等患者（禁忌证同肾上腺素）。短期内反复用药，可出现快速耐受性。主要剂型为盐酸麻黄碱片和盐酸麻黄碱注射液。

## 盐酸伪麻黄碱（Pseudoephedrine Hydrochloride）

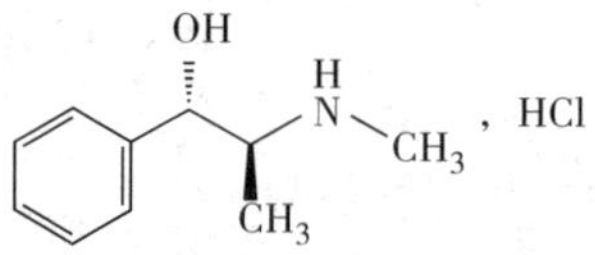


$C_{10}H_{15}NO \cdot HCl$　201.70

化学名：(1*S*,2*S*)-2-甲氨基-苯丙烷-1-醇盐酸盐。

本品为（1*S*,2*S*）-(+)-伪麻黄碱，是麻黄碱的四个光学异构体之一，其 β-碳原子构型与儿茶酚胺类药物不一致，是反转的，因此没有直接激动受体作用，只有间接作用，但中枢不良反应也较小。

伪麻黄碱的碱性比麻黄碱略强，可与酸形成易溶于水的盐。如草酸（-）麻黄碱难溶解在水中，而草酸（+）伪麻黄碱水溶解度较大，在生产中利用这种特性可把两者分开。

本品对支气管扩张作用稍弱，但对心脏及中枢神经系统的不良反应明显减少。常用于减轻鼻黏膜和支气管充血，有些复方感冒药中用其作鼻充血减轻剂，以及用于控制支气管哮喘、过敏性反应等。本品为特殊管理药品和易制毒化学品。

### 知识拓展

**肾上腺素受体激动剂与国家特殊管理药品和易制毒化学品**

肾上腺素受体激动剂麻黄碱容易进入中枢神经系统，具有较强的中枢兴奋作用。该药物及其异构体和类似物与其他苯异丙胺类化合物一样，有滥用危险，有些甚至沦为毒品。如去氧麻黄碱（俗称冰毒）和二亚甲基双氧安非他明及其类似物（统称摇头丸），国家按第一类精神药品进行管理，去甲伪麻黄碱按第二类精神药品进行管理。

麻黄碱和伪麻黄碱还是制备冰毒和摇头丸等许多毒品的合成中间体，麻黄碱类化合物及其单方制剂被列为国家第一类易制毒化学品，因此对其生产和处方剂量均有特殊管理要求。

各药店对含伪麻黄碱成分的新康泰克、日服宁、白加黑等数十种复方感冒制剂、止咳平喘药限量销售，凭身份证、每人每次购买量不得超过 5 个最小零售包装。

### 重酒石酸间羟胺（Metaraminol Bitartrate）

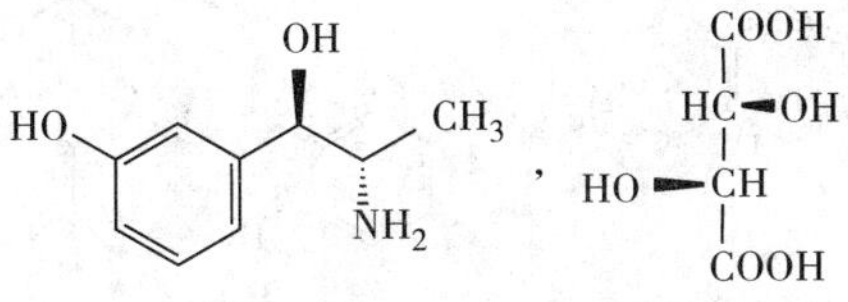

$C_9H_{13}NO_2 \cdot C_4H_6O_6$　317.29

化学名：(－)-α(1-氨乙基)-3-羟基苯甲醇重酒石酸盐。

本品可被肾上腺素能神经末梢摄取，进入突触前膜附近囊泡，通过置换作用促使囊泡中储存的去甲肾上腺素释放，间接地发挥拟交感作用。本品主要激动α受体，对β受体作用较弱。升压效果比去甲肾上腺素稍弱，但较持久。有中等强度加强心脏收缩的作用。对肾血管收缩作用较弱，较少发生尿少及尿闭。适用于各种休克及手术时低血压，在一般用量下，不致出现心律失常，因此也可用于心脏梗死性休克的治疗。

### 盐酸甲氧明（Methoxamine Hydrochloride）

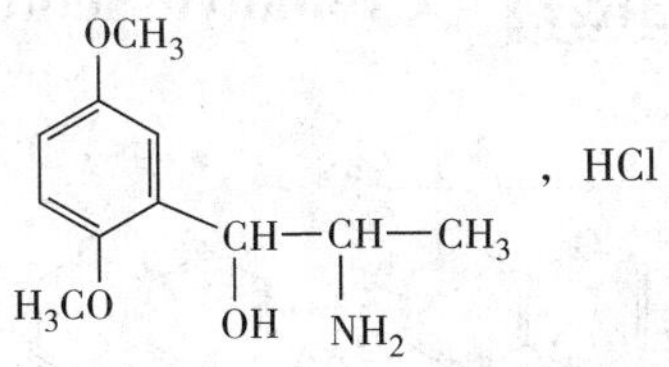

$C_{11}H_{17}NO_3 \cdot HCl$　247.72

化学名：α-(1-氨基乙基)-2,5-二甲氧基苯甲醇盐酸盐。

本品为白色结晶或结晶性粉末；无臭或几乎无臭，味苦；在水中易溶，乙醇中溶解，乙醚中几乎不溶；熔点为214~219℃，熔融时同时分解。

本品加甲醛硫酸试液3滴，即显紫色，渐变为棕色，最后成绿色。

本品加水2ml，加硝酸银试液0.5ml，即生成白色的凝乳状沉淀，能在氨试液中溶解，但在硝酸中不溶。

本品为α受体激动剂，有明显的血管收缩作用，它能通过提高外周阻力，使收缩压和舒张压均升高，而对心脏无兴奋作用。适用于大出血、创伤、外科手术所引起的低血压及脊髓麻醉前预防低血压症、室上性阵发性心动过速，也可用于手术后的循环衰竭和因周围循环衰竭所引起的低血压休克。

大剂量可发生头痛、恶心、呕吐、心动过速、血压过高等不良反应。可发生肾血管痉挛。高血压、甲状腺功能亢进患者禁用。半月内用过单胺氧化酶抑制剂者忌用。

## 三、影响白三烯系统的药物

除了上述苯丙胺类和苯异丙胺类药物可用于治疗哮喘，影响白三烯系统的药物如孟鲁司特和色甘酸钠也可用于治疗哮喘。

## 孟鲁司特（Zafirlukast）

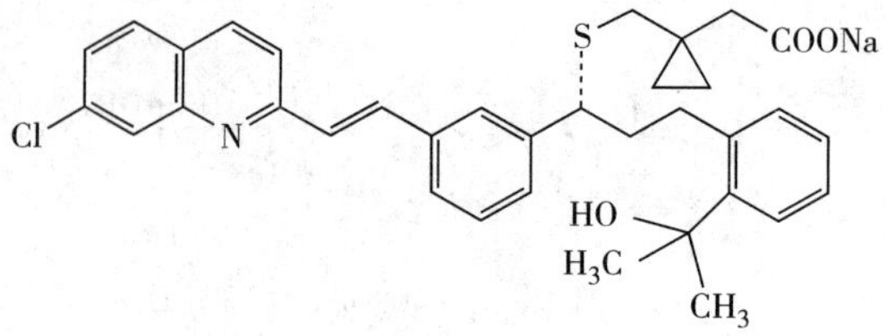

$C_{35}H_{35}ClNNaO_3S$  608.18

化学名：［*R*-(*E*)］-1-［［［1-［3-［2-［(7-氯-2-喹啉)乙烯基］苯基-3-［2-(1-羟基-1-甲基乙基)苯基］丙基］硫］甲基］环丙烷乙酸钠。

本品是选择性白三烯受体的拮抗剂，能有效地抑制 $LTC_4$、$LTD_4$和 $LTE_4$与 $CysLT_1$受体结合所产生的生理效应，而无任何受体激动活性。因白三烯受体对炎症、变态反应和哮喘的病因有一定的作用。

本品适用于哮喘的预防和长期治疗，包括预防白天和夜间的哮喘症状。可用于对阿司匹林敏感的哮喘患者。本品的不良反应较轻，极少通过血-脑屏障。

## 色甘酸钠（Cromolyn Sodium）

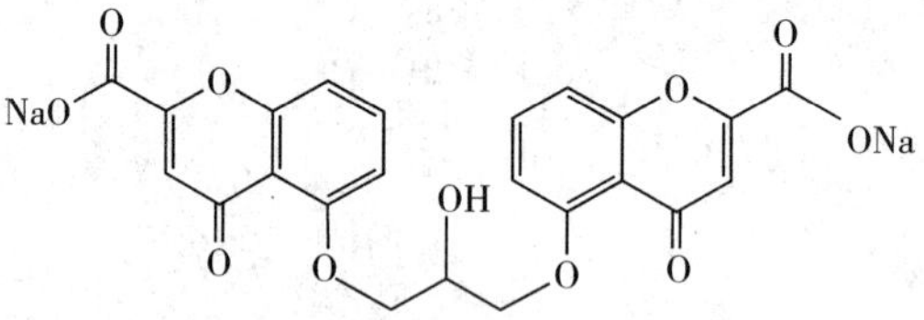

$C_{23}H_{14}Na_2O_{11}$  512.34

化学名：5，5′-［(2-羟基-1，3-亚丙基)二氧］双(4-氧代-4*H*-1-苯并吡喃-2-羧酸)二钠盐。

本品为白色结晶性粉末；无臭，有引湿性，遇光易变色；在水中溶解，乙醇或三氯甲烷中不溶。

本品是含有凯琳结构的苯并吡喃的双色酮，两个色酮对于活性是必需的，且必须保持共平面，失去其平面性，就失去活性，连接两个色酮的碳链不应超过 6 个碳。

本品的作用机制是能稳定肥大细胞的细胞膜，阻止肥大细胞脱颗粒，从而抑制组胺、5-羟色胺、慢反应物质等变态反应介质的释放。

本品半衰期为 80 分钟，以原型排出，50%通过肾脏排泄，50%通过胆汁排泄。本品口服仅能吸收 0.5%。临床上用于预防支气管哮喘。

◎ **考点提示：** 孟鲁司特和色甘酸钠的结构特征与临床应用。

## 知识拓展

### 肾上腺素受体阻滞剂类型及代表药物

肾上腺素受体阻滞剂又称肾上腺素受体拮抗剂（adrenoceptor antagonists）能通过阻滞肾上腺素能神经递质或外源性肾上腺素受体激动剂与肾上腺素受体的相互作用，产生与肾上腺素能神经递质作用相反的生物活性。根据肾上腺素受体阻滞剂对α和β受体选择性的不同，可分为α受体阻滞剂和β受体阻滞剂。

α受体阻滞剂代表药物：盐酸哌唑嗪、盐酸特拉唑嗪。

β受体阻滞剂代表药物：①非选择性β受体阻滞剂，如盐酸普萘洛尔、索他洛尔；②选择性$\beta_1$受体阻滞剂，如阿替洛尔、酒石酸美托洛尔、艾司洛尔、卡维地洛；③非经典β受体阻滞剂，如拉贝洛尔。

## 目标检测

扫码"练一练"

**一、A型题（单项选择题）**

1. 下列的说法与肾上腺素不符的是（　　）
   A. 含有邻苯二酚结构
   B. 对α和β受体都有较强的激动作用
   C. 药用为*R*构型，具有右旋光性
   D. 呈酸碱两性
   E. 可用于心搏骤停的急救
2. 结构中无酚羟基的药物是（　　）
   A. 肾上腺素　B. 麻黄碱　C. 异丙肾上腺素
   D. 去甲肾上腺素　E. 去氧肾上腺素
3. "瘦肉精"的主要成分是（　　）
   A. 肾上腺素　B. 麻黄碱
   C. 克伦特罗（或沙丁胺醇）　D. 普萘洛尔
   E. 去氧肾上腺素
4. 可能成为制备冰毒的原料的药物是（　　）
   A. 溴新斯的明　B. 麻黄碱　C. 盐酸克伦特罗
   D. 普萘洛尔　E. 盐酸哌替啶
5. 对盐酸麻黄碱描述错误的是（　　）
   A. 为一种生物碱　B. 可通过血-脑屏障
   C. 结构中有两个手性中心　D. 在水中易溶解
   E. 构型为（1*S*，2*S*）
6. 去甲肾上腺素水溶液受热时效价降低，是因为发生了（　　）
   A. 水解反应　B. 消旋化反应　C. 还原反应

D. 开环反应　　　　E. 氧化反应

7. 盐酸异丙肾上腺素易被氧化变色，其化学结构中不稳定的部分是（　　）

A. 侧链上的氨基　　B. 烃氨基侧链　　C. 酚羟基结构

D. 苯乙胺结构　　E. 侧链上的羟基

8. 苯乙胺类拟肾上腺素药，侧链氨基被体积较大的异丙基或叔丁基取代时（　　）

A. 对 $\alpha_1$ 受体激动作用增大　　B. 对 $\alpha_2$ 受体激动作用增大

C. 对 α 和 β 受体激动作用均增大　　D. 对 β 受体激动作用增大

E. 对 β 受体激动作用减小

9. 下列哪个药物可被氧化成肾上腺素红（　　）

A. 溴新斯的明　　B. 硫酸阿托品　　C. 肾上腺素

D. 麻黄碱　　E. 伪麻黄碱

10. 盐酸麻黄碱的结构为（　　）

A.

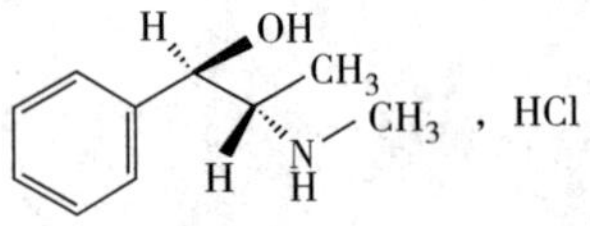

B.

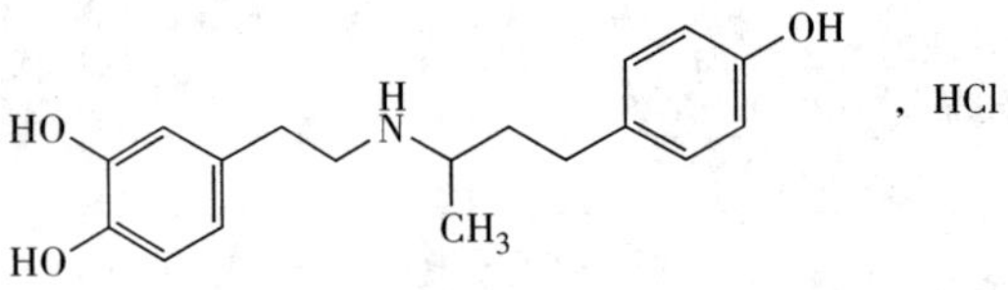

C.

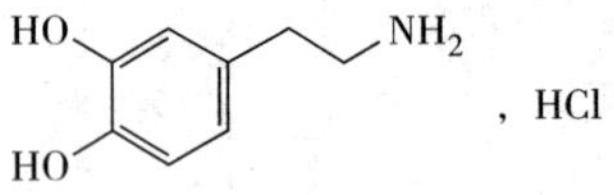

D.

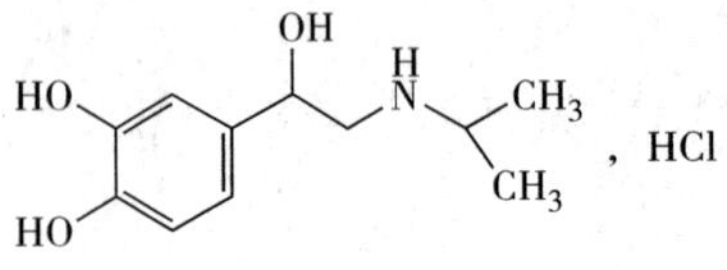

E.

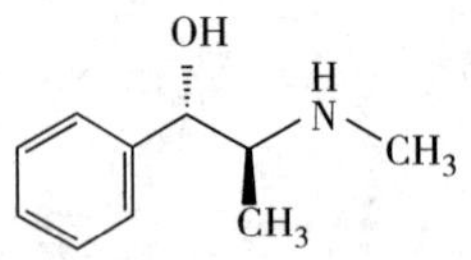

## 二、B 型题（配伍选择题）

A. 盐酸异丙肾上腺素　　B. 盐酸普萘洛尔

C. 盐酸麻黄碱　　D. 盐酸多巴酚丁胺

E. 沙美特罗

11. 含有苯丁氧基己氨结构的药物是（　　）

12. 含有两个手性碳原子的药物是（　　）

13. 含有异丙胺结构的药物是（　　）

14. 含有苯异丙胺结构的药物是（　　）

15. 含有苯丁胺结构的药物是（　　）

## 三、X 型题（多项选择题）

16. 去甲肾上腺素的特点有（　　）
    A. 含有儿茶酚结构，易被氧化变色
    B. 含有儿茶酚结构，易被儿茶酚氧甲基转移酶代谢失活
    C. 含有伯氨基团，可被单胺氧化酶氧化代谢失活
    D. 含有一个手性碳原子，用其左旋异构体
    E. 在有些金属离子催化下，氧化速度加快
17. 含有邻苯二酚结构的药物有（　　）
    A. 沙丁胺醇　B. 肾上腺素　C. 去甲肾上腺素
    D. 麻黄碱　E. 伪麻黄碱
18. 配制盐酸肾上腺素注射液为防止氧化应采取的措施有（　　）
    A. 充入惰性气体　B. 加入焦亚硫酸钠
    C. 加入 EDTA-2Na　D. 控制 pH 2.5~5.0
    E. 100℃流通蒸汽灭菌 15 分钟
19. 属于苯乙胺类的拟肾上腺素药物是（　　）
    A. 甲氧明　B. 麻黄碱　C. 去甲肾上腺素
    D. 异丙肾上腺素　E. 沙丁胺醇
20. 可成为制备冰毒的原料的药物是（　　）
    A. 甲氧明　B. 麻黄碱　C. 去甲肾上腺素
    D. 伪麻黄碱　E. 沙丁胺醇

（王丽丽）

# 第八章

# 抗过敏药和抗溃疡药

## 学习目标

**知识目标**

1. 掌握西咪替丁、雷尼替丁、法莫替丁的结构特征、理化性质、临床用途；抗溃疡药的分类；$H_2$受体拮抗剂的结构特征、构效关系；奥美拉唑的结构特征、理化性质、临床用途；
2. 熟悉盐酸苯海拉明、曲吡那敏、马来酸氯苯那敏、盐酸赛庚啶的结构特征、理化性质、临床用途；抗过敏药的分类；$H_1$受体拮抗剂的结构特征、构效关系；质子泵抑制剂的作用机制；
3. 了解抗溃疡药的发展概况。

**能力目标**

1. 能够说出组胺$H_1$和$H_2$受体拮抗剂代表药物的结构特征、理化性质、临床用途，理解构效关系；
2. 能够认识质子泵抑制剂代表药物的结构特征、理化性质、临床特点，理解其作用机制；
3. 能够理解组胺$H_1$和$H_2$受体拮抗剂构效关系。

组胺广泛存在于自然界多种植物、动物和微生物内，为自身活性物质。在体内，组胺是一种重要的化学递质，由体内组氨酸经组氨酸脱羧酶脱去羧基而成，组织中的组胺是以无活性的结合型存在于肥大细胞和嗜碱性粒细胞的颗粒中，以皮肤、支气管黏膜、肠黏膜和神经系统中含量较多。当机体受到理化刺激或发生变态反应时，可引起肥大细胞的细胞膜通透性改变，释放出组胺，与组胺受体作用产生病理生理效应。过敏性疾病和消化道溃疡是常见病，虽然病因复杂，但都与内源性组胺有关，阻断组胺分子与相应受体的结合，可抗过敏性疾病和抗溃疡疾病。

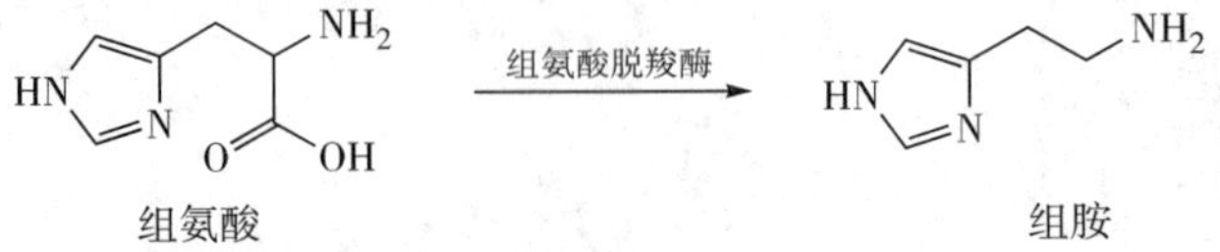

知识链接

**组胺受体类型**

组胺 $H_1$ 受体主要分布在支气管、胃肠道平滑肌，能导致支气管和胃肠道平滑肌痉挛，毛细血管扩张，管壁通透性增加，腺体分泌增多导致红肿及变态反应；组胺 $H_2$ 受体主要分布在胃、十二指肠细胞壁，能激活腺苷酸环化酶，产生环磷酸腺苷与钙离子激活胃壁细胞的质子泵，分泌胃酸和胃蛋白酶，导致胃及十二指肠溃疡。组胺 $H_3$ 受体分布在中枢神经系统，参与血压、心率和体温的控制。抗组胺即是拮抗组胺对人体的生物效应，即应用抗组胺药物。拮抗组胺受体就是拮抗组胺的 $H_1$ 和 $H_2$ 受体。由于此两种受体在人体内分布不同而产生不同的效应，它是抗组胺药应用治疗疾病的生理药理基础。

扫码"学一学"

# 第一节 抗过敏药

## 一、概述

过敏反应是一种变态免疫反应，是由于变应原再次进入机体引起的抗原-抗体结合反应。这种免疫反应包括体液免疫和细胞免疫。在体液免疫中，释放出组胺（Histamine）、白三烯（慢反应物质）、缓激肽、5-羟色胺（5-HT）等。1933 年，在研究抗疟作用时，发现哌罗克生对组胺诱导的支气管痉挛有缓解作用，于是开始组胺 $H_1$ 受体拮抗剂的研究，在经过大量的结构改造和构效关系研究之后，陆续上市了一批经典的抗过敏药物，在发展史上被列为第一代抗组胺药。因为第一代抗组胺药物的脂溶性较高，易于通过血-脑屏障而进入中枢，产生中枢抑制和镇静的不良反应。因此，限制药物进入中枢并提高药物对组胺 $H_1$ 受体的选择性，就成为了新一代抗组胺药物的设计思路。由此发展并上市的非镇静组胺 $H_1$ 受体拮抗剂，就称为第二代抗组胺药。第二代 $H_1$ 受体拮抗剂提高了药物对受体的选择性，减少了不良反应。

$H_1$ 受体被激动后即能通过 G 蛋白而激活磷脂酶 C，产生三磷酸肌醇（$IP_3$）与二酰基甘油（DG），使细胞内钙离子增加，蛋白激酶 C 活化，从而使胃、肠、气管、支气管平滑肌收缩。又释放血管内皮松弛因子（EDRF）和 $PGI_2$，使小血管扩张，通透性增加，导致变态反应。组胺 $H_1$ 受体拮抗剂选择性与组胺靶细胞上的 $H_1$ 受体结合，阻断组胺 $H_1$ 受体而发挥抗组胺作用。

治疗量 $H_1$ 受体拮抗剂有镇静与嗜睡作用。作用强度具有个体差异，以苯海拉明、异丙嗪作用最强；阿司咪唑、特非那丁因不易通过血-脑屏障，几无中枢抑制作用。

$H_1$ 受体拮抗剂可根据其起效速度，药代动力学特征及对 $H_1$ 受体的选择性和镇静作用的有无，分为第一代和第二代 $H_1$ 受体拮抗剂。

第一代 $H_1$ 受体拮抗剂对 $H_1$ 受体具有高度选择性，且其与 $H_1$ 受体的结合是可逆的。这类药的分子量较小，并具有脂溶性，易透过血-脑屏障进入脑组织对中枢神经系统产生镇静、嗜睡等抑制作用。口服易吸收，15~60 分钟后起效，一次给药作用一般只可维持 3~6

小时，因半衰期一般都较短，需要每天多次服药。具有许多不良反应，最突出是镇静作用，还能导致便秘、排尿困难、口干等。代表药物主要有苯海拉明、氯苯那敏、赛庚啶等。

第二代 $H_1$受体拮抗剂的分子量一般都较大，且具有长的侧链，脂溶性较低，故对血-脑屏障穿透性低，因此镇静作用也随之降低。它们对 $H_1$受体的亲和力比第一代更强，有的与 $H_1$受体结合后，则不易与 $H_1$受体分离或结合后不迅速可逆。因此，第二代 $H_1$受体拮抗剂比第一代具有更强效和更长效的作用。因而有逐步取代第一代抗 $H_1$受体拮抗剂的趋势。代表药物主要有氯雷他定、西替利嗪、特非那定、阿司咪唑等。

**知识链接**

**经典 $H_1$受体拮抗剂和第二代 $H_1$受体拮抗剂**

经典 $H_1$受体拮抗剂最突出的毒副反应是中枢抑制作用，其易通过血-脑屏障，并与脑内 $H_1$受体有高度亲和力，由此拮抗脑内的内源性组胺而致中枢抑制。其影响除了嗜睡外，还对患者神经运动功能、大脑与运动效应器的整合能力及认知功能的影响。后两者常被忽视，结果对人造成影响，包括许多日常安全行为的无能（如驾驶车辆及操作机器）、降低学习成绩、增加职业性损伤的危险性。第二代 $H_1$受体拮抗剂通过限制药物进入中枢和提高药物对外周 $H_1$受体的选择性来发展新型非镇静性抗组胺药。如阿伐斯汀和西替利嗪就是通过引入极性或易电离基团使药物难以通过血-脑屏障进入中枢，克服镇静作用的。而咪唑斯汀和氯雷他定则是对外周 $H_1$受体有较高的选择性，避免中枢不良反应。

## 二、$H_1$受体拮抗剂

研究人员认为，从组胺的化学结构出发，$H_1$受体拮抗剂应当具有与受体结合但没有内在活性的较大头部，以及可以与受体结合的带有氨基的侧链。组胺 $H_1$受体拮抗剂按化学结构可分为乙二胺类、氨基醚类、丙胺类、三环类、哌啶类和哌嗪类。

组胺 $H_1$受体拮抗剂通式：

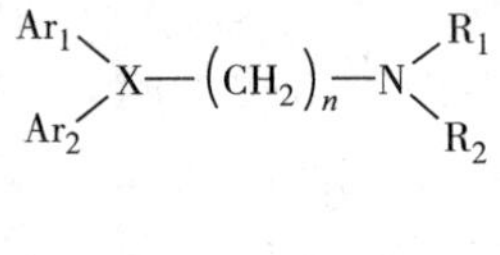

其中，

X=N　　乙二胺类　（盐酸曲吡那敏）

X=CHO　氨基醚类　（盐酸苯海拉明）

X=CH　　丙胺类　　（马来酸氯苯那敏）

X=哌嗪环　哌嗪类（盐酸西替利嗪）

◎ **考点提示：** $H_1$受体拮抗剂的分类及代表药物。

**（一）氨基醚类**

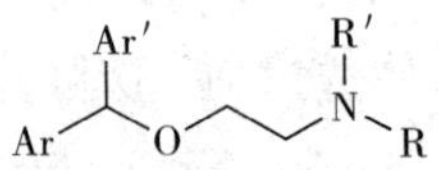

苯海拉明是1943年报道的第一代氨基醚类$H_1$受体拮抗剂，具有较好的抗组胺活性，曾是临床最常用的抗组胺药物之一，但有明显的中枢镇静作用和抗胆碱作用，常见嗜睡、头晕、口干等不良反应，应用受到限制。两个芳基不同的手性氨基醚类药物，*S*构型的活性常高于*R*构型。经过进一步结构改造，第二代氨基醚类$H_1$受体拮抗剂，活性更强，对外周$H_1$受体有较高的选择性，中枢神经不良反应小。如氯马斯汀、司他斯汀为非镇静抗组胺药。

### 盐酸苯海拉明（Diphenhydramine Hydrochloride）

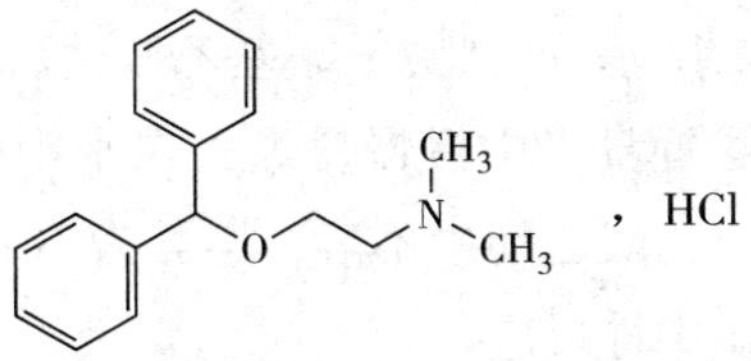

$C_{17}H_{21}NO \cdot HCl$　291.82

化学名：*N*,*N*-二甲基-2-(二苯基甲氧基)乙胺盐酸盐。

本品为白色结晶性粉末；无臭，味苦，随后有麻痹感；在水中极易溶解，乙醇或三氯甲烷中易溶，丙酮中略溶，乙醚中极微溶解；熔点为167~171℃。

本品为醚类化合物，但由于自身结构的特点，分子中有两个苯环与同一个$\alpha$-碳原子存在共轭效应，比一般醚更易受酸的催化而分解，生成二苯甲醇和二甲氨基乙醇，其中的二苯甲醇水溶性很小，分散在水层，呈白色乳浊，若将其加热煮沸，则聚集成油状物，放冷，凝固成白色蜡状固体，紫外线也催化这一分解反应。

本品在碱性溶液中稳定。

本品能被过氧化氢、酸性重铬酸钾或碱性高锰酸钾溶液氧化，均生成二苯甲酮。

本品加硫酸数滴，初显黄色，随即变成橙红色；滴加水，即成白色乳浊液。

本品的水溶液显氯化物的鉴别反应。

能消除各种过敏症状。其中枢抑制作用显著，但不及盐酸异丙嗪；尚具有镇静、防晕动及止吐作用，也有抗胆碱作用，可缓解支气管平滑肌痉挛。用于各种过敏性皮肤疾病，如荨麻疹、虫咬症；亦用于晕动症，恶心、呕吐。

**（二）乙二胺类**

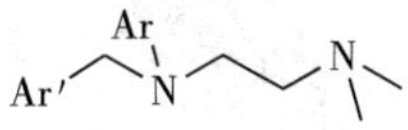

乙二胺类药物的发现为开发研制新的抗组胺药开辟了新的途径。式中，Ar可为苯基、对位取代苯基或者吩噻基；Ar′常为苯基或者2-吡啶基；乙二胺的两个N处于杂环中依然有效。乙二胺类早期药物的抗组胺作用弱于其他结构类型，并具有中枢镇静作用，这类药物经过不断改造最终发展演变成西替利嗪，为哌嗪类，作用强久，且无镇静作用。临床使用的第一个乙二胺类抗组胺药为芬苯扎胺，对其结构改造衍生出系列$H_1$受体拮抗剂。1946年研制出的曲吡那敏抗组胺作用强而持久，毒性及不良反应低，是至今临床常用的抗过敏药之一。

## 盐酸曲吡那敏（Tripelennamine Hydrochloride）

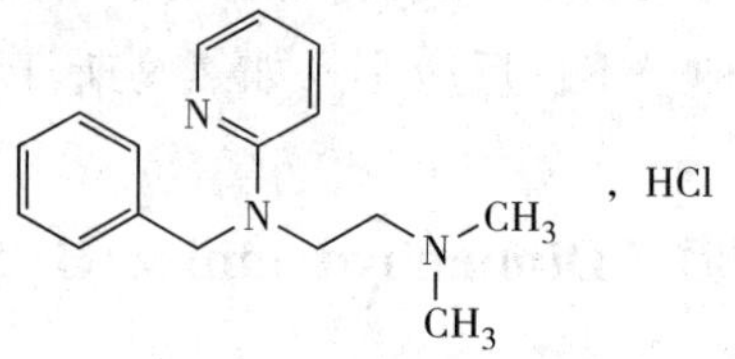

$C_{16}H_{21}N_3 \cdot HCl$　255.3582

化学名：*N*-苄基-*N'*,*N'*-二甲基-*N*-吡啶-2-基乙胺盐酸盐。

本品为白色结晶性粉末，露置日光中慢慢变黑；在水中极易溶解，乙醇及三氯甲烷中易溶，丙酮中微溶，苯、乙醚或乙酸乙酯中不溶；熔点为188~192℃。

本品的水溶液遇石蕊试纸显中性反应。

本品加硫酸使溶解，则产生黄色浑浊，加水颜色即褪。

本品的水溶液显氯化物鉴别反应。

本品为抗组胺药。有抗过敏和镇静作用。用于荨麻疹、枯草热等过敏性疾病。注意本品可引起眩晕、思睡、口干、头痛、恶心、肌肉震颤、感觉异常、瞳孔放大、皮疹、气喘及咳嗽等。

**（三）丙胺类**

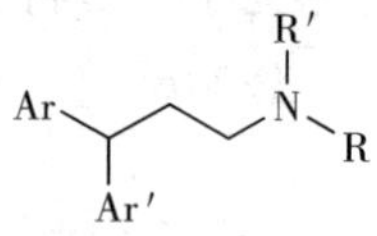

1948~1952年，先后合成了许多丙胺类的抗过敏药。乙二胺类中的Ar（$ArCH_2$）-*N*-被$(Ar)_2CH$-置换，或者将氨基醚类中的-O-简化，成为丙胺类抗组胺药。与乙二胺类、氨基醚类、三环类等传统抗组胺药相比，丙胺类抗组胺作用较强而中枢镇静作用较弱，产生嗜睡作用较轻。代表药物有氯苯那敏、吡咯他敏、曲普利啶和阿伐斯汀等。

## 马来酸氯苯那敏（Chlorpheniramine Maleate）

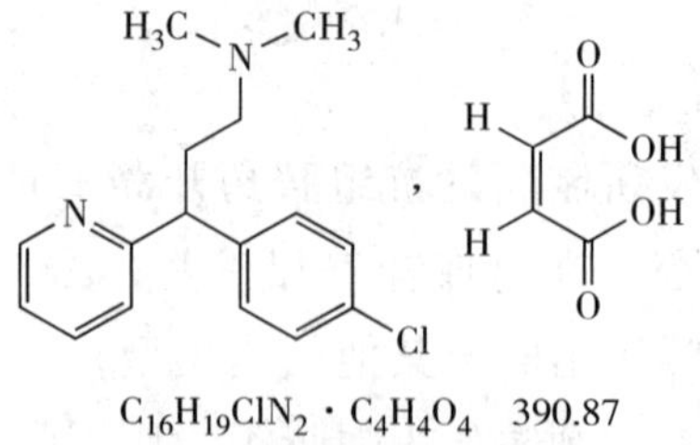

$C_{16}H_{19}ClN_2 \cdot C_4H_4O_4$　390.87

化学名：2-［对氯-α-［2-(二甲氨基)乙基］苯基］吡啶马来酸盐。

本品为白色结晶性粉末；无臭，味苦；在水或乙醇或三氯甲烷中易溶，乙醚中微溶；熔点为131.5~135℃。由于分子中具有较强酸——马来酸，其1%水溶液的pH为4.0~5.0。

本品具有升华性。

本品分子中含有叔胺结构，能呈现叔胺反应，即加枸橼酸醋酐试液，置水浴上加热，即显红紫色。

本品分子中具有马来酸，其含有碳-碳不饱和双键，因此加稀硫酸，滴加高锰酸钾试液，高锰酸钾红色即消失。

本品含有一个手性中心，存在一对光学异构体。S 构型右旋体的活性比消旋体约强二倍，毒性也较小。临床常用外消旋体。

本品通过对组胺 $H_1$ 受体的拮抗起抗过敏作用。主要用于鼻炎、皮肤黏膜过敏及缓解流泪、打喷嚏、流涕等感冒症状。

不良反应主要为：消化系统类，如食欲减退、恶心、上腹不适感；泌尿系统，过量服用时可出现排尿困难、尿痛等症状；精神症状，主要表现为烦躁。

**（四）三环类**

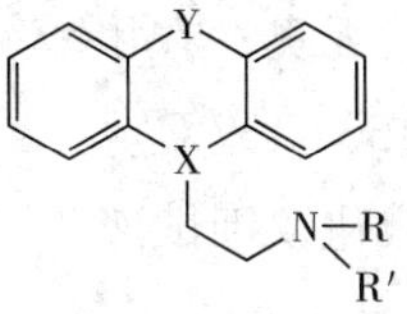


将上述抗组胺药的结构中的两个芳环的邻位互相连接，即构成三环类 $H_1$ 受体拮抗剂。当三环类结构通式中的 X 为氮原子，Y 为硫原子时，成为吩噻嗪类抗过敏药，1945 年发现的异丙嗪至今仍在临床应用。经对吩噻嗪环的杂原子以生物电子等排体置换，得到了许多较好的抗组胺药，如赛庚啶，不仅抗组胺活性强，还具有抗 5-羟色胺作用。将赛庚啶结构中的—CH═CH—换成—$CH_2CO$—，用吩噻嗪环取代苯环，得到酮替芬，其既有强大的抗组胺作用，又可抑制过敏介质的释放。酮替芬有与抗组胺药物相类似的中枢抑制作用，服后可出现困倦感、乏力感等，但在程度上比大多数传统的抗组胺药为轻。一般出现于用药初期，不必停药，持续用药一段时间后，中枢抑制反应即逐步减轻乃至消失。药用其富马酸盐，用于各种哮喘的预防和治疗。将赛庚啶的—CH ═CH—换成—$CH_2CH_2$—，吡啶取代苯环，在苯环上引入氯原子，并将碱性的叔氨基改变成为中性的氨基甲酸乙酯，即成为氯雷他定，于 1988 年在世界各地销售，这是一强效选择性的阻断外周组胺 $H_1$ 受体，且不易透过血-脑屏障，无抗胆碱活性，无中枢神经系统抑制作用，但可出现在乳汁中，口服吸收快、作用持久。

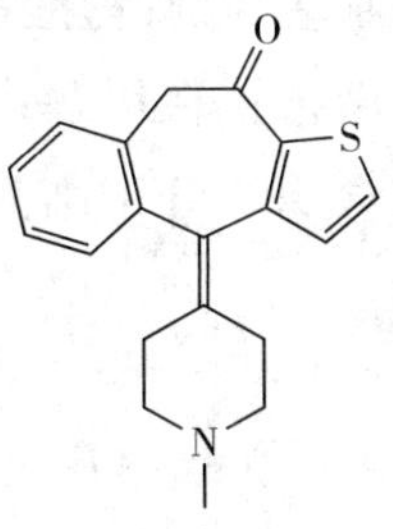


酮替芬

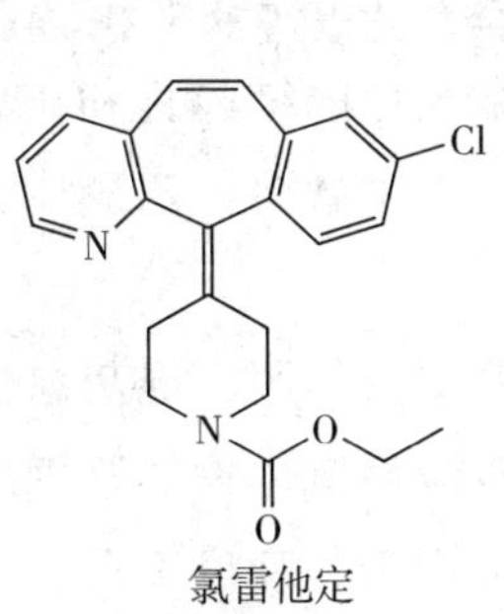


氯雷他定

## 氯雷他定（Loratadine）

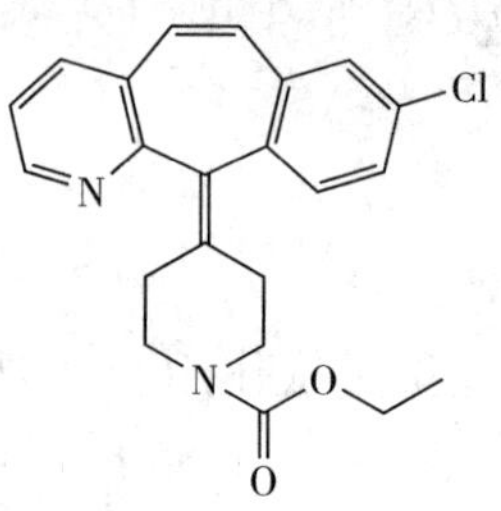

$C_{22}H_{23}ClN_2O_2$　382.89

化学名：4-(8-氯-5,6-二氢-11*H*-苯并[5,6]-环庚并[1,2-*b*] 吡啶-11-烯基）-1-哌啶羧酸乙酯。

本品为白色或类白色结晶性粉末；无臭；在甲醇、乙醇或丙酮中易溶，0.1mol/L 盐酸溶液中略溶，水中几乎不溶；熔点为 133~137℃。

取本品加稀盐酸溶液溶解后，加碘化铋钾试液 2~3 滴，产生橙黄色沉淀。

具有选择性地拮抗外周组胺 $H_1$ 受体的作用。其抗组胺作用起效快、疗效强、持久。其作用比阿司咪唑及特非那定均强。本品无镇静作用，无抗毒蕈碱样胆碱作用。对乙醇无强化作用。口服后吸收迅速、良好。

用于过敏性鼻炎、急性或慢性荨麻疹、过敏性结膜炎、花粉症及其他过敏性皮肤病。

## 盐酸赛庚啶（Cyproheptadine Hydrochloride）

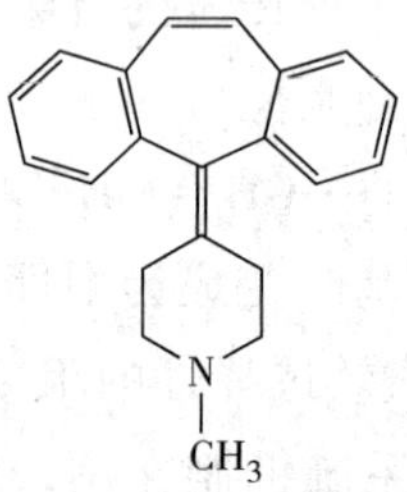

, HCl, $3/2H_2O$

$C_{21}H_{21}N \cdot HCl \cdot 11/2H_2O$　350.89

化学名：1-甲基4-[5*H*-二苯并[*a*,*d*]环庚三烯-5-亚基]哌啶盐酸盐倍半水合物。

本品为白色至微黄色的结晶性粉末；几乎无臭，味微苦；在甲醇中易溶，三氯甲烷中溶解，乙醇中略溶，水中微溶，乙醚中几乎不溶；本品含 1.5 分子结晶水，在溶解过程中溶液有乳化现象。

本品与硫酸甲醛试液作用，显灰绿色。

本品的饱和水溶液显氯化物的鉴别反应。

抗过敏类药。可用于荨麻疹、湿疹、过敏性和接触性皮炎、皮肤瘙痒等变态反应。作用较氯苯那敏、异丙嗪强，并有中度抗 5-羟色胺作用和抗胆碱作用。可影响驾驶及机械操作能力。勿与中枢神经抑制剂、抗胆碱药、乙醇及单胺氧化酶抑制剂合用。

知识拓展

**过敏介质释放抑制剂**

抗原-抗体反应除使靶细胞释放组胺以外，还能释放其他过敏介质，如白三烯、缓激肽、血小板活化因子等，这些体内活性物质均可以引发各种变态反应。过敏介质释放抑制剂通过抑制磷酸二酯酶，使细胞内 cAMP 水平升高，抑制钙离子进入细胞内，增加细胞膜的稳定性，从而抑制颗粒膜与浆膜的融合，阻止过敏介质的释放。可用于治疗过敏性哮喘、过敏性鼻炎和季节性枯草热等。

**（五）$H_1$受体拮抗剂的构效关系**

$H_1$受体拮抗剂的构效关系可以归纳为：

$H_1$受体拮抗剂的结构通式：

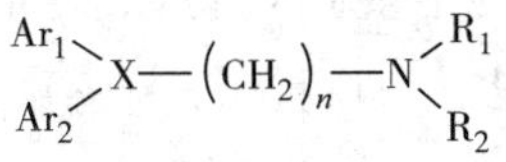

（1）$Ar_1$、$Ar_2$为苯环或者芳杂环，芳杂环上可以有甲基或卤原子取代。$Ar_1$和 $Ar_2$两个芳杂环也可以再次通过一个硫原子或者两个碳原子键合后，桥连成三环化合物。$Ar_1$和 $Ar_2$不处于一个平面时才能保持最大的抗组胺活性，否则活性降低。苯海拉明的两个苯环、氯苯那敏的对氯苯基和吡啶基都不处在同一平面上，异丙嗪分子中噻嗪环呈船式构象，因此均具有较高的抗组胺活性。

（2）叔氮原子与芳环之间距离以 0.5~0.6nm 为保持活性的较好距离，相隔 2~3 个碳原子（$n$）正好达到这一要求，通常是 $n=2$。X 与 N 之间增加支链或 $n$ 值过大都将影响药物在体内的活性、毒性及不良反应的大小。

（3）$H_1$受体拮抗剂的几何异构体大多数有旋光和几何异构体。显示不同的拮抗活性和毒性及不良反应。如氯苯那敏的右旋体活性比左旋体高。

（4）手性碳原子靠近芳环时才有立体选择性。手性中心靠近芳环端：右旋活性高，手性中心靠近芳环端：差别不大。氯苯那敏的右旋体为 $S$ 构型，其不对称中心位于芳环的 $\alpha$ 碳原子。而异丙嗪的手性碳原子靠近二甲氨基，其两种光学异构体的活性和毒性相同，未发现对抗组胺活性有立体选择性。这说明组胺 $H_1$受体除含有能与组胺阳离子部分结合的阴离子部位外，在其外侧还存在一个能与芳环结合，且不对称的部位。

◎ **考点提示：**$H_1$受体拮抗剂的构效关系。

知识拓展

**过敏介质拮抗剂**

除了 $H_1$受体拮抗剂可作为抗组胺药治疗变态反应外，白三烯、缓激肽、血小板活化因子等过敏介质的拮抗剂也能作为抗过敏药。白三烯（Leukotriene，LTs）是与变态反应有关的生物活性物质。花生四烯酸做为 LTs 生物合成的前体物质，5-脂氧化酶（5-LO）催化花生四烯酸氧化，进而合成 LTs。抗白三烯药物有直接阻断 LTs 受体和抑制 LTs 生成的药物，目前已用于临床的主要为 LTs 受体拮抗剂和 5-LO 抑制剂。白三烯受体调节剂主要应用于轻度哮喘及合并过敏性鼻炎患者的长期控制治疗，尤其适用于2岁以上儿童。对于中、重度哮喘患者可以在吸入激素同时联合用药，其作用互补，效果叠加，可以减少吸入激素剂量。

扫码"学一学"

## 第二节 抗溃疡药

### 一、概述

消化性溃疡主要指发生于胃和十二指肠的慢性溃疡，是一多发病、常见病，是由胃肠道黏膜被胃液消化从而引起的黏膜损伤性溃疡。正常情况下，由于正常胃黏膜具有保护功能，包括黏液分泌、胃黏膜屏障完整性、丰富的黏膜血流和上皮细胞的再生等，各种食物的理化因素和酸性胃液的消化作用均不能损伤胃黏膜而导致溃疡形成。溃疡的形成有各种因素，例如胃酸、胃蛋白酶分泌过多、幽门螺杆菌感染、遗传因素等。其中酸性胃液对黏膜的消化作用是溃疡形成的基本因素。盐酸是胃液的主要成分，由壁细胞分泌，受神经、体液调节。已知壁细胞内含有3种受体，即组胺受体、胆碱能受体和胃泌素受体，分别接受组胺、乙酰胆碱和胃泌素的激活。壁细胞表面受体一旦被相应物质结合，细胞内第二信使便被激活，进而影响胃酸分泌。当胃酸的分泌相对超过了胃分泌的黏液对胃的保护能力和碱性的十二指肠液中和胃酸的能力时，含有胃蛋白酶的、低pH的胃液就会使胃壁消化，发生溃疡。

抗溃疡药根据作用机制，可以分为抗酸药、胃酸分泌抑制剂、加强胃黏膜抵抗力的胃黏膜保护剂、抗幽门螺杆菌药及促胃动力药等。

抗酸药：一类能中和胃酸的弱碱性无机化合物。中和胃酸后，幽门紧张度降低，缓和因幽门痉挛而引起的疼痛。有些还能在溃疡面上形成一层保护膜，有利于溃疡的愈合。如氢氧化铝、氧化镁、碳酸氢钠等。

胃酸分泌抑制剂：胃酸是诱发消化性溃疡的主要因素。壁细胞膜的组胺 $H_2$受体、乙酰胆碱受体、胃泌素受体均与胃酸分泌有关，这些受体最后介导胃酸分泌的共同途径是激活 $H^+,K^+$-ATP 酶（又称质子泵）。因此，组胺 $H_2$受体、乙酰胆碱受体、胃泌素受体的拮抗剂，以及 $H^+,K^+$-ATP 酶抑制剂均可抑制胃酸分泌，都可用于消化性溃疡的治疗，包括 $H_2$受体拮抗剂（如雷尼替丁）、乙酰胆碱受体拮抗剂（如哌仑西平）、胃泌素受体拮抗剂（如丙谷胺）、$H^+,K^+$-ATP 酶抑制剂（又称质子泵抑制剂）（如奥美拉唑）。

抗幽门螺杆菌药：幽门螺杆菌被证明与慢性萎缩性胃炎、胃及十二指肠溃疡的发生有关。幽门螺杆菌容易定居于胃的黏膜层深部，它分泌高活性的尿毒酶，能将组织内的尿素分解产生氨，进而使胃黏膜的跨膜电位下降，黏液分泌减少，血流降低，使胃黏膜防御机制遭受损害。抗生素类药物中阿莫西林（$\beta$-内酰胺类）、克拉霉素、阿奇霉素（大环内酯类）、克林霉素等对幽门螺杆菌有杀菌或抑菌作用。

◎ **考点提示：**抗溃疡药的分类及代表药物。

知识链接

### 幽门螺杆菌与胃溃疡

幽门螺杆菌，是一种单极、多鞭毛、末端钝圆、螺旋形弯曲的细菌。在胃黏膜上皮细胞表面常呈典型的螺旋状或弧形。幽门螺杆菌是微需氧菌，环境氧要求 5% ~ 8%，在大气或绝对厌氧环境下不能生长。1982 年，澳大利亚学者巴里 · 马歇尔和罗宾 · 沃伦发现了幽门螺杆菌，并证明该细菌感染胃部会导致胃炎、胃溃疡、十二指肠溃疡和胃淋巴瘤甚至胃癌，这一成果打破了胃病不能根治的误区。基于这些结果，Marshall 和 Warren 提出幽门螺杆菌涉及胃炎和消化性溃疡的病因学。1984 年 4 月 5 日，他们的成果一经发表，立刻在国际消化病学界引起了轰动，掀起了全世界的研究热潮。世界各大药厂陆续投巨资开发相关药物。2005 年度诺贝尔生理学或医学奖授予这两位科学家以表彰他们发现了幽门螺杆菌以及这种细菌在胃炎和胃溃疡等疾病中的作用。

本节只介绍现在最常用的抑制胃酸分泌的 $H_2$ 受体拮抗剂和质子泵抑制剂。

知识拓展

### 消化系统药物市场

消化系统疾病是多发病，也是极易复发的慢性病，尚未有根治的有效手段，已成为药学领域研究的重点课题之一。统计表明，全球消化系统的发病率占 10% ~ 12%。伴随胃肠治疗药物的快速增长，许多抗溃疡新药如雨后春笋相继问世，消化系统用药在我国已成为仅次于抗感染类、心血管类的第三大治疗药物。在我国消化系统治疗药物中，传统中成药的疗效不明确，显效率低，市场份额相对较小，尚不足该类药品总量的 1/3，常作为胃肠调理保护性辅助用药。西药已趋于成熟，抗溃疡药、胃黏膜保护剂是目前国内消化系统用药的中流砥柱，占据主导地位。

## 二、$H_2$ 受体拮抗剂

20 世纪 60 年代中期，在发现胃壁细胞里存在促进胃酸分泌的组胺 $H_2$ 受体后，就试图得到拮抗 $H_2$ 受体的抗胃溃疡新药。因组胺受体拮抗剂（现称 $H_1$ 受体拮抗剂）都没有抑制胃酸分泌的作用，故研究工作从组胺的结构改造开始。自 1972 年 Black 及其同事发现组胺 $H_2$ 受体拮抗剂（西咪替丁）以来，$H_2$ 受体拮抗剂被广泛应用于消化性溃疡并取得良好疗效，逐步取代了原来的抗酸药。而后又进一步研发出呋喃类（雷尼替丁）、噻唑类（法莫替丁）、哌啶甲苯类（罗沙替丁）等一系列 $H_2$ 受体拮抗剂。临床常用 $H_2$ 受体拮抗剂类药物见表 8-1。

表 8-1　临床常用 $H_2$ 受体拮抗剂类药物

| 药物名称 | 结构式 | 结构特点 | 临床特点 |
| --- | --- | --- | --- |
| 西咪替丁 | 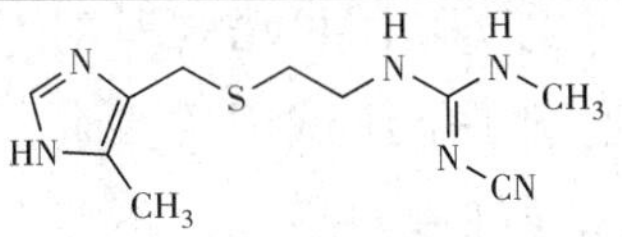 | 咪唑环 | 第一个用于临床的 $H_2$ 受体拮抗剂，用于治疗胃及十二指肠溃疡、胃食管反流性疾病，预防溃疡复发 |

续表

| 药物名称 | 结构式 | 结构特点 | 临床特点 |
|---|---|---|---|
| 雷尼替丁 | 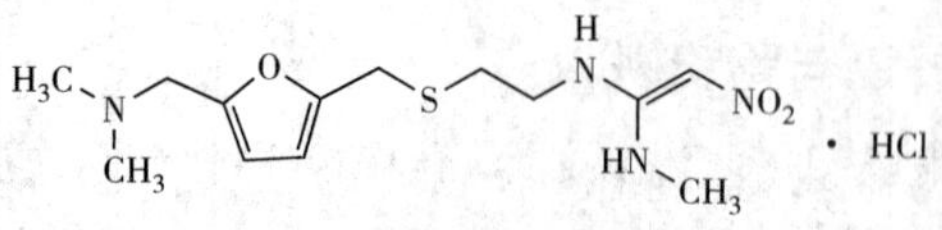 | 呋喃环 | 较西咪替丁强5~8倍，对胃及十二指肠溃疡疗效高，具有速效和长效的特点，不良反应较西咪替丁少，无抗雄激素的作用 |
| 法莫替丁 | 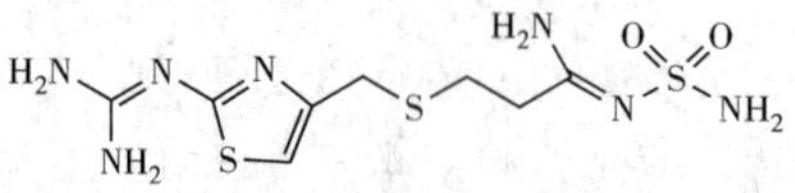 | 噻唑环 | 药理相似于雷尼替丁，作用强度大，比雷尼替丁强6~10倍，作用持续时间在本类药物中最长。不良反应少 |
| 罗沙替丁 | 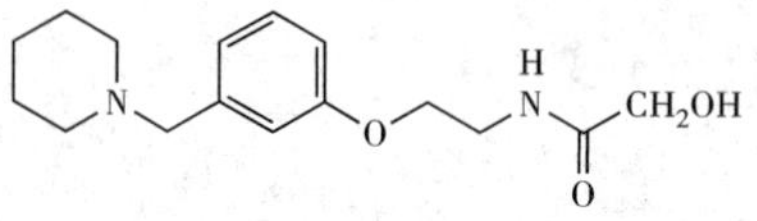 | 哌啶甲苯 | 有强效抑制胃酸分泌的作用，具有更好的生物利用度（90%以上）；也可制成乙酸酯，名为吡法替丁，作用快，用量小，不良反应少，复发率低 |

**（一）咪唑类**

## 西咪替丁（Cimetidine）

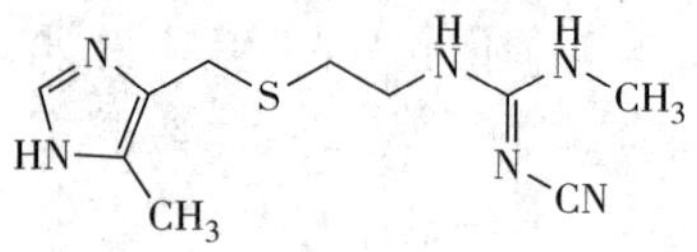

$C_{10}H_{16}N_6S$　252.34

化学名：1-甲基-2-氰基-3-［2-［［(5-甲基咪唑-4-基)甲基］硫代］乙基］胍，曾用名甲氰咪胍、胃泰美。

本品为白色或类白色结晶性粉末；几乎无臭，味苦；在甲醇中易溶，乙醇中溶解，异丙醇中略溶，水中微溶，在稀盐酸中易溶；熔点为140~146℃。

西咪替丁是通过药物合理设计的方法得到的第一个治疗胃溃疡的$H_2$受体拮抗剂。它一问世很快就成了治疗溃疡病的首选药物，取代了传统的用抗酸药中和过量胃酸的治疗方法。西咪替丁的研究和开发经历了十余年。它是以组胺为先导化合物，保留组胺的咪唑环，改变侧链取代，把合成得到的大量的组胺衍生物进行药理试验。在组胺衍生物中发现侧链具有胍基的类似物——胍基组胺有拮抗$H_2$受体的作用，证实了原来的设想。后将侧链端基换成碱性较弱的甲基硫脲，将侧链增长为四个碳原子，得到咪丁硫脲，成为第一个有疗效的$H_2$受体拮抗剂，但口服无效。将咪丁硫脲侧链中的第二个亚甲基换成电负性较大的硫原子，形成含硫四原子链，由于发现在咪唑环5位引入供电子基团可增强其对$H_2$受体拮抗作用，因此在5位引入甲基，得到甲硫咪脲，活性强度达到了临床试用的要求，但由于初步的临床研究中发现，分子中有硫脲基时可引起肾损伤及粒细胞缺乏症，不能上市使用。最后在胍的亚氨基氮上引入吸电子的氰基，制得西咪替丁。研究终于获得成功，成为第一个高活

性的 $H_2$受体拮抗剂药物。

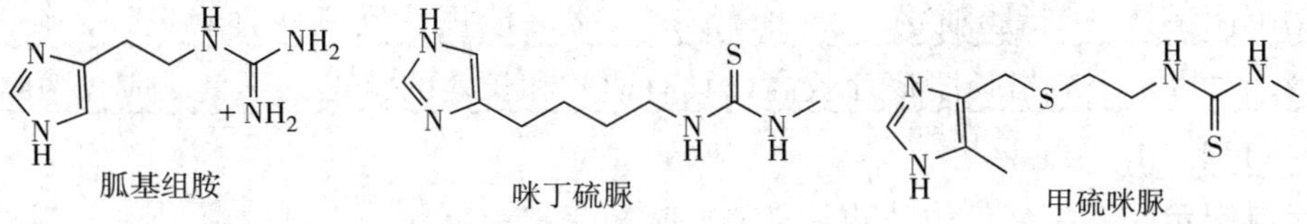


本品对湿、热稳定，具有咪唑环和胍基，显碱性，能与酸成盐而易溶于水，在过量稀盐酸中，氰基缓慢水解生成氨甲酰胍，加热则进一步水解，生成胍类化合物。

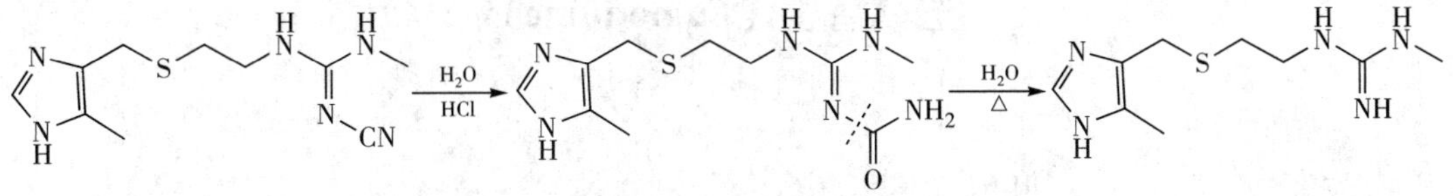

本品与铜离子结合生成蓝灰色沉淀，可与一般胍类化合物相区别：取本品水溶液加氨试液与硫酸铜试液，即生成蓝灰色沉淀；再加过量的氨试液，沉淀即溶解。

本品经炽灼，产生的气体能使醋酸铅试纸显黑色，生成硫化铅。

本品的分子具有较大的极性，脂水分配系数小，口服吸收良好，服用后药物大部分以原药形式随尿排出。

本品有显著抑制胃酸分泌的作用，用于治疗胃及十二指肠溃疡、胃食管反流性疾病、上消化道出血等，预防溃疡复发。与雌激素受体有亲和作用，产生雌激素样不良反应，长期应用产生男性乳腺发育和阳痿，妇女溢乳。

**（二）呋喃类**

## 盐酸雷尼替丁（Ranitidine Hydrochloride）

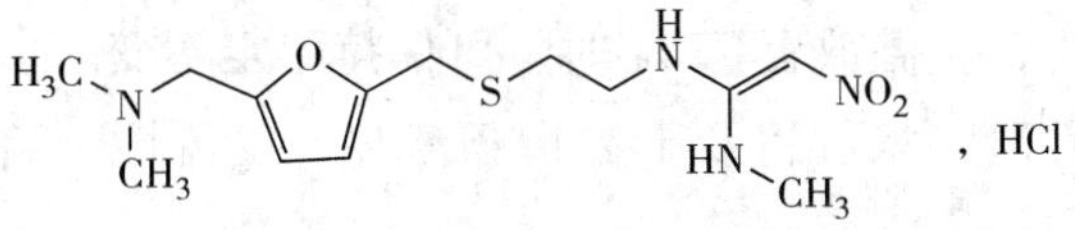

$C_{13}H_{22}N_4O_3S \cdot HCl$　350.87

化学名：*N'*-甲基-*N*-[2-[[[5-[(二甲氨基)甲基]-2-呋喃基]甲基]硫代]乙基]-2-硝基-1,1-乙烯二胺盐酸盐，曾用名甲硝呋胍、呋喃硝胺。

本品为类白色至淡黄色结晶性粉末；有异臭；味微苦带涩；极易潮解，吸潮后颜色变深；在水或甲醇中易溶，乙醇中略溶，丙酮中几乎不溶；熔点为137~143℃。

西咪替丁的问世曾使科学界一度假定，咪唑环是该类药物与 $H_2$受体识别的必需结构。早期的结构改造工作集中在侧链的调整上，但未得到比西咪替丁更优秀的药物。雷尼替丁的问世突破了这一假定，用呋喃环置换西咪替丁的咪唑环，并引入二甲氨基甲基以保持其有类似咪唑环的碱性，雷尼替丁的抑制胃酸作用比西咪替丁强5~8倍，却无西咪替丁的抗雄激素的不良反应，成了第二个上市的 $H_2$受体拮抗剂。

本品为反式结构，顺式结构无活性。

本品在注射用含氨基酸的营养液中，置于室温24小时内可保持稳定，溶液颜色、pH、药物含量等均无明显变化。

取本品置试管中，用小缓缓加热，产生的硫化氢气体能使湿润的醋酸铅试纸显黑色。

本品用于治疗十二指肠溃疡、良性胃溃疡、术后溃疡、反流性食管炎等，较西咪替丁强5~8倍，对胃及十二指肠溃疡疗效高，具有速效和长效的特点，不良反应较西咪替丁少，无抗雄激素的作用。

◎ **考点提示：**西咪替丁的结构特征与临床应用。

**（三）噻唑类**

## 法莫替丁（Famotidine）

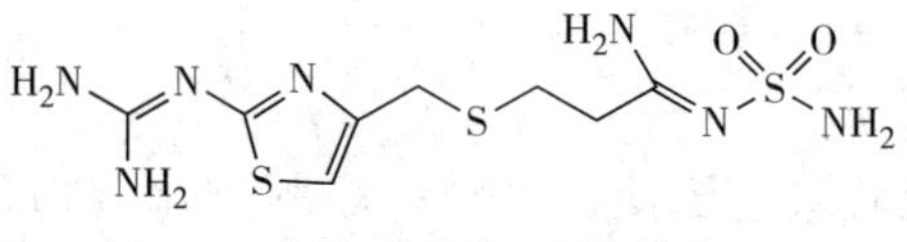

$C_8H_{15}N_7O_2S_3$　337.45

化学名：[1-氨基-3-[[[2-[[(二氨基亚甲基)氨基]-4-噻唑基]甲基]硫代]亚丙基]磺酰胺。

本品为白色或类白色的结晶性粉末；味微苦；遇光色变深；在甲醇中微溶，在丙酮中极微溶解，在水或三氯甲烷中几乎不溶，在冰醋酸中易溶；熔点为160~165℃，熔融时同时分解。

继雷尼替丁后，1986年，法莫替丁问世，其具有噻唑环母核。药理作用与雷尼替丁相似，有很强的抑制胃酸分泌作用，作用强度大于西咪替丁和雷尼替丁，其强度为西咪替丁的30倍以上，强度比雷尼替丁强6~10倍，作用持续时间在本类药物中最长。不良反应少，无抗雄性素及抑制代谢酶的作用。

本品稳定性好，在室温条件下，保存于含氨基酸、葡萄糖、脂肪、维生素、电解质和微量元素的营养液系统中，室温放置72小时，可保持稳定不变。

临床上常用于消化性溃疡病、胃及十二指肠溃疡、反流性食管炎、上消化道出血、急性胃黏膜病变等。

◎ **考点提示：**雷尼替丁的结构特征与临床应用。

**（四）哌啶甲苯类**

## 盐酸罗沙替丁（Roxatidine Hydrochloride）

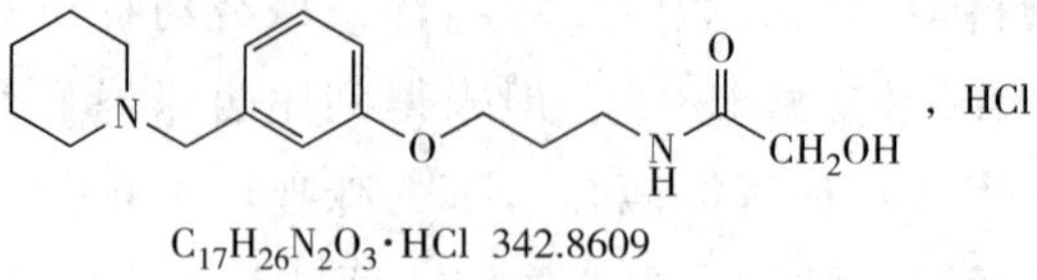

$C_{17}H_{26}N_2O_3 \cdot HCl$　342.8609

化学名：*N*-[3-[3-(1-哌啶基甲基苯)氧基]丙基]羟基乙酰胺盐酸盐。

罗沙替丁是甲苯醚类的代表药，第四代$H_2$受体拮抗剂，具有强效抑制胃酸分泌的作用，生物利用度达90%以上。也可制成醋酸酯，名为吡法替丁，其作用快，用量小，不良反应少，复发率低。

$H_2$受体拮抗剂的构效关系：

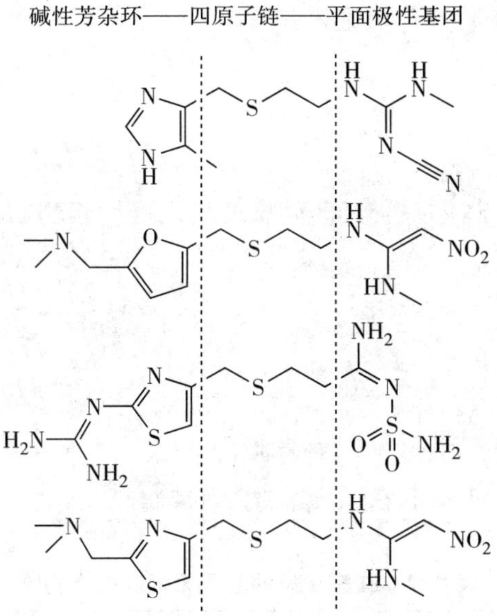


$H_2$受体拮抗剂在化学结构上一般由三部分构成，一部分是碱性芳杂环或碱性基团取代的芳杂环，另一部分是平面极性的“胨脲基团”，这两个基团对活性的影响很大。中间由易曲绕的含硫四原子链连接起来。

碱性或碱性基团取代的芳杂环为活性必要基团；碱性芳杂环，作为质子转移的机制，如咪唑环，当咪唑环被碱性基团取代的呋喃环、噻唑环置换后，活性增强，能成为更优良的 $H_2$受体拮抗剂。若被其他低碱性或无碱性基团置换后，碱性下降，活性也随之降低。被亲脂性的芳杂环（苯环）取代时活性降低。

平面极性基团：一般为吸电子基取代的胍基或脒基结构。在生理 pH 条件下，电离程度低的、具有偶极和亲水性质的极性基团，通过氢键与受体结合保持其活性。

易曲绕的四原子链：链长为 4 个原子，链长与其拮抗性有关，一般为组胺侧链的两倍，第二位以硫原子为佳，可使链更具柔性，若由其他取代，自由旋转受限会使其活性下降。

## 三、质子泵抑制剂

人的胃壁上有刺激 $H^+$分泌的 $H_2$受体和专门运输 $H^+$的质子泵，它们各司其职，分泌充足的胃酸，以促进食物的消化。质子泵又称为 $H^+,K^+$-ATP 酶，胃酸分泌的最后一个步骤是胃壁细胞内质子泵驱动细胞内氢离子与小管内钾离子交换，从而产生胃酸。质子泵抑制剂阻断了胃酸分泌的最后通道，它通过高效快速抑制胃酸分泌而达到快速治愈溃疡的目的，因而其作用较 $H_2$受体拮抗剂更广，能够抑制各种原因引起的胃酸分泌，是目前治疗消化性溃疡最先进的一类药物。$H_2$受体还存在胃壁细胞外的其他细胞中，如在脑细胞，而质子泵仅存在于胃壁细胞表面，故质子泵抑制剂的作用较 $H_2$受体拮抗剂专一，选择性高，不良反应较小。

第一个质子泵抑制剂奥美拉唑 1987 年在瑞典上市，第 2 个质子泵抑制剂兰索拉唑 1992 年在日本首先上市，1994 年 10 月德国研制的泮托拉唑在南非上市，1998 年 12 月日本又推出新的质子泵抑制剂雷贝拉唑，并于 1999 年 8 月获 FDA 批准在美国上市质子泵抑制剂治疗胃、十二指肠溃疡的地位已被国内外大量的临床试验所确立、证实。

临床常见的质子泵抑制剂类药物见表 8-2。

## 知识拓展

### 消化系统其他疾病及其治疗代表药物

胃肠解痉药：硫酸阿托品、溴丙胺太林。

胃肠促动力药：甲氧氯普胺、多潘立酮。

助消化药：胃蛋白酶、胰酶、多酶片。

泻药：硫酸镁、比沙可啶、开塞露。

止泻药：盐酸地芬诺酯、洛哌丁胺、蒙脱石。

微生态药：口服双歧杆菌活菌制剂、地衣芽孢杆菌制剂、双歧三联活菌。

**表 8-2　临床常见的质子泵抑制剂类药物**

| 药物名称 | 结构式 | 临床特点 |
| --- | --- | --- |
| 奥美拉唑 | 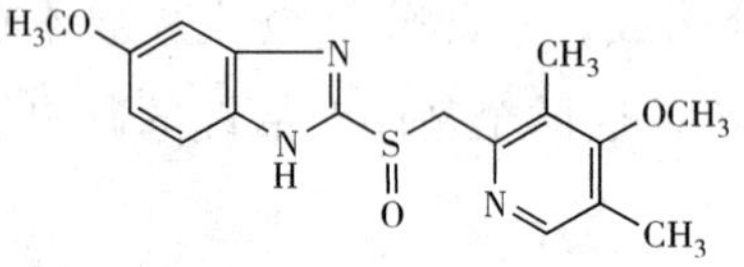 | 开拓了胃溃疡治疗的新纪元，本品已成为胃及十二指肠溃疡、反流性食管炎等溃疡性疾病治疗的首选药 |
| 兰索拉唑 | 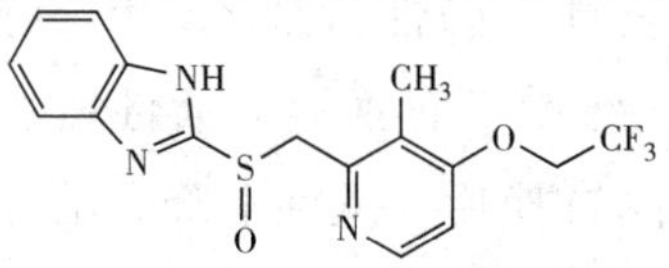 | 本品为取代的苯并咪唑衍生物，是第二个质子泵抑制剂，疗效显著 |
| 泮托拉唑 | 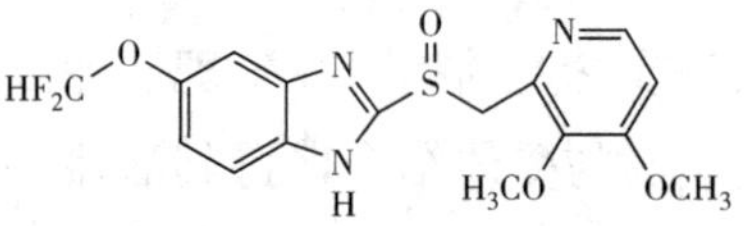 | 本品为药物前体，在与 $H^+$,$K^+$-ATP 酶作用之前需要在酸性环境中被激活，在中性或碱性环境中相对稳定，因此与前两者相比，与质子泵的结合选择性更高，也更为稳定 |
| 雷贝拉唑 | 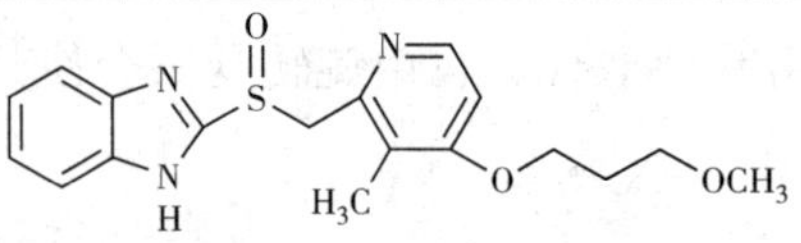 | 新型苯并咪唑类质子泵抑制剂，通过特异性地抑制胃壁细胞，抑制 $H^+$,$K^+$-ATP 酶而阻断胃酸分泌 |
| 埃索美拉唑 | 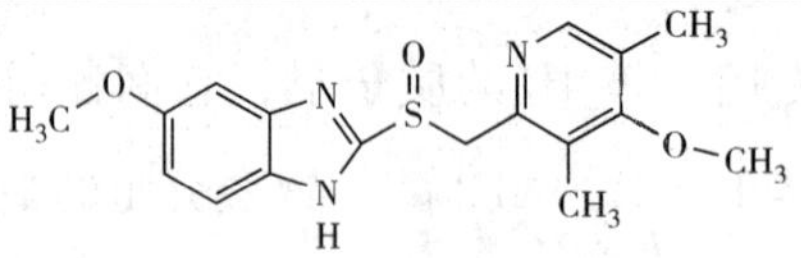 | 奥美拉唑的 *S*-(-)-异构体，但与奥美拉唑比，生物利用率更大，代谢速率更慢，代谢的个体差异更小 |

## 奥美拉唑（Omeprazole）

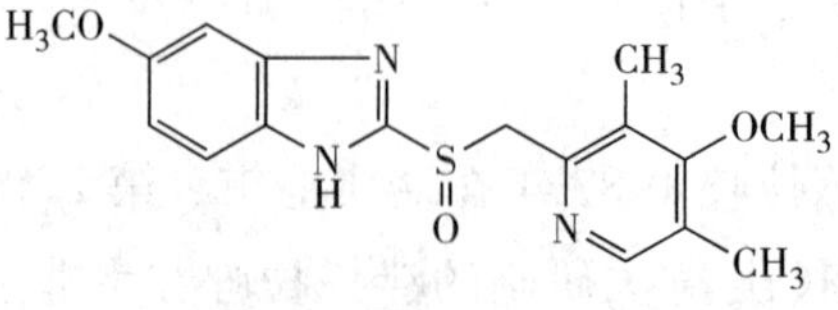

$C_{17}H_{19}N_3O_3S$　345.42

化学名：5-甲氧基-2-[[[4-甲氧基-3，5-二甲基-2-吡啶基)甲基]亚磺酰基]-1*H*-苯并咪唑，曾用名洛赛克、奥克。

本品为白色或类白色结晶性粉末；无臭；遇光易变色；在二氯甲烷中易溶，甲醇或乙醇中略溶，丙酮中微溶，水中不溶，0.1mol/L 氢氧化钠溶液中溶解。

奥美拉唑的化学结构由苯并咪唑环、吡啶环和连接这两个环系的亚磺酰基三部分构成。

本品因亚砜上的硫有手性，具光学活性，药用其外消旋体。现已有单一光学活性体——*S*-异构体，名为吡帕拉唑。

本品具有弱碱性和弱酸性，其在水溶液中不稳定，对强酸也不稳定，很快分解，故制剂为有肠溶衣的胶囊。

奥美拉唑在体外无活性，其为脂溶性药物，口服后吸收迅速，进入胃壁细胞后，胃壁细胞的酸性环境，能集聚奥美拉唑，并有使其活化的条件。这使奥美拉唑成了理想的前药。在氢离子影响下，奥美拉唑依次转化成螺环中间体、次磺酸和次磺酰胺等形式。研究表明，次磺酰胺是奥美拉唑的活性代谢物，与 $H^+$,$K^+$-ATP 酶上的巯基作用，通过二硫键的共价结合，使 $H^+$,$K^+$-ATP 酶失活，产生抑制作用。因此，奥美拉唑是其活化形式次磺酰胺的前药。因为次磺酰胺的极性太大，不被体内吸收，不能直接作为药物使用。

本品加氢氧化钠溶液溶解后，加硅钨酸试液，摇匀，滴加稀盐酸数滴，即产生白色絮状沉淀。

奥美拉唑开拓了胃溃疡治疗的新纪元，本品已成为胃及十二指肠溃疡、反流性食管炎等溃疡性疾病治疗的首选药。本品对胃及十二指肠溃疡的治愈率明显高于 $H_2$受体拮抗剂。奥美拉唑口服后在十二指肠吸收，可选择性地聚集在胃壁细胞的酸性环境中，在壁细胞中可存留 24 小时，因而其作用持久。即使血药浓度水平低到不能被检出，仍能发挥作用。

**知识链接**

**奥美拉唑的合理应用**

奥美拉唑长期应用可引起胃内细菌过度增长，亚硝酸盐和 *N*-亚硝酸盐均明显增加，血浆胃泌素水平明显升高，并可诱发胃癌。因此，奥美拉唑应限用于 $H_2$受体拮抗剂疗效不好的患者，且疗程不应过长（一般 4~8 周）。研究显示，清晨餐前 30 分钟服用奥美拉唑效果最佳。因为进食后兴奋期激活壁细胞内有大量“活性泵”与奥美拉唑吸收峰相平行，抑酸作用最强。在奥美拉唑治疗失败的患者中有 75% 存在“夜间酸突破”，即 22：00~5：00 胃内pH≤4 持续 60 分钟以上，故睡前加服 20mg，可使胃酸分泌量大大减少，更有利于胃黏膜修复和溃疡愈合，以提高疗效。

◎ **考点提示：**奥美拉唑的结构特征与临床应用。

扫码“练一练”

## 目标检测

### 一、A 型题（单项选择题）

1. 马来酸氯苯那敏与枸橼酸醋酐试液在水浴上加热，显红紫色，这是因为分子中含有（　　）

A. 叔胺结构　　B. 不饱和键　　C. 酚羟基

D. 芳伯胺　　E. 酯键

2. 下列哪种说法与盐酸赛庚啶不符（　　）

A. 又名二苯环庚啶　　B. 为白色或微黄色结晶性粉末

C. 易溶于水　　D. 水溶液呈酸性

E. 临床用于荨麻疹、湿疹、皮肤瘙痒等过敏性疾病及偏头痛的治疗

3. 下列关于奥美拉唑的叙述，哪项是错误的（　　）

A. 别名为洛赛克　　B. 为酸碱两性化合物

C. 白色或类白色结晶　　D. 在酸性溶液中稳定

E. 用于治疗十二指肠溃疡、胃溃疡和反流性食管炎等

4. 下列关于盐酸雷尼替丁物理性质的叙述，哪一项是错误的（　　）

A. 白色或浅黄色结晶性粉末　　B. 有异臭

C. 无味　　D. 易溶于水

E. 极易潮解，吸湿后颜色加深

5. 组胺 $H_1$ 受体拮抗剂主要用于（　　）

A. 抗溃疡　　B. 抗过敏　　C. 抗高血压

D. 解痉　　E. 解热镇痛

6. 属于咪唑类抗溃疡药是（　　）

A. 氢氧化铝　　B. 西咪替丁　　C. 雷尼替丁

D. 法莫替丁　　E. 罗沙替丁

7. 下列属于前药的是（　　）

A. 雷尼替丁　　B. 奥美拉唑　　C. 多潘立酮

D. 西咪替丁　　E. 法莫替丁

8. 具有下列化学结构式的药物是（　　）

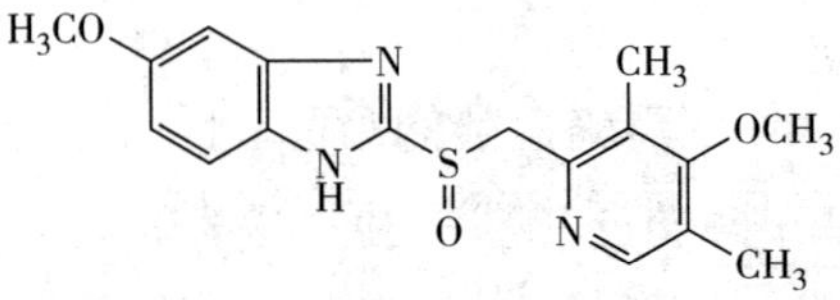


A. 法莫替丁　　B. 奥美拉唑　　C. 雷尼替丁

D. 西咪替丁　　E. 马来酸氯苯那敏

9. 具有下列化学结构式的药物是（　　）

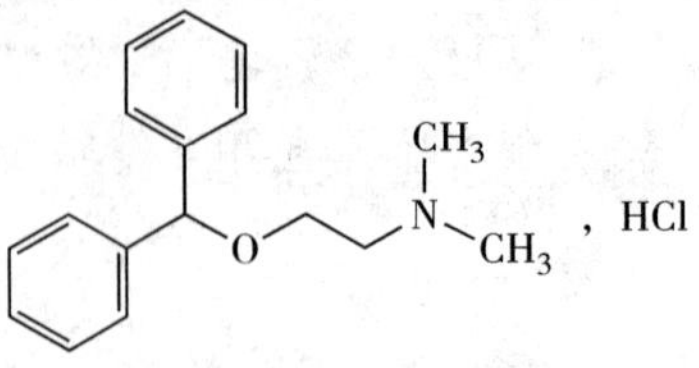


A. 盐酸苯海拉明　　B. 奥美拉唑　　C. 雷尼替丁

D. 西咪替丁　　E. 马来酸氯苯那敏

10. 盐酸曲吡那敏属于（　　）

A. 氨基醚类　　B. 乙二胺类　　C. 三环类

D. 丙胺类　　　　E. 哌嗪类

**二、B 型题（配伍选择题）**

A. 马来酸氯苯那敏　　　　B. 曲吡那敏
C. 盐酸赛庚啶　　　　D. 奥美拉唑
E. 盐酸雷尼替丁

11. 白色或微黄色结晶性粉末，微溶于水，水溶液呈酸性反应的药物是（　　）
12. 分子组成中含不饱和酸，加稀硫酸及高锰酸钾试液，红色消失的药物是（　　）
13. 化学结构由苯并咪唑环、吡啶环和连接这两个环系的亚磺酰基三部分构成药物是（　　）
14. 结构中含硫原子，用小火缓缓加热，产生的硫化氢气体可使湿润的醋酸铅试纸变黑的药物是（　　）
15. 为白色结晶性粉末，露置日光中慢慢变黑的药物是（　　）

**三、X 型题（多项选择题）**

16. 下列关于马来酸氯苯那敏的叙述，正确的是（　　）
A. 又名扑尔敏
B. 分子中含有叔胺结构，加枸橼酸醋酐试液在水浴上加热，即显红紫色
C. 本品加稀硫酸后，滴加高锰酸钾试液，红色消失
D. 为氨基醚类抗组胺药
E. 为抗过敏药物

17. 关于盐酸雷尼替丁的说法，正确的是（　　）
A. 为组胺 $H_2$ 受体拮抗剂
B. 结构中含硫原子，用小火缓缓加热，产生的硫化氢气体可使湿润的醋酸铅试纸显黑色
C. 水溶液加硝酸银试液，即生成白色乳状沉淀
D. 应遮光密封，在凉暗干燥处保存
E. 结构中含有咪唑环

18. 下列对苯海拉明的叙述，正确的是（　　）
A. 为白色结晶性粉末，极易溶解于水
B. 为醚类化合物，但比一般的醚易受酸的催化而分解
C. 水溶液加盐酸产生白色沉淀
D. 在碱性溶液中稳定
E. 为氨基醚类抗组胺药

19. 属于抗过敏药的是（　　）
A. 马来酸氯苯那敏　B. 苯海拉明　　C. 盐酸赛庚啶
D. 盐酸氯丙嗪　　E. 盐酸雷尼替丁

20. 下列哪些为抗溃疡药（　　）
A. 奥美拉唑　　B. 苯海拉明　　C. 盐酸赛庚啶
D. 盐酸氯丙嗪　　E. 盐酸雷尼替丁

（郑晓艳）

# 第九章

# 心血管系统药物

## 学习目标

**知识目标**

1. 掌握调血脂药、抗心律失常药、抗高血压药、抗心绞痛药典型药物的名称、结构特征、理化性质与作用；
2. 理解调血脂药、抗心绞痛药、抗高血压药、抗心律失常药的分类、二氢吡啶类、β肾上腺素受体抗心律失常药的构效关系；
3. 了解心血管系统药物的类型、苯氧乙酸类降血脂药的构效关系、硝酸酯类药物的体内代谢特点。

**能力目标**

1. 能写出调血脂药、抗心绞痛药、抗高血压药、抗心律失常药的分类及典型药物；
2. 能够根据该类药物的结构式分析理解其理化性质；
3. 能应用典型药物的理化性质解决该类药物的制剂调配、鉴别、储存保管问题；
4. 能应用各类药物的构效关系说明临床常用药物的作用特点和临床应用问题。

心血管疾病是危害人类健康的严重疾病，是造成死亡的主要原因之一。心血管药物指作用于心血管系统的药物，在临床上占有十分重要的地位。其种类繁多，功能各异，根据药物临床用途不同，可分为调血脂药、抗心绞痛药、抗高血压药、抗心律失常药、抗心力衰竭药、抗血小板和抗凝药。

扫码“学一学”

## 第一节　调血脂药

调血脂药又称为抗动脉粥样硬化药。本类药物可以从减少体内胆固醇的吸收、防止和减少脂质的合成、促进脂质代谢等方面而产生降血脂作用，是防治动脉粥样硬化和冠心病的一类药物。它可以分为四类：苯氧乙酸类、羟甲戊二酰辅酶A还原酶抑制剂、烟酸类和其他类，本节重点讨论前两类。

### 知识链接

**血浆脂代谢紊乱与动脉粥样硬化**

血脂的主要成分为胆固醇和三酰甘油（又称甘油三酯），其次有磷脂、游离脂肪酸、微量类固醇激素等。正常血浆利用超速离心法可分离出乳糜微粒（CM）、极低密度脂蛋白（VLDL）、低密度脂蛋白（LDL）和高密度脂蛋白（HDL）四种脂蛋白。CM、VLDL 主要运送三酰甘油，LDL 和 HDL 主要转运胆固醇。当血浆脂蛋白发生转移障碍或内源性产生过多时，可引起血脂过高，血浆脂质紊乱，血液中的脂质（主要是胆固醇和胆固醇酯）以脂蛋白的形式从内膜受损处进入动脉壁，引起平滑肌细胞的增生，进而形成粥样斑块，使血管通道变窄，弹性减小，最后可导致血管堵塞。大量临床试验证明，降低血浆中总胆固醇量和 LDL 水平或升高 HDL 水平，可延缓动脉粥样病变的进展，减少冠心病的危险。因此，调血脂药可看作是治疗和预防心血管疾病的药物。

## 一、苯氧乙酸类

胆固醇在体内的生物合成以乙酸为起始原料，因而人类合成了大量的乙酸衍生物，20 世纪 60 年代，通过对大量乙酸衍生物的筛选，得到了降低胆固醇的氯贝丁酯（Clofibrate），但该药长期使用不良反应多，如致心律失常等，目前临床上比较少用。在研究氯贝丁酯的构效关系的过程中发现增加苯基数目，活性将增加，继而发现了非诺贝特（Fenofibrate）、吉非罗齐（Gemfibrozil）、苯扎贝特（Bezafibrate）等药物。本类药物具有降低三酰甘油、VLDL 和 HDL，升高 HDL 水平的作用。

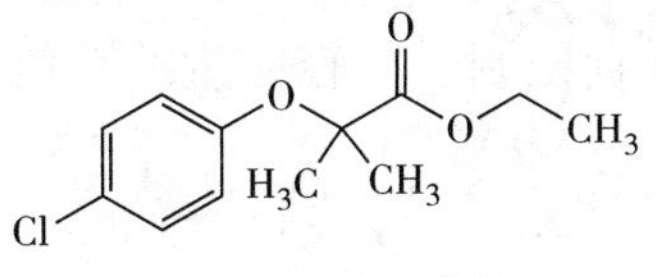


氯贝丁酯

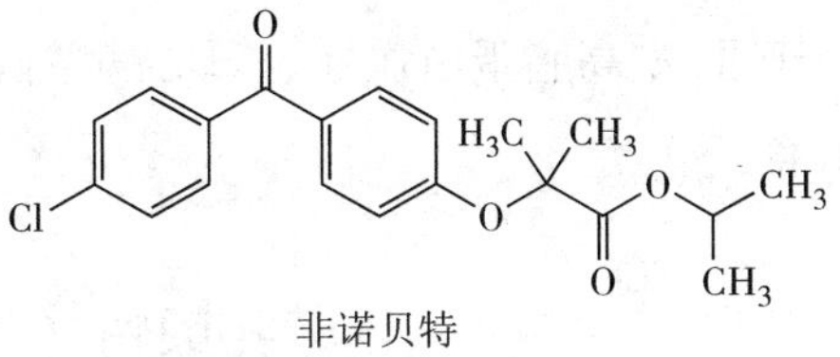


非诺贝特

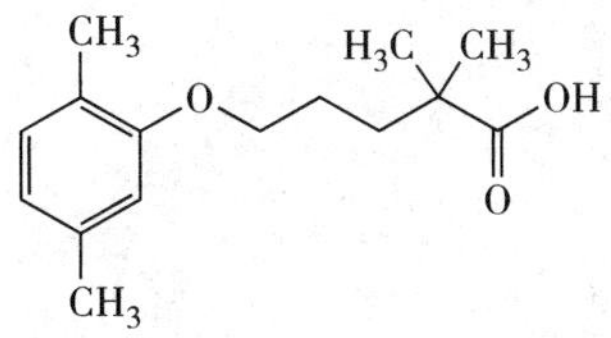


吉非罗齐

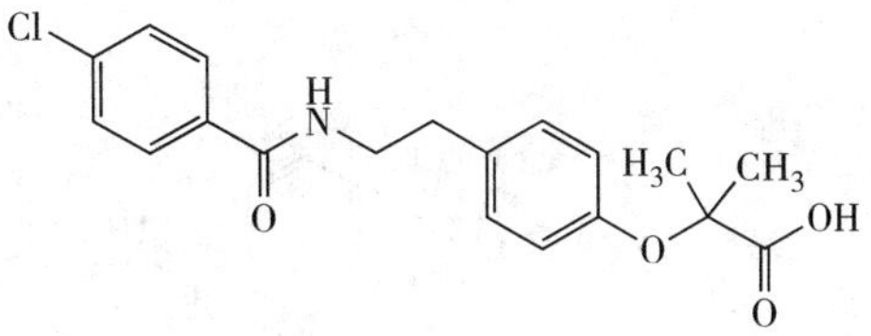


苯扎贝特

### 非诺贝特（Fenofibrate）

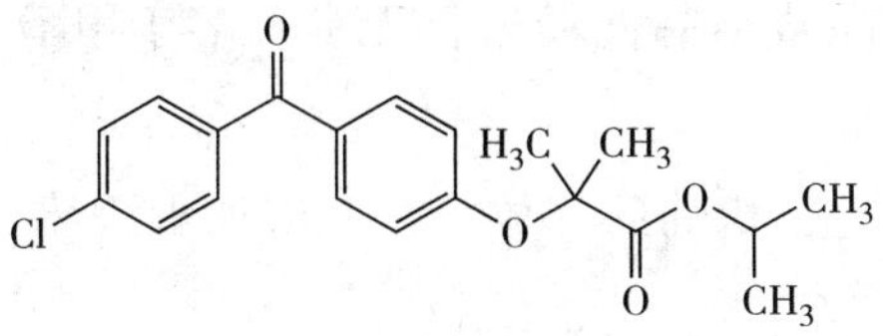


$C_{20}H_{21}ClO_4$ 360.84

化学名：2-甲基-2[4-(4-氯苯甲酰基)苯氧基]丙酸异丙酯。

本品为白色或类白色结晶性粉末；无臭，无味；易溶于丙酮或乙醚，略溶于乙醇，在水中几乎不溶；熔点为78~82℃。

本品经氧瓶燃烧法破坏后，溶液显氯化物的鉴别反应。

本品在体内迅速代谢成非诺贝特酸而起降血脂作用，具有明显地降低胆固醇、三酰甘油和升高HDL的作用。临床上用于治疗高脂血症，尤其是高三酰甘油血症、混合型高脂血症。

## 吉非罗齐（Gemfibrozil）

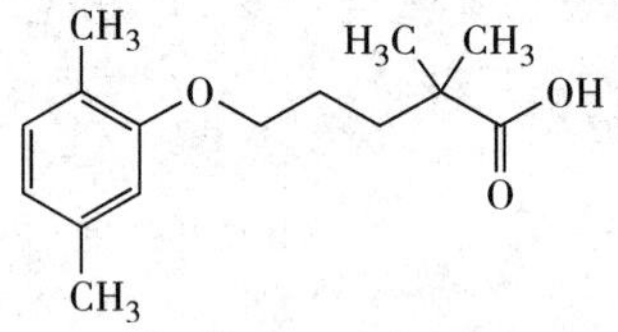


$C_{16}H_{22}O_3$　250.34

化学名：5-(2,5-二甲基苯氧基)-2,2-二甲基戊酸。

本品为白色结晶型粉末；易溶于甲醇、乙醇、丙酮或己烷，不溶于水，易溶于氢氧化钠试液；熔点为58~61℃。

本品用乙醇溶解后，加碘化钾和碘酸钾试液，置水浴中加热1分钟，冷却，加淀粉指示液，即显蓝色。

本品具有显著降低总胆固醇和三酰甘油、升高HDL的作用，临床上主要用于高脂血症，也可用于$\mathrm{II}_b$型高脂蛋白血症、冠心病危险性大而饮食控制、减轻体重、其他血脂调节药治疗无效者。

## 苯扎贝特（Bezafibrate）

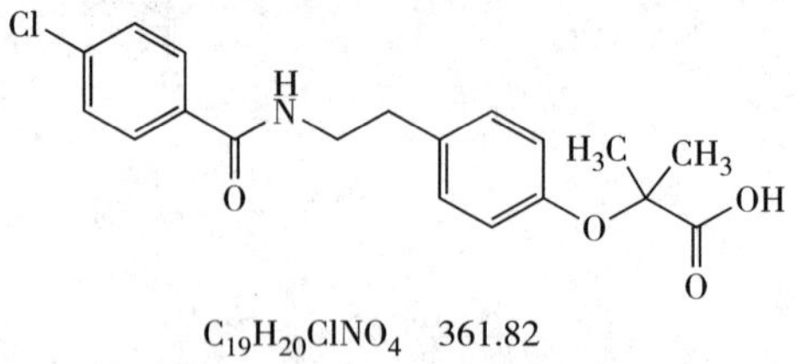


$C_{19}H_{20}ClNO_4$　361.82

化学名：2-[4-[2-(4-氯苯甲酰氨基)乙基]苯氧基]-2-甲基丙酸。

本品为白色或类白色结晶或结晶性粉末；无臭；溶于甲醇，略溶于乙醇，几乎不溶于水；熔点为180~184℃。

本品加无水碳酸钠，混匀，炽灼后，放冷，残渣加水浸渍，滤过，滤液经硝酸酸化后，显氯化物的鉴别反应。

本品通过提高三酰甘油酶的活性，而增进脂蛋白中的三酰甘油氧化降解及细胞内的低密度脂蛋白分解代谢，因此能明显降低低密度脂蛋白、胆固醇、血清总胆固醇和甘油三酯的浓度，升高高密度脂蛋白；还有抗血小板聚集、降低血黏度、抗血栓作用。临床主要用于Ⅱ$_a$、Ⅱ$_b$及Ⅳ型高脂血症患者的治疗。

知识拓展

**苯氧乙酸类降血脂药物的构效关系**

（1）结构可分为芳基和脂肪酸两部分。

（2）结构中的异丁酸是产生活性的重要基团，既可以游离的羧基形式存在，也可以酯的形式存在。

（3）芳环部分保证了药物的亲脂性，增加芳环有活性增强的趋势。

（4）脂肪链上季碳原子不是必要结构，如果仅有一个烷基取代基，也具有降血脂活性。

（5）有效的降血脂药结构中，大部分在苯环对位或者烷基或芳烷基取代基上都存在氯。

（6）以硫取代芳基与羧基之间的氧可以提高降血脂作用。

## 二、羟甲戊二酰辅酶A还原酶抑制剂

羟甲戊二酰辅酶A还原酶（HMG-CoA还原酶）是体内生物合成胆固醇的限速酶，通过抑制这种酶的活性，可有效地降低内源性胆固醇水平。HMG-CoA还原酶抑制剂（简称他汀类药物）能显著降低血浆胆固醇的含量，选择性强，疗效确切，是目前治疗高胆固醇血症中疗效良好的药物。主要药物有洛伐他汀（Lovastatin）、辛伐他汀（Simvastatin）、普伐他汀（Pravastatin）、阿托伐他汀（Atorvastatin）、氟伐他汀（Fluvastatin）、瑞舒伐他汀（Rosuvastatin）等。洛伐他汀是从红曲霉素和土曲霉素的培养液中分离出来的，辛伐他汀和普伐他汀是其结构修饰物，都属于天然产物。氟伐他汀、阿托伐他汀及瑞舒伐他汀等是全合成的他汀类药物。

辛伐他汀是洛伐他汀侧链的甲基化衍生物，临床主要用于治疗高胆固醇血症和混合型高脂血症，也可用于冠心病和缺血性脑卒中；普伐他汀是开环化合物，为非前体药物，临床用其钠盐，主要用于原发性及继发性高胆固醇血症；氟伐他汀是用芳环替代洛伐他汀分子中的双环，并将内酯环打开而得，是第一个全合成的他汀类药物，药用其钠盐；阿托伐他汀也是全合成的他汀类药物，具有二羟基戊酸侧链，含有多取代的吡咯环，是第一个被批准用于治疗混合型高脂血症和家族性高脂血症的药物，药用其钙盐；瑞舒伐他汀是2003年上市的新型他汀类药物，含多取代的嘧啶环，药用其钙盐，适用于经饮食控制和其他非药物治疗仍不能适当控制血脂异常的原发性高胆固醇血症或混合型血脂异常症。

肌毒性是他汀类药物共同的不良反应，当与非诺贝特、吉非贝齐等药物合用时，致横纹肌溶解的危险性就会增加。西立伐他汀（Cerivastatin）上市不久后就因为肌损伤等不良反应而被召回。

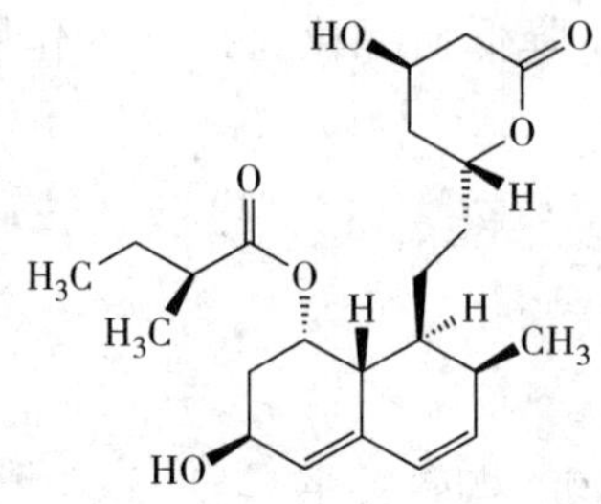

洛伐他汀

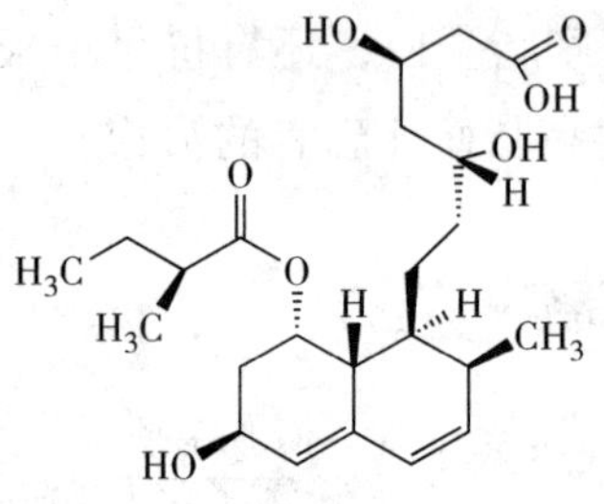

普伐他汀

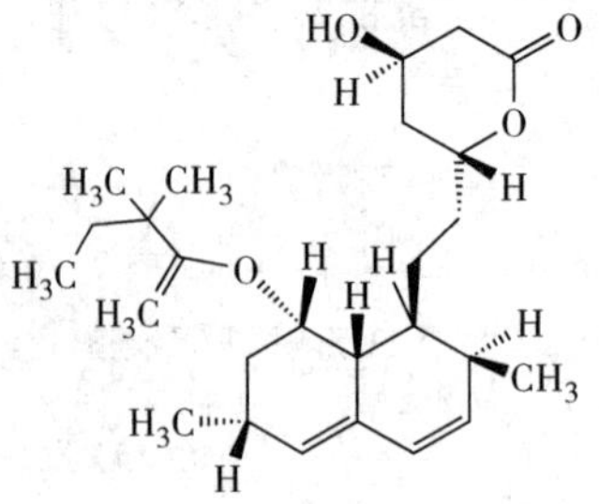

辛伐他汀

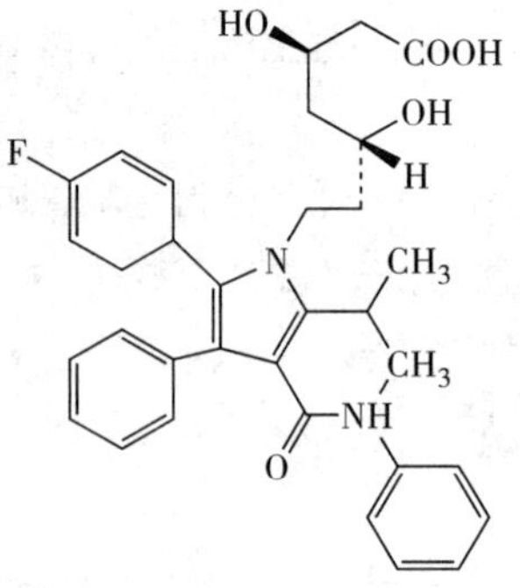

阿托伐他汀

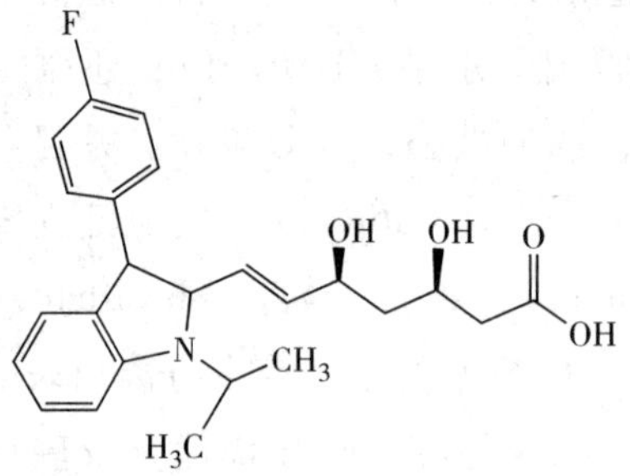

氟伐他汀

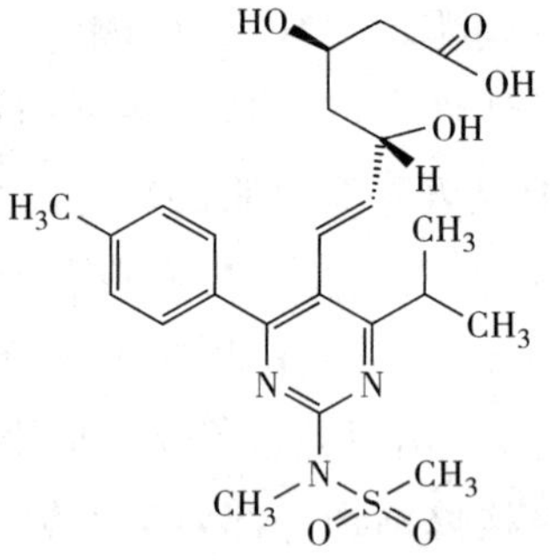

瑞舒伐他汀

**知识链接**

### 胆固醇的生物合成及 HMG-CoA 还原酶抑制剂

体内血浆中胆固醇的来源有外源性和内源性两种途径。其中内源性的胆固醇在肝脏中合成，HMG-CoA 还原酶是该过程中的限速酶，通过竞争性抑制这种酶的活性，可减少内源性胆固醇合成，明显降低血浆中的胆固醇。他汀类药物的开发成功，是降血脂药研究的突破性进展。第一个 HMG-CoA 还原酶抑制剂是 1987 年由默克公司开发的洛伐他汀，首次在美国上市，是从红曲霉素和土曲霉菌培养液中发现并分离出来的，对原发性高胆固醇血症具显著疗效，明显降低冠心病发病率和死亡率，无严重不良反应，受到人们的重视。后来相继上市的有辛伐他汀、普伐他汀、阿托伐他汀、氟伐他汀、匹伐他汀、瑞舒伐他汀等。

### 洛伐他汀（Lovastatin）

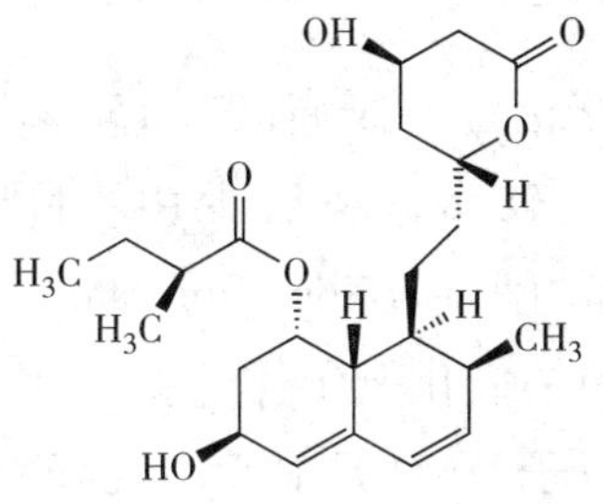

$C_{24}H_{36}O_5$　404.55

化学名：(*S*)-2-甲基丁酸-(1*S*,3*S*,7*S*,8*S*,8*aR*) 1,2,3,7,8,8*a*-六氢-3,7-二甲基-8-{2-[(2*R*,4*R*)-4-羟基-6-氧代-2-四氢吡喃基]-乙基}-1-酯。

本品为白色结晶粉末；不溶于水，易溶于三氯甲烷，溶于丙酮，略溶于乙腈、甲醇、乙醇、异丙醇、丁醇等；熔点为174.5℃；本品结构中有8个手性中心，有旋光性，其比旋度为+325°～+340°（乙腈）。

本品固体在储存过程中，其六元内酯环上羟基发生氧化反应生成吡喃二酮衍生物。其水溶液在酸、碱条件下，内酯环能迅速水解，生成羟基酸，是性质比较稳定的化合物，也是体内作用的活性形式。

本品可竞争性抑制HMG-CoA还原酶，使内源性的胆固醇合成减少。临床上可用于原发性高胆固醇血症和冠心病的治疗，也可用于预防冠状动脉粥样硬化和缺血性脑卒中的防治。

#### 知识拓展

**烟酸及其他调血脂药**

烟酸是一种水溶性维生素（维生素 $B_3$ 或维生素PP），能减低血中三酰甘油和胆固醇水平，但由于酸性较强，对胃肠刺激性较大。将羧基酯化制成前药，可降低其不良反应并能延长作用时间，主要有烟酸肌醇酯、烟酸戊四醇酯等。

临床上还有一些其他类型的调血脂药。不饱和脂肪酸能帮助胆固醇的转运、代谢及排泄，如亚油酸、加莫尼克和舒福姆等；某些强碱性阴离子交换树脂，如考来烯胺，在肠道内通过离子交换作用与胆酸结合排出胆酸，排出的量可比正常多3～15倍，使血中的胆固醇含量降低；左旋甲状腺素能促进胆固醇分解，降低血浆胆固醇。

◎ **考点提示：**洛伐他汀的结构特征与临床应用。

扫码“学一学”

## 第二节　抗心绞痛药

抗心绞痛药是一类能减轻心脏的工作负荷、降低心肌的需氧量或能扩张冠状动脉、促进侧支循环形成、增加心肌供氧量，从而缓解心绞痛的药物。临床常用的抗心绞痛药物分为四类：亚硝酸酯及硝酸酯类、β肾上腺素受体阻滞剂、钙通道阻滞剂和其他类。本节仅介绍常用的前三类。

## 一、亚硝酸酯及硝酸酯类

硝酸酯及亚硝酸酯类药物用于治疗心绞痛已有150多年的历史。1876年亚硝酸异戊酯第一个用于临床，由于不良反应较多，现已少用。目前临床常用的主要有硝酸甘油（Nitroglycerin）、硝酸异山梨酯（Isosorbide Dinitrate）、单硝酸异山梨酯（Isosorbide Mononitrate）等。硝酸酯类又称为一氧化氮供体药物（NO donors drugs），它们在体内分解为不稳定并有一定脂溶性的NO分子，NO是血管内皮舒张因子，从而扩张冠状动脉，降低心肌耗氧量，从而缓解心绞痛症状，适用于各型心绞痛。

本类药物最常见的不良反应为头痛，偶见口干、恶心、面部潮红、头晕、低血压、皮肤过敏等。

### 硝酸甘油（Nitroglycerin）

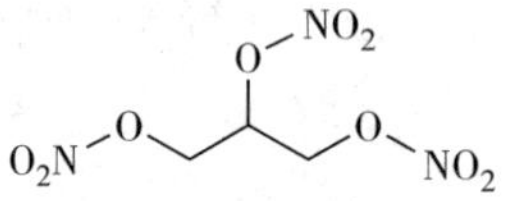

$C_3H_5NO_9$　227.09

化学名：1,2,3-丙三醇三硝酸酯，曾用名三硝酸甘油酯。

本品为浅黄色、无臭、带甜味的油状液体；略溶于水，溶于乙醇、丙酮。具有挥发性，能吸收空气中的水分子成塑胶状，低温易冻结。

本品在中性和弱酸性条件下较稳定，但在碱溶液中容易水解生成有恶臭味的丙烯醛；水解还能游离出硝酸负离子，与二苯胺作用生成蓝色醌式化合物。

本品在受到撞击和高热时易发生爆炸，为了便于运输，常以乙醇溶液的形式保存。

本品在体内逐渐代谢生成1,2-甘油二硝酸酯、1,3-二硝酸酯、甘油单硝酸酯和甘油，这些代谢物均可经尿和胆汁排出体外。

本品具有吸收快、起效快的特点，临床上可用于冠心病心绞痛的治疗及预防，也可作为扩血管药用于治疗充血性心力衰竭。长期服用可产生药物耐受性。

**知识链接**

**硝酸甘油的正确使用方法**

硝酸甘油是冠心病心绞痛患者常用的一种急救药，正确掌握硝酸甘油片的使用方法很重要。心绞痛急性发作时，应立即将硝酸甘油片含于舌下，而不是放在舌面上，更不能吞服，如不见效，隔5分钟再含服一片，可以连续应用3次，一般不超过3次；含硝酸甘油时，宜取坐位，或靠墙下蹲位；由于心绞痛和冠心病是中老年人的常见病、多发病，发作时不分时间和地点，故应随身携带；硝酸甘油能使颅内压和眼压升高，所以青光眼、脑出血患者应慎用；合理停药应该逐渐减量，直至完全停药，切忌突然停药，否则可引起反跳现象，诱发心肌缺血而致心绞痛、急性心肌梗死和猝死；硝酸甘油挥发性强，过热、见光都极易分解失效，故应放在棕色小玻璃瓶内，防热，防潮，旋紧盖，密闭保存。

## 硝酸异山梨酯（Isosorbide Dinitrate）

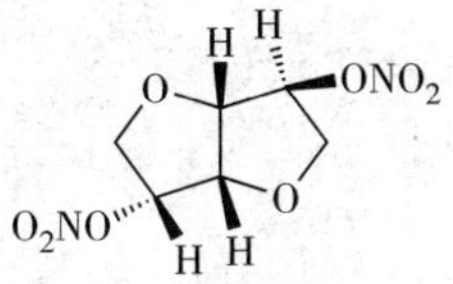

$C_6H_8N_2O_8$ 236.14

化学名：1,4：3,6-二脱水-D-山梨醇-2,5-二硝酸酯。

本品为白色结晶性粉末；无臭；易溶于丙酮，略溶于乙醇，微溶于水；熔点为68～72℃；在遇热或撞击下易发生爆炸。

本品在干燥状态下较稳定，便于保管和携带。但在酸、碱性溶液中容易水解。

本品与适量水和硫酸混溶后，沿壁缓缓加入硫酸亚铁试液，界面显棕色，可用于鉴别。

本品具有硝酸酯基的特征反应，水解后可与苯酚二磺酸生成黄色的苦味酸。

本品口服生物利用度仅为3%，大多数在胃肠道、肝脏破坏，所以口服需较大剂量，一般为舌下含服，10分钟起效，在体内很快被代谢为2-单硝酸异山梨酯和5-单硝酸异山梨酯，两者均具有抗心绞痛作用。

本品具有冠状动脉扩张作用，作用时间长，为有效的长效抗心绞痛药。临床上主要用于缓解和预防心绞痛、心肌梗死和冠状循环功能不全等疾病。长期服用可产生药物耐受性，与其他硝酸酯有交叉耐药性。

## 单硝酸异山梨酯（Isosorbide Mononitrate）

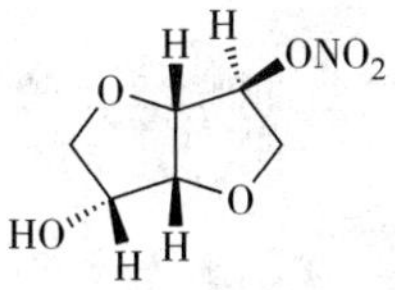

$C_6H_9NO_6$ 191.14

化学名：14：3,6-二脱水-D-山梨醇-5-单硝酸酯。

本品为针状结晶或结晶性粉末；无臭；易溶于甲醇，溶于水；比旋度为+170°～+176°（无水乙醇）；受热或受到撞击易发生爆炸。

本品为异山梨醇的单硝酸酯，是硝酸异山梨酯在体内的活性代谢产物。作用机制和硝酸异山梨酯相同，但作用时间较长，无肝脏的首过反应，口服和静脉注射血药浓度几乎相等，生物利用度达100%。

本品临床上用于治疗和预防心绞痛，与洋地黄及（或）利尿剂合用治疗慢性心力衰竭。

知识拓展

**硝酸酯类药物的体内代谢**

硝酸酯类药物是冠心病患者最常使用的药物之一，主要用于治疗心绞痛、心肌梗死和充血性心力衰竭。该类药物易经皮肤或黏膜吸收，口服吸收较好，但经肝脏首过反应后大部分已经代谢，血药浓度低。其药物代谢动力学特点是吸收快、起效快。本类药物在肝脏中被谷胱甘肽、有机硝酸酯还原酶降解，脱去硝基成为硝酸盐而失效，并与葡萄糖酸结合，主要经肾排泄，其次为胆汁排泄。但单硝酸异山梨酯是硝酸异山梨酯在体内的活性代谢物，口服无首过代谢，生物利用度几乎100%。

## 二、钙通道阻滞剂类

钙离子是心肌和血管平滑肌收缩偶联的关键物质，细胞内钙离子浓度增加，使肌肉收缩加强，引起血压升高、心率加速。钙通道阻滞剂又称钙拮抗剂，作用于收缩肌细胞膜的钙通道，阻滞钙离子进入细胞内，从而使心肌收缩力减弱，心率减慢，氧耗量下降；同时使血管舒张，外围血管阻力降低，减轻心脏负担。因而，钙拮抗剂具有抗心绞痛、抗心律失常、抗高血压等多方面的作用，是最重要的心血管药物之一。

知识链接

**钙离子、钙通道和钙通道阻滞剂的主要生理意义**

钙离子是心肌和血管平滑肌兴奋收缩偶联中的关键物质。钙通道是细胞膜中蛋白质小孔，主要为钙离子进入细胞内的通道。钙通道阻滞剂能选择性地阻滞钙离子经细胞膜上的钙通道进入细胞内，减少细胞内的钙离子浓度，导致心肌收缩力减弱、心率减慢、心输出量减少，从而减少心肌做功和耗氧量；同时冠状血管和外周动脉血管松弛，外周阻力降低，血压下降。因此，临床上除了用于抗心绞痛，还用于抗心律失常和抗高血压，是治疗心血管疾病的重要药物。

### （一）化学结构类型及主要药物

钙通道阻滞剂按化学结构可分为二氢吡啶类、苯并硫氮䓬类、芳烷基胺类以及二苯哌嗪类。

◎ 考点提示：钙通道阻滞剂的分类及代表药物。

**1. 二氢吡啶类** 二氢吡啶类为钙通道阻滞剂中特异性高、作用最强的一类，这类药物能选择性地作用于血管平滑肌，扩张冠状动脉，增加血流量，为较好的抗心绞痛及抗高血压药，且在整体条件下不抑制心脏，不良反应小。主要药物有硝苯地平（Nifedipine）、非洛地平（Felodipine）、尼群地平（Nitrendipine）、氨氯地平（Amlodipine）、尼莫地平（Nimodipine）、盐酸尼卡地平（Nicardipine Hydrochloride）等。

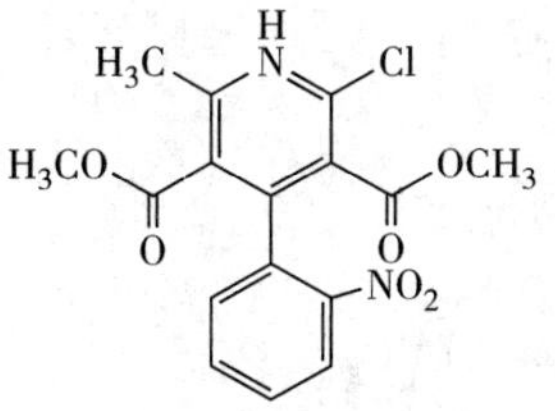

硝苯地平

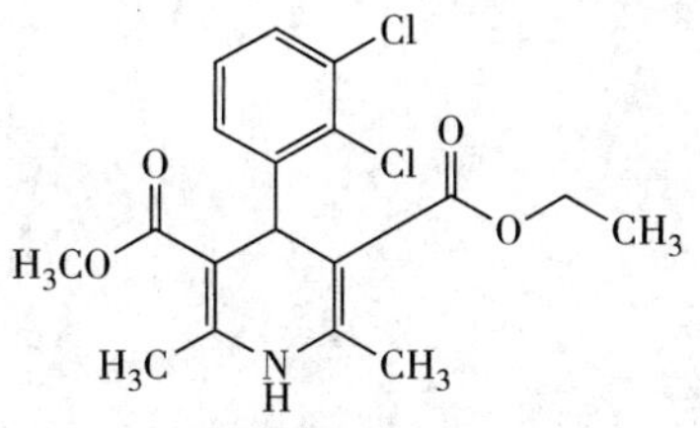

非洛地平

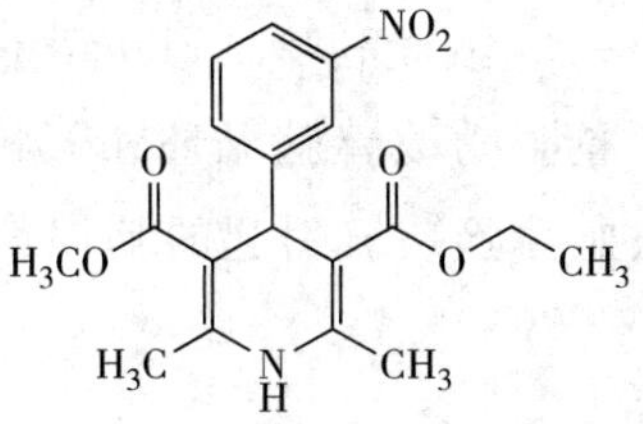

尼群地平

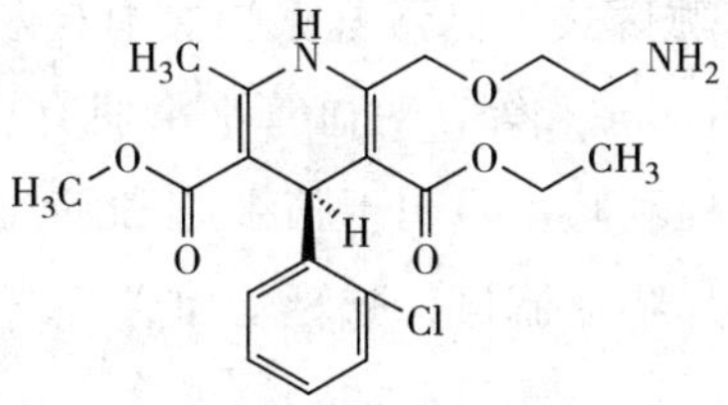

氨氯地平

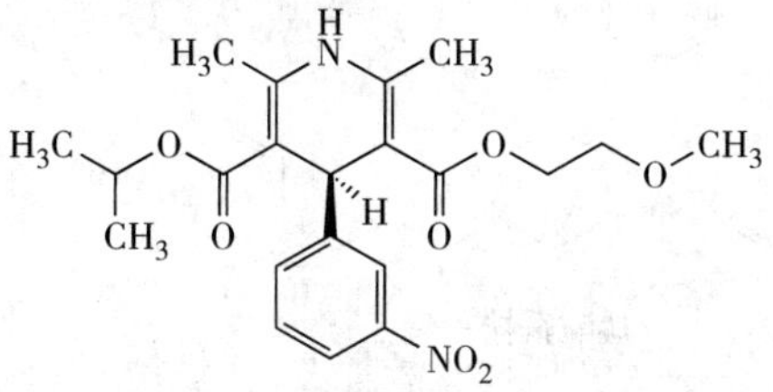

尼莫地平

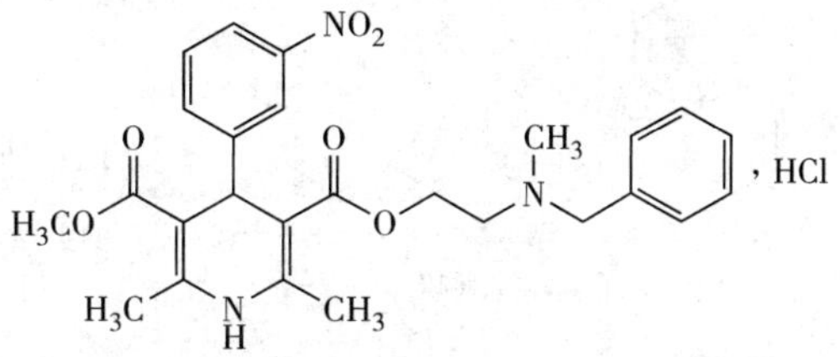

盐酸尼卡地平

**2. 芳烷基胺类**　芳烷基胺类药物有主要有维拉帕米（Verapamil）、加洛帕米（Gallopamil）等，分子中均含有手性中心，左旋体活性大于右旋体。其中维拉帕米有明显的立体选择性，*R*-(+)-异构体用于治疗心绞痛，*S*-(-)-异构体则是室上性心动过速患者的首选药。

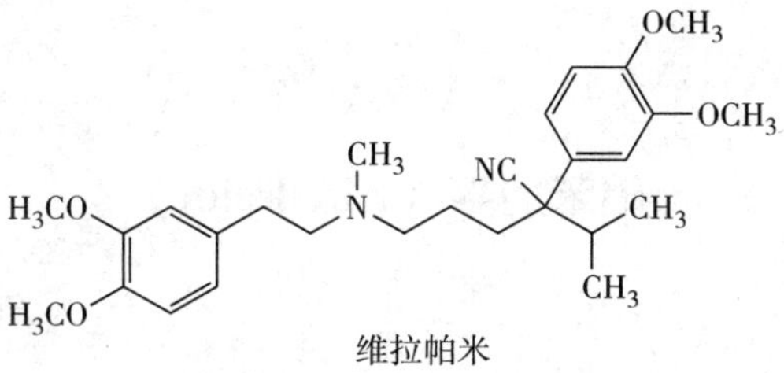

维拉帕米

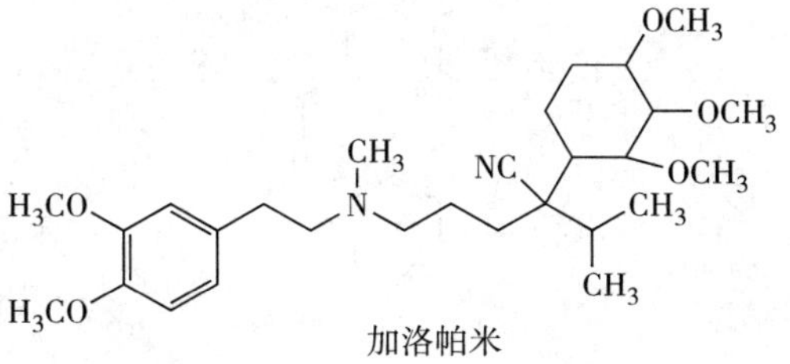

加洛帕米

**3. 苯并硫氮䓬类**　苯并硫氮䓬类药物主要有地尔硫䓬（Diltiazem）。这类药物是一类高选择性的钙通道阻滞剂，具有扩张血管的作用，特别是对大的冠状动脉和侧支循环均有较强的扩张作用，临床上用于治疗包括变异型心绞痛在内的各种缺血性心脏病和室上性心律失常。长期服用，对预防心血管意外事件的发生有效。

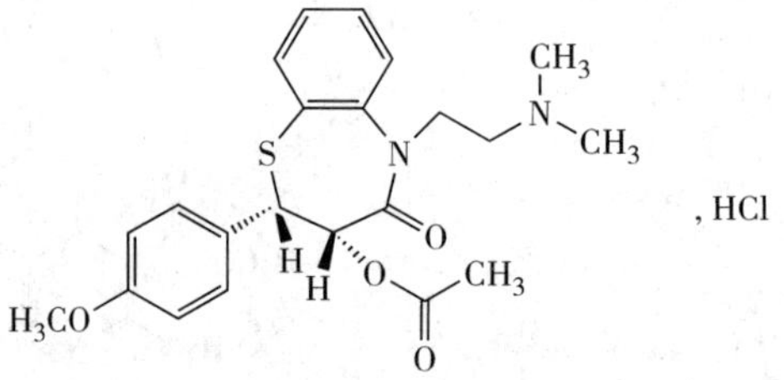

盐酸地尔硫䓬

**4. 二苯哌嗪类** 二苯基哌嗪类有桂利嗪（Cinnarizine）、氟桂利嗪（Flunarizine）、利多氟嗪（Lidoflazine）等，对血管平滑肌有直接扩张作用，能显著改善脑循环和冠状循环。利多氟嗪和氟桂利嗪主要用于脑细胞和脑血管，也用于缺血性脑缺氧引起的脑损伤和代谢异常，还能增加脑血流量，减轻脑血管痉挛脑水肿。

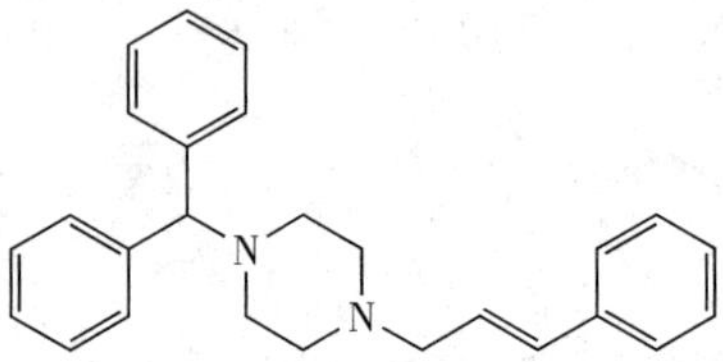

桂利嗪

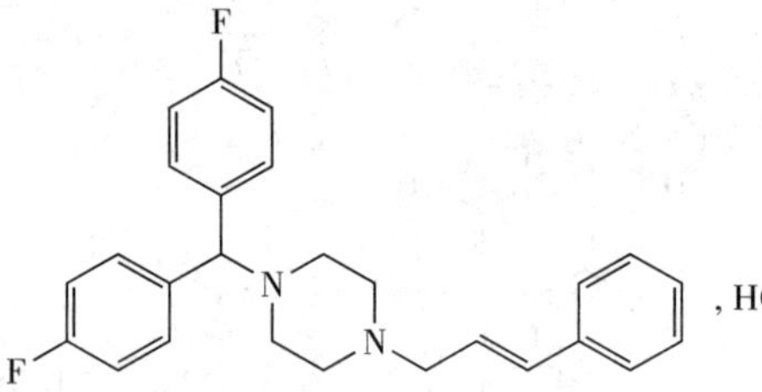

盐酸氟桂利嗪

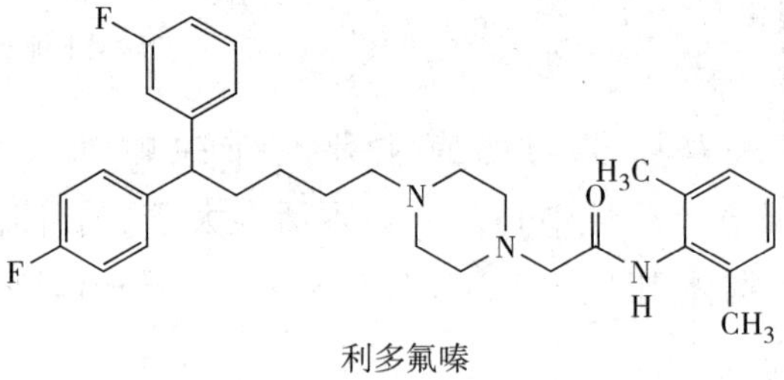

利多氟嗪

**（二）典型药物**

## 硝苯地平（Nifedipine）

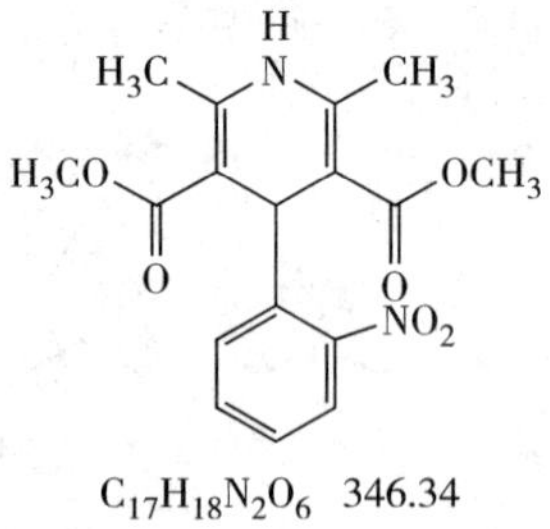

$C_{17}H_{18}N_2O_6$ 346.34

化学名：2,6-二甲基-4-(2-硝基苯基)-1,4-二氢-3,5-吡啶二羧酸二甲酯。

本品为黄色结晶性粉末；无臭，无味；极易溶于丙酮、二氯甲烷、溶于乙酸乙酯，微溶于甲醇、乙醇，几乎不溶于水；熔点为172~174℃。

本品的丙酮溶液加2%的氢氧化钠溶液，振摇后，溶液显橙红色。

本品在光照和氧的作用下极不稳定，分子内部发生光催化的歧化反应，降解产生硝基苯衍生物和亚硝基苯衍生物。亚硝基苯衍生物对人体极为有害，故本品在生产、贮存和使用过程中均应注意避光。

本品口服吸收良好，有效作用时间可持续 12 小时，经肝脏代谢，代谢物均无活性，80%经过肾脏排泄。

本品为选择性钙通道阻滞剂，临床用于防治冠心病和心绞痛，还可用于各种类型的高血压，对顽固性、重度高血压和伴有心力衰竭的高血压患者也有较好疗效。

◎ **考点提示：**硝苯地平的结构特征及临床应用。

## 尼莫地平（Nimodipine）

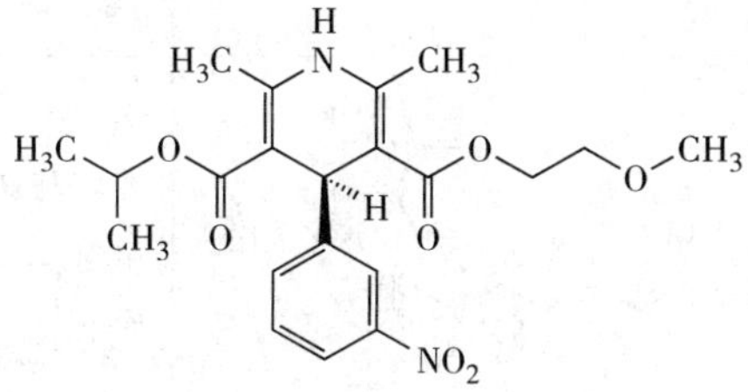

$C_{21}H_{26}N_2O_7$　418.45

化学名:2,6–二甲基–4–(3–硝基苯基)–1,4–二氢吡啶–3,5–二羧酸–2–甲氧乙酯异丙酯。

本品为黄色结晶性粉末；无臭，无味；遇光不稳定；在丙酮、三氯甲烷或乙酸乙酯中易溶，乙醇中溶解，乙醚中微溶，水中几乎不溶；二氢吡啶环的 4 位碳原子具有手性，临床用外消旋体。

本品的乙醇溶液，加新制的硫酸亚铁铵试液、硫酸试液、氢氧化钠试液，强烈振摇，有灰绿色沉淀生成，继而变为红棕色。

本品具有抗缺血和抗血管收缩的作用，为脑血管扩张和脑功能改善药。临床上主要用于缺血性脑血管病、轻中度高血压、偏头痛、脑血管痉挛、突发性耳聋等。

临床上应用的钙通道阻滞剂类药物较多，常用的见表 9–1。

**表 9–1　常用的钙通道阻滞剂类药物**

| 药物名称 | 药物结构 | 结构特征 | 临床应用 |
|---|---|---|---|
| 氨氯地平 | 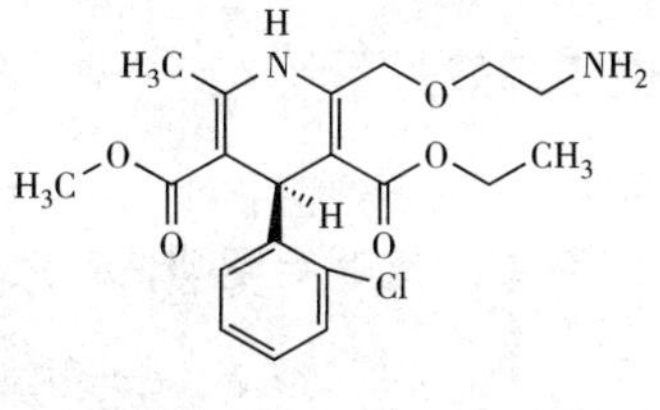 | 含有 1,4–二氢吡啶环；4 位含有邻氯苯基；含有伯氨基；3，5 位为非对称的酯基 | 临床上用于高血压，也可用于稳定型心绞痛患者 |
| 非洛地平 | 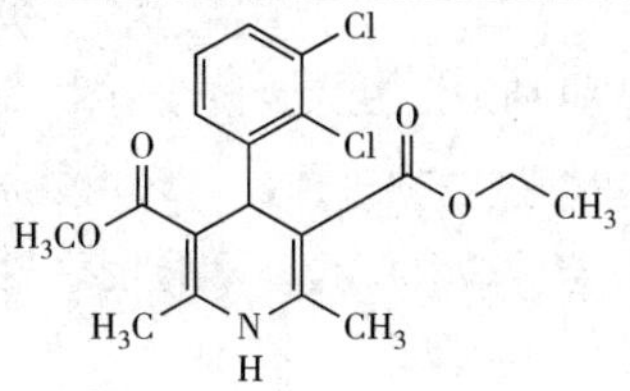 | 含有 1,4–二氢吡啶环；4 位含有邻二氯苯基；3，5 位为非对称的酯基 | 为新型二氢吡啶类钙通道阻滞剂，临床上用于高血压、缺血性心脏病和心力衰竭的患者 |

续表

| 药物名称 | 药物结构 | 结构特征 | 临床应用 |
|---|---|---|---|
| 尼群地平 | 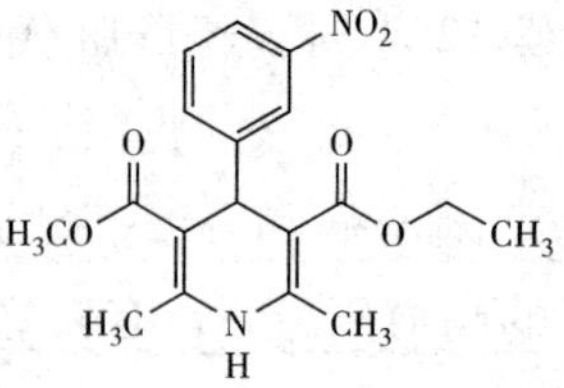 | 含有1,4-二氢吡啶环；4位含有间硝基苯基；3、5位为非对称的酯基 | 临床用于治疗各种类型的高血压，也可用于充血性心力衰竭 |
| 盐酸尼卡地平（盐酸诺拉替坦） | 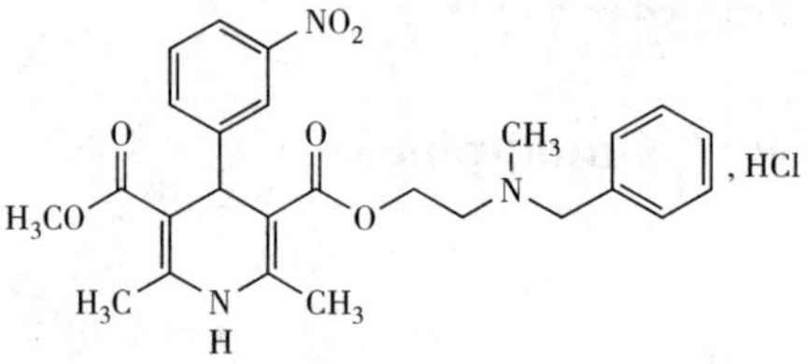 | 含有1,4-二氢吡啶环；4位含有间硝基苯基；5位为甲氨基的酯基 | 临床用于高血压和劳力型心绞痛 |
| 盐酸维拉帕米 | 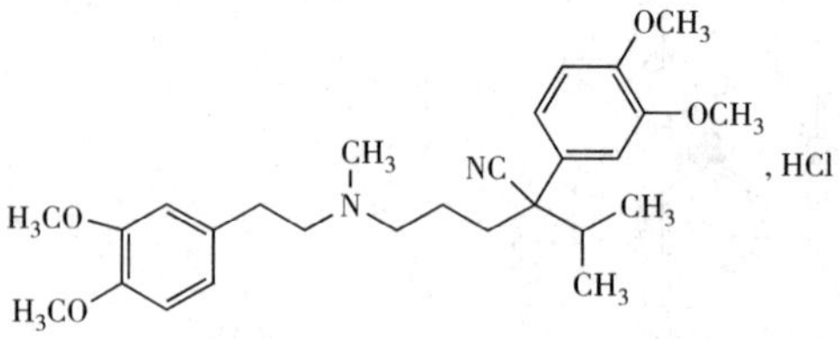 | 芳烷基胺，含4个甲氧基，含手性碳原子 | 临床用于高血压、心绞痛尤其是变异型心绞痛的治疗 |
| 盐酸地尔硫䓬 | 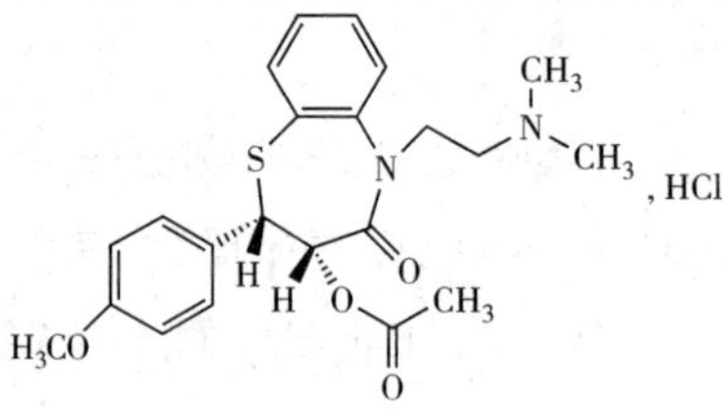 | 4位是羰基，4个光学异构体，临床仅用2*S*、3*S*异构体 | 临床常用于治疗冠心病及各型心绞痛，也有减缓心律的作用 |
| 盐酸氟桂利嗪 | 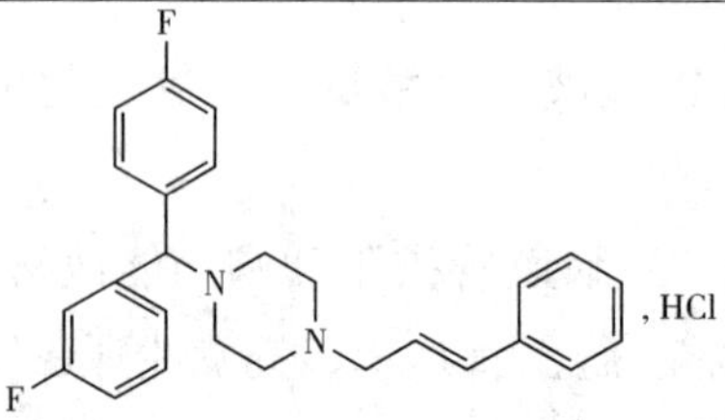 | 含二（4-氟）苯基哌嗪环 | 临床常用于脑供血不足、椎动脉缺血、脑血栓形成后等 |

## 知识拓展

### 二氢吡啶类的构效关系

二氢吡啶类是目前临床作用最强的一类钙拮抗剂，二氢吡啶的构效关系如下。

（1）1,4-二氢吡啶环是必需结构，改为吡啶环或六氢吡啶环则活性大为减少或消失，*N*-1不宜带有取代基；

（2）2,6位取代基应为低级烷烃；

（3）3,5位酯基是必要的，如换为乙酰基或氰基则活性大为降低；

（4）C-4为手性时，有立体选择作用，其*S*构型活性较强，临床用外消旋体；

（5）4位的取代苯基以邻、间位取代为宜，或邻位和间位双取代时活性最大。

## 三、β受体阻滞剂

β受体阻滞剂能阻断心脏β受体，可减慢心率，减弱心肌收缩力而减少心肌耗氧，缓解心绞痛。主要药物普萘洛尔（Propanolol）、美托洛尔（Metoprolol）、阿替洛尔（Atenolol）、倍他洛尔（Betaxolol）、比索洛尔（Bisoprolol）、拉贝洛尔（Labetalol）等。

普萘洛尔是第一个用于临床的非选择性β受体阻滞剂，几乎无内在拟交感活性；美托洛尔、倍他洛尔、比索洛尔均是4-醚基取代化合物，为常见的选择性$\beta_1$受体阻滞剂，其中比索洛尔是特异性最高的$\beta_1$受体阻滞剂之一，对$\beta_1$受体的选择性是阿替洛尔的4倍，作用为普萘洛尔的4倍、美托洛尔的5~10倍；阿替洛尔为4-胺取代化合物，是选择性较好的$\beta_1$受体阻滞剂，对血管和支气管的作用很小，对心脏选择性强；拉贝洛尔为非典型的β受体阻滞剂，属水杨酰胺衍生物，是一个兼有血管扩张作用的β受体阻滞剂。

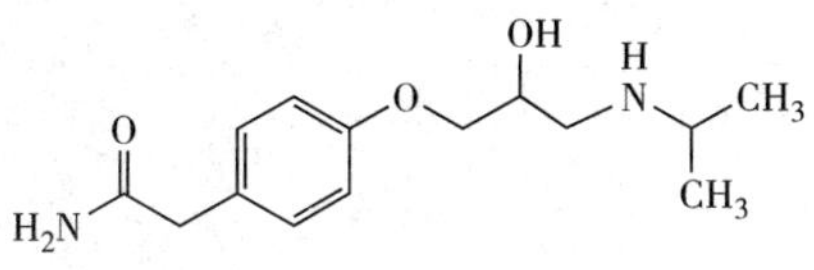

阿替洛尔

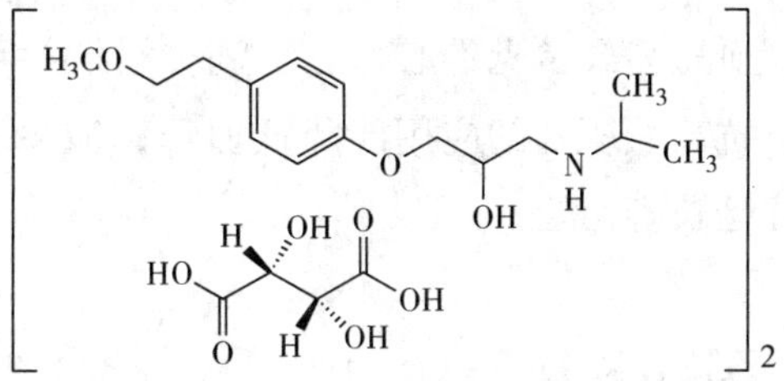

酒石酸美托洛尔

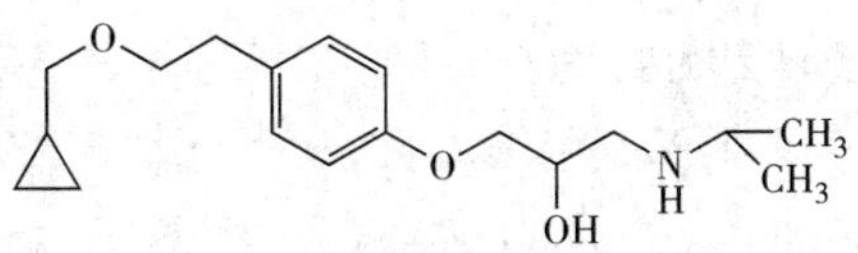

倍他洛尔

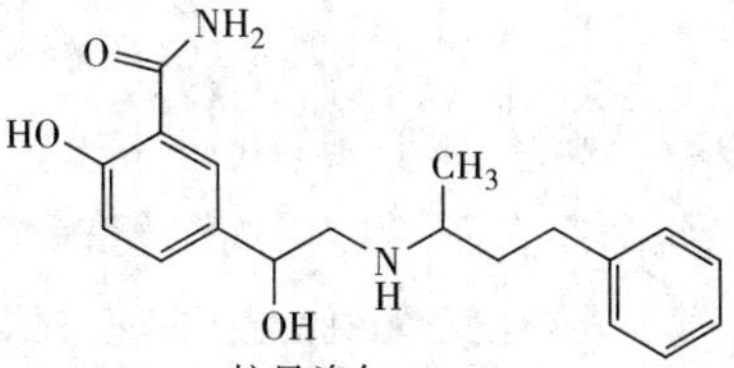

拉贝洛尔

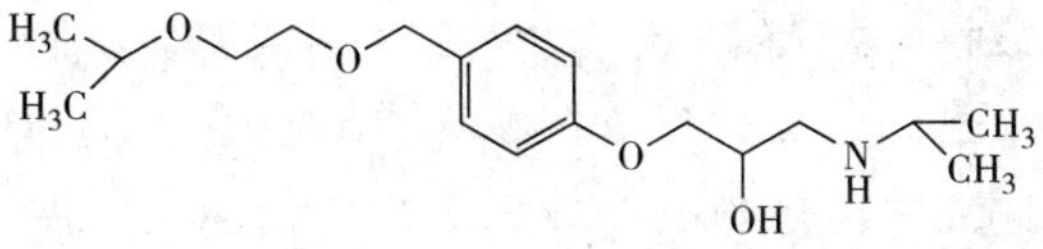

比索洛尔

### 盐酸普萘洛尔（Propanolol hydrochloride）

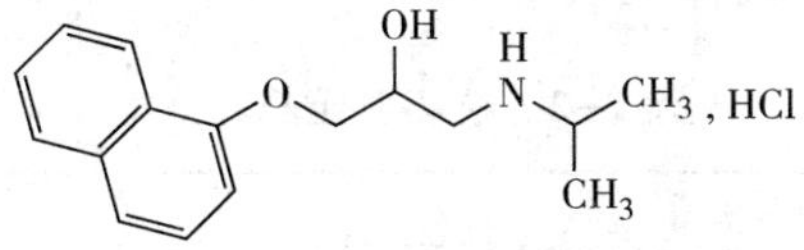

$C_{16}H_{21}NO_2 \cdot HCl$ 295.81

化学名：1-异丙氧基-3-(1-萘氧基)-2-丙醇盐酸盐，曾用名心得安。

本品为白色或类白色结晶性粉末；无臭，味微甘而后苦；溶于水或乙醇中；熔点为162~165℃。

本品在稀酸中易分解，碱性时稳定，遇光易变质。

本品溶液和硅钨酸试液反应生成淡红色沉淀。

本品含有一个手性碳原子，其 *S* 构型左旋体的活性较 *R* 构型右旋体强，药用为外消旋体。

本品口服吸收率大于 90%，主要在肝脏代谢，有首过反应，生成 α-萘酚，进而以葡萄糖醛酸形式排出；侧链经氧化生成 2-羟基-3-(1-萘氧基)-丙酸而排泄。

本品为非选择性的 β 受体阻滞剂，阻滞心肌 β 受体，减慢心率，使循环量减少，心肌耗氧量降低。临床上常用于治疗多种原因引起的心律失常，也可用于心绞痛、高血压等。

◎ **考点提示：** 普萘洛尔的结构特征与临床应用。

扫码“学一学”

## 第三节　抗高血压药

高血压为最常见的心血管疾病，它最终可引起冠状动脉粥样硬化和脑血管硬化而危及生命。抗高血压药的应用能降低血压，减少脑出血或肾、心功能丧失发生率，从而减少死亡率并延长寿命。

**知识链接**

**高血压的国际诊断规定**

1998 年 9 月 29 日至 10 月 1 日，第七届世界卫生组织/国际高血压联盟的高血压大会确定了新的高血压治疗指南，明确了诊断高血压的诊断标准：在未使用抗高血压药物的情况下，成人安静状态下收缩压 ≥ 140mmHg（18.4kPa）和舒张压 ≥ 90mmHg（12.0kPa），可诊断为高血压；既往有高血压史，目前正在使用抗高血压药物，现血压虽未达到上述水平，亦应诊断为高血压。2004 年《中国高血压防治指南》中基本采用的是世界卫生组织诊断高血压的标准，其中将 120～139/80～89mmHg 列为正常高值是根据中国流行病学数据分析的结果。应用抗高血压药能降低血压，并能有效地减轻高血压引起的多种病症和预防并发症的发生。

抗高血压药主要通过影响交感神经系统、肾素-血管紧张素-醛固酮系统（RAS）和内皮素系统等，对血压的生理调节起重要作用的系统而发挥降压效应。按其作用部位和机制，抗高血压药可分为四种类型，具体见表 9-2。

**表 9-2　抗高血压药的分类**

| 药物分类 | | 代表药物 |
|---|---|---|
| 作用于自主神经系统的药物 | 作用于神经末梢的药物 | 利血平、胍乙啶 |
| | 作用于中枢神经系统药物 | 可乐定、甲基多巴、 |
| | 作用于小动脉的药物 | 肼屈嗪、地巴唑、硝普钠 |
| | 神经节阻滞剂 | 美加明 |
| | $\alpha_1$受体阻滞剂 | 哌唑嗪、特拉唑嗪、多沙唑嗪 |
| | β 受体阻滞剂 | 普萘洛尔、美托洛尔、阿替洛尔 |

续表

| 药物分类 | | 代表药物 |
|---|---|---|
| 作用于 RAS 系统的药物 | 血管紧张素转化酶抑制剂 | 卡托普利、依那普利、福辛普利、 |
| | 血管紧张素Ⅱ受体拮抗剂 | 氯沙坦、缬沙坦、替米沙坦 |
| 作用于离子通道的药物 | 钙通道阻滞剂 | 硝苯地平、尼莫地平、氨氯地平 |
| | 钠通道开放剂 | 吡那地尔、米诺地尔 |
| 影响血容量的药物 | 利尿药 | 甘露醇、螺内酯、呋塞米 |

◎ **考点提示**：抗高血压药物的分类及代表药物。

## 一、作用于自主神经系统的药物

**1. 作用于神经末梢的药物**　这类药物可使交感神经末梢囊泡内的交感神经介质释放增加，同时又阻止交感神经介质进入囊泡，导致囊泡内的介质逐渐减少或耗竭，并使交感神经冲动的传到受阻，表现出降压作用。主要药物有利血平（Reserpine）、胍乙啶（Guanethidine）等。

### 利血平（Reserpine）

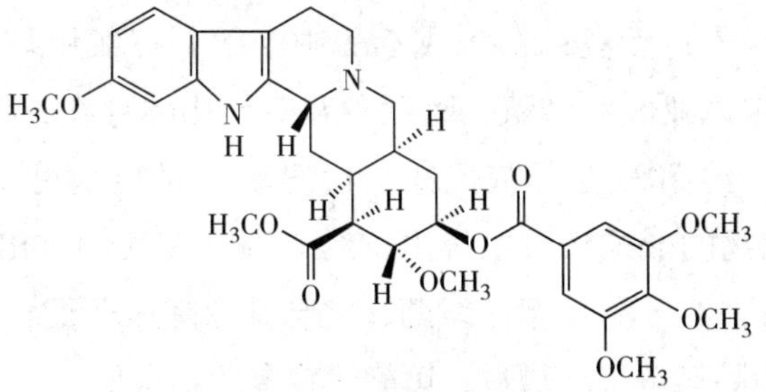


$C_{33}H_{40}N_2O_9$　608.69

化学名：18β-[(3,4,5-三甲氧基苯甲酰氧基]-11,17α-二甲氧基-3β,20α-育亨烷-16β-甲酸甲酯。

本品为白色至淡黄褐色结晶或结晶性粉末；无臭，几乎无味；遇光色渐变深；易溶于三氯甲烷，微溶于丙酮和苯，几乎不溶于水、甲醇、乙醇。

本品在酸、碱性条件下不稳定，可发生水解，生成利血平酸，仍具有抗高血压的活性。在光和热的影响下，发生 3β-H 差向异构化，生成无效的 3-异利血平。

本品在光照下和氧的作用下发生氧化，得 3,4-二去氢利血平，为黄色物质，具有黄绿色荧光；进一步氧化生成 3,4,5,6-四去氢利血平，有蓝色荧光；再进一步氧化则生成无荧光的褐色和黄色聚合物，所以本品应在避光、密闭、干燥的条件下储存。

本品加钼酸钠的硫酸试液，显黄色，约 5 分钟后转变为蓝色。

本品加对二甲氨基苯甲醛、冰醋酸与硫酸，混匀，即显绿色；再加冰醋酸，则转变为红色。

本品加新制的香草醛试液，约 2 分钟后显玫瑰红色。

本品是神经介质耗竭类药物，具有温和持久的降压作用，临床用于早期轻、中度高血压，尤其适用于精神紧张的患者。

◎ **考点提示**：利血平的结构特征与临床应用。

**2. 作用于中枢神经系统药物** 这类药物通过选择性地激动位于延髓孤束核次级神经元突触后膜的$\alpha_2$受体和位于延髓腹外侧网状结构的$I_1$-咪唑啉受体，使外周交感神经活性降低，从而导致血压下降。主要药物有甲基多巴、盐酸可乐定和盐酸莫索尼定。

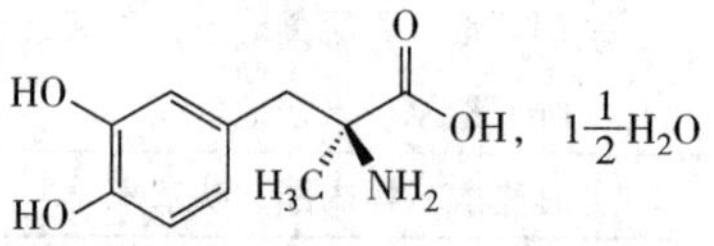

甲基多巴

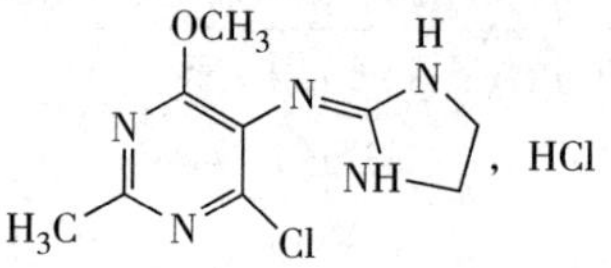

盐酸莫索尼定

## 盐酸可乐定（Clonidine Hydrochloride）

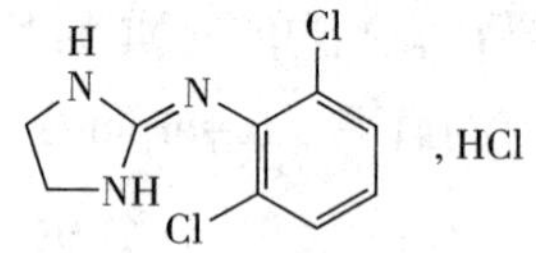

$C_9H_9Cl_2N_3 \cdot HCl$ 266.56

化学名：2-[(2,6-二氯苯基)亚氨基]咪唑烷盐酸盐。

本品为白色结晶性粉末；无臭；在水或乙醇中溶解，三氯甲烷中极微溶解，乙醚中几乎不溶；$pK_a$8.3。可乐定以亚胺型和氨基型两种互变异构体存在，以亚胺型结构为主。

本品口服吸收迅速，约50%在肝脏代谢，代谢物为对羟基可乐定和其葡萄糖醛酸酯。20%~40%以原型和代谢物的形式从尿中排出，约20%从粪便中排出。

本品用于降低高血压，但不作为第一线药，常与其他降压药配合作第二、三线治疗用药，亦可用于高血压急症。本品有口干、嗜睡、镇静等较多的不良反应，现多用其复方制剂。

**3. 作用于小动脉的药物** 这类药物能直接作用于毛细小动脉平滑肌，扩张血管，降低外周阻力而降低血压。这类药物主要有硝普钠（Sodium Nitroprusside）、肼屈嗪（Hydralazine）和地巴唑（Dibazol）等。

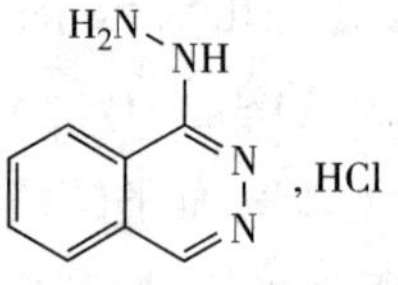

盐酸肼屈嗪

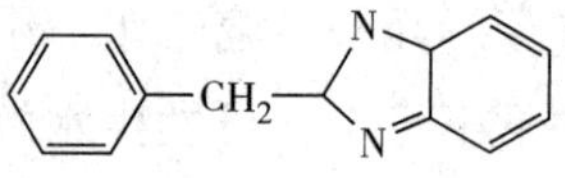

地巴唑

## 硝普钠（Sodium Nitroprusside）

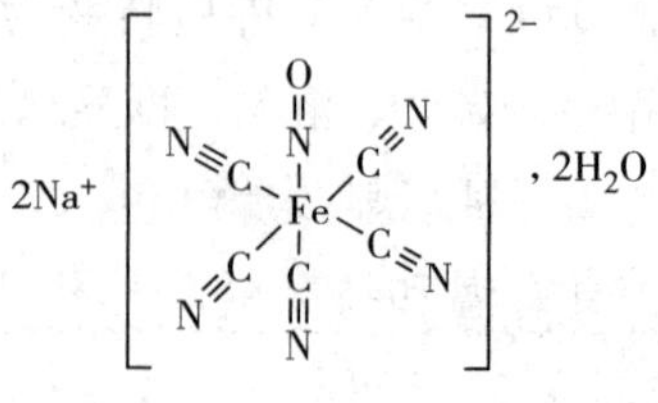

$Na_2[Fe(CN)_5NO] \cdot 2H_2O$ 297.95

化学名：亚硝基铁氰化钠二水合物。

本品为鲜红色透明粉末状结晶，易溶于水，在乙醇中微溶。液体呈褐色，性质不稳定，放置后或遇光时易分解，使高铁离子（$Fe^{3+}$）变为低铁离子（$Fe^{2+}$），液体变为蓝色。

本品用抗坏血酸溶液溶解，加稀盐酸试液，摇匀，再滴加氢氧化钠试液，即显蓝色，放置后颜色逐渐消失。

本品由于其作用迅速，而且消失也快，是治疗高血压急症及急性左心衰竭的常用药物。

**4. 神经节阻滞药** 这类药能阻滞乙酰胆碱受体，切断神经冲动的传导，引起血管扩张，血压下降，作用强而可靠，但是易产生耐药性，不良反应多，现已少应用。

**5. $\alpha_1$受体阻滞剂** 这类药能阻滞血管平滑肌$\alpha_1$受体，扩张血管，降低血压。主要药物有盐酸哌唑嗪（Prazosin Hydrochloride）、盐酸特拉唑嗪（Terazosin Hydrochloride）、甲磺酸多沙唑嗪（Doxazosin Mesylate）等。

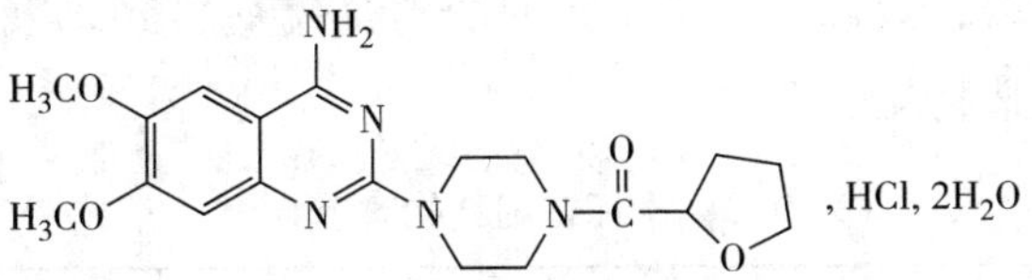

盐酸特拉唑嗪

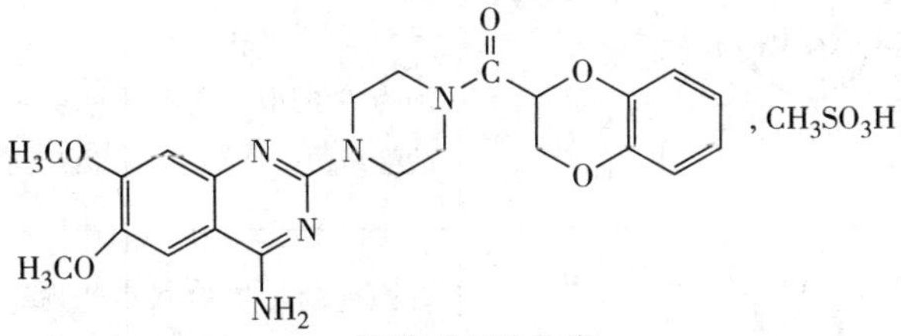

甲磺酸多沙唑嗪

## 盐酸哌唑嗪（Prazosin Hydrochloride）

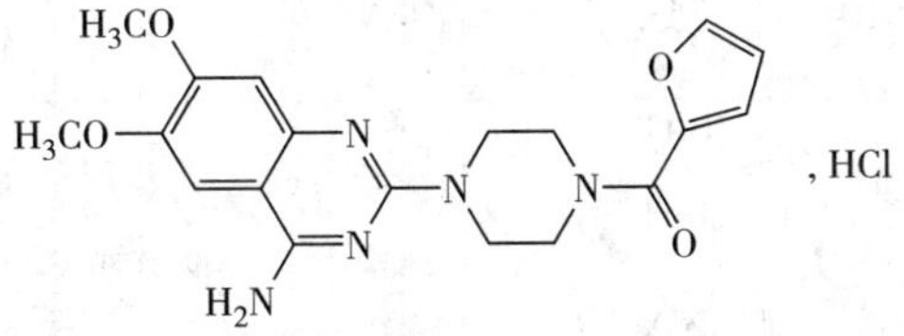

$C_{19}H_{21}N_5O_4 \cdot HCl$ 419.87

化学名：1-(4-氨基-6,7-二甲氧基-2-喹唑啉基)-4-(2-呋喃甲酰)哌嗪盐酸盐。

本品为白色或类白色结晶性粉末；无臭，无味；微溶于乙醇，几乎不溶水。

本品具有降压作用，扩张周围血管，主要扩张小动脉，降低外周阻力而降压，减低心脏前后负荷，松弛血管平滑肌，引起血管扩张，血压降低。临床主要用于高血压的治疗。

**6. β受体阻滞剂** 本类药能阻滞心肌的$\beta_1$受体，减少心输出量而降低血压，同时也能间接抑制肾素的分泌，抑制RAS系统发挥降压作用。主要药物有普萘洛尔、美托洛尔、阿替洛尔、比索洛尔、拉贝洛尔、倍他洛尔等。详见本章第二节相关内容。

## 二、作用于 RAS 系统的药物

作用于 RAS（肾素-血管紧张素-醛固酮）系统的药物是近年研究较多和发展较快的一类降压药物。根据药物作用的不同环节可分为三类：血管紧张素转化酶抑制剂、血管紧张素Ⅱ受体拮抗剂和肾素抑制剂。

**1. 血管紧张素转化酶（ACE）抑制剂** 血管紧张素Ⅱ具有很强的血管收缩作用，引起血压升高。血管紧张素转化酶是血管紧张素Ⅱ体内合成的限速酶，通过抑制血管紧张素转化酶可抑制血管紧张素Ⅱ的生成，达到降低血压的目的。第一个临床应用的 ACE 抑制剂是卡托普利（Captopril），由于具有作用机制明确、降压效果明显、口服生物利用度较高等特点，1981 年在美国上市后很快成为临床上高血压和心力衰竭的首选药。但部分患者用药后会出现干咳、味觉丧失的不良反应，并推断不良反应可能与其分子结构中的巯基有关，因而对卡托普利进行结构改造，设计合成了一系列的不含巯基的 ACE 抑制剂，以减少一些不良反应。卡托普利结构改造物见表 9-3。

**表 9-3　卡托普利结构改造物**

| 药物名称 | 药物结构 | 结构特点 | 临床应用 |
|---|---|---|---|
| 依那普利 Enalapril | 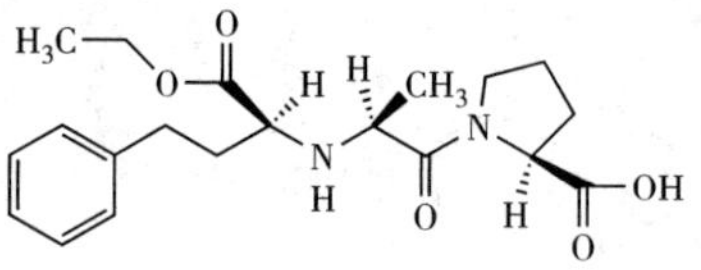 | 含三个手性中心，均为 *S* 构型，含乙酸酯结构 | 为前体药物，经口服给药，在体内水解为依那普利拉而起作用。用于治疗高血压，也可治疗心力衰竭 |
| 赖诺普利 Lisinopril | 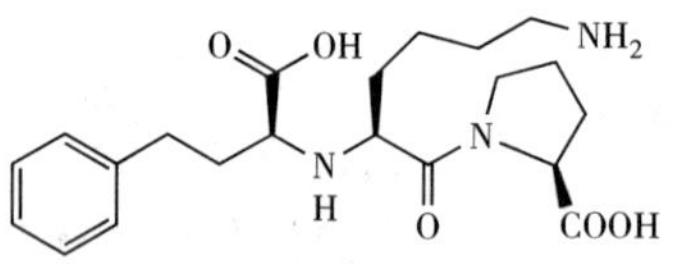 | 含碱性的赖氨酸基团，具有两个未被酯化的羧基 | 为当前唯一使用的非前药的 ACE 抑制剂之一，用于治疗高血压及充血性心力衰竭 |
| 喹那普利 Quinapril | 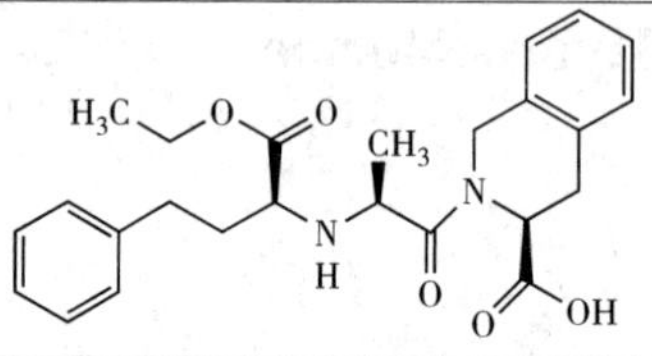 | 含骈合的六元双环结构，一个未被酯化的羧基 | 为前体药物，口服 在肠和肝中转变成有活性的喹那普利拉而起作用，用于治疗中、重度高血压，充血性心力衰竭 |
| 雷米普利 Ramipril | 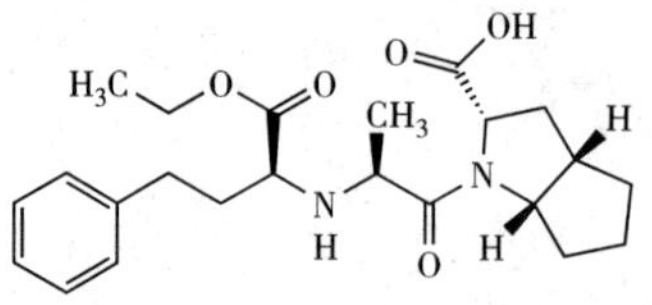 | 含骈合的五元双环结构，一个没有被酯化的羧基 | 为前体药物，主要用于治疗高血压，也可用于非糖尿病肾病患者和心血管危险增高的患者 |
| 贝那普利 Benazepril | 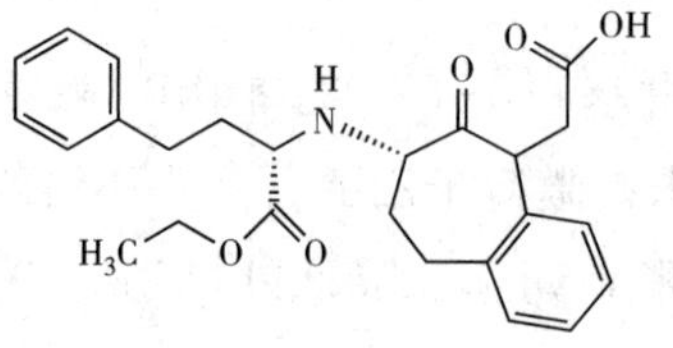 | 含骈合的苯骈氮杂䓬环，一个未被酯化的羧基 | 在体内代谢为贝那普利拉而起效，适用于轻、中度高血压的治疗 |
| 福辛普利 Fosinopril | 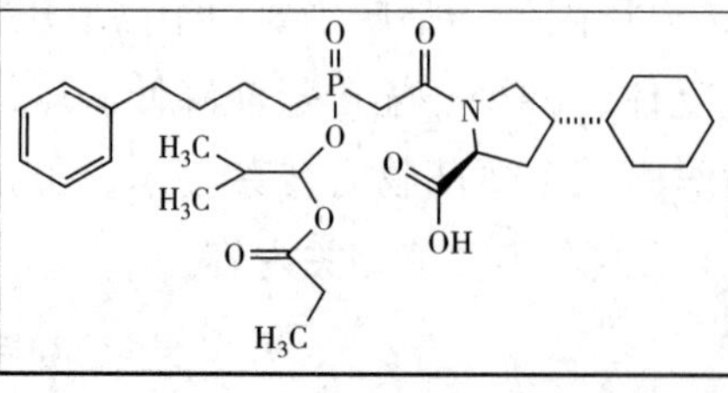 | 含磷酰基 | 在体内代谢为福辛普利拉而发挥作用，用于治疗高血压和心力衰竭，特别适用于肝或肾功能不良的患者 |

## 卡托普利（Captopril）

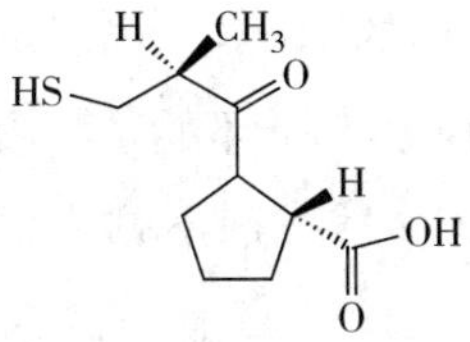

$C_9H_{15}NO_3S$　217.29

化学名：1-［(2*S*)-2-甲基 3-巯基-1-氧代丙基］-L-脯氨酸。

本品为白色或类白色结晶粉末；有类似大蒜的特臭，味咸；易溶于甲醇和乙醇，溶于水。本品结构中有两个手性中心，都是 *S* 构型。本品具有酸性，羧基的酸性强 $pK_{a1}$3. 7，巯基也显示一定弱酸性，$pK_{a2}$9. 8。

本品的乙醇溶液加亚硝酸钠结晶和稀硫酸试液，振摇，溶液显红色。

本品由于分子中含有巯基，在水溶液中或见光时易被氧化，能够发生二聚反应而形成二硫键，制剂中加入抗氧剂或螯合剂可延缓氧化。

本品在体内代谢有 40% ~ 50% 的药物以原药形式排泄，剩余的以二巯聚合体或卡托普利-半胱氨酸二硫化合物形式排泄。

本品能特异地抑制血管紧张素转化酶，阻断血管紧张素Ⅰ转化为血管紧张素Ⅱ，并能抑止缓激肽失活。临床上主要用于治疗高血压，也可治疗心力衰竭，其注射剂还可用来治疗高血压急症。

本品能引起皮疹和味觉障碍，与结构中的巯基有关。

**知识链接**

**血管紧张素转化酶拮抗剂的构效关系**

根据“普利类”药物的结构和作用特点，以卡托普利为模型对其构效关系总结如下。

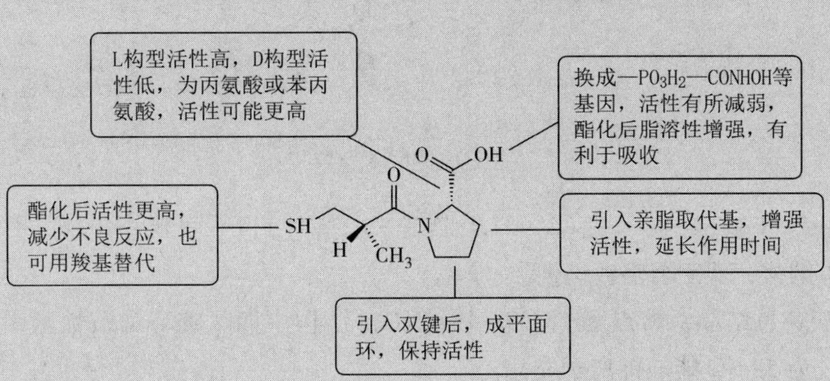


◎ **考点提示**：卡托普利的结构特征与临床应用。

**2. 血管紧张素Ⅱ（$AT_1$）受体拮抗剂**　血管紧张素Ⅱ（$AT_1$）受体拮抗剂能直接拮抗血管紧张素Ⅱ的血管收缩作用，不会影响缓激肽的水平。常用的药物有氯沙坦钾（Losartan

Potassium)、缬沙坦（Valsartan）、替米沙坦（Telmisartan）、厄贝沙坦（Irbesartan）、坎地沙坦酯（Candesartan Cilexetil）等。

氯沙坦是第一个上市的血管紧张素受体Ⅱ拮抗剂；厄贝沙坦为缺乏氯沙坦中羟基的螺环化合物，但与受体的亲和力是氯沙坦的10倍，用于原发性高血压、合并高血压的2型糖尿病肾病的治疗；缬沙坦是第一个不含咪唑环的$AT_1$受体拮抗剂，其作用稍高于氯沙坦，用于各类轻、中度高血压，尤其对ACE拮抗剂不耐受的患者；替米沙坦是第一个分子中不含四氮唑基的$AT_1$受体拮抗剂，用于原发性高血压的治疗；坎地沙坦酯是一个前药，在体内迅速并完全代谢活性化合物坎地沙坦，用于治疗原发性高血压，可单独使用，也可与其他抗高血压药联合使用。

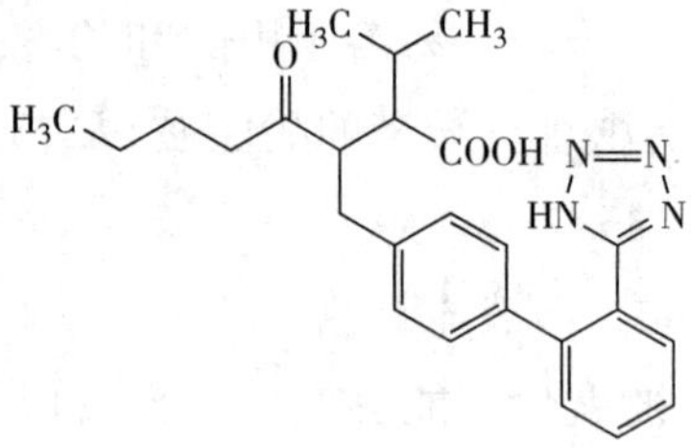

缬沙坦

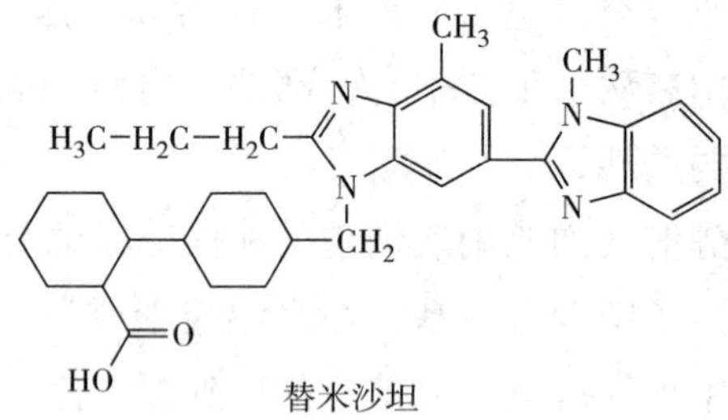

替米沙坦

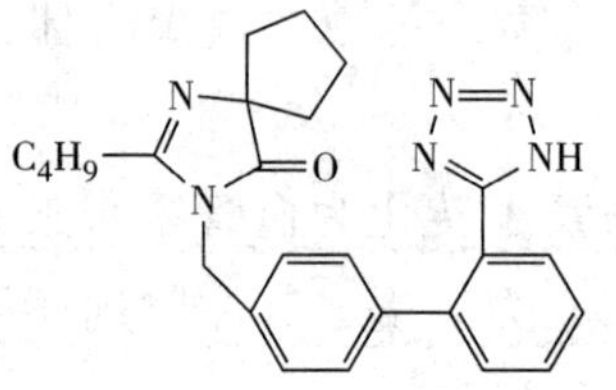

厄贝沙坦

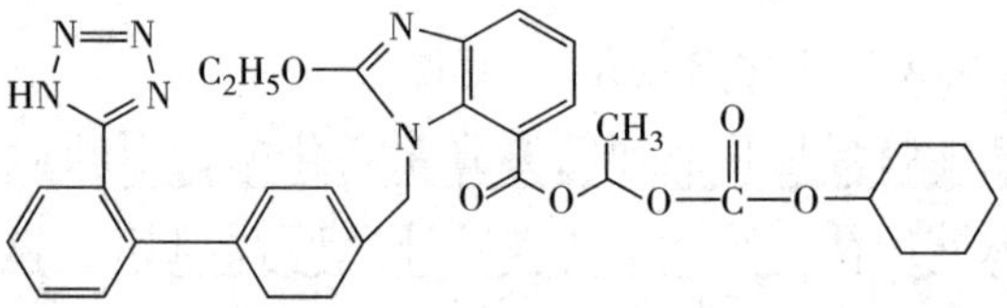

坎地沙坦酯

## 氯沙坦钾（Losartan Potassium）

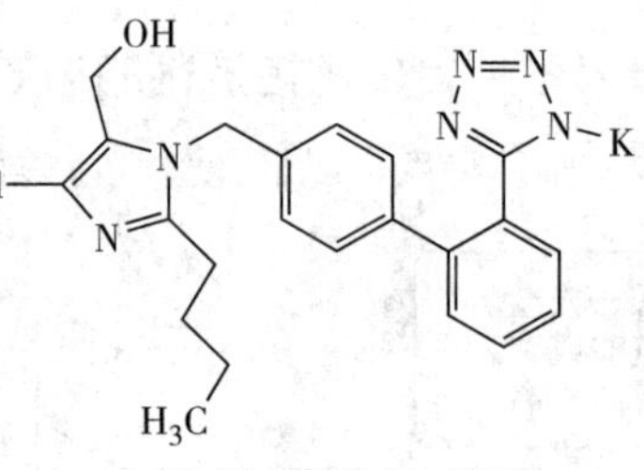

$C_{22}H_{23}ClKN_6O$　462.01

化学名：2-丁基-4-氯-1-[[2′-(1*H*-四唑-5-基)[1,1′-联苯]-4-基]甲基]-1*H*-咪唑-5-甲醇单钠盐，曾用名洛沙坦钾。

本品为淡黄色结晶，熔点为183.5~184.5℃。结构中四氮唑环为酸性基团，为中等强度的酸，$pK_a$为5~6，能与钾离子成盐。

本品在体内约14%其羟甲基代谢氧化成甲酸衍生物，代谢物的活性比氯沙坦强10~40倍，其作用由原药与代谢物共同产生。

本品能特异性拮抗血管紧张素Ⅱ（$AT_1$）受体，具有强力、持久的降压作用。临床主要用于治疗高血压和充血性心力衰竭。

知识拓展

**抗高血压药复方制剂**

抗高血压的复方制剂可达到协同或叠加作用，增大疗效，减少每种成分药的剂量，减少不良反应。例如复方利血平氨苯蝶啶片是由利血平 0.1mg+利尿剂氢氯噻嗪、氨苯蝶啶各 12.5mg+硫酸双肼屈嗪 12.5mg 4 种成分组成。氢氯噻嗪和氨苯蝶啶为利尿药，可减少水钠潴留，使血容量降低，循环血量减少，起到降压作用。同时能增加基础降压药的降压效果，起到协同作用；氨苯蝶啶为保钾型利尿药，有较弱的利尿作用，并可缓解氢氯噻嗪引起的低钾血症；硫酸双肼屈嗪和利血平是降压药，利血平能使交感神经节后纤维末梢储存的传导介质去甲肾上腺素减少乃至耗竭，产生抑制去甲肾上腺素能神经作用，血压下降，这两种药物合用，降压效果有协同作用。

扫码“学一学”

# 第四节　抗心律失常药

心律失常是严重的心脏疾病，临床表现有心动过速和心动过缓两种，心动过缓可用阿托品或异丙肾上腺素治疗（见有关章节）。本节主要介绍心动过速型的抗心律失常药。

## 一、分类

抗心律失常药按其药理作用可分为四类：I 类，钠通道阻滞剂，本类药物又分为三个亚类，即 $I_A$、$I_B$、$I_C$；Ⅱ类，β 受体阻滞剂；Ⅲ类，延长动作电位时程药，通常指钾通道阻滞药；Ⅳ类，钙通道阻滞剂。详见表 9-4。

◎ **考点提示**：抗心律失常药物的分类及代表药物。

**表 9-4　抗心律失常药的分类及常见药物**

| 药物类型 | | | 代表药物 |
|---|---|---|---|
| I | 钠通道阻滞剂 | $I_A$ | 奎尼丁，普鲁卡因胺 |
| | | $I_B$ | 利多卡因、苯妥英钠，美西律 |
| | | $I_C$ | 普罗帕酮、氟卡尼 |
| Ⅱ | β 受体阻滞剂 | | 普萘洛尔、美托洛尔、拉贝洛尔、比索洛尔、倍他洛尔 |
| Ⅲ | 延长动作电位时程药（钾通道阻滞剂） | | 胺碘酮、多非利特 |
| Ⅳ | 钙通道阻滞剂 | | 维拉帕米、地尔硫䓬 |

### （一）I 类——钠通道阻滞剂

**1. $I_A$类**　本类药有奎尼丁（Quinidine）、普鲁卡因胺（Procainamide）等。适度阻滞钠通道，延长复极过程，且以延长有效不应期更为显著。奎尼丁是从金鸡纳树皮中提取的生物碱，常用其硫酸盐，具有右旋光性，与抗疟药（-）-奎宁是非对映异构体。

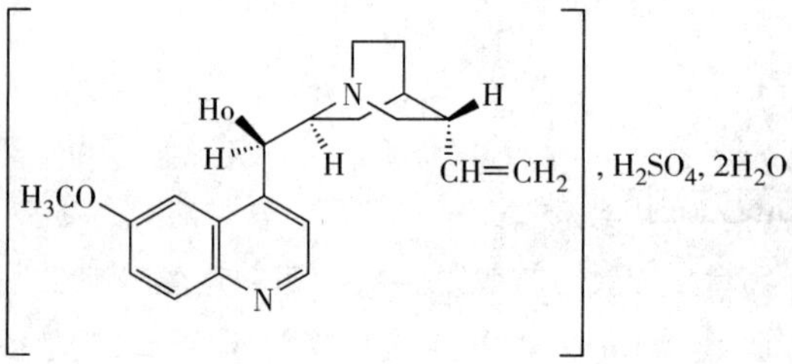

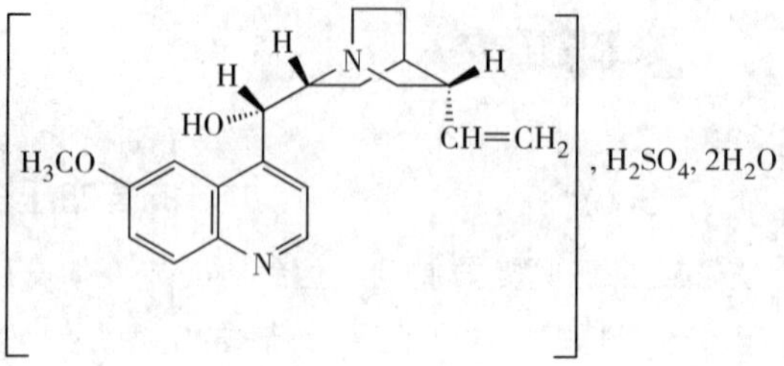

### 知识链接

**金鸡纳树皮中的奎宁与奎宁丁**

1638年，时任秘鲁总督的夫人患了严重的间日疟，服用了金鸡纳树皮粉末而得以治愈。随后，瑞典科学家林奈塔斯研究了这种金鸡纳树，并把这种树皮以总督夫人的名字命名为辛可那，从而成为欧洲著名的解热药。辛可那的汉译为“金鸡纳”，其霜剂称为“金鸡纳霜”，金鸡纳又被称为奎宁。1826年，法国药师佩雷蒂尔和卡文顿从金鸡纳树皮中提出奎宁。1944年，化学合成的奎宁才告问世。奎尼丁和奎宁为非对映异构体，奎尼丁是右旋体，奎宁是左旋体，两者都具有抗疟作用，但奎尼丁对心脏传导的影响较大，对房颤患者的抗心律失常效力比奎宁和辛可尼丁大2倍。奎尼丁和奎宁能产生典型的绿奎宁特征反应。

**2. $I_B$类** 本类药有美西律（Mexiletine）、利多卡因（Lidocaine）、妥卡尼（Tocainide）等。轻度阻滞钠通道，降低自律性，促进钾离子外流，缩短或不影响动作电位时程，相对延长有效不应期。利多卡因既是抗心律失常药，也是局麻药。妥卡尼是利多卡因的衍生物，口服适用于慢性快速型室性心律失常，静脉注射适用于急性室性心律失常、急性心肌梗死导致的快速型室性心律失常。

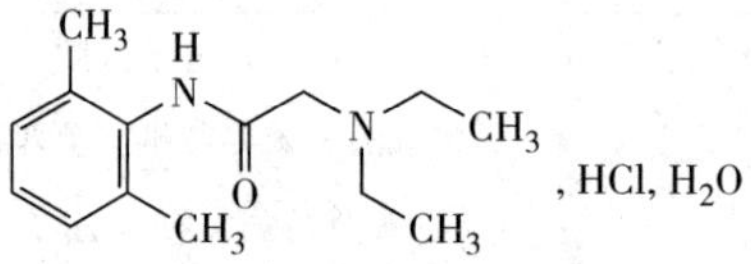

盐酸利多卡因

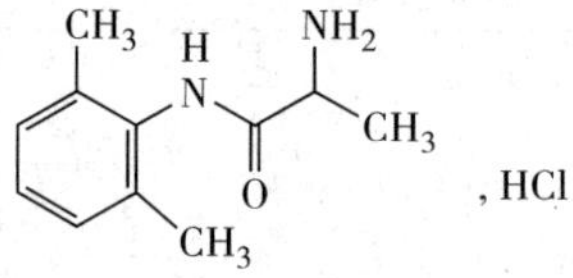

盐酸妥卡尼

**3. $I_C$类** 本类药有普罗帕酮（Propafenone）、氟卡尼（Flecainide）等。氟卡尼适用于室上性心动过速、房室结或房室折返心动过速、心房颤动、儿童顽固性交界性心动过速及伴有应激综合征者。普罗帕酮的结构与普萘洛尔相类似，也具有轻度β受体的拮抗作用，为广谱的抗心律失常药。

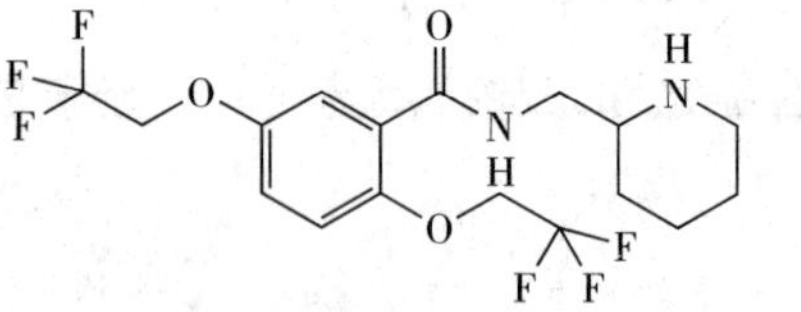

氟卡尼

**（二）Ⅱ类——β受体阻滞剂**

本类药主要有普萘洛尔（Propanolol）、美托洛尔（Metoprolol）、阿替洛尔（Atenolol）、倍他洛尔（Betaxolol）、比索洛尔（Bisoprolol）、拉贝洛尔（Labetalol）等。阻滞肾上腺素能神经对心肌β受体的效应，减弱心肌收缩力，使心率减慢，心输出量减少，心肌耗氧量降低。临床上用来治疗心律失常、心绞痛和降血压。可参见本章第二节相关内容。

**（三）Ⅲ类——延长动作电位时程药**

通常指钾通道阻滞剂。本类药有胺碘酮（Amiodarone）、多非利特（Dofitilide）等。抑制多种钾电流（外流），延长动作电位时程和有效不应期，但对动作电位幅度和去极化速率影响很小。

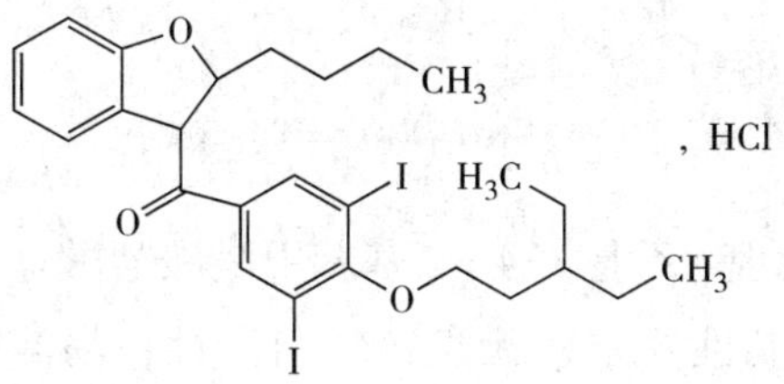

盐酸胺碘酮

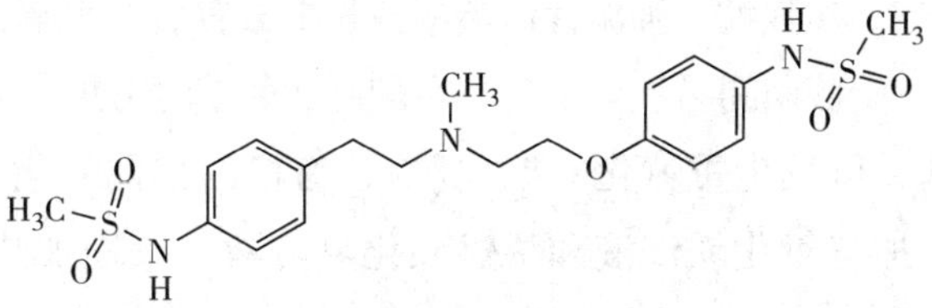

多非利特

**（四）Ⅳ类——钙通道阻滞剂**

多数钙通道阻滞剂都是抗心律失常的良药，临床上常用药物有维拉帕米（Verapamil）和地尔硫䓬（Diltiazem）。维拉帕米是治疗阵发性室上性心动过速的首选药物，地尔硫䓬用于治疗阵发性室上性心动过速和心房颤动。

## 二、典型药物

### 盐酸美西律（Mexiletine Hydrochloride）

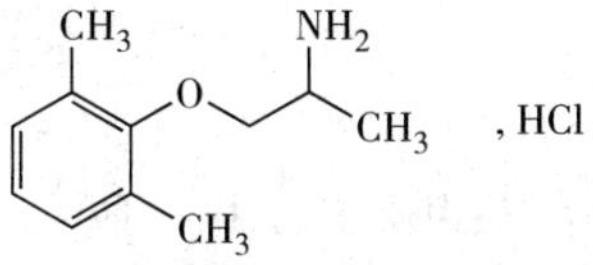

$C_{11}H_{17}NO \cdot HCl$ 215.72

化学名：(±)-1-(2,6-二甲基苯氧基)-2-丙胺盐酸盐。

本品为白色或类白色结晶性粉末；几乎无臭，味苦；易溶于水或乙醇，几乎不溶于乙醚；熔点为200~204℃。

本品具有烃胺结构，水溶液加碘试液，有红棕色沉淀生成。

本品口服几乎100%吸收，在肝内代谢较慢，代谢物经肾脏排出。正常人尿的pH由5增至8时，由于溶解度小，易被肾小管重吸收，其血药浓度可显著升高，故用药时需经常测定尿pH。

本品主要用于急、慢性室性心律失常，如室性早搏、室性心动过速、心室纤颤及洋地黄中毒引起的心律失常。

### 盐酸普鲁卡因胺（Procainamide Hydrochloride）

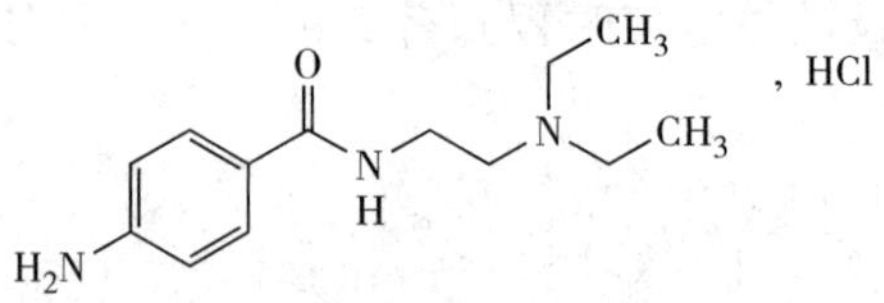

$C_{13}H_{21}N_3O \cdot HCl$　271.79

化学名：*N*-[(2-二乙氨基)乙基]-4-氨基苯甲酰胺盐酸盐。

本品为白色至淡黄色结晶性粉末；无臭，有引湿性；易溶于水，溶于乙醇，极微溶于乙醚或苯；熔点为165~169℃。

本品结构中的酰胺键，在强酸、强碱性溶液中或长期放置后会水解，但较普鲁卡因稳定。

本品含有芳伯氨基，储藏期间易氧化变色，在配制注射剂时可加入亚硫酸氢钠作为抗氧剂。

本品含有芳伯氨基，可发生重氮化-偶合反应，有橙红色偶氮化合物的沉淀生成。

本品加水溶解后，加三氯化铁试液和浓过氧化氢溶液，缓缓加热至沸，溶液显紫红色，随即变为暗棕色至棕黑色。

本品在体内约25%经肝脏代谢为*N*-乙酰普鲁卡因胺，该代谢物有药理活性。活性代谢物的半衰期长，使用时应注意。

本品既可口服也可注射给药，曾用于各种心律失常的治疗，但因其促心律失常作用和其他不良反应，现仅推荐用于危及生命的室性心律失常。

### 盐酸胺碘酮（Amiodarone Hydrochloride）

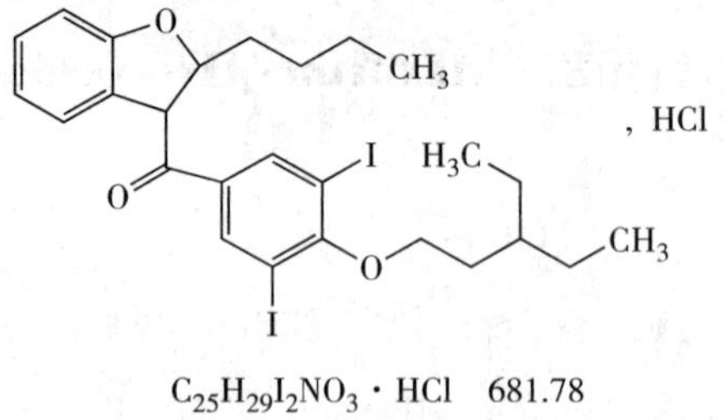

$C_{25}H_{29}I_2NO_3 \cdot HCl$　681.78

化学名：(2-丁基-3-苯并呋喃基)[4-[2-(二乙氨基)乙氧基]-3,5-二碘苯基]甲酮盐酸盐。

本品为类白色或淡黄色结晶粉末；无臭，无味；易溶于甲醇，溶于乙醇，微溶于丙酮、四氯化碳、乙醚，几乎不溶于水；熔点为158~162℃。

本品分子结构中的酮基可和2,4-二硝基苯肼反应生成黄色的苯腙衍生物沉淀。

本品与硫酸共热，有紫色的碘蒸气产生。

本品固态较为稳定，但应避光密闭储藏；水溶液可发生不同程度的降解；有机溶液（如甲醇、乙醇、乙腈、三氯甲烷等）的稳定性比水溶液好。

本品结构与甲状腺素类似，含有碘原子，可影响甲状腺素代谢。

本品首先用于治疗心绞痛，后来又用于治疗心律失常，为广谱抗心律失常药物。长期使用本品导致皮肤色素沉积，眼角膜亦可发生微弱沉着。

## 盐酸普罗帕酮（Propafenone Hydrochloride）

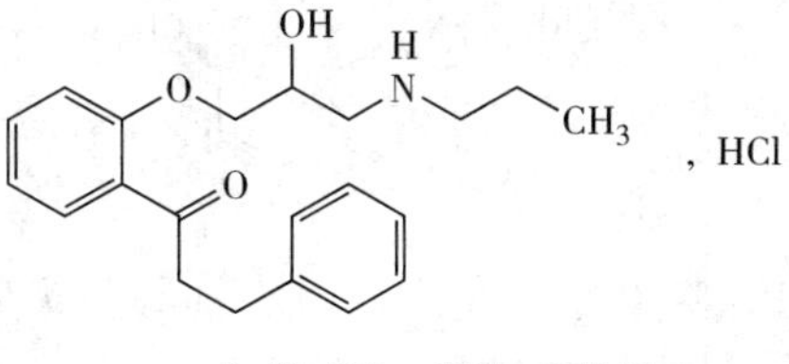


$C_{21}H_{27}NO_3 \cdot HCl$ 377.91

化学名：3-苯基-1-[2-[3-(丙氨基)-2-羟基丙氧基]-苯基]-1-丙酮盐酸盐。

本品为白色结晶性粉末；无臭，味苦；微溶于乙醇或冰醋酸，极微溶于水；熔点为171~174℃。

本品分子结构中的酮基可和2,4-二硝基苯肼反应生成金黄色的苯腙衍生物沉淀。

本品的水溶液显氯化物的鉴别反应。

本品有两个异构体，它们的药效和药代动力学性质存在明显的差异，两者均具有钠通道阻滞作用。

本品吸收后在肝内代谢，代谢物主要为5-羟普罗帕酮和*N*-去丙基普罗帕酮，均有生理活性。本品的有效血药浓度个体差异大，且血药浓度与剂量不呈比例增加，应个体化给药。

本品临床上用于阵发性室性心动过速、阵发性室上性心动过速及预激综合征伴室上性心动过速、心房扑动或心房颤动，也可用于各种期前收缩的治疗。

### 知识拓展

#### 抗心律失常药物的构效关系

抗心律失常药按作用方式分为两种，一种是药物结构差别大，称为非特异性药物，另一种是作用于肾上腺素β受体，称为特异性药物。此处只讨论特异性抗心律失常药物（即β肾上腺素受体阻滞剂）的构效关系。

（1）具有芳氧丙醇胺或苯乙醇胺的基本结构骨架。

（2）β受体阻滞剂的侧链上带有羟基，该羟基在拮抗剂与受体相互结合时，通过形成氢键发挥作用。*S*构型（左旋体）的芳氧丙醇胺类拮抗剂活性强，*R*构型活性降低或消失；*R*构型（左旋体）的苯乙醇胺类拮抗剂活性强，*S*构型活性降低或消失。

（3）β受体阻滞剂对芳环的要求不甚严格，可以是苯、萘、芳杂环、稠环和脂肪性不饱和杂环。

（4）侧链氨基上的取代基以异丙基或叔丁基效果比较好，烷基碳原子数太少或*N*,*N*-双取代，常使活性下降。

扫码“练一练”

## 目标检测

### 一、A 型题（单项选择题）

1. 具有如下结构的药物临床主要用于（　　）

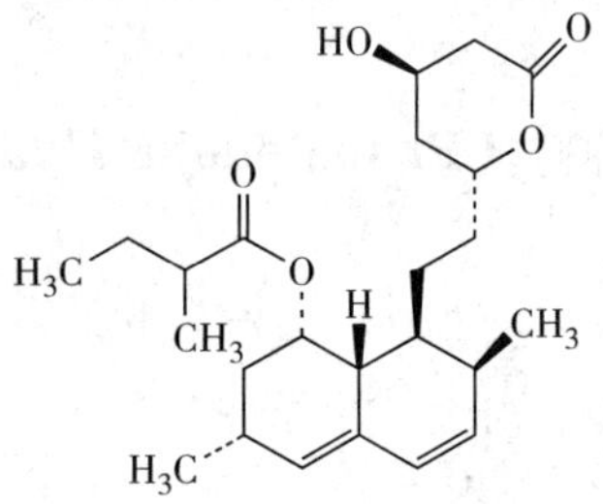

A. 抗高血压　B. 降血脂　C. 抗心律失常

D. 抗心绞痛　E. 强心药

2. 可以治疗心绞痛的药物是（　　）

A. 硝酸甘油　B. 卡托普利　C. 洛伐他汀

D. 美西律　E. 氢氯噻嗪

3. 能发生自动氧化产生二硫化合物的药物是（　　）

A. 洛伐他汀　B. 普鲁卡因胺　C. 硝苯地平

D. 卡托普利　E. 氯贝丁酯

4. 不属于硝酸异山梨酯性质的是（　　）

A. 受到猛烈撞击或高热时可发生爆炸　B. 在酸碱溶液中硝酸酯易水解

C. 在光作用下可被氧化变色应遮光保存　D. 右旋光性

E. 属无机酸酯

5. 维拉帕米属于钙拮抗剂的（　　）

A. 二氢吡啶类　B. 苯并硫氮杂䓬类　C. 芳烷基胺类

D. 二苯基哌嗪类　E. 以上都不对

6. 可发生异羟肟酸铁反应的药物是（　　）

A. 氯贝丁酯　B. 阿托伐他汀　C. 卡托普利

D. 普萘洛尔　E. 肾上腺素

7. 卡托普利的类型是（　　）

A. 钙敏化剂　B. $AT_1$转化酶抑制剂

C. 肾上腺素受体阻滞剂　D. 钙通道阻滞剂

E. 利尿药

8. 下列关于利血平的叙述错误的是（　　）

A. 为吲哚生物碱

B. 易被氧化变色

C. 在酸性下比在碱性下更易水解

D. 在光、热的影响下 C-3 位上能发生差向异构化

E. 为抗高血压药

9. 在光的作用下可发生歧化反应的药物是（　　）

A. 非诺贝特　　B. 卡托普利　　C. 利血平

D. 硝苯地平　　E. 硫酸胍乙啶

10. 不用于抗心律失常的药物有（　　）

A. 盐酸美西律　　B. 普罗帕酮　　C. 盐酸普鲁卡因胺

D. 盐酸胺碘酮　　E. 硝酸异山梨酯

**二、B 型题（配伍选择题）**

**[11～15]**

A. 洛伐他汀　　B. 卡托普利　　C. 地尔硫䓬

D. 依那普利　　E. 氯沙坦

11. 分子中含巯基，水溶液易发生氧化反应（　　）

12. 分子中含联苯和四唑结构（　　）

13. 分子中有两个手性碳，顺式 D-异构体对冠状动脉扩张作用强而持久（　　）

14. 结构中含单乙酯，为一前药（　　）

15. 为一种前药，在体内内酯环水解为 $\beta$-羟基酸衍生物才具活性（　　）

**[16～20]**

A.
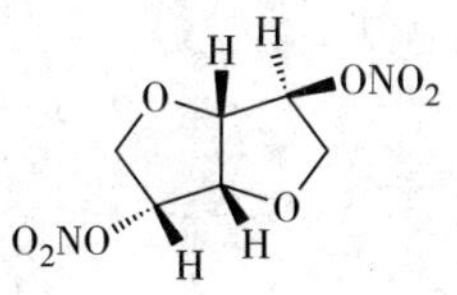

B.
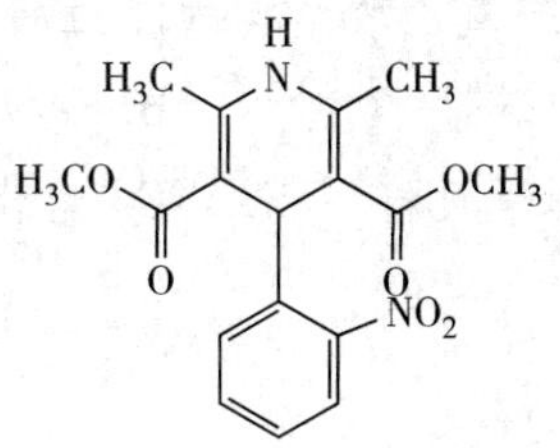

C.
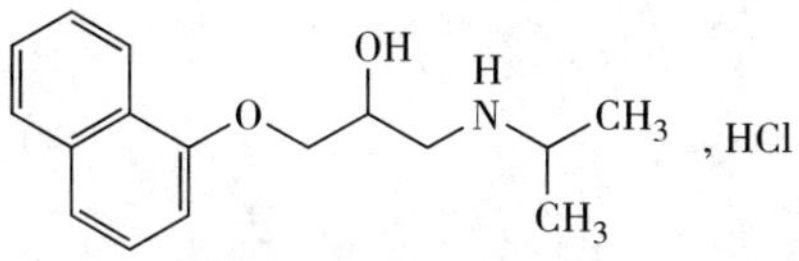

D.
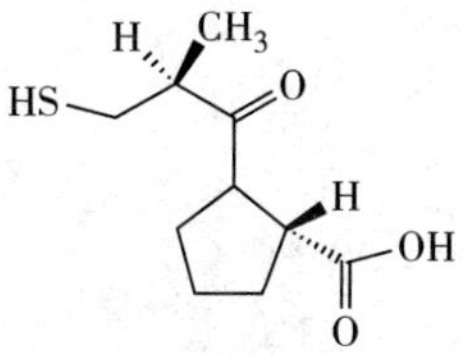

E.
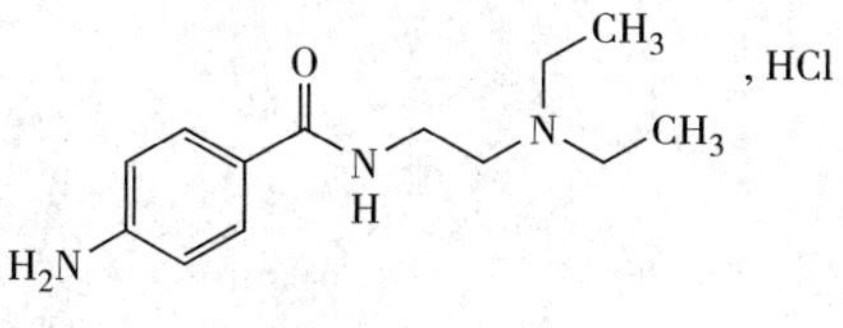

16. 普鲁卡因胺的结构为（　　）

17. 硝苯地平的结构式为（　　）

18. 硝酸异山梨酯的结构为（　　）

19. 普萘洛尔的结构式为（　　）

20. 卡托普利的结构式为（　　）

三、X 型题（多项选择题）

21. 下列药物含酯结构的有（　　）

A. 硝苯地平　　B. 氯贝丁酯　　C. 卡托普利

D. 非诺贝特　　E. 硝酸甘油

22. 下列哪些性质与卡托普利相符（　　）

A. 化学结构中含有两个手性中心

B. 化学结构中含有巯基，有还原性，遇光在水溶液中可发生自动氧化生成二硫化合物

C. 为抗心律失常药

D. 为血管紧张素转化酶抑制剂，用于治疗高血压

E. 有类似蒜的特臭，在水中可溶解

23. 与盐酸普罗帕酮相符的叙述是（　　）

A. 含有叔胺结构　　B. 含有羟基　　C. 含有羰基

D. 含有芳醚结构　　E. 含仲胺结构

24. 作用于神经末梢的降压药有（　　）

A. 利血平　　B. 甲基多巴　　C. 卡托普利

D. 氯沙坦　　E. 胍乙啶

25. 具有苯氧乙酸结构的降血脂药为（　　）

A. 硝苯地平　　B. 氯贝丁酯　　C. 氟伐他汀

D. 非诺贝特　　E. 洛伐他汀

（吴梅青）

# 第十章

# 中枢兴奋药和利尿药

## 学习目标

**知识目标**

1. 掌握咖啡因、尼可刹米的结构特点和理化性质；
2. 熟悉氢氯噻嗪、依他尼酸的主要理化性质及鉴别方法；
3. 了解氨苯蝶啶、甘露醇、螺内酯、阿米洛利的主要理化性质。

**能力目标**

1. 能够说出咖啡因、尼可刹米、氢氯噻嗪、螺内酯、氨苯蝶啶的结构特点、理化性质、临床用途；
2. 能够说出甘露醇、阿米洛利的结构特点、理化性质、临床用途；
3. 能够认识其他中枢兴奋药和利尿药的结构特点、理化性质、临床用途。

## 第一节　中枢兴奋药

扫码“学一学”

中枢兴奋药是能提高中枢神经系统机能活动的药物。用于多种原因（疾病、中毒、颅脑损伤或意外事故等）所致的中枢神经抑制状态，尤其是呼吸中枢抑制或中枢性呼吸衰竭。中枢兴奋药对由循环衰竭或心搏骤停所致的呼吸衰竭，疗效不佳或无效，对呼吸肌麻痹所致的外周性呼吸抑制不宜应用。本类药物安全范围较窄，随着剂量增加，作用强度增大，如使用剂量过大往往会引起惊厥、中枢抑制或昏迷，故须严格掌握用量并观察患者的反应。

根据中枢兴奋药的作用部位不同，分为大脑兴奋药、脑干兴奋药、脊髓兴奋药。

（1）大脑兴奋药　主要兴奋大脑皮质的药物，如咖啡因。

（2）脑干兴奋药　主要兴奋延髓呼吸中枢的药物，如尼可刹米。

（3）脊髓兴奋药　主要兴奋脊髓的药物，如士的宁。

本书主要根据化学结构分类，可分为黄嘌呤类、酰胺类及其他类。

### 一、黄嘌呤类

黄嘌呤是嘌呤衍生物，黄嘌呤常用作温和的兴奋剂和支气管扩张剂，特别用于治疗哮喘症状。具有药用价值的主要包括咖啡因、茶碱、可可碱（主要在巧克力中发现）。它们的结构仅有甲基取代的多少和位置不同。三者具有相似的药理作用——兴奋中枢神经系统，但作用强度随结构差异而不相同。中枢兴奋作用强度为：咖啡因>茶碱>可可碱；兴奋心脏、松弛平滑肌及利尿作用为：茶碱>可可碱>咖啡因。咖啡因主要作为中枢兴奋药，茶碱主要作为平滑肌松弛药，用于平喘。可可碱现已少用。黄嘌呤类药物的口服吸收较好，而且因其结构与核苷酸及代谢产物如黄嘌呤、次黄嘌呤、尿酸的结构相似，故毒性及不良反应较低。还有一些黄嘌呤衍生物的药物，也用在临床上，如氨茶碱、乙酮可可碱等。

黄嘌呤类的结构通式：

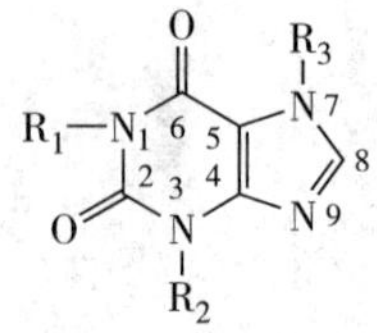

| | $R_1$ | $R_2$ | $R_3$ |
|---|---|---|---|
| 咖啡因 | $—CH_3$ | $—CH_3$ | $—CH_3$ |
| 可可豆碱 | —H | $—CH_3$ | $—CH_3$ |
| 茶碱 | $—CH_3$ | $—CH_3$ | —H |

近年来，对黄嘌呤生物碱的化学结构进行改造，发现了一些具有医疗价值的衍生物：如登布茶碱可扩张脑血管，增加脑内氧分压，用于治疗脑血管梗死后遗症；丙己茶碱能激活神经细胞，改善记忆，用于治疗痴呆症；己酮可可豆碱可抑制血小板凝集，改善脑代谢和微循环，用于抗血栓和治疗脑血管性痴呆。

## 咖啡因（Caffeine）

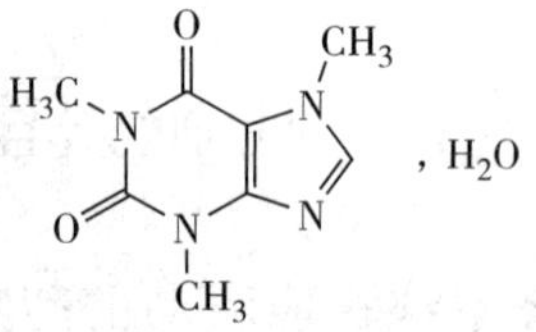

$C_8H_{10}N_4O_2 \cdot H_2O$　212.21

化学名：1,3,7-三甲基-3,7-二氢-1*H*-嘌呤-2,6-二酮一水合物或其无水物。

本品为白色或带极微黄绿色、有丝光的针状结晶；无臭，味苦；有风化性；在热水或三氯甲烷中易溶，水、乙醇或丙酮中略溶，乙醚中极微溶解；熔点为235~238℃。

本品加盐酸与氯酸钾，置水浴上加热蒸干，所得残渣遇氨气即显紫色（生成四甲基紫脲酸铵）；再加氢氧化钠试液数滴，紫色即消失。此反应称为紫脲酸铵反应，是黄嘌呤环的特征性鉴别反应。

◎ **考点提示：**咖啡因的结构特征与临床应用。

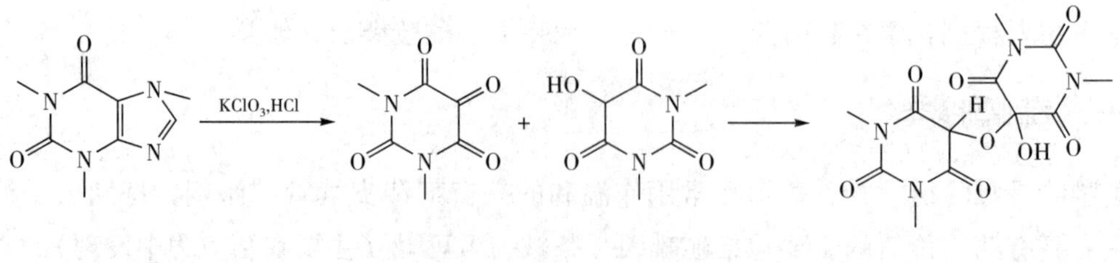

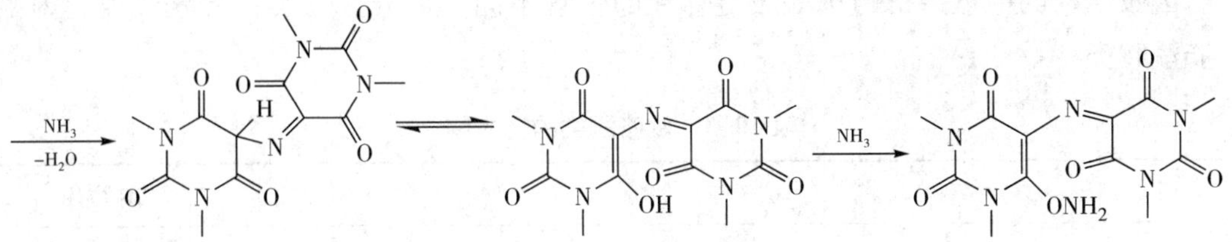

咖啡因具酰脲结构，对碱不稳定，与碱共热可分解，但石灰水的碱性较弱，不导致分解，因此提取时可以用石灰水。现在咖啡因可以从可可豆和茶碱中提取，或从茶碱出发半合成，也可采用全合成。

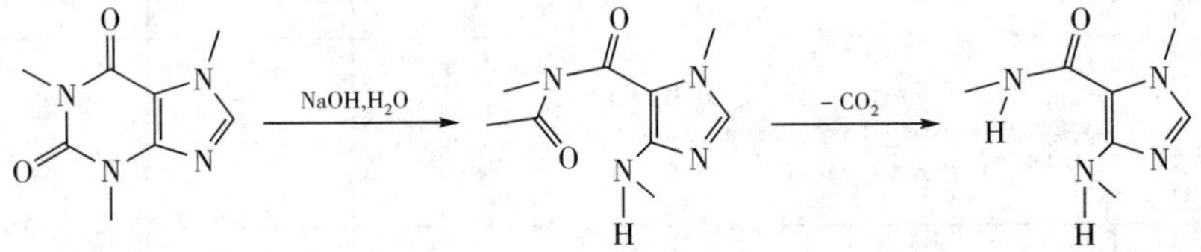

本品的饱和水溶液，加碘试液滴，不生成沉淀；再加稀盐酸 3 滴，即生成红棕色的沉淀，并能在稍过量的氢氧化钠试液中溶解。而其他黄嘌类药物无此反应，可供鉴别。

碱性极弱，几乎呈中性（p$K_a$=0.6），不能和强酸形成稳定的盐。为了增加咖啡因在水中的溶解度，制成注射液使用，可用有机酸或其碱金属盐与其形成复盐，利用分子转移或者用氢键来帮助它溶解。如苯甲酸钠、枸橼酸等形成复盐。安钠咖注射液，即是苯甲酸钠与咖啡因形成的复盐，由于分子间形成氢键，水溶性增大，可方便制成注射液。

本品可解救因急性感染及催眠药、麻醉药、镇痛药中毒引起的呼吸、循环衰竭。

**知识链接**

**咖啡因的发现**

咖啡早期的历史十分朦胧，不过一个流传广泛的神话能让我们回溯到阿拉伯咖啡的发源地埃塞俄比亚。根据这个神话，一个名叫卡迪的牧羊人发现，当山羊食用了山坡灌木丛结出的红色浆果时会变得兴奋异常并且在夜里失眠，山羊也会不断地再次食用该浆果，体验相同的活力。处于好奇，卡迪自己也摘了一些浆果吃，不久后就发现自己身上的困倦消失了，精神焕发，兴奋异常。神奇的浆果的传说很快就流传开来了，咖啡成了非洲和中东最受欢迎的饮品。1820 年，德国化学家 F·F·伦格从咖啡豆中提取了一种生物碱，命名为“咖啡因”，以示从咖啡中得到。

## 二、酰胺类

该类药物具五元环内酰胺类结构，为 γ-氨基丁酸（GABA）的衍生物。可直接作用于大脑皮质，激活、保护和修复神经细胞，促进大脑对磷脂和氨基酸的利用，增加大脑蛋白质合成，提高学习和记忆能力，改善各种类型的脑缺氧和脑损伤，是目前临床上重要的抗阿兹海默症药物。最早在临床上使用的药物是吡拉西坦。

通过对吡拉西坦母核 2-吡咯烷酮的 1 位和 4 位的结构修饰，得到了同一系列的药物，如奥拉西坦、普拉西坦、茴拉西坦等。吡咯酮类衍生物见表 10-1。

含酰胺结构的中枢兴奋药按酰胺键存在的位置不同，可分为三类：芳酰胺类、内酰胺类、脂酰胺类。

**表 10-1　吡咯酮类的衍生物**

| | 药物名称 | R | $R_1$ | 临床应用 |
|---|---|---|---|---|
| 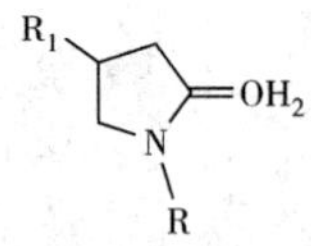 | 吡拉西坦 | 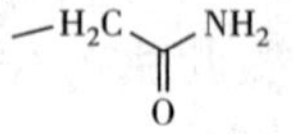 | H | 临床上重要的抗阿尔茨海默病药物 |
| | 奥拉西坦 | 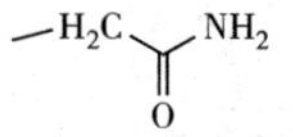 | OH | 对记忆、思维的效果好于吡拉西坦 |
| | 普拉西坦 | 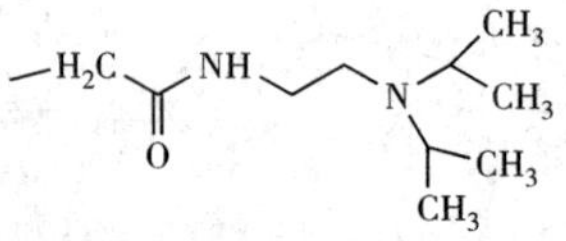 | H | 可促进大脑灵敏度，改善记忆 |
| | 茴拉西坦 | 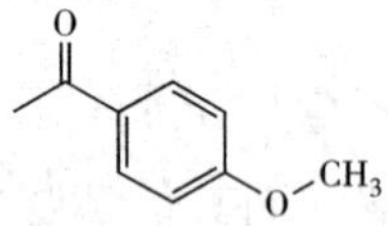 | H | 有较强的促进记忆和抗脑缺氧功能 |

## 尼可刹米（Nikethamide）

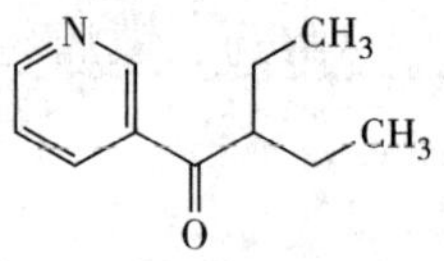

$C_{10}H_{14}N_2O$　178.23

化学名：*N*,*N*-二乙基烟酰胺，曾用名可拉明。

本品为无色至淡黄色的澄清油状液体；放置冷处，即成结晶；有轻微的特臭，味苦；有引湿性。本品能与水、乙醇、三氯甲烷或乙醚任意混合。本品的相对密度在25℃时为1. 058~1. 066。本品的凝点为22~24℃。本品的折光率在25℃时为1. 522~1. 524。

本品加氢氧化钠试液，加热，即发生二乙胺的臭气，能使湿润的红色石蕊试纸变蓝色。与钠石灰共热，可水解脱羧放出吡啶臭气。

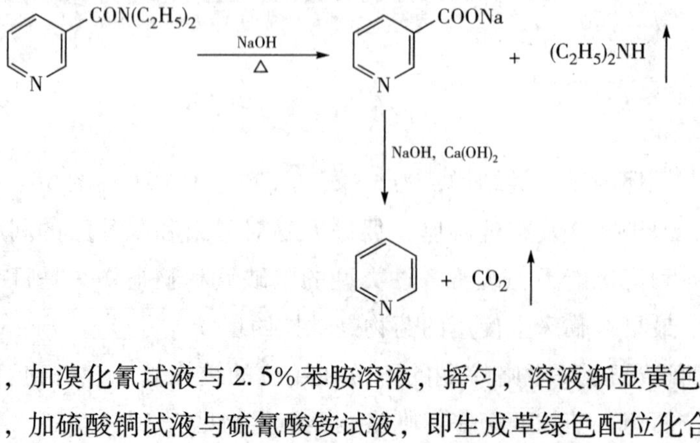


本品加水摇匀，加溴化氰试液与2. 5%苯胺溶液，摇匀，溶液渐显黄色。

本品加水摇匀，加硫酸铜试液与硫氰酸铵试液，即生成草绿色配位化合物沉淀。

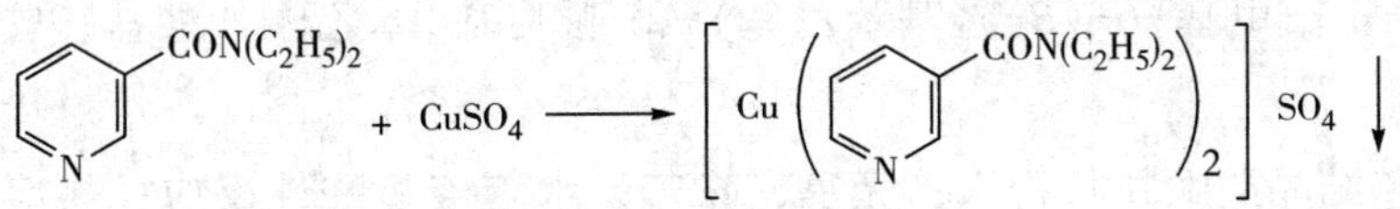

本品还可与多种试剂产生沉淀反应，如遇硫酸铜试液，生成蓝色沉淀。遇碱性碘化汞钾、氯化汞或鞣酸试液，均可生成不溶性沉淀，但遇碘化汞钾、碘或三硝基苯酚试液不产生沉淀。

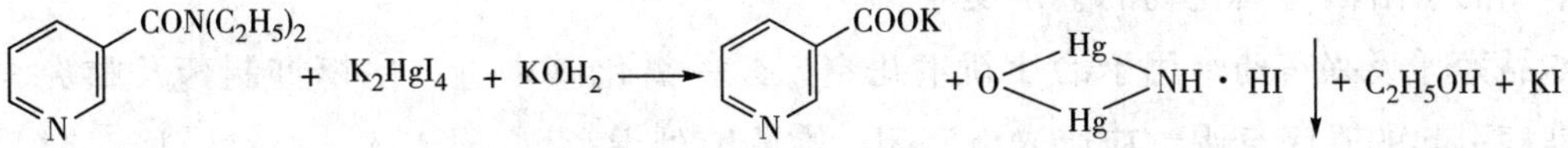

本品虽然分子结构中含有内酰胺，但一般条件下能够保持稳定，其 25% 水溶液在 pH 为 7 时，水解速度最小，经高压灭菌或存放 1 年，均无明显水解，故制备其注射液时应调 pH 为 5. 5~7. 8。若注射液浑浊或者析出沉淀，即不可供药用。

本品具有戊烯二醛反应。当溴化氰作用于吡啶环时，环上的氮原子由 3 价升到 5 价，吡啶环再水解产生戊烯二醛，然后再与苯胺、联苯胺等芳胺缩合，生成黄色的戊烯二醛衍生物。

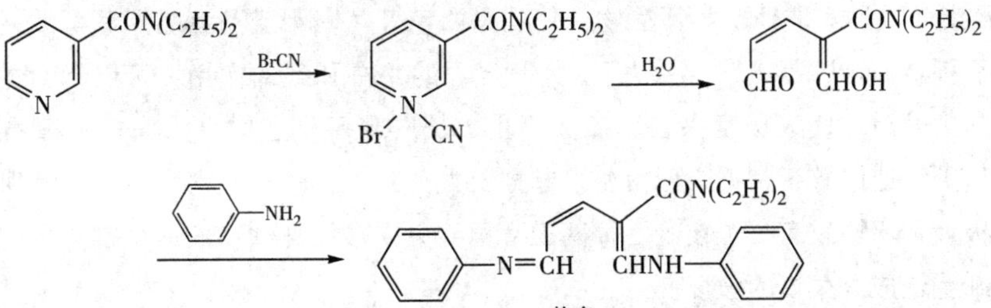

黄色

本品为中枢兴奋药。用于各种原因引起的中枢性呼吸抑制，如肺心病引起的呼吸衰竭、吗啡中毒引起的呼吸抑制等。应遮光，密封保存。

◎ **考点提示：**尼可刹米的结构特征与临床应用。

## 三、其他类

苯氧乙酸酯类的甲氯酚酯用于脑外伤性昏迷、脑动脉硬化或癫痫所致的意识障碍、阿尔茨海默病、小儿遗尿等病的治疗。

哌啶类的洛贝灵是由北美的山梗菜科植物山梗菜中提出的一种左旋生物碱，现已人工合成，临床用于新生儿窒息、一氧化碳中毒及中枢抑制药中毒的解救。哌甲酯由碱性哌啶环 2 位与苯乙酸甲酯的 $\alpha$ 位碳相连而成。有两个手性碳原子，具旋光性，药用品为消旋体。适用于中枢抑制药中毒、轻度抑郁及小儿遗尿，对儿童多动症也有效。

### 盐酸洛贝林（Lobeline Hydrochloride）

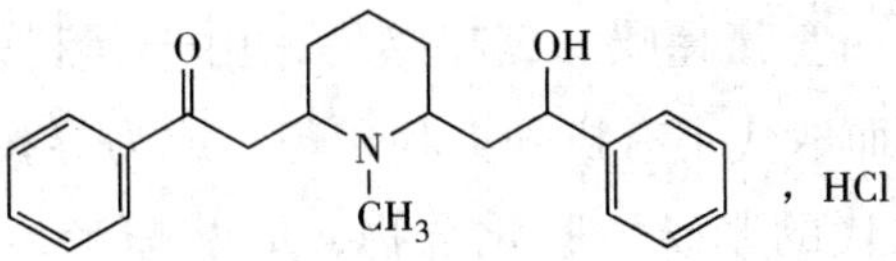

$C_{22}H_{27}NO_2 \cdot HCl$　373.92

化学名：2-[1-甲基-6-(β-羟基苯乙基)-2-哌啶基]苯乙酮盐酸盐，曾用名盐酸山梗菜碱。

本品为白色结晶或颗粒状粉末；无臭，味苦；水溶液显酸性反应；易溶于乙醇或三氯甲烷，溶于水。

本品与甲醛硫酸试液作用，显红色。与碱共热，可分解产生苯乙酮的特臭。本品水溶液滴加氨试液使呈碱性，放置后析出游离洛贝林沉淀，熔点约为120℃。

本品的水溶液显氯化物的鉴别反应。

本品为呼吸兴奋药。用于治疗新生儿窒息、一氧化碳中毒、中枢抑制药及肺炎、白喉等传染病引起的呼吸衰竭。应遮光，密闭，在阴凉处保存。

**知识拓展**

**摇头丸的主要成分及食用危害**

"摇头丸"的化学名称是"亚甲二氧甲基苯丙胺"简称MDMA，俗称"迷魂药"，是冰毒的衍生物，"摇头丸"是安非他明类衍生物，外观是白色药片，因滥用者滥用后可即兴随音乐剧烈地摆动头部而不觉痛苦，得名"摇头丸"。其有强烈的兴奋和致幻作用，可引起幻觉、幻视、眩晕、空间定向力障碍，使人极度兴奋、摇头不止，长期服用可造成行为失控、精神病和暴力倾向，过量服用则可造成猝死，近来已发生多起摇头丸死亡案例。一些科学家研究发现：摇头丸对人体的危害极大，哪怕只有一个夜晚吞掉两三片摇头丸来放纵狂欢，仅这个剂量就已经足以对脑部神经控制细胞造成永久性的破坏。

扫码"学一学"

## 第二节 利尿药

利尿药（diuretics）是一类直接作用于肾脏，影响尿液生成过程，促进电解质和水的排出，使尿量增多，消除水肿的药物。利尿药也用于高血压等某些非水肿性疾病的治疗。

早在16世纪，甘汞就作为利尿药用于临床，但毒性较大，肠道吸收不规则，有导致腹泻的作用，直至1920年才被作用更强、毒性较小的有机汞所代替。临床上应用的有机汞类利尿药有汞撒利、汞酰脲茶碱、汞硫利明，其中汞撒利作用最强并持久，可持续12~14小时，主要用于心脏性及肝性水肿，但对肾功能不良的患者有一定的毒性，口服吸收不良，又有严重的胃肠反应，且必须注射，使用不便，对局部有刺激作用，现已少用。为此，寻找非汞类利尿药势在必行。

1953年，在研究碳酸酐酶抑制剂中，发现了第一个口服有效的非汞类利尿药乙酰唑胺，由于其利尿作用弱，目前仅用于抑制眼内和中枢神经系统的碳酸酐酶，以治疗青光眼和癫痫。1957年发现1,3-苯二磺酰胺化合物的利尿作用比乙酰唑胺强，进一步合成了口服效果更好的苯并噻嗪类利尿药，如氢氯噻嗪、氯噻嗪等，由于其利尿作用强，疗效好，对正常水盐代谢的影响不明显，从而取代了有机汞类利尿药，成为寻找非汞类利尿药的重大突破。此后又发现了氨基和羧基取代的苯磺酰胺化合物，如呋噻米，利尿作用比氢氯噻嗪更强，起效更快，时效更短，现为临床常用的高效能利尿药。1962年又发现了苯氧乙酸类利尿药，如依他尼酸、替尼酸等，一并成为目前临床上常用的非汞类利尿药。

正常人每日排出的尿量 1~2L，仅为肾小球滤过液的 1%，99% 的滤过液被肾小管重新吸收回人体内，因此，只要减少重吸收的 1%，则尿量就可以增加 1 倍，作用非常明显，所以多数利尿药都是通过抑制肾小管的重吸收来产生利尿作用的。常用的利尿药按化学结构可分为：多羟基化合物类，如甘露醇；苯并噻嗪及苯磺酰胺类，如氢氯噻嗪、呋塞米；苯氧乙酸类，如依他尼酸；醛固酮衍生物类，如螺内酯（安体舒通）；含氮杂环类的茶碱、氨苯蝶啶等。

**知识链接**

**有机汞类利尿药的发现**

幸运在第一个汞利尿药梅巴芬（商品名为拿佛色罗）的发现过程中起着很重要的作用。A・沃尔格把这个彻底改变了充血性心力衰竭的治疗方法的发现归功于“一连串幸运的错误和巧合”。

1919 年 10 月 7 日，沃格尔还是维也纳第一临床医学院的一名三年级学生，一个名叫约舒娜的患者被确诊为先天性梅毒，沃格尔负责她的治疗。当时他对药物学还不够成熟，给她开出的处方是 10% 的水杨酸汞水溶液皮下注射。令他尴尬的是，药房告诉他，他开的化合物不能溶于水。那时恰好有一个退休的外科医生在场，并且刚获得一种新型的抗梅毒汞剂梅巴酚。沃格尔十分感激地采取了这位军医的建议，用新制剂代替了原来的注射液。令沃格尔惊讶的是，24 小时之内约舒娜的排尿量达到了 1200ml，而她以前的平均日排尿量只有 200~500ml。同样的症状也出现在了患梅毒和充血性心力衰竭的其他患者身上。排出体液后心脏压力也会相应降低。汞利尿药的出现彻底改变了对由充血性心力衰竭引起严重水肿的治疗方法，并成为治疗此类疾病的首选方法，一直到 20 世纪 50 年代噻嗪类利尿药的出现。

## 一、多羟基类化合物

多羟基类化合物利尿药也称渗透性利尿药或者脱水药，这种药物在体内不被代谢或代谢较慢，静脉给药后，可使血浆内渗透压迅速增高，引起组织脱水。具有减轻或消除脑水肿、降低颅内压的作用，其利尿作用并不明显，而且在心功能不全的患者禁用。这些药物在相同浓度时，分子量越小，产生的渗透压越高，脱水能力越强。

肾脏近曲小管内的尿液与血浆等渗。应用脱水药后由于近曲小管内尿液的渗透压高，可阻止水的重吸收，因此水和钠进入亨勒髓襻，再进入远曲小管。远曲小管内的钠、钾进行部分交换，于是尿量、钠和钾排出增多，但排钠不够多，不足以消除水肿，因此为消除水肿时已由更好的利尿药所替代。主要代表药物有甘露醇、山梨酸、葡萄糖等。

### 甘露醇（Mannitol）

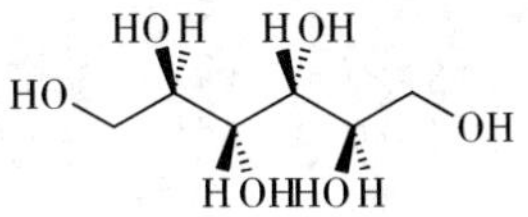


$C_6H_{14}O_6$　182.17

化学名：D-甘露糖醇。

本品为白色结晶性粉末；无臭，味甜；在水中易溶，乙醇中略溶，乙醚中几乎不溶；熔点为166~170℃。

本品分子结构中含有多个羟基，可发生酰化反应，用乙酰氯酰化后，生成乙酰化物，乙酰化物熔点为120~125℃。利用熔点可鉴别本品及检查本品是否乙酰化。

取本品的饱和水溶液，加三氯化铁试液与氢氧化钠试液，即生成棕黄色沉淀，振摇不消失；滴加过量的氢氧化钠试液，生成甘露醇-铁配位化合物，即溶解成棕色溶液。

本品为脱水药、利尿药。用于脑水肿、青光眼及预防急性肾衰竭。常制成20%甘露醇注射液供临床应用。

由于甘露醇在水中的溶解度随温度而变化，如14℃时为13%，20℃时为18%，因此其注射液在室温时为过饱和溶液，若气温下降（如冬天）易析出甘露醇结晶，需温热溶解后再用。应遮光，密封保存。

◎ **考点提示**：甘露醇的结构特征与临床应用。

## 二、含氮杂环类

含氮杂环类化合物在自然界中分布很广，由于具有广泛而重要的生理活性，并在药物和农药中有着重要的应用，因而一直是人们十分关注的研究领域之一。其中某些蝶啶类衍生物能够增加钠离子和氯离子的排泄，产生利尿作用，例如氨苯蝶啶作为口服利尿剂，能够保钾排钠，用于治疗心性、肝性及肾性腹水。

### 氨苯蝶啶（Triamterene）

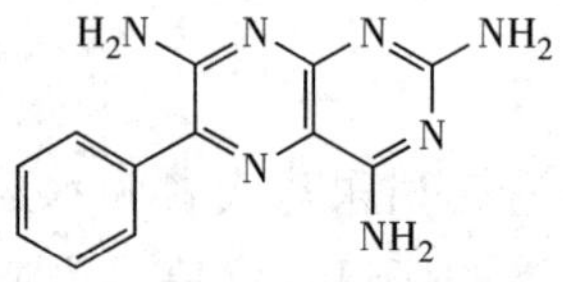


$C_{12}H_{11}N_7$　253.27

化学名：2,4,7-三氨基-6-苯基蝶啶。

本品为黄色结晶性粉末；无臭或几乎无臭，无味；在水、乙醇、三氯甲烷或乙醚中不溶，冰醋酸中极微溶解，稀盐酸或稀硫酸中几乎不溶。

取本品加稀硫酸，振摇数分钟后，滤过，滤液显蓝绿色荧光；用水稀释后，荧光即加强。再将此溶液分成两份：一份加氨试液使成碱性，转变为蓝紫色荧光；另一份加10%氢氧化钠溶液使成碱性，荧光即消失。

临床上用于治疗心力衰竭、肝硬化和慢性肾病引起的顽固性水肿或者腹水，亦用于对氢氯噻嗪或者螺内酯无效的病例，常与排钾利尿药合用。

### 盐酸阿米洛利（Amiloride Hydrochloride）

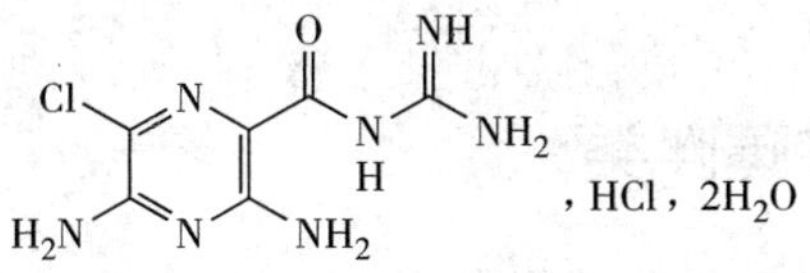

$C_6H_8ClN_7O \cdot HCl \cdot 2H_2O$ 302.1

化学名：*N*-脒基-3,5-二氨基-6-氯吡嗪-2-酰胺盐酸盐二水合物。

本品为淡黄色或黄绿色粉末；无臭或几乎无臭，味苦；在水中微溶，乙醇中极微溶解，三氯甲烷或乙醚中几乎不溶。

取本品加水使溶解，滴加过量硝酸使沉淀完全，滤过，滤液显氯化物的鉴别反应。

本品为较强的保钾利尿药，其作用部位为远曲小管和皮质的集合管。降低该部位氢、钾分泌和钠、钾的交换，因而保钾利尿。常和氢氯噻嗪、呋塞米合用，因不经肝代谢，肝功能损害者仍可应用。

## 三、α、β-不饱和酮类

α、β-不饱和酮类利尿药是继汞类利尿药构效研究发展而来。利用活性极强的与羰基相邻的双键，与酶系统中的巯基结合，抑制肾小管对 $Na^+$ 的再吸收，从而达到利尿作用。

### 依他尼酸（Etacrynic Acid）

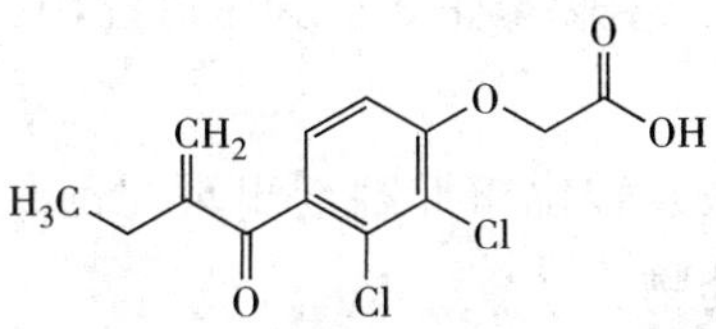

$C_{13}H_{12}Cl_2O_4$ 303.14

化学名：[2,3-二氯-4-(2-亚甲基丁酰基)苯氧基]乙酸，曾用名利尿酸。

本品为白色结晶性粉末；无臭，味微苦涩；在乙醇或乙醚中易溶，水中几乎不溶，冰醋酸中易溶；熔点为 121~125℃。

取本品加氢氧化钠试液，置水浴中加热 5 分钟，放冷，加硫酸溶液与变色酸钠溶液，小心加硫酸，即显深紫色。这是因为本品分子结构中具有 α、β-不饱和酮结构，在水溶液中不稳定，尤其在碱性溶液中易分解，生成 2,3-二氯-4-丁酰基苯氧乙酸和甲醛，甲醛遇变色酸钠和硫酸，显深紫色。利用此性质，可鉴别本品及检查本品是否分解。

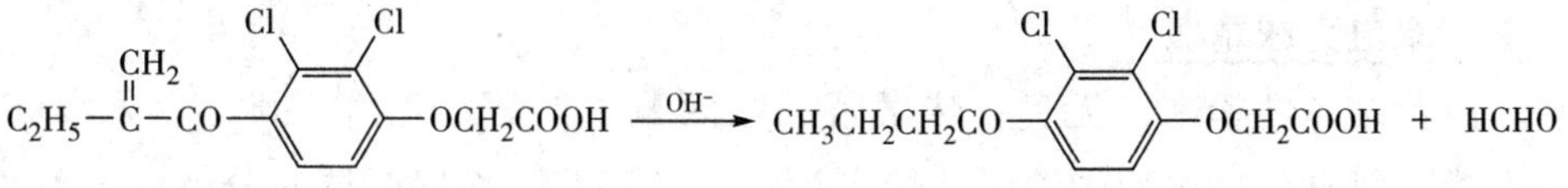

本品分子结构中具有不饱和双键，可发生氧化反应而使高锰酸钾溶液褪色。也可发生

加成反应而使溴液褪色。

本品与无水碳酸钠混合炽灼后，放冷，加水加热溶解，过滤，滤液显氯化物的鉴别反应。

本品为高效能利尿药。用于各型严重水肿，如心脏性、肾性、急性脑水肿及肝硬化、血吸虫病腹水。应遮光，密封保存。

## 四、磺酰胺类及苯并噻唑类

1988 年的诺贝尔医学或生理学奖获得者 J·布莱克（James Black）曾经说过："最卓有成效和最基本的发现新药的途径是从旧药中开始。"氯噻嗪就是这许多例子中的一个。因为汞剂具有毒性，当人们发现磺胺也具有利尿活性时，汞剂马上就被磺胺类药物替代了。利尿药速尿灵和氯噻嗪通过对磺胺进行化学修饰而制得。

1957 年，默克公司的化学家 F·C·诺韦洛（Frederick C. Novello）正在合成利尿药并且想制得一些与旧的磺胺类药物二氯苯二磺酰胺相似的药物。幸运的是，他反应得到的产物是双环状化合物而不是链状的衍生物。该双环化合物是苯并噻二嗪的一个衍生物。虽然没有得到想要的化合物令他有些失望，但是诺韦洛还是将所得到的该化合物送交筛选。结果发现，此化合物是一种十分有效的利尿药且没有导致排泄物中碳酸氢盐含量升高的不良反应。氯噻嗪的发现是个重大突破。它是第一种无汞的口服活性利尿药，且它的活性不受碳酸酐酶抑制剂如乙酰唑胺的影响。

现在最常用的利尿剂是氢氯噻嗪，它由瑞士气巴公司的以 G·德·斯蒂芬（George de Stevens）为首的科学家们发现。氢氯噻嗪是一种仿制药，是以默克公司的氯噻嗪为基础仿制而成。1957 年德·斯蒂芬大体了解了诺韦洛关于二取代磺胺类药物的合成情况，尤其是氯噻嗪的合成。德·斯蒂芬开始时将氯噻嗪上的六元环进行改造生成了五元环的糖精衍生物，后者并没有活性。但是将氯噻嗪上的双键变成单键后得到的氢氯噻嗪比原来化合物的有效性提高了 10 多倍。1959 年二氯噻嗪正式成为了医疗用药，并在短期内成为了治疗轻微高血压的可选用药。

在 20 世纪 90 年代血管紧张素转化酶抑制剂出现之前，氢氯噻嗪一直主宰着市场，利尿药仍然是治疗高血压的最佳药物。

### 氢氯噻嗪（Hydrochlorothiazide）

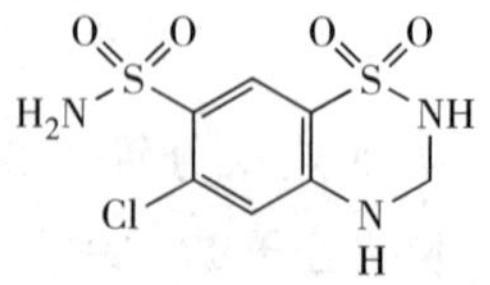


$C_7H_8ClN_3O_4S_2$　297.74

化学名：6-氯-3,4-二氢-2*H*-1,2,4-苯并噻二嗪-7-磺酰胺-1,1-二氧化物，曾用名双氢氯噻嗪、双氢克尿塞。

本品为白色结晶性粉末；无臭，味微苦；在丙酮中溶解，乙醇中微溶，水、三氯甲烷或乙醚中不溶，氢氧化钠试液中溶解；熔点为 265~273℃，熔融时同时分解。

固体氢氯噻嗪室温储存 5 年，未发现显著降解，加热至 230℃ 2 小时，仅见颜色略变黄色，其他物理性质无显著变化，对日光稳定，但不能在强光下暴晒。

本品分子结构中具有二个磺酰氨基，因磺酰氨基的吸电子效应，显酸性，且环内磺酰氨基的酸性（$pK_a$ 为 7.9）稍强于侧链磺酰氨基（$pK_a$ 为 9.2），可与碱作用生成盐而溶于水。环内磺酰氨基遇碱遇热迅速水解，生成4-氯-6-氨基间苯二磺酰胺和甲醛。

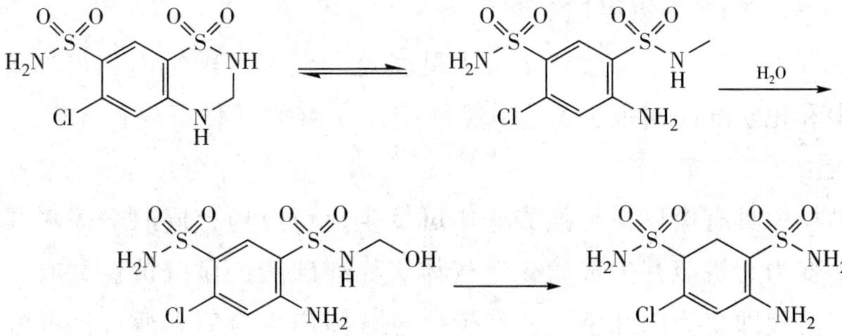

水解产物一：4-氯-6-氨基间苯二磺酰胺，其分子中含有芳香第一胺，可发生重氮化偶合反应。即先与亚硝酸钠及盐酸作用，生成重氮盐，再与变色酸试液作用，生成红色的偶氮化合物。可供鉴别本品以及区别依他尼酸（依他尼酸水解产物无此反应）。

水解产物二：甲醛，用浓硫酸酸化后，可与变色酸发生缩合反应，微热，生成蓝紫色化合物。

以上水解过程和反应速度受到温度和 pH 的影响。

本品与无水碳酸钠混合炽灼后，放冷，加水加热溶解，过滤，滤液显氯化物的鉴别反应。

本品为利尿药、抗高血压药。主要适用于心源性水肿、肝源性水肿和肾性水肿：如肾病综合征、急性肾小球肾炎、慢性肾衰竭以及肾上腺皮质激素与雌激素过多引起的水肿；高血压；尿崩症。长期应用时宜适当补充钾盐。

本品应遮光，密封保存。

◎ **考点提示：**氢氯噻嗪的结构特征与临床应用。

## 五、醛甾酮拮抗剂

醛甾酮为肾皮质分泌的一种激素，具有钠潴留的作用。醛固酮拮抗剂是指一种利尿药，能拮抗在盐皮质激素受体的醛固酮作用。这些药物可以与醛固酮竞争受体而产生拮抗作用，因此具有利尿作用。

它们除了被用作利尿药外，也用在充血性心脏衰竭，降低了水肿及心脏的工作负荷。

### 螺内酯（Spironolactone）

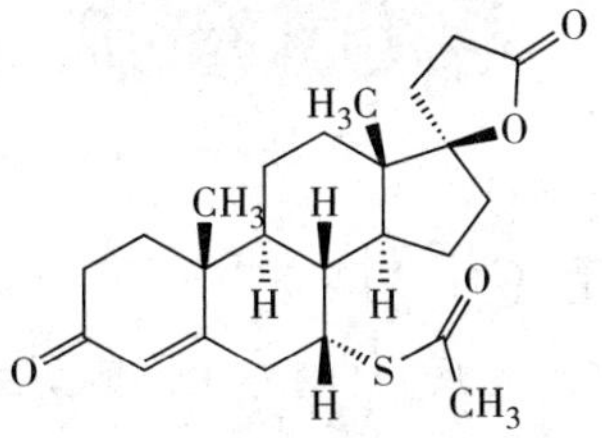

$C_{24}H_{32}O_4S$

化学名：17$\beta$-羟基-3-氧-7$\alpha$-（乙酰硫基）-17$\alpha$-孕甾-4-烯-21-羧酸-$\gamma$-内酯，曾用名安体舒通。

本品为白色或类白色的细微结晶性粉末；有轻微的硫醇臭；本品在三氯甲烷中极易溶解，苯或乙酸乙酯中易溶，乙醇中溶解，水中不溶。熔点为 203～209℃，熔融时同时分解；比旋度为-33°～-37°（1% 三氯甲烷溶液）。

螺内酯在空气中稳定，室温放置 7 天未见变色，现仅发现螺内酯可降解为坎利酮，降解在一般药剂中和化学纯品中很少发生。据测定，在 46℃条件下放置 5 年，只有 1% 或者更少的坎利酮生成。

本品分子结构中具有甾环，与强酸作用可发生显色反应，同时分子中具有有机硫，可被硫酸破坏，转变为无机硫并生成硫化氢气体。如遇硫酸，显橙黄色并有强烈的黄绿色荧光，缓缓加热，溶液即变为深红色，并有硫化氢气体产生，后者遇湿润的醋酸铅试纸显暗黑色；将上述溶液倾入水中，成为黄绿色的乳状液。

一种低效利尿药，其结构与醛固酮相似，为醛固酮的竞争性抑制剂。由于本药仅作用于远曲小管和集合管，对肾小管其他各段无作用，故利尿作用较弱。另外，本药对肾小管以外的醛固酮靶器官也有作用。长期单独使用可引起高钾血症及男性女性化等不良反应。应密封保存。

**知识链接**

**利尿药和脱水药的区别**

利尿药——选择作用于肾脏，增加电解质（$Na^+$）和水的排出而增加尿量的药物，又称排钠利尿药。

脱水药——是一类能迅速提高血浆渗透压使组织脱水的药物，由于有渗透利尿作用，又称渗透性利尿药，是一种非电解质类物质，它们在体内不被代谢或代谢较慢，但能迅速提高血浆渗透压，无药理活性，很容易从肾小球滤过，在肾小管内不被重吸收或吸收很少，能提高肾小管内渗透压。由于上述特性，临床上可以使用足够大量，以显著增加血浆渗透压、肾小球滤过率和肾小管内液量，产生利尿脱水作用。

脱水药为小分子物质，需注射给药才能产生渗透利尿作用；可用于脑水肿、青光眼及预防急性肾衰竭；但不适于治疗全身性水肿。其具有减轻或消除脑水肿、降低颅内压的作用，其利尿作用并不明显，而且心功能不全的患者禁用。这些药物在相同浓度时，分子量越小，产生的渗透压越高，脱水能力越强。

扫码“练一练”

## 目标检测

**一、A 型题（单项选择题）**

1. 黄嘌呤类药物的特征反应是（　　）

A. 重氮化偶合反应　B. 维他立反应　C. 紫脲酸铵反应

D. 铜吡啶反应　E. 硫色素反应

2. 下列叙述与咖啡因不相符的是（　　）

A. 显碱性可与酸形成稳定的盐　　B. 具有紫脲酸铵反应

C. 与碱共热分解　　D. 水溶液遇鞣酸产生白色沉淀

E. 饱和水溶液遇碘试液不产生沉淀，加稀盐酸则生成红棕色沉淀

3. 下列关于尼可刹米的性质，叙述错误的是（　　）

A. 为无色或淡黄色油状液体

B. 有引湿性

C. 具有酰胺键，但一般条件下较稳定

D. 与碱共热，产生的氨气可使润湿的红色石蕊试纸变蓝

E. 又名可拉明

4. 安纳咖注射液的主要成分是以下某种物质与咖啡因组成的复盐（　　）

A. 马来酸钠　　B. 酒石酸钠　　C. 烟酸钠

D. 苯甲酸钠　　E. 盐酸

5. 水解产物可发生重氮化偶合反应的药物是（　　）

A. 氢氯噻嗪　　B. 依他尼酸　　C. 尼可刹米

D. 螺内酯　　E. 盐酸阿米洛利

6. 鉴别氢氯噻嗪在碱中的水解产物甲醛，可采用（　　）

A. 变色酸及硫酸　　B. 硫酸　　C. 苦味酸试液

D. 硝酸银试液　　E. 亚硝酸钠及盐酸

7. 下列性质与氢氯噻嗪不符的是（　　）

A. 结构中含有两个磺酰氨基　　B. 显弱酸性，在氢氧化钠中溶解

C. 具有水解性　　D. 为利尿药具有减压作用

E. 为黄色结晶性粉末

8. 利尿药依他尼酸在化学结构上属于（　　）

A. 多羟基化合物　　B. 醛甾酮拮抗剂类

C. 含氮杂环类　　D. $\alpha$、$\beta$-不饱和酮类

E. 苯并噻嗪类及苯磺酰胺类

9. 氨苯蝶啶的临床用途为（　　）

A. 非甾体抗炎药　　B. 降血脂药　　C. 中枢兴奋药

D. 利尿药　　E. 局部麻醉药

10. 下列哪种药物可与氢氧化钠煮沸后，再与变色酸和硫酸反应显色（　　）

A. 咖啡因　　B. 尼可刹米　　C. 依他尼酸

D. 螺内酯　　E. 甘露醇

**二、B 型题（配伍选择题）**

A. 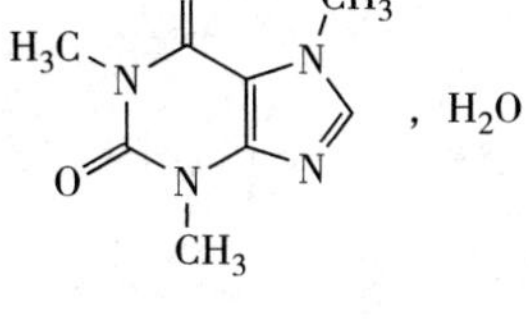

B. 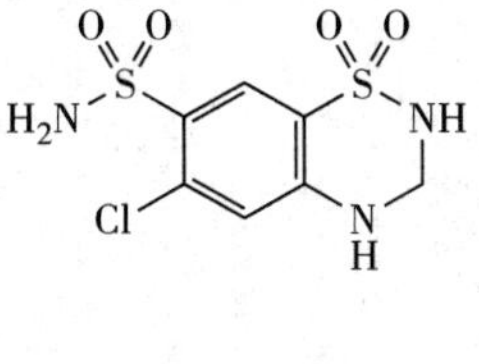

C. 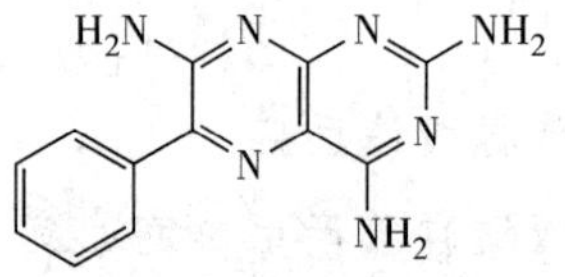

D. 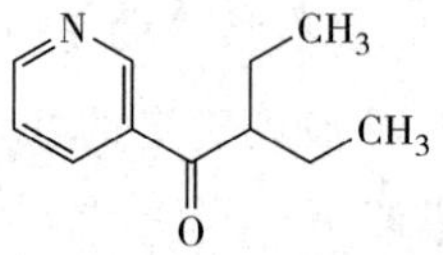

E. 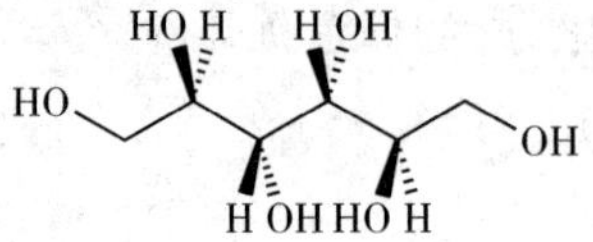

11. 咖啡因的化学结构式为（　　）

12. 氨苯蝶啶的化学结构式为（　　）

13. 尼可刹米的化学结构式为（　　）

14. 甘露醇的化学结构式为（　　）

15. 氢氯噻嗪的化学结构式为（　　）

**三、X型题（多项选择题）**

16. 氢氯噻嗪的临床作用有（　　）

A. 降压　B. 利尿　C. 兴奋中枢

D. 解热镇痛　E. 降血脂

17. 利尿药按化学结构可分为（　　）

A. 多羟基化合物　B. 醛甾酮拮抗剂类

C. 含氮杂环类　D. $\alpha$、$\beta$-不饱和酮类

E. 苯并噻嗪类及苯磺酰胺类（　　）

18. 下列药物具有黄嘌呤母核的有（　　）

A. 咖啡因　B. 盐酸洛贝林　C. 茶碱

D. 可可豆碱　E. 螺内酯

19. 依他尼酸与下列哪些叙述相符（　　）

A. 分子中有苯氧乙酸的结构　B. 分子中有磺酰氨基

C. 分子中有邻二氯苯结构　D. 利尿作用强，吸收迅速

E. 又称利尿酸

20. 下列药物显酸性的有（　　）

A. 氢氯噻嗪　B. 依他尼酸　C. 咖啡因

D. 尼可刹米　E. 茶碱

（郑晓艳）

# 第十一章

# 胰岛素和口服降血糖药

## 学习目标

**知识目标**

1. 掌握典型口服降血糖药的结构特征，并能推导其化学性质；
2. 熟悉磺酰脲类和二甲双胍类口服降血糖药结构与代谢关系；
3. 了解胰岛素的化学结构及其作用机制、口服降血糖药类型等。

**能力目标**

1. 能说出口服降血糖药的类型和机制；
2. 能说出胰岛素分泌促进剂的化学结构类型；
3. 能写出典型口服降血糖药的化学结构，并能讲出其理化性质、结构特征、代谢特点、作用特点等。

糖尿病是一种慢性进行性疾病，主要原因是糖、蛋白质及脂肪代谢障碍，表现为高血糖及尿糖，并出现多饮、多尿、多食、消瘦、头晕、乏力等症状。临床上有 1 型糖尿病（又称胰岛素依赖型糖尿病）和 2 型糖尿病（又称非胰岛素依赖型尿病）两种类型。遗传和环境等多种因素相互作用均可引起体内胰岛素分泌不足或胰岛素受体功能异常以及胰高血糖素分泌过多，目前临床上采用综合疗法治疗糖尿病，即在控制饮食和加强体育锻炼的基础上，用降血糖药物控制患者的血糖在正常或接近正常范围，纠正代谢紊乱，防止或减少并发症的发生。

胰岛素（Insulin）及口服降血糖药是治疗糖尿病的主要药物。

## 第一节　胰岛素

胰岛素是由胰岛 B 细胞受内源或外源性物质如葡萄糖、乳糖、核糖、精氨酸、胰高血糖素等的刺激而分泌的一种蛋白质激素，属于肽类激素，由氨基酸通过肽键连接而成。对于 1 型糖尿病，必须用胰岛素及代用品制剂进行治疗。

扫码“学一学”

**知识链接**

**胰岛素故事**

1921 年，年轻的外科医生班廷与生理学家贝斯特在多伦多大学生理学教授麦克劳德的实验室进行研究，他们从胰岛中提取得到了胰岛素，并确定它有抗糖尿病的作用。为此，班廷和麦克劳德获得了1923年诺贝尔医学和生理学奖。

胰岛素的结构非常复杂，1954年，桑格经过十年研究后描绘出胰岛素的分子结构。为此，他获得了1958年诺贝尔化学奖。

## 一、结构和理化性质

人胰岛素的化学结构极其复杂，由16种51个氨基酸组成，分成两个肽链：A链含有11种21个氨基酸，B链含有15种30个氨基酸（图11-1）。两链的A7和B7、A20和B19以四个半胱氨酸中的巯基形成两个二硫键连接。此外，$A_6$和$A_{11}$也以两个半胱氨酸的巯基形成一个二硫键相连接。

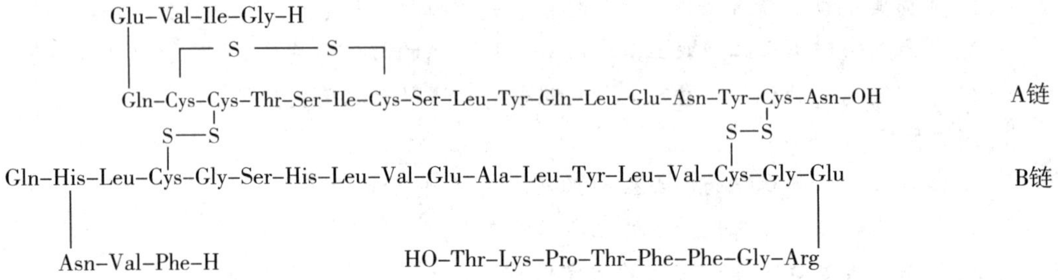


图11-1　胰岛素的A、B肽链

◎ **考点提示：**胰岛素的结构特征。

人胰岛素为白色或类白色的结晶粉末，分子量5807.69。结晶熔点为233℃（分解）。本品在水、乙醇、三氯甲烷或乙醚中几乎不溶。在胰岛素分子的51个氨基酸组成的多肽中，有6个自由羧基及两个自由碱基，能与酸、碱成盐，故胰岛素易溶于碳酸或氢氧化钠溶液中。如果利用游离羧基与鱼精蛋白或组蛋白等碱性蛋白制成分子量更大的复盐，在水中的溶解度降低，作用时间延长，可制成长效制剂。

胰岛素具有两性，等电点在pH 5.35~5.45，在微酸性（pH 2.5~3.5）中稳定，在碱性溶液中及遇热不稳定，蛋白酶、强酸或强碱均能使其破坏，因易被胃肠道消化酶破坏，故不能口服给药。室温情况下保存不易被降解，但冷冻下由于会有一定程度的变性，生物活性有所下降。

## 二、胰岛素类似物及其制剂

胰岛素可加速葡萄糖的无氧酵解和有氧氧化，促进糖原和肌糖原的合成和储存，并能促进葡萄糖转变为脂肪，抑制糖原分解和糖异生而降低血糖。此外，还能促进脂肪合成并抑制其分解，使酮体生成减少，纠正酮症酸血症的各种症状；促进蛋白质的合成，抑制蛋白质分解。因此，胰岛素至今仍是治疗1型糖尿病的唯一药物，也可用于2型糖尿病的治疗。

临床应用的胰岛素制剂根据其作用时间的长短，可分为速效、短效、中效、长效四类。①速效类：包括门冬胰岛素和赖脯胰岛素，餐前餐后皮下注射，均可达到良好地控制血糖作用；②短效类：包括胰岛素（又称正规胰岛素，Regular Insulin）、中性胰岛素（Neutral

Insulin）等，前者是从家畜的胰脏内提取，具有酸性；后者是经层析法分离提纯的高纯度猪或牛胰岛素中性溶液，可更好的保持其活性，局部组织反应及其他不良反应较前者少。③中效类：包括低精蛋白胰岛素（Lsophane Insulin）、珠蛋白锌胰岛素（Globin Zinc Insulin）等，低精蛋白胰岛素由胰岛素和适量鱼精蛋白、氯化锌相结合而制成的中性灭菌白色混悬液，pH 为 7.1~7.4，每 100 单位胰岛素的混悬液中含鱼精蛋白 0.3~0.6mg，含锌量折合氯化锌不超过 0.04mg，适合于对血糖波动较大、不易控制的患者使用。④长效类：主要有精蛋白锌胰岛素（Protamine Zinc Insulin），为含鱼精蛋白与氯化锌的胰岛素的灭菌混悬液，吸收缓慢而均匀，皮下注射后持续时间达 24~36 小时。

◎ **考点提示：**胰岛素制剂的分类及代表药物。

## 第二节 口服降血糖药

扫码“学一学”

口服降血糖药主要用于治疗 2 型糖尿病，其发病原因复杂，与遗传和生活方式等因素有关，大约 90% 以上的糖尿病患者属于此类。患者有胰岛素抵抗和胰岛素分泌缺陷，发病较为缓慢，多数患者并不需要胰岛素治疗，在严格控制饮食的情况下，使用口服降血糖药后可控制病情；少数无效者才用胰岛素治疗。口服降血糖药按化学结构可分为：磺酰脲类、双胍类、噻唑烷二酮类、α-葡萄糖苷酶抑制剂等。

### 一、磺酰脲类

20 世纪 40 年代，在磺胺类抗菌药的临床应用中发现，大量应用磺胺异丙基噻二唑可以刺激胰腺释放胰岛素，引起患者血糖降低。1955 年，第一个磺酰脲类降血糖药氨苯磺丁脲开始应用于临床，其降血糖作用更强，但不良反应较多，尤其是对骨髓的毒性大，后来被停用。

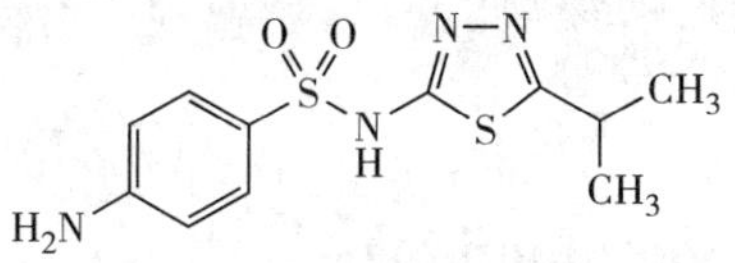

磺胺异丙基噻二唑

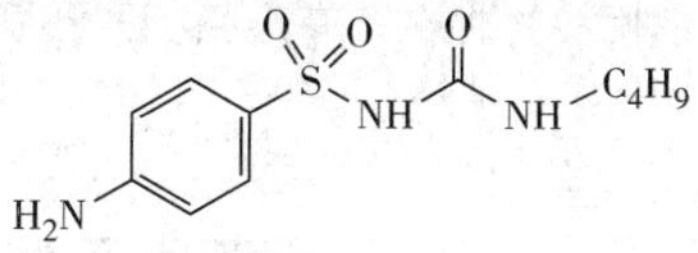

胺苯磺丁脲

口服磺酰脲类降糖药依据被发现的时间先后顺序通常把该类药物划分为三代。第一代以甲苯磺丁脲、氯磺丙脲、醋酸己脲等为代表；第二代以格列本脲、格列吡嗪、格列齐特、格列波脲等为代表。第二代降低血糖的活性较第一代大数十至数百倍，口服吸收快，作用强且用量小，引发低血糖、粒细胞减少以及心血管不良反应的概率也小。第三代以格列美脲为代表，具有增加组织对胰岛素敏感性而发挥降血糖的作用，适用于对其他磺酰脲类失效的糖尿病患者。

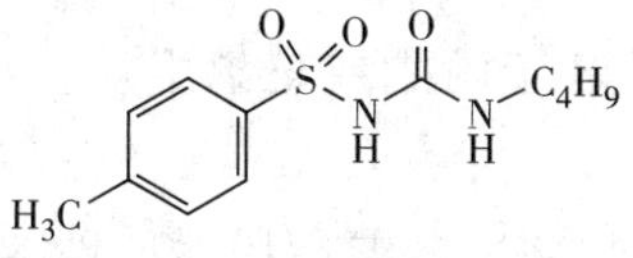

甲苯磺丁脲

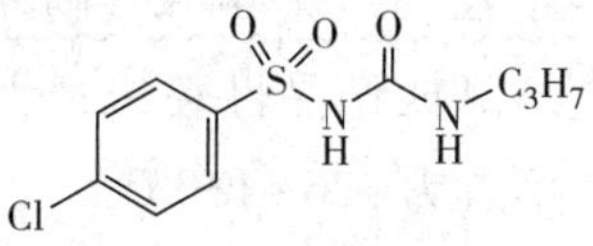

氯磺丙脲

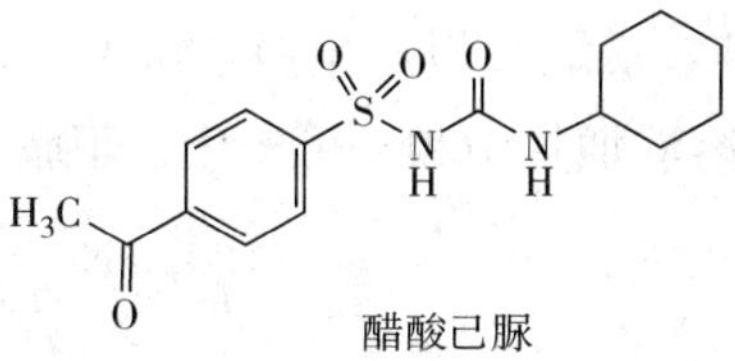

醋酸己脲

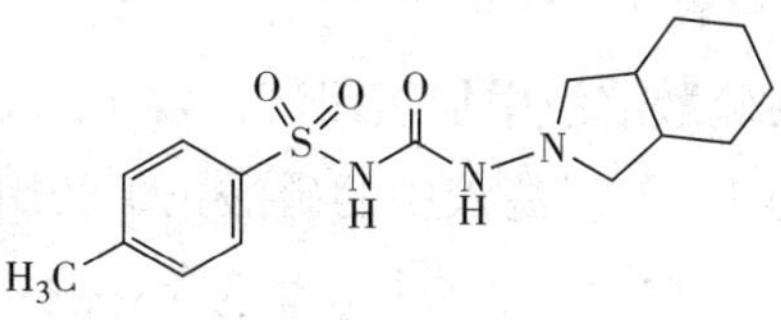

格列齐特

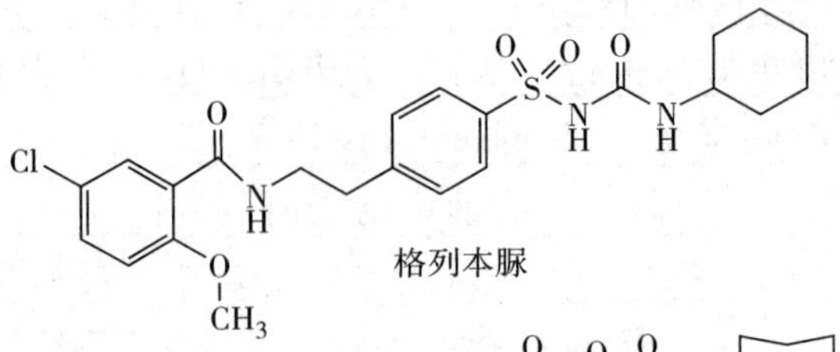

格列本脲

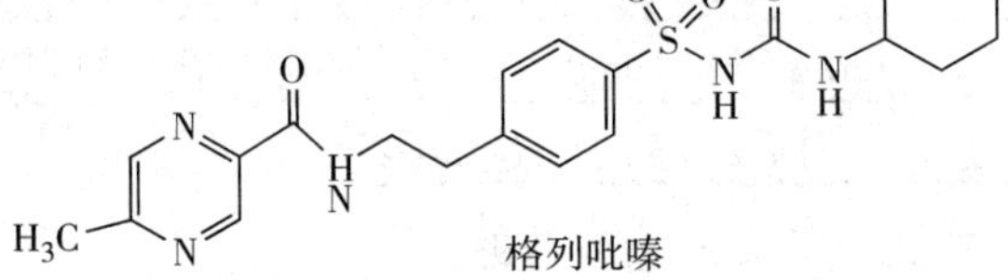

格列吡嗪

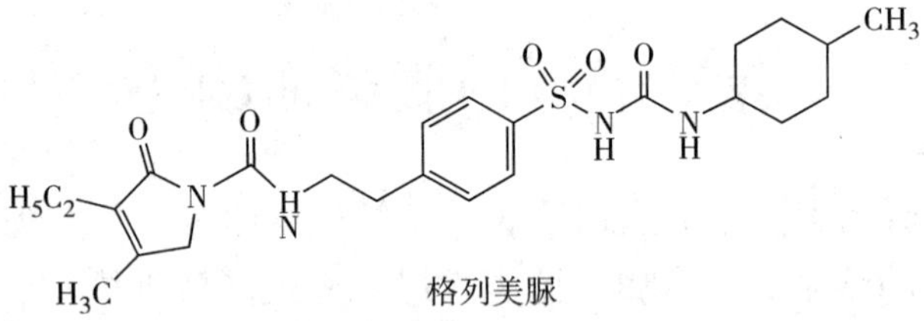

格列美脲

## 知识拓展

### 非磺酰脲类降血糖药

20 世纪 90 年代，通过阻断胰腺 B 细胞上对 ATP 敏感的钾通道，引起钙通道开放，$Ca^{2+}$ 内流，使细胞质内 $Ca^{2+}$ 浓度升高，从而刺激胰岛素的分泌。和磺酰脲类降血糖药不同的是，在胰腺 B 细胞上另有其亲和力和结合位点。

临床非磺酰脲类降血糖药有瑞格列奈和那格列奈等药物。

## 甲苯磺丁脲（Tolbutamide）

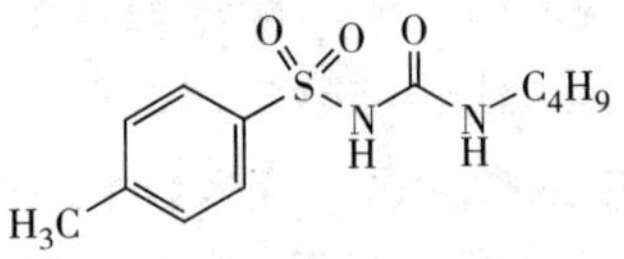

$C_{12}H_{18}N_2O_3S$　270.35

化学名：1-丁基-3-(对甲苯基磺酰基)脲素。

本品为白色结晶或结晶性粉末；无臭，无味；易溶于丙酮或三氯甲烷，可溶于乙醇，几乎不溶于水；熔点为 126~130℃。

本品含磺酰脲结构，具有酸性，可溶于氢氧化钠溶液。酰脲结构在酸性溶液中受热易水解。

本品在硫酸溶液中加热回流，发生水解析出对甲苯磺酰胺而产生白色沉淀，用水重结晶后熔点为 138℃。滤液中的硫酸正丁胺用氢氧化钠溶液加热中和，可产生正丁胺的臭味。

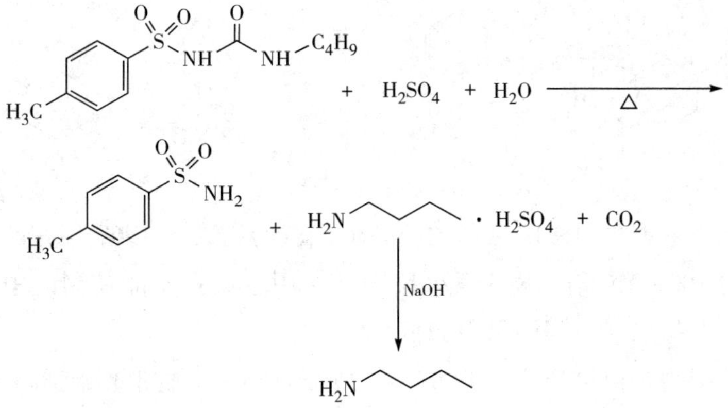

本品的降糖作用较弱，但安全有效，临床用于治疗轻中度2型糖尿病，尤其是老年糖尿病患者；注射剂用于诊断胰岛素瘤；与β受体阻滞剂合用，可增加低血糖危险，掩盖低血糖症状；与胰岛素合用，要注意调整剂量，否则易引起低血糖。

本品在体循环中与血浆蛋白结合，在肝脏降解氧化为羧基或羟基衍生物而失活，主要由肾脏排出，罕有急性毒性作用，肝、肾功能不良者忌用。

◎ **考点提示：**甲苯磺丁脲的结构特征与临床应用。

## 格列苯脲（Glibenclamide）

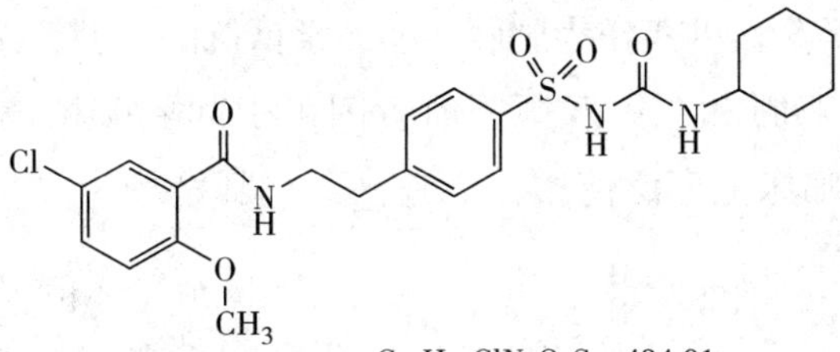

$C_{23}H_{28}ClN_3O_5S$　494.01

化学名：*N*-[2-[4-[[[(环己氨基)羰基]氨基]磺酰基]苯基]乙基]-2-甲氧基-5-氯苯甲酰胺，曾用名优降糖、氯磺环己脲。

本品为白色结晶粉末；几乎无臭，无味；略溶于三氯甲烷，微溶于甲醇或乙醇，不溶于水或乙醚；熔点为170~174℃，熔融时同时降解。

本品在常温、干燥环境中比较稳定，但对湿度比较敏感。其酰脲结构在潮湿环境中，可发生水解反应。

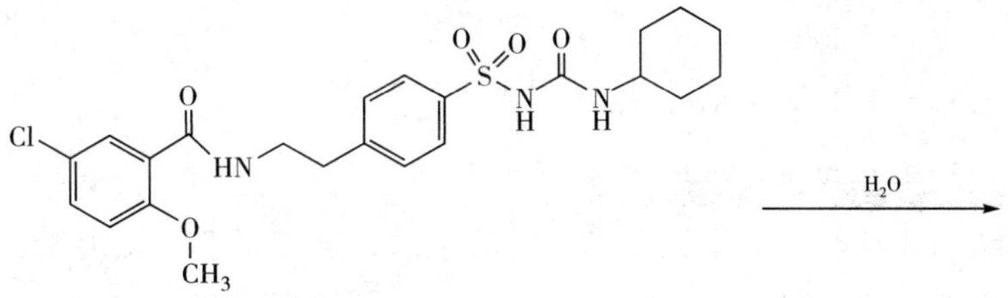

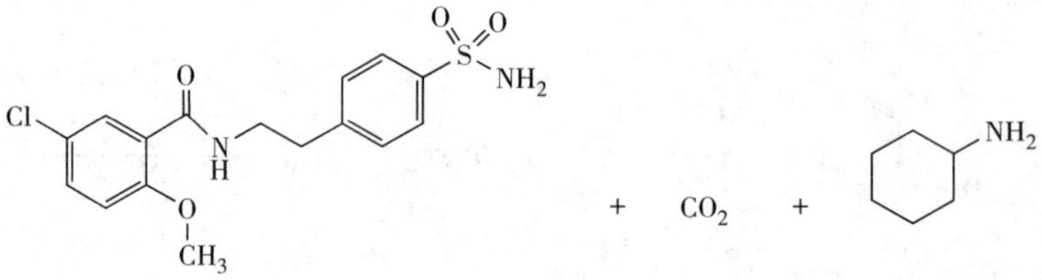

本品为第二代磺酰脲类口服降糖药的第一个代表药物，于 1969 年在欧洲首次上市，作用比甲苯磺丁脲强 100~250 倍，属于强效降糖药，用于饮食不能控制的中、重度 2 型糖尿病患者，不适用于老年患者，因为易引起低血糖。

本品在体循环中与蛋白结合率高达 95%，持续时间长，在肝脏代谢，代谢反应发生在磺酰脲的脲基末端环己环上，其主要代谢产物是仍具有 15% 活性的反式-4-羟基格列本脲和顺式-3-羟基格列本脲，代谢产物一半由胆汁经肠道，一半由肾脏排泄。由于其代谢产物仍具有生物活性，肾功能不良者因排除减慢可能导致低血糖。

## 二、双胍类

双胍类降血糖药物发现于 1918 年，但毒性大并未使用于临床。20 世纪 50 年代，苯乙双胍的发现才使口服降糖药物开始广泛应用于临床。

双胍类药物并不直接促进胰岛 B 细胞分泌胰岛素，而是促进组织对葡萄糖的摄取，减少葡萄糖经肠道吸收；增加肌肉组织中糖的无氧酵解，减少肝内糖异生，而使肝葡萄糖生成减少；增加胰岛素与其受体的结合能力，抑制胰高血糖素的释放。此外，双胍类还能降低高血脂患者的低密度脂蛋白、极低密度脂蛋白、三酰甘油和胆固醇，可能延缓糖尿病患者血管并发症的发生。因此，双胍类降血糖药作为肥胖伴胰岛素抵抗的 2 型糖尿病患者的首选。

此类药物主要有苯乙双胍和二甲双胍，前者因可引起乳酸增高，产生乳酸性酸中毒，现已少用，后者毒性低在临床上广泛使用。

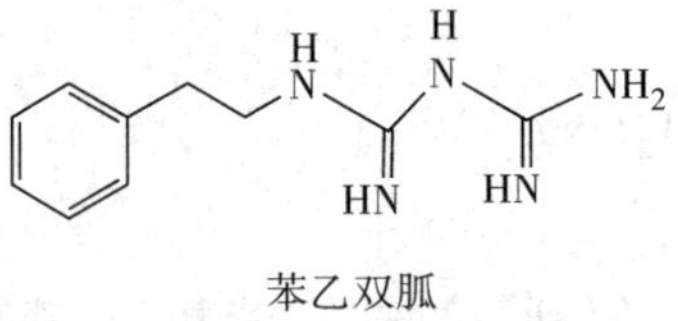

苯乙双胍

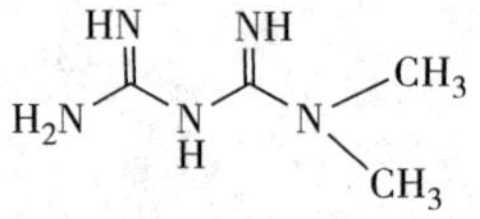

二甲双胍

### 盐酸二甲双胍（Metformin Hydrochloride）

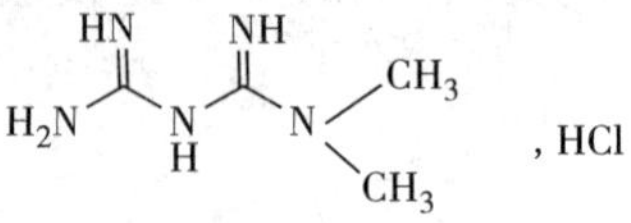

$C_4H_{11}N_5 \cdot HCl$　165.62

化学名：1,1-二甲基双胍盐酸盐。

本品为白色结晶或结晶性粉末；无臭；易溶于水，溶于甲醇，微溶于乙醇，不溶于丙酮、乙醚和三氯甲烷；熔点为 220~225℃。

本品 1% 的水溶液的 pH 为 6.68，呈近中性。水溶液加 10% 亚硝基铁氰化钠溶液-铁氰化钾试液-10% 氢氧化钠溶液，3 分钟内呈现红色。

本品可由氯化二甲基胺和双氰胺在 130~150℃ 加热 0.5~2 小时缩合来制备。

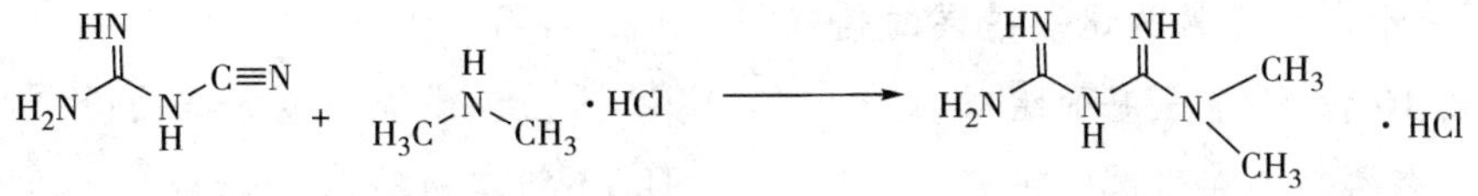

临床主要用于轻、中度 2 型糖尿病患者，尤其是有胰岛素耐受的肥胖患者，也可与胰岛素或磺酰脲类合用治疗中、重度患者，以增强疗效，减少胰岛素用量。

◎ **考点提示：**二甲双胍的结构特征与临床应用。

本品口服易吸收，不与血浆蛋白结合，不经肝脏代谢几乎全部原型经肾排出，肾功能损害者及老年人慎用。

## 三、噻唑烷二酮类

噻唑烷二酮类降血糖药是一类新型口服胰岛素增敏剂。其作用机制为增加胰岛素的敏感性，增加胰岛素刺激的葡萄糖的利用，抑制肝糖的输出。临床常用的有罗格列酮和吡咯列酮等。

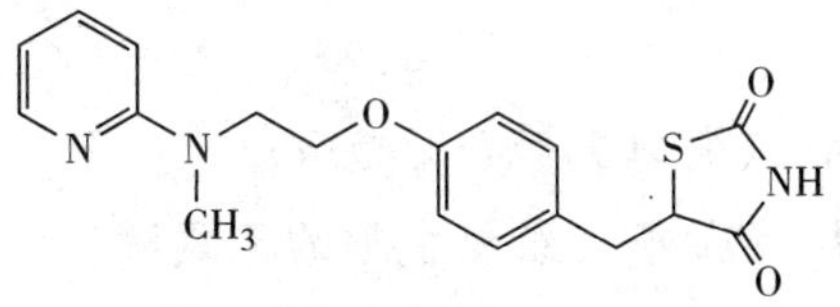

罗格列酮

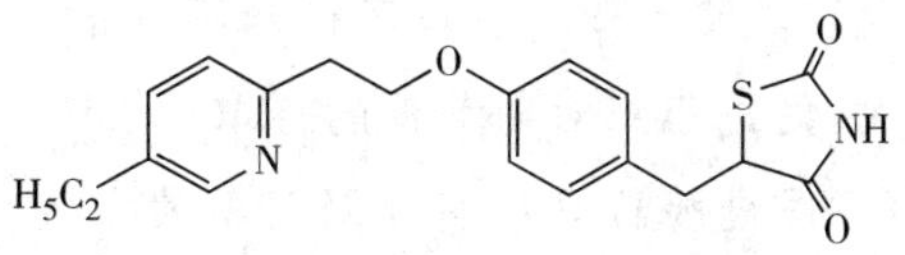

吡咯列酮

临床上主要用于治疗经饮食控制和锻炼治疗效果不满意的 2 型糖尿病患者。可以单独使用，也可以与磺酰脲类或双胍类联合应用。

## 四、α-葡萄糖苷酶抑制剂

α-葡萄糖苷酶抑制剂类降血糖药物可抑制 α-葡萄糖苷酶，阻断糖类化合物（淀粉和蔗糖）分解成单个的葡萄糖，延缓了葡萄糖的吸收。临床常用的主要有米格列醇和伏格列波糖等，对 1、2 型糖尿病均可适用。

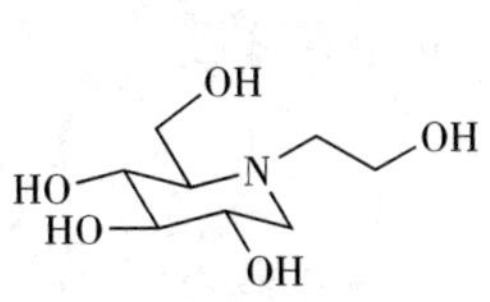

米格列醇

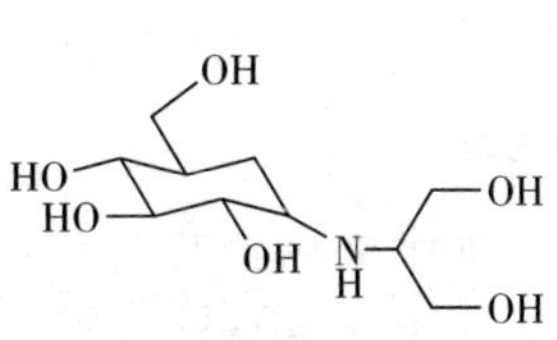

伏格列波糖

伏格列波糖在临床上用于单纯接受饮食、运动疗法或者同时合用口服降糖药、胰岛素抑制剂却疗效不佳的糖尿病患者，改善餐后高血糖。

扫码“练一练”

# 目标检测

## 一、A型题（单项选择题）

1. 下列关于人胰岛素的说法错误的是（　　）
   A. 由16种51个氨基酸组成　　B. 为白色或类白色的结晶粉末
   C. 具有两性，在微碱性中稳定　　D. 不能口服给药
   E. 可治疗1、2型糖尿病
2. 磺酰脲类降血糖药的主要作用机制是（　　）
   A. 妨碍葡萄糖在肠道的吸收　　B. 刺激胰岛B细胞释放胰岛素
   C. 拮抗胰高血糖素的作用　　D. 促进葡萄糖降解
   E. 提高胰岛素的利用
3. 下列有关磺酰脲类的叙述错误的是（　　）
   A. 可水解生成磺酰胺类
   B. 结构中的磺酰脲具有酸性
   C. 第二代较第一代降糖作用更好，不良反应更少，因而用量较少
   D. 第一代与第二代的体内代谢方式相同
   E. 第二代苯环上磺酰基引入较大结构的侧链
4. 双胍类降血糖药物作用机制不包括（　　）
   A. 促进组织对葡萄糖的摄取　　B. 减少葡萄糖经肠道吸收
   C. 促进胰岛B细胞分泌胰岛素　　D. 增加肌肉组织中糖的无氧酵解
   E. 减少肝内糖异生
5. α-葡萄糖苷酶抑制剂的作用机制是（　　）
   A. 增加胰岛素分泌
   B. 减少胰岛素消除
   C. 增加胰岛素敏感性
   D. 抑制α-葡萄糖苷酶，加快葡萄糖生成速度
   E. 抑制α-葡萄糖苷酶，减慢葡萄糖生成速度

## 二、C型题（比较选择题）

A. 甲苯磺丁脲　　B. 格列苯脲
C. 两者均是　　D. 两者均不是

6. α-葡萄糖苷酶抑制剂（　　）
7. 第一代磺酰脲类口服降血糖药（　　）
8. 第二代磺酰脲类口服降血糖药（　　）
9. 主要代谢方式是苯环上磺酰基对位的氧化（　　）
10. 主要代谢方式是脂环上的氧化羟基化（　　）

## 三、X型题（多项选择题）

11. 胰岛素在临床上可用于治疗（　　）
    A. 1型糖尿病　　B. 2型糖尿病

C. 具有并发症的糖尿病 D. 有慢性肝、肾疾病的糖尿病

E. 合并重度感染的糖尿病

12. 符合甲苯磺丁脲的描述是（ ）

A. 含磺酰脲结构，具有酸性，可溶于氢氧化钠溶液

B. 是临床上使用的第一个口服降血糖药物

C. 结构中脲部分不稳定，在酸性溶液中易受热水解

D. 分子中对位甲基，易氧化失活

E. 属于第一代磺酰脲类口服降血糖药

13. 符合二甲双胍的描述是（ ）

A. 游离碱呈弱碱性，盐酸盐水溶液呈近中性

B. 水溶液加10%亚硝基铁氰化钠溶液-铁氰化钾试液-10%氢氧化钠溶液，3分钟内呈现红色

C. 是肥胖伴胰岛素抵抗的2型糖尿病患者的首选药

D. 很少在肝脏代谢，几乎全部以原型由尿排出

E. 易发生乳酸的酸中毒

（何 涛）

# 第十二章

# 抗寄生虫病药

## 学习目标

**知识目标**

1. 掌握抗寄生虫病药的分类；典型药物阿苯达唑、磷酸氯喹、吡喹酮、奎宁、青蒿素的结构特征、理化性质、代谢特点及临床用途；
2. 熟悉盐酸左旋咪唑、甲苯咪唑、磷酸伯氨喹等药物的结构特征、理化性质及临床用途；
3. 了解其他抗寄生虫病药的结构特征及临床应用。

**能力目标**

1. 能够根据该类药物的结构特征，分析其理化性质，推导化学稳定性；
2. 能够应用典型药物的理化性质解决该类药物的调剂、制剂、分析检验、储存及使用中存在的常见问题。

抗寄生虫病药是指能杀灭、驱除和预防寄生于人和动物体内各种寄生虫的一类药物。寄生虫病分布广泛，遍布世界各地，但贫穷落后、卫生条件差的地区较为多见，热带和亚热带地区更多。非洲、亚洲的发展中国家发病率比较高，感染的人群主要是接触疫源较多的劳动人民及免疫力较低的儿童。

人类对抗寄生虫的历史悠久。早在400多年前，《神农本草经》已详细介绍了如贯众、茱萸、槟榔等30多种驱虫药物。17世纪30年代，西班牙人在秘鲁发现金鸡纳树皮能治疗疟疾，为抗寄生虫药物开启了向现代药物学发展之路。1820年从金鸡纳树皮分离出生物碱奎宁，1944年化学合成成功，揭开了抗寄生虫药物的新时代。

抗寄生虫药物种类繁多，结构类型迥异。理想的抗寄生虫药物需无毒、广谱、高效、价格低廉、使用方便，并且不影响机体免疫力和不易残留于患者体内。本章根据寄生虫的种类分别介绍驱肠虫药、抗血吸虫病药和抗丝虫病药、抗疟原虫药。

**知识链接**

**食源性寄生虫病**

因生食或半生食含有感染期寄生虫的食物而感染的寄生虫病，称为食源性寄生虫病。寄生虫引起的传染病仍严重威胁人类的健康。据世界卫生组织报道，近年全球平均每年有1700多万人死于传染病，重点防治的7类热带病中有5类就是寄生虫病。人类离不开动物性食品，但很多肉类、水产品等食物携带有寄生虫病原体，如淡水鱼虾、海鱼或海里的软体动物、猪、牛等。由于不良饮食习惯，造成病原体进入人体，引起食源性寄生虫病，已然成为新的“富贵病”。

## 第一节 驱肠虫药

扫码“学一学”

凡以驱除或杀灭人体肠道寄生虫为主要作用的药物，称为“驱肠虫药”。驱肠虫药包括驱蛔虫药、驱钩虫药、驱蛲虫药、驱鞭虫药、驱绦虫药等。

### 一、分类

驱肠虫药按化学结构可分为哌嗪类、嘧啶类、酚类及苯并咪唑类。

◎ **考点提示：**驱肠虫药的分类及代表药物。

**1. 哌嗪类** 哌嗪类驱肠虫药主要有枸橼酸哌嗪或哌嗪的磷酸盐或已二酸盐，是临床常用的高效低毒驱蛔虫和驱蛲虫药。枸橼酸哌嗪具有麻痹蛔虫肌肉的作用，哌嗪在虫体神经肌肉接头处发挥抗胆碱作用，阻断神经冲动的传递，使虫体肌肉麻痹而不能附着在宿主肠壁，随粪便排出。临床用于肠蛔虫病及蛔虫所致的不完全性肠梗阻和胆道蛔虫病绞痛的缓解期，此外亦可用于驱除蛲虫。

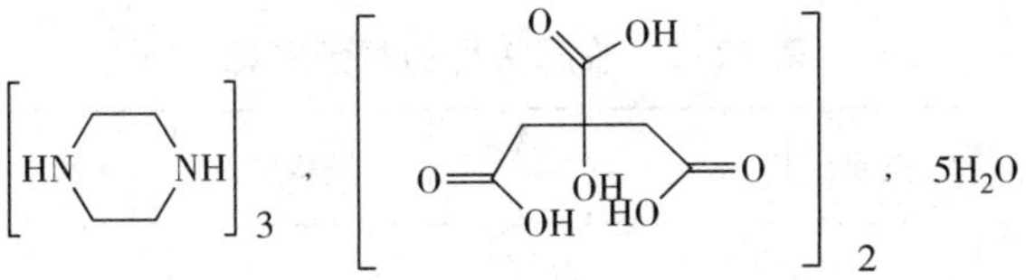

枸橼酸哌嗪

**2. 嘧啶类** 嘧啶类驱肠虫药主要有噻嘧啶和酚嘧啶，都为四氢嘧啶的衍生物，均可制成双羟萘酸盐供药用，主要用于驱除蛔虫、钩虫和蛲虫。噻嘧啶通过抑制胆碱酯酶，对寄生虫的神经肌肉产生阻滞作用，麻痹虫体使之止动而排出体外。此药物口服很少吸收，大约7%以原型或代谢物自尿中排出，一半以上自粪便排泄。嘧啶类驱肠虫药对蛔虫、蛲虫或钩虫感染的疾病疗效比哌嗪类好，对鞭虫也有一定疗效，为一广谱高效驱肠虫药。其中，酚嘧啶是驱除鞭虫的首选药。

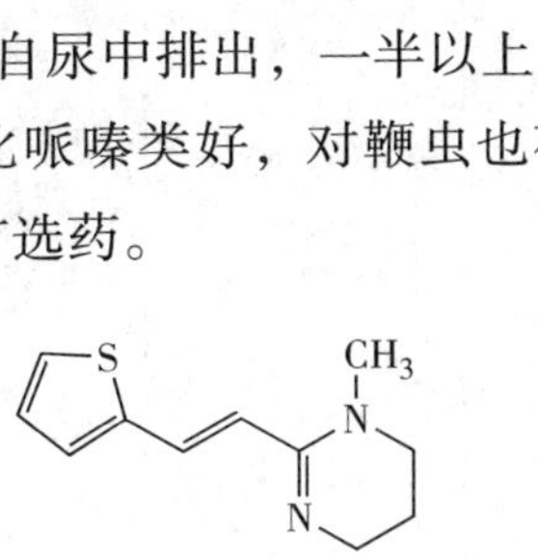

噻嘧啶

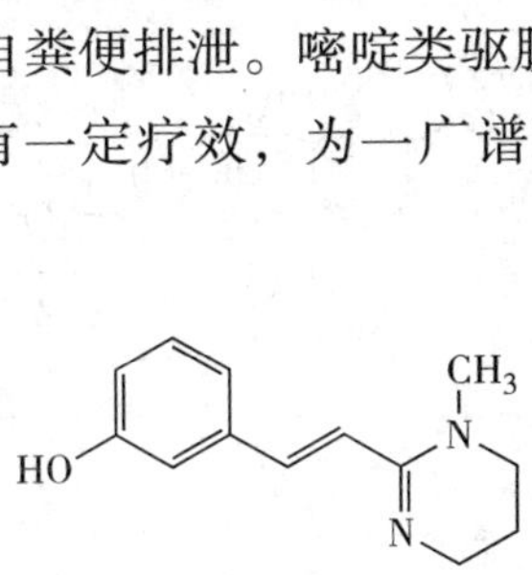

酚嘧啶

**3. 酚类** 酚类驱肠虫药主要有氯硝柳胺以及蔷薇科植物仙鹤草中提取的有效成分鹤草酚。氯硝柳胺为水杨酰胺类衍生物，其抗虫机制为抑制虫体细胞内线粒体磷酸化过程，减少能量物质ATP生成，使绦虫的头节和邻近节片变质，虫体从肠壁脱落并随粪便排出体外，但对虫卵无效。此外，氯硝柳胺也是一种灭绦灵、杀鳗剂及灭螺剂。鹤草酚是我国科学家发现的驱肠虫药，适用于绦虫、滴虫感染的治疗。

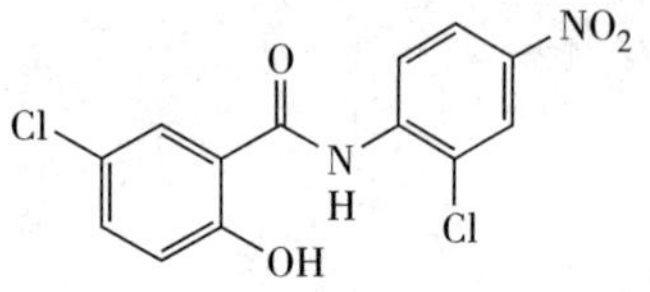
氯硝柳胺

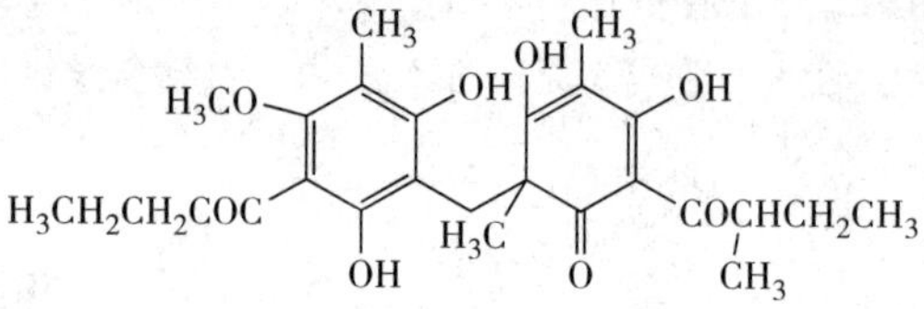
鹤草酚

**4. 苯并咪唑类** 苯并咪唑类驱肠虫药是目前临床上使用最多的一类驱虫药。最早研发的盐酸左旋咪唑为广谱驱肠虫药，不仅对蛔虫、钩虫、蛲虫具有很强的驱除作用，对丝虫也有很强的抑制活性。盐酸左旋咪唑通过选择性抑制虫体肌肉的无氧代谢，减少能量产生，使虫体肌肉麻痹，并随粪便排出体外。另外，研究人员还发现，盐酸左旋咪唑具有免疫增强作用，曾被尝试与5-氟脲嘧啶联合治疗结肠癌，但未见显著疗效后停用。1984年，研究证实，盐酸左旋咪唑是有效的干扰素诱导剂，提示该药可应用于流行性感冒的联合治疗。在印度，盐酸左旋咪唑也被列为治疗激素依赖性儿童期肾病的常规用药。结构改造中保留了左旋咪唑分子中的咪唑环，将氢化噻唑环打开，引入苯环，得到一系列苯并咪唑类驱肠虫药，如阿苯达唑、甲苯达唑、奥苯达唑、帕苯达唑等。其中，临床上使用最广泛的是1972年由葛兰素史克公司的动物健康实验室发现的阿苯达唑，该药已被列入世界卫生组织基本药物标准清单。临床常用驱肠虫药见表12-1。

**表12-1 临床常用的驱肠虫药**

| 药物名称 | 药物结构 | 结构特征 | 临床应用 |
|---|---|---|---|
| 盐酸左旋咪唑 | 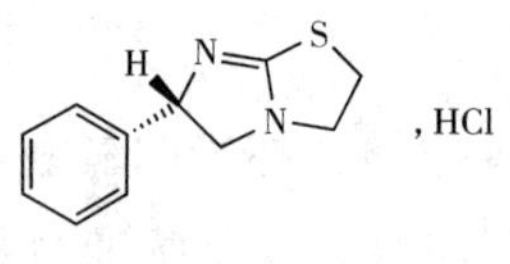 | 咪唑并噻唑环，左旋体 | 本品为广谱驱肠虫药，并可增强免疫，可用于自体免疫性疾病，如类风湿性关节炎、红斑狼疮等疾病 |
| 阿苯达唑 | 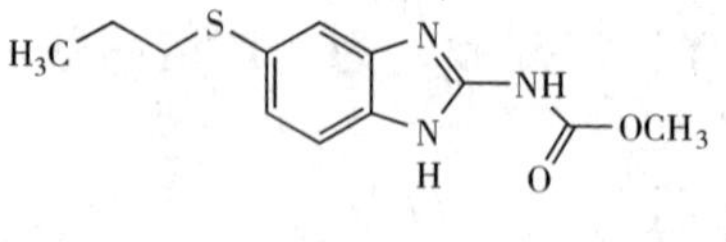 | 苯并咪唑环，含S侧链 | 本品为高效广谱驱虫药，对线虫、血吸虫、绦虫均有高度活性，而且对虫卵发育具有显著抑制作用 |
| 甲苯达唑 | 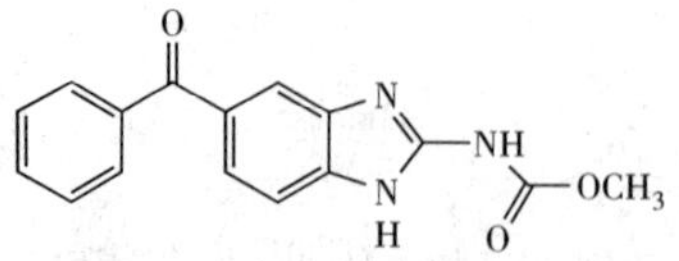 | 苯并咪唑环 | 本品为广谱驱肠虫药，对蛔虫、钩虫、蛲虫、鞭虫、绦虫和粪类圆线虫等肠道蠕虫均有效 |

## 二、典型药物

### 盐酸左旋咪唑（Levamisole Hydrochloride）

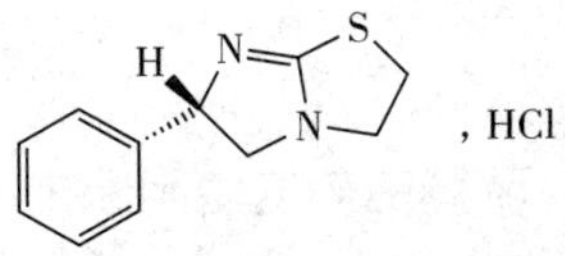

$C_{11}H_{12}N_2S \cdot HCl$ 240.76

化学名：(*S*)-(-)-6-苯基-2,3,5,6-四氢咪唑并[2,1-*b*]噻唑盐酸盐。

本品为白色或类白色的针状结晶或结晶性粉末；无臭，味苦；极易溶于水，易溶于乙醇，微溶于三氯甲烷；熔点为225~230℃；比旋度（0.5%水溶液）不低于-121.50°。

本品水溶液遇氢氧化钠试液，煮沸，放冷，与亚硝酸铁氰化钠反应，即显红色，放置后，色渐变浅。

本品具有咪唑结构，遇碘试液或三硝基苯酚等生物碱试剂均会生成有颜色的沉淀。

本品水溶液显氯化物的鉴别反应。

本品分子中含有手性碳原子，故存在光学异构体。消旋体的驱虫活性仅为左旋体的一半，且右旋体的毒性较大，因此临床药用为左旋体。

本品为广谱驱肠虫药，可用于驱除蛔虫、钩虫、蛲虫。同时其具有增强免疫的作用，可用于免疫功能低下者恢复免疫功能，增强机体的抗病能力。

◎ **考点提示**：盐酸左旋咪唑的结构特征与临床应用。

### 阿苯达唑（Albendazole）

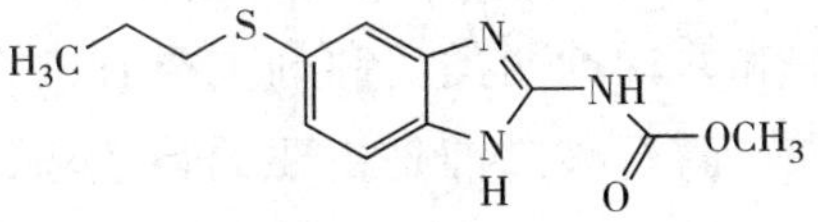

$C_{12}H_{15}N_3O_2S$　265.35

化学名：[5-(丙硫基)-1*H*-苯并咪唑-2-基]氨基甲酸甲酯，曾用名丙硫咪唑、肠虫清。

本品为白色或类白色粉末；无臭，无味；不溶于水，微溶于丙酮或三氯甲烷，溶解于乙酸；熔点为208~210℃。

本品结构中含有咪唑环，在稀硫酸中加碘化铋钾试液，即生成红棕色沉淀。本品灼烧后产生硫化氢气体，能与湿润的醋酸铅试纸反应生成硫化铅，使试纸变为黑色。

本品在水中的溶解度较低，因此在胃肠道中的吸收较少，有利于其发挥抗肠道寄生虫的作用。本品在肝脏经硫氧化代谢为亚砜形式产生活性，具有较强的驱肠虫作用，进一步氧化为阿苯达唑砜，则失去活性。

本品为高效广谱驱虫药，是苯并咪唑类药物中驱虫谱较广，杀虫作用最强的一种。对线虫、血吸虫、绦虫均有高度活性，同时对虫卵发育具有显著抑制作用。但实验发现治疗剂量下的阿苯达唑有致畸作用和胚胎毒性，2 岁以下儿童及孕妇禁用。

◎ **考点提示：**阿苯达唑的结构特征与临床应用。

**知识拓展**

**驱肠虫药的使用原则**

**1. 合理选用** 使用驱肠虫药应根据肠虫的种类、病情和患者的体质等因素综合考虑。驱蛔虫常选用甲苯达唑、噻嘧啶；驱蛲虫常选用哌嗪、噻嘧啶；驱鞭虫则选用甲苯达唑；对肠虫混合感染，宜选用广谱驱虫药，如阿苯达唑、甲苯达唑、噻嘧啶。

**2. 空腹服药** 可减少人体对药物吸收，增加药物与虫体的直接接触，增强疗效。

**3. 坚持用药** 在第 1 个疗程后，应注意观察大便，如未根治，则需进行第 2 个疗程的治疗。但两个疗程之间至少应间隔 1~2 周的时间。

**4. 预防感染** 肠道寄生虫的感染，预防至关重要。要养成良好的卫生习惯，饭前、便后要洗手，生吃瓜果要洗净。感染上蛲虫的患者，每天早晚应洗净肛门周围，勤换内衣和床上用品。

扫码"学一学"

## 第二节 抗血吸虫病药和抗丝虫病药

### 一、抗血吸虫病药

血吸虫病是全世界流行最广、危害人民健康最严重的寄生虫病。血吸虫病是由裂体吸虫属血吸虫引起的一种慢性病，主要流行于亚、非、拉美的 73 个国家。血吸虫病主要分两种类型：一种是肠血吸虫病，主要为曼氏血吸虫和日本血吸虫引起；另一种是尿路血吸虫病，由埃及血吸虫引起。我国主要流行的是日本血吸虫病。

抗血吸虫病药可分为锑剂和非锑剂两类。锑剂主要有酒石酸锑钾、二巯基丁二酸锑钠和没食子酸锑钠等。长期以来，酒石酸锑钾是主要的特效药，我国曾大规模使用多年，但其具有毒性大、疗程长、必须静脉注射等缺点。20 世纪 70 年代发现吡喹酮高效、低毒、疗程短、口服有效，是血吸虫病防治史上的一个突破，现已完全取代酒石酸锑钾。同期在对抗菌药硝基呋喃衍生物的合成及筛选中，我国又相继研制出可供口服的抗血吸虫病药呋喃丙胺、呋喃双胺及呋喃烯唑。除此之外，非锑剂类抗血吸虫药还包括硝硫苯酯和硝硫氰胺及其衍生物。

**知识链接**

**吐酒石——酒石酸锑钾**

中世纪，古罗马人使用富含金属锑的材料铸造酒杯，注入葡萄酒后，酒中的酒石酸会溶解微量的金属锑，制成用于医疗的所谓"鞑靼催吐剂"。但由于它的毒性较大，人们一般不直接服用，而是将酒在锑杯中存放 24 小时，并多次少量地饮用，直至达到需要的催吐效果为止。此催吐剂中的活性成分就是酒石酸锑钾，俗称“吐酒石”。1906 年开始，酒石酸锑钾被用于治疗锥虫病的试验，并随即开展了锑剂治疗其他热带病的研究。1913 年，酒石酸锑钾开始被用于治疗利什曼病。1918 年英国医生 John B. Christopherson 发现了酒石酸锑钾能够治愈血吸虫病，在此之后便开始被广泛使用，直到 20 世纪 70 年代才被吡喹酮取代。

## 吡喹酮（Praziquantel）

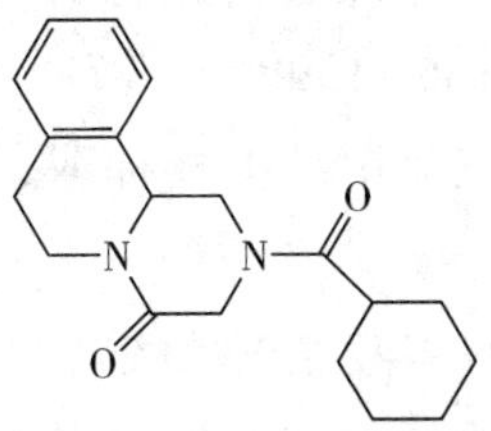

$C_{19}H_{24}N_2O_2$　312.41

化学名：2-(环己甲酰基)-1,2,3,6,7,11*b*-六氢-4*H*-吡嗪并[2,1-*a*]异喹啉-4-酮。

本品为白色或类白色结晶性粉末；味苦；易溶于三氯甲烷，溶解于乙醇，不溶于乙醚或水，熔点为 136~141℃。

本品的乙醇溶液在 264nm 与 272nm 的波长处有最大吸收。

本品结构中有两个手性碳原子，左旋体的疗效高于消旋体，目前临床上使用的是外消旋体。

本品为异喹啉衍生物的广谱抗寄生虫药，对日本血吸虫有杀灭作用，具有高效低毒、疗程短及代谢快等优点。本品在低浓度时可刺激血吸虫使其兴奋，较高浓度时则引起虫体痉挛。它对虫体的糖代谢也有明显抑制作用，影响虫体对葡萄糖的摄入，促进虫体内糖原的分解。

## 二、抗丝虫病药

丝虫病是由丝虫寄生于淋巴组织、皮下组织或膜腔所致的寄生虫病。国内流行的是淋巴丝虫病，临床表现早期为淋巴管炎和淋巴结炎，晚期则出现淋巴管阻塞症状。血中有微丝蚴的患者或带虫者是主要传染源，经蚊虫叮咬传播，人群普遍易感，本病在中医也成为“流火”“大脚风”“膏淋”。抗丝虫病的药物早期以砷剂为主，毒性大现已不用。1947 年发现的乙胺嗪，虽然其疗效较差及不良反应较大，但目前仍然是治疗丝虫病的首选药物。另外，盐酸左旋咪唑和甲苯达唑也有一定治疗效果。

**枸橼酸乙胺嗪（Diethylcarbamazine Citrate）**

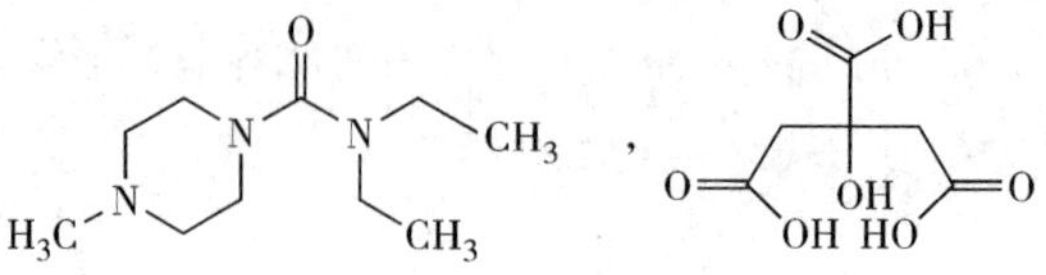

$C_{17}H_{31}N_3O_8$　405.44

化学名：4-甲基-*N*,*N*-二乙基-1-哌嗪甲酰胺枸橼酸二氢盐。

本品为白色结晶性粉末；无臭，味酸苦；微有引湿性；易溶于水，略溶于乙醇，不溶于丙酮、三氯甲烷或乙醚；熔点为135~139℃。

本品的水溶液在碱性条件下用三氯甲烷振摇提取，蒸干，残渣遇钼酸铵硫酸试液，水浴加热，即生成蓝色沉淀。

本品的三氯甲烷提取后遗留的水溶液显枸橼酸盐的鉴别反应。

本品对丝虫成虫及微丝蚴均有杀灭作用，也可用于治疗班氏丝虫、马来丝虫和罗阿丝虫感染和盘尾丝虫病。

◎ **考点提示**：吡喹酮的结构特征与临床应用。

扫码“学一学”

## 第三节　抗疟药

疟疾是一种古老的疾病，多发于南美洲、非洲、南亚，严重危害人民健康。疟疾是经雌性蚊叮咬输入带疟原虫者的血液而感染所引起的虫媒传染病。寄生于人体的疟原虫共有四种，即间日疟原虫、三日疟原虫、恶性疟原虫和卵形疟原虫。在我国主要是间日疟原虫和恶性疟原虫，其他两种少见。不同的疟原虫分别引起间日疟、三日疟、恶性疟及卵圆疟。本病主要表现为周期性规律发作，全身发冷、发热、多汗，长期多次发作后，可引起贫血和脾肿大。

### 一、分类

抗疟药（antimalarial drugs）是防治疟疾的重要手段。现有抗疟药主要针对疟原虫生活史的各个环节进行杀灭作用，同时发挥预防的功能。抗疟药按照结构可以分为喹啉类、萜内酯类和氨基嘧啶类。

**1. 喹啉类抗疟药**　喹啉类抗疟药历史悠久，种类繁多，在抗疟药物中占有重要地位。按其结构可将喹啉类衍生物进一步分为4-喹啉甲醇类、4-氨基喹啉类和8-氨基喹啉类。

（1）4-喹啉甲醇类　奎宁是茜草科植物金鸡纳树及其同属植物的树皮中的主要生物碱，俗称金鸡纳霜，也是最早使用的4-喹啉甲醇类抗疟药。1820年法国化学家白里悌与卡芬土从金鸡纳的树皮中提纯出晶体，其对红细胞内期的疟原虫有较强的杀灭作用，可控制疟疾的症状。奎宁在体内代谢主要发生在喹啉环的2位，并且代谢后活性会大为降低。因此，将喹啉环2位进行结构修饰阻断其代谢可得到能杀死裂殖体的高效抗疟药甲氟喹，该药有两个手性碳原子，四个光学异构体都具有活性，临床上常制成混悬液。将奎宁9位仲醇基与氯甲酸乙酯反应，生成奎宁碳酸乙酯，又称优奎宁。因其无苦味，口服后经消化道水解，释放出奎宁而奏效，特别适合儿童服用。

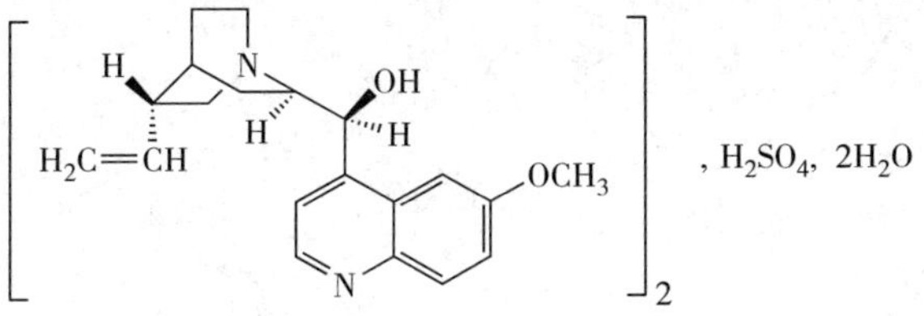

硫酸奎宁

**知识链接**

### 奎宁水

奎宁水是由苏打水、糖、水果提取物以及奎宁调配而成的液体。最初的时候是被用来作为药物使用，抵抗疟疾这种热带传染病。早期的奎宁水只是单纯的含有碳酸水与奎宁成分，而且奎宁的剂量非常高，味道太苦难以下咽。后来派往非洲与印度等热带地方作战的英国士兵将奎宁水与酒混和在一起饮用，以降低其苦味。这个新发明被带回英国本土后，成为今日非常常见的热门鸡尾酒配方，琴通宁（Gin and Tonic）的原型。

（2）4-氨基喹啉类　为了寻找高效、速效、低毒的抗疟药，研究人员在对奎宁的构效关系研究中发现，氨基侧链是抗疟药的基本药效基团，从而合成出一系列 4-氨基喹啉类抗疟药，其对裂殖原虫具有显著的杀灭功效，为人类健康做出了重大贡献。氯喹从 1944 年开始应用于临床，最初用来治疗疟疾，其对三日疟原虫和卵形疟原虫都十分敏感，对间日疟原虫保持较高的治疗价值。1951 年以后用途逐渐扩大，被用于治疗风湿性关节炎，获得一定效果。将氯喹的脂肪双氨基侧链改为取代氨酚侧链，得到咯萘啶，它对氯喹耐药性的疟原虫仍有效。氯喹的另一个衍生物是哌喹，其口服后储存于肝脏，缓慢释放进入血液，故作用较为持久。临床上常被用于疟疾症状的抑制性预防。

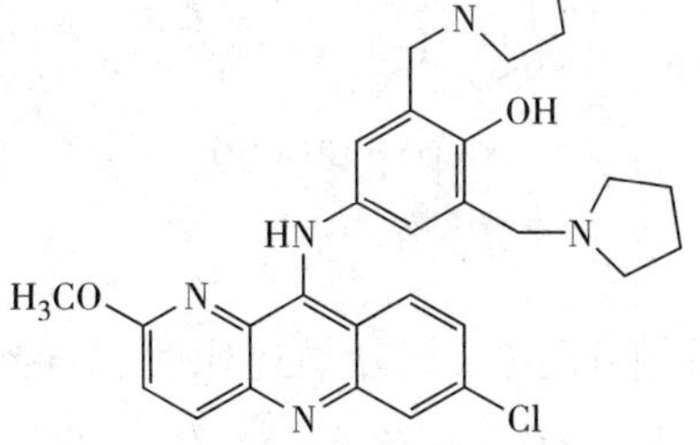

咯萘啶

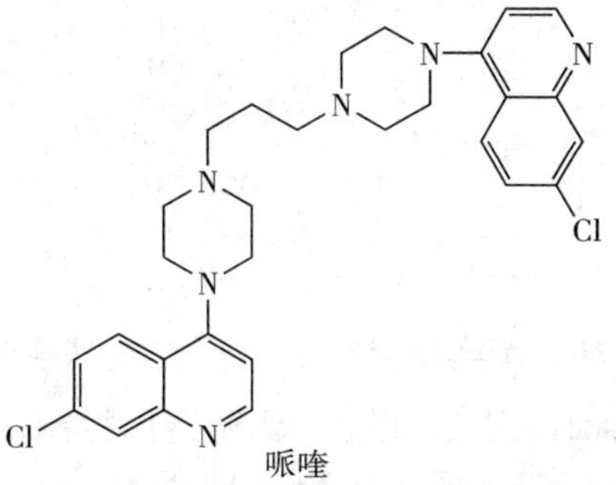

哌喹

（3）8-氨基喹啉类　8-氨基喹啉类抗疟药的代表性药物有伯氨喹。伯氨喹是在第二次世界大战期间由于金鸡纳树皮供应被阻断后，期望发现新的抗疟药而被合成出的较好的抗疟药。它对继发性红外期及各型疟原虫的配子体有较强的杀灭作用，可用于控制疟疾的传播和复发，已被作为防止疟疾复发和传播的首选药物。

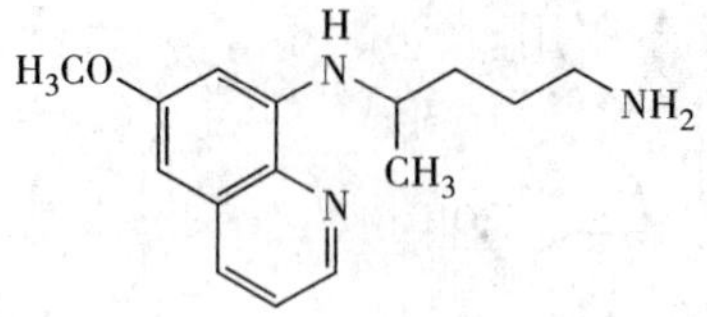

伯氨喹

**2. 萜内酯类抗疟药** 氯喹曾经是一种抗疟疾的奇迹药物，由于廉价、使用方便和不良反应小曾在欧洲南部和美国南部根除疾病方面扮演重要角色。但人们也为氯喹的广泛应用付出了高昂代价，20 世纪 70 年代和 80 年代，在南美、亚洲蔓延并迅速波及整个非洲的疟疾产生了抗药性，很快人们对疟疾便无计可施。1971 年我国科学家首次从菊科植物黄花蒿中分离提取出新型结构的过氧化物倍半萜内酯青蒿素。青蒿素对疟原虫红细胞内型裂殖体有高度的杀灭作用，对抗氯喹的恶性疟原虫引起的感染同样具有高效、速效的抗疟性，是目前用于临床的各种抗疟药中起效最快的一种。以先导化合物青蒿素结构修饰相继研制出大量半合成衍生物。其中将 C-10 位羰基还原可得到双氢青蒿素，抗疟作用增强了 1 倍。双氢青蒿素再经醚化后可得到蒿甲醚、蒿乙醚。双氢青蒿素进行酯化得到青蒿琥酯，水溶性提高，但由于不稳定，经常被制成粉针剂用于静脉注射，适用于脑疟和危重昏迷的疟疾患者。

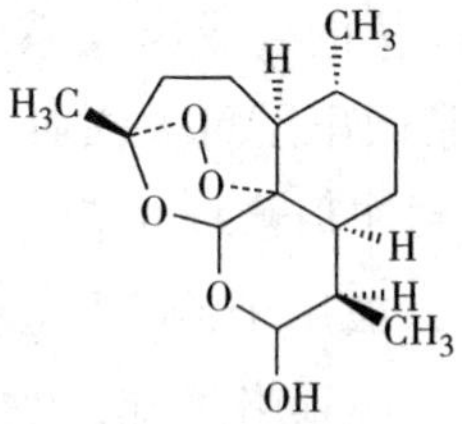

双氢青蒿素

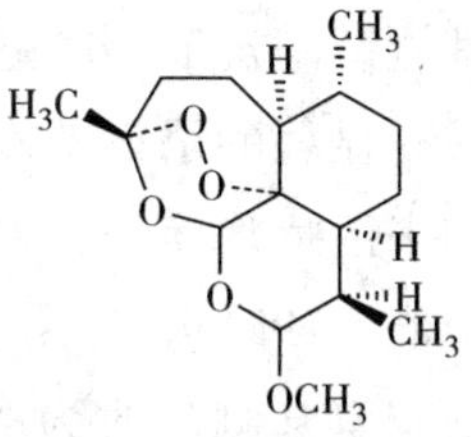

蒿甲醚

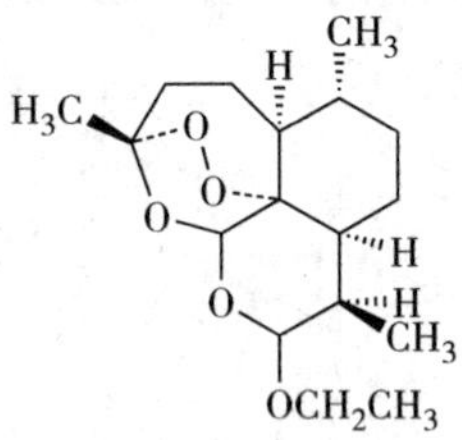

蒿乙醚

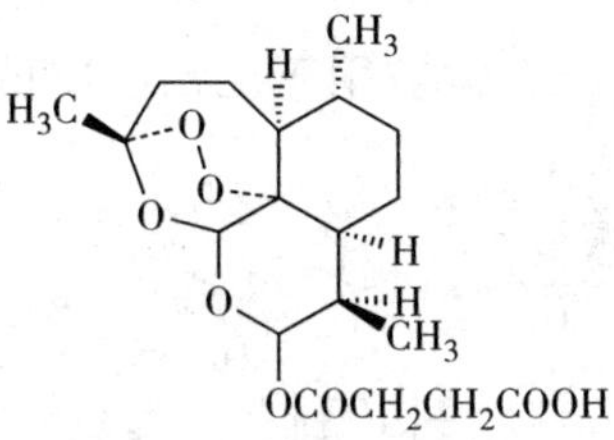

青蒿琥酯

**3. 氨基嘧啶类抗疟药** 2,4-二氨基嘧啶能抑制疟原虫二氢叶酸还原酶，导致叶酸合成受阻，从而使疟原虫的生长繁殖得以控制。对疟疾具有较好防治和治疗作用的 2,4-二氨基嘧啶类药物有乙胺嘧啶和硝喹等。

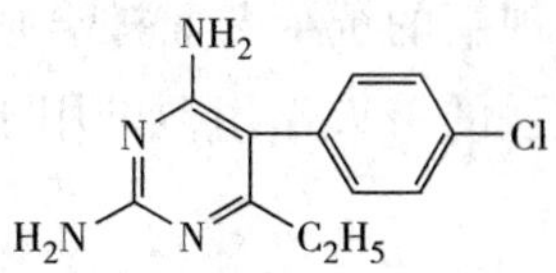

乙胺嘧啶

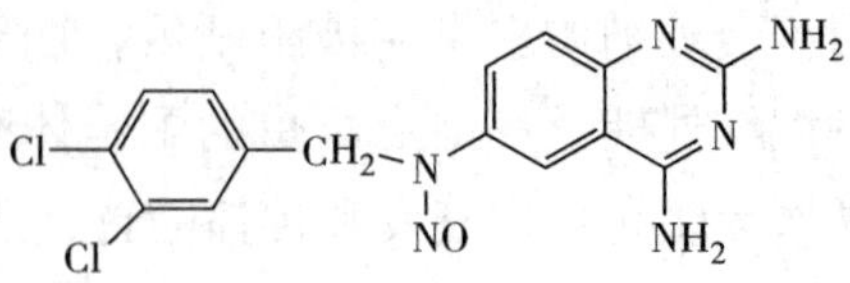

硝喹

## 二、典型药物

### 硫酸奎宁（Quinine Sulphate）

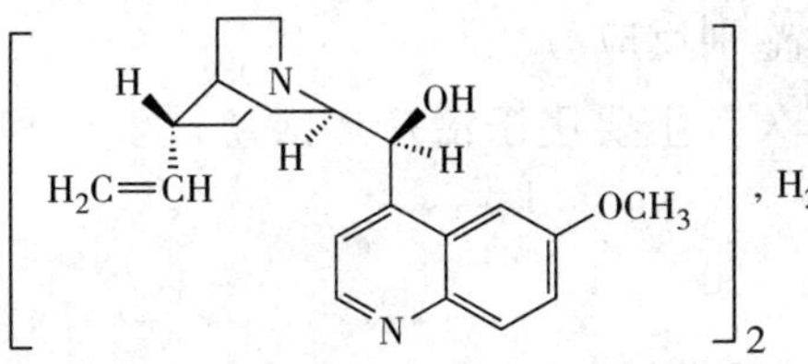

$(C_{20}H_{24}N_2O_2)_2 \cdot H_2SO_4 \cdot 2H_2O$　782.96

化学名：(8*S*,9*R*)-6′-甲氧基-脱氧辛可宁-9-醇硫酸盐二水合物。

本品为白色细微的针状结晶，轻柔，易压缩；无臭，味极苦；遇光渐变色；水溶液显中性反应；易溶于三氯甲烷-无水乙醇（2∶1），微溶于水、乙醇、三氯甲烷或乙醚；比旋度（2%新盐酸溶液）为-237°~-244°。

本品水溶液在酸性条件下显蓝色荧光。

本品水溶液在酸性条件下遇溴试液与氨试液，即显翠绿色。此反应为6′位含氧喹啉衍生物共有的反应，成为绿奎宁反应。

本品显硫酸盐鉴别反应。

奎宁分子中可由两部分组成，喹啉及通过醇与哌啶环相连。分子中含有两个氮原子，为二元碱。其中喹核碱环上的氮原子碱性强于喹啉环氮原子的碱性，常与酸形成稳定的盐，供配制注射液使用，也可制成片剂口服。

分子中有四个手性碳原子，即C-3、C-4、C-8和C-9，其四个光学异构体奎宁、奎尼丁、辛可宁和新可尼定的活性各不相同。奎尼丁对氯喹敏感的耐药恶性疟原虫的活性比奎宁大2~3倍，在体内也有相同疗效，但是奎尼丁比奎宁有更大的心脏不良反应和降压作用。奎宁和奎尼丁都是低治疗指数和可引起毒性的药物。这种毒性反应称为金鸡纳反应，主要表现为恶心、呕吐、耳鸣、头痛、听力和视力减弱，甚至发生暂时性耳聋。

本品能抑制和杀灭红细胞内期疟原虫，多用于治疗耐药恶性疟和间日疟。

### 磷酸氯喹（Chloroquine Phosphate）

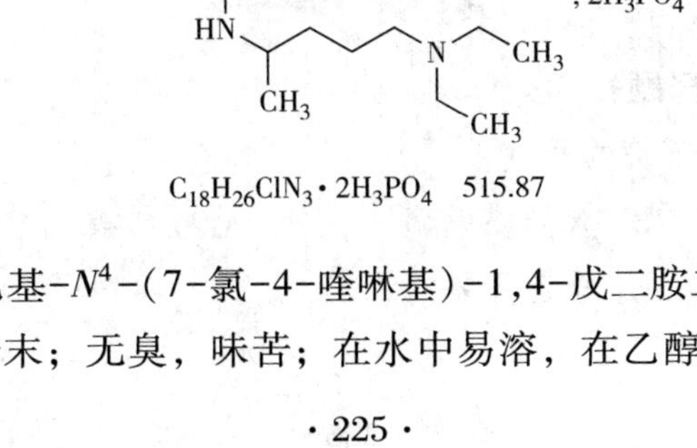

$C_{18}H_{26}ClN_3 \cdot 2H_3PO_4$　515.87

化学名：*N*′,*N*′-二乙基-*N*[4]-(7-氯-4-喹啉基)-1,4-戊二胺二磷酸盐。

本品为白色结晶性粉末；无臭，味苦；在水中易溶，在乙醇、三氯甲烷、乙醚或苯中几乎不溶；遇光易变色，水溶液显酸性；熔点为 193~196℃，熔融时同时分解。

本品具有手性碳原子，左旋、右旋及消旋体之间活性差别不大，右旋体对哺乳动物毒性小于左旋，药用品为消旋体。

本品的盐酸溶液在 222nm、257nm、329nm 及 343nm 波长处均有最大吸收。

本品水溶液遇到三硝基苯酚，则生成黄色沉淀，熔点为 205~210℃。

本品的酸性溶液显磷酸盐的鉴别反应。

本品起效快、效力强、作用久。主要用于治疗疟疾急性发作和控制疟疾症状，同时也可以治疗肠道外阿米巴虫病。

## 青蒿素（Artemisinin）

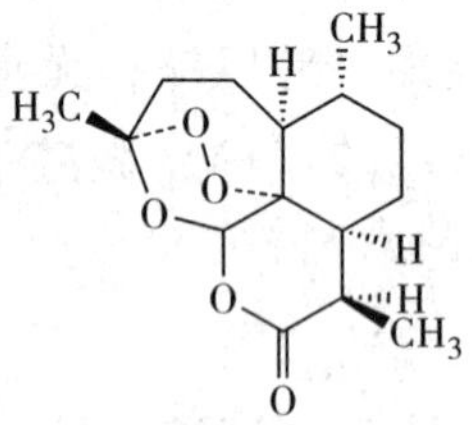

$C_{15}H_{22}O_5$　282.34

化学名：(3*R*,5a*S*,6*R*,8a*S*,9*R*,12*S*,12a*R*)-八氢-3,6,9-三甲基-3,12-桥氧-12*H*-吡喃[4,3-*j*]-1，2-苯并二塞平-10(3*H*)-酮。

本品为无色针状晶体；味苦；在丙酮、乙酸乙酯、三氯甲烷、苯及冰醋酸中易溶，在乙醇、甲醇、乙醚及石油醚中可溶解，在水中几乎不溶；熔点为 156~157℃。

本品结构中无氮原子，只有碳、氢、氧三种元素，是一个过氧缩酮倍半萜内酯化合物。分子中有多个手性碳原子，具有光学活性，药用品为右旋体，比旋度（0.2% 乙醇溶液）为+55°。

本品结构中含有过氧基结构，具有氧化性，在酸性条件下遇碘化钾和淀粉即显紫色。

本品 10 位羰基具有还原性，可被还原成羟基，生成抗疟作用更强的双氢青蒿素。

本品含内酯结构，加氢氧化钠加热水解，遇盐酸羟胺及三氯化铁，生成深紫红色的异羟肟酸铁。

本品为高效、速效、低毒抗疟药，主要用于恶性疟、间日疟和脑性疟。

◎ **考点提示：**青蒿素的结构特征与临床应用。

扫码“练一练”

## 目标检测

**一、A 型题（单项选择题）**

1. 与硫酸奎宁的结构不符的是（　　）

A. 含喹啉环　　B. 含异喹啉环　　C. 含喹核碱

D. 含醇羟基　　E. 含乙烯基

2. 青蒿素结构中含有（　　）

A. 苯环　B. 过氧键　C. 双键
D. 嘧啶环　E. 喹啉环

3. 磷酸氯喹的结构属于（　　）
A. 8-氨基喹啉类　B. 2-氨基咪唑类　C. 2，4-二氨基喹啉类
D. 4-氨基喹啉类　E. 6-氨基喹啉类

4. 枸橼酸乙胺嗪的临床应用是（　　）
A. 抗高血压　B. 抗丝虫病　C. 驱蛔虫和蛲虫
D. 利尿　E. 抗疟

## 二、B 型题（配伍选择题）

[5~7]
A. 分子中含有咪唑并噻唑环　B. 分子中含有苯甲酰基结构
C. 分子中有喹啉结构　D. 分子中有过氧基结构
E. 分子中含有硫醚

5. 阿苯达唑（　　）
6. 盐酸左旋咪唑（　　）
7. 青蒿素（　　）

[8~10]
A. 抗疟药　B. 抗血吸虫病药　C. 抗滴虫病药
D. 驱肠虫药　E. 抗丝虫病药

8. 吡喹酮（　　）
9. 甲苯达唑（　　）
10. 甲硝唑（　　）

[11~13]
A. 盐酸左旋咪唑　B. 阿苯达唑　C. 磷酸伯氨喹
D. 乙胺嘧啶　E. 磷酸氯喹

11. 具有免疫调节作用的驱肠虫药（　　）
12. 用于预防的抗疟药（　　）
13. 用于防治疟疾复发和传播的抗疟药（　　）

## 三、X 型题（多项选择题）

14. 下列有关青蒿素的说法哪些正确（　　）
A. 属于内酯类化合物　B. 分子内含有过氧基
C. 属于倍半萜内酯化合物　D. 属于抗菌药
E. 不能发生异羟肟酸铁反应

15. 盐酸左旋咪唑的结构中含有（　　）
A. 乙基　B. 咪唑环　C. 苯环
D. 羧甲基　E. 噻唑环

16. 下列哪些属于广谱的驱虫药（　　）
A. 阿苯达唑　B. 吡喹酮　C. 盐酸左旋咪唑
D. 呋喃妥因　E. 甲苯达唑

17. 驱肠虫药包括下列哪些结构类型（　　）

A. 哌嗪类　　B. 哌啶类　　C. 咪唑类

D. 嘧啶类　　E. 酚类

18. 下列药物中含有喹啉环的是（　　）

A. 吡喹酮　　B. 硫酸奎宁　　C. 磷酸氯喹

D. 磷酸伯氨喹　　E. 阿苯达唑

（张发余）

# 第十三章

# 抗菌药及抗病毒药

## 学习目标

**知识目标**

1. 掌握磺胺类药物的命名、结构、理化性质、构效关系及代表药物的结构特征、理化性质；喹诺酮类药物的分类、构效关系及代表药物的名称、结构特征、理化性质；
2. 熟悉抗结核病药和抗真菌药的分类、结构类型及代表药物的理化性质；
3. 了解抗病毒药的分类、结构特点及作用机制。

**能力目标**

1. 能够说出合成抗菌药及抗病毒药的分类及代表药物；
2. 能够根据该类药物的结构通式，分析理解其理化性质；
3. 能够理解典型药物的理化性质在药物的制备、检验、配伍及储存中的应用；
4. 能够完成磺胺醋酰钠的合成。

抗菌药（antimicrobials）是一类能抑制或杀灭病原微生物，防治感染性疾病的药物。自20世纪30年代人类发现磺胺类药物和青霉素以来，抗菌药得到迅速发展，其中抗生素类药物单独讨论。本章主要讨论磺胺类药物及抗菌增效剂、喹诺酮类药物、抗结核病药和抗真菌药及抗病毒药。

## 第一节　磺胺类药物

磺胺类药物（sulfonamides sulfa-drugs）是20世纪30年代发现的，是最早应用于防治全身性感染的合成抗菌药，临床使用已近七十余年。该类药物的发现开创了化学药物治疗药的新纪元，尤其是其作用机制的阐明，开辟了一条从代谢拮抗寻找新药的途径，对药物化学的发展起到了重要作用。

扫码“学一学”

知识链接

**百浪多息的发现**

1908 年德国化学家 Gelmo 首先合成了对氨基苯磺酰胺，直至 1932 年，Klarer 和 Mietzsch 在法本工业公司研究偶氮染料的抗菌效力而合成了百浪多息。1934 年法本工业公司研究室主任 Domagk 与 Klarer 和 Mietzsch 发表了百浪多息对链球菌和其他细菌感染的小白鼠有保护作用的相关报道。

1935 年法国巴斯德研究合成了一些列偶氮化合物。随后巴斯德研究所的特雷费尔夫妇及其同事解开了百浪多息在活体中发生作用之谜，即百浪多息在体内能分解出磺胺基团——对氨基苯磺酰胺。后来，经过磺胺类化合物大量抗菌作用研究，确立了对氨基苯磺酰胺为本类药物的基本结构。

几年来，随着抗生素和喹诺酮类药物的应用，磺胺类药物逐渐减少，但它的发现对药物研究的贡献却是无法估量的。

目前临床常用的磺胺类药物及抗菌增效剂有：磺胺嘧啶、磺胺甲噁唑、磺胺醋酰钠、磺胺多辛及甲氧苄啶等。

## 一、结构通式和命名

**1. 结构通式** 磺胺类药物的母体为对氨基苯磺酰胺，其结构包括磺酰氨基、对氨基（多为芳伯氨基）、苯环、$R_1$、$R_2$ 取代基四部分，其结构通式如下。

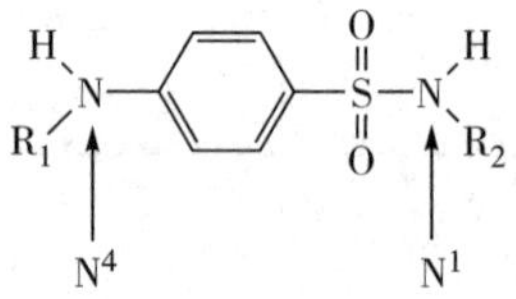


**2. 命名** 磺胺类药物的母体中有两个 N 原子，磺酰氨基上的 N 称为 $N^1$，芳伯氨基上的 N 称为 $N^4$。据此，磺胺类药物分成 $N^1$ 取代物、$N^4$ 取代物或 $N^1$ 和 $N^4$ 取代物，其中 $N^1$ 取代物居多，且以杂环取代为主。磺胺类药物的命名主要通过取代基名称命名，主要有如下。

（1）通用名 该类药物的通用名为"磺胺" + "$N^1$ 取代基名称"，如磺胺嘧啶和磺胺噻唑等。

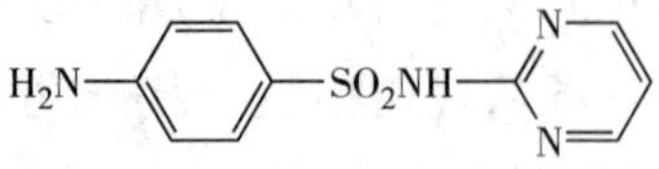

磺胺嘧啶

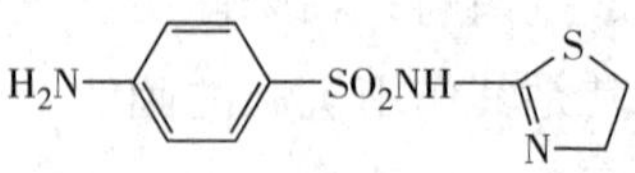

磺胺噻唑

（2）化学名 该类药物的化学名是以对氨基苯磺酰胺为母体，再注明取代基的位置及名称。常见磺胺类药物的名称、结构式、结构特征和临床应用见表 13-1。

**表 13-1　临床常见的磺胺类药物**

| 药物名称及简称 | 结构式 | 结构特征 | 临床应用 |
| --- | --- | --- | --- |
| 磺胺二甲嘧啶<br>$SM_2$ | 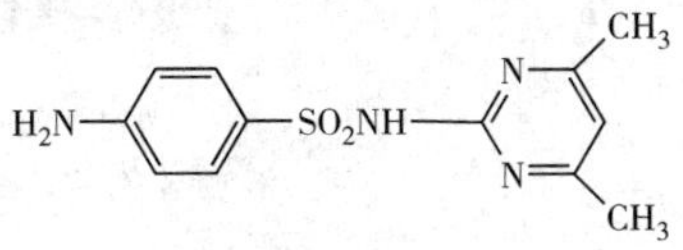 | 对氨基、磺酰基、二甲嘧啶 | 用于急性单纯性下尿路感染、急性中耳炎和皮肤软组织感染 |
| 磺胺对甲氧嘧啶<br>SMD | 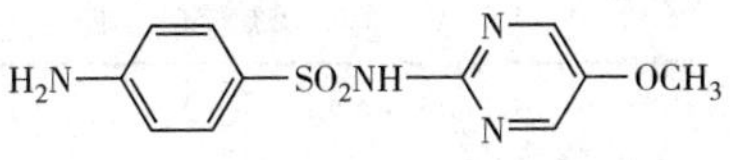 | 对氨基、磺酰基、甲氧嘧啶 | 用于尿路感染、慢性支气管炎、肠道感染和皮肤软组织感染 |
| 磺胺二甲氧嘧啶<br>SDM | 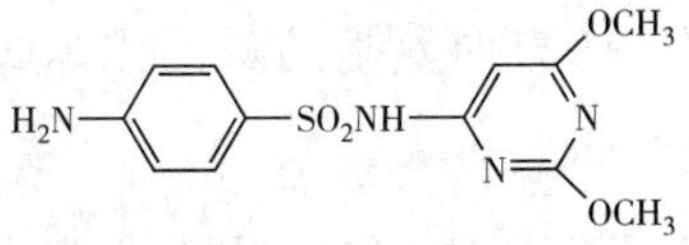 | 对氨基、磺酰基、二甲氧嘧啶 | 用于治疗敏感菌所致呼吸系统、泌尿系统、前列腺、皮肤及软组织、耳、鼻感染 |
| 磺胺甲噁唑<br>SMZ | 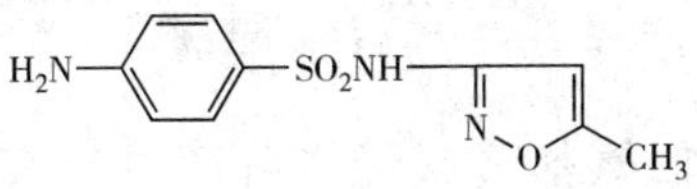 | 对氨基、磺酰基、甲噁唑 | 用于化脓性扁桃体炎、咽炎、肺炎、支气管炎、痢疾、泌尿系统感染 |
| 磺胺二甲异噁唑<br>SIZ | 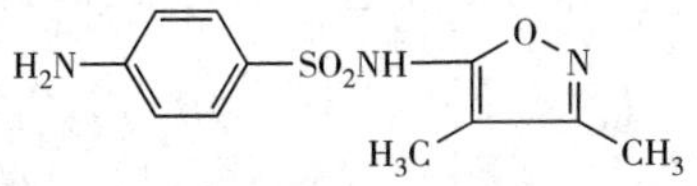 | 对氨基、磺酰基、二甲异噁唑 | 用于敏感菌所致的尿路感染及肠道感染 |

## 二、理化性质

**1. 性状**　磺胺类药物多为白色或淡黄色结晶或结晶性粉末；无臭，几乎无味；难溶于水，易溶于乙醇、丙酮；具有一定的熔点。

**2. 磺酰氨基的性质**

（1）酸性　磺酰氨基具有很强的吸电子性，使 $N^1$ 上电子密度降低，易释放出质子而显酸性（一般 $pK_a$ 7~8），可溶于碱性溶液生成水溶性的盐。其酸性的强弱与 $N^1$ 取代基 $R_2$ 有关，$R_2$ 若为吸电子基（酰基、杂环等），则酸性增强；$R_2$ 若为供电子基（烃基、烃氧基等），则酸性减弱。

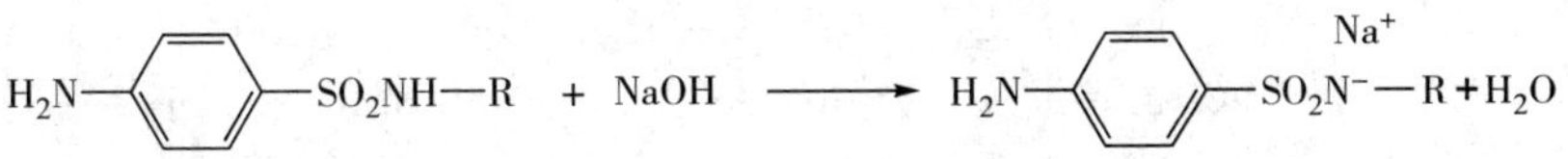

由于酸性较碳酸弱（$pK_a$ 为 6.37），所以其钠盐的水溶液遇 $CO_2$ 会析出沉淀，配制其钠盐注射液的注射用水要预先煮沸。

（2）重金属离子取代反应　磺酰氨基上的活泼氢原子，可被金属离子（银、铜、钴等）取代，生成有色的金属盐沉淀。其铜盐沉淀的颜色，随 $N^1$ 取代基的不同而异，可供区别及鉴别，见表 13-2。

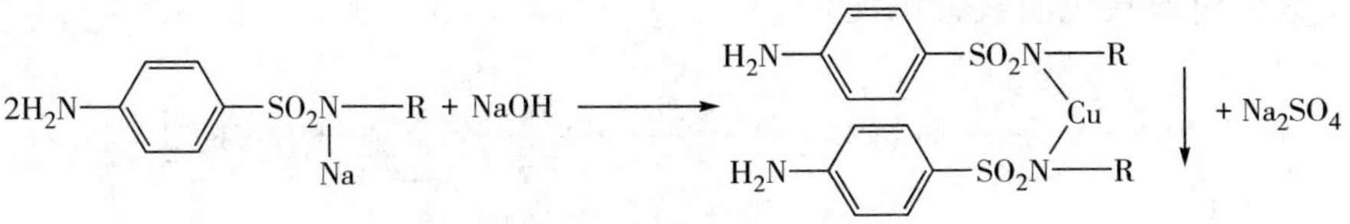

**表 13-2 常用磺胺类药物铜盐沉淀颜色**

| 药物名称 | 沉淀颜色 |
|---|---|
| 磺胺嘧啶 | 黄绿色→紫色 |
| 磺胺醋酰钠 | 蓝绿色 |
| 磺胺对甲氧嘧啶 | 淡咖啡色→紫红色 |
| 磺胺甲噁唑 | 草绿色 |
| 磺胺异噁唑 | 淡棕色→暗绿色 |

**3. 芳伯氨基的性质**

（1）弱碱性　由于磺酰氨基吸电子作用，使芳伯氨基的碱性比苯胺弱，可溶于酸中生成不稳定的盐。

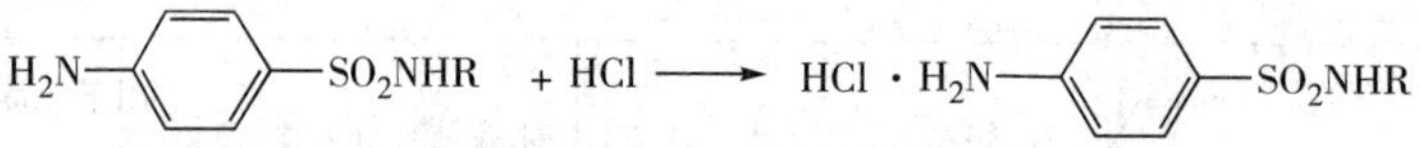

（2）重氮化-偶合反应　本类药物的芳伯氨基（或经水解产生）在酸性条件下与亚硝酸进行重氮化反应生成重氮盐，在碱性条件下与β-萘酚进一步生成橙红色偶氮化合物，可用于鉴别。

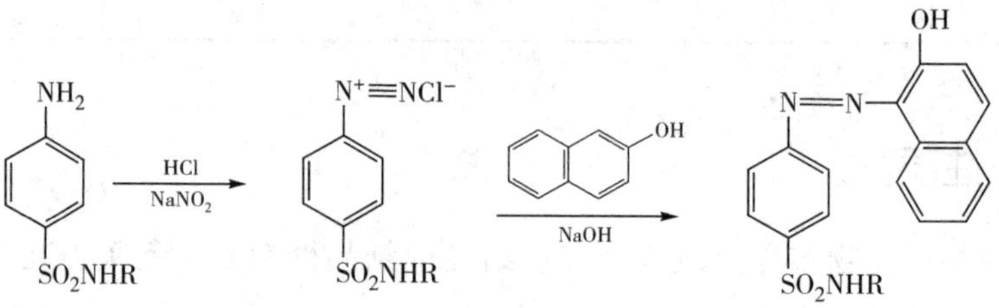

（3）与芳醛缩合反应　本类药物能与多种芳醛（如对二甲基氨基苯甲醛、香草醛）在酸性溶液中生成有色的希夫碱，可供鉴别及杂质检查。

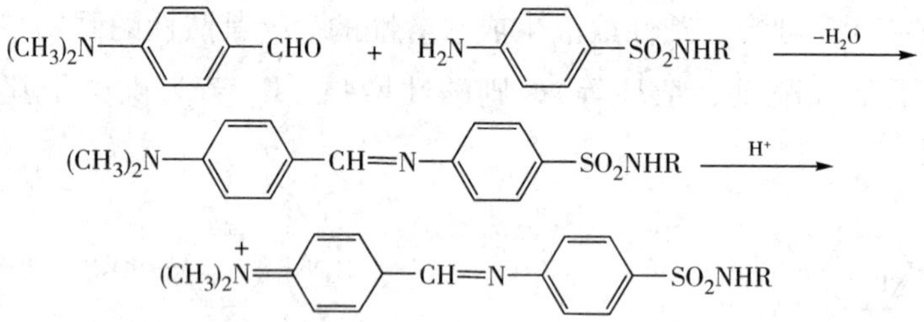

（4）自动氧化　含芳伯氨基的磺胺类钠盐很容易被氧化，在日光及重金属离子条件下可加速氧化，氧化产物多为偶氮化合物及氧化偶氮化合物。故此类药物应在避光容器内密闭保存，特别是钠盐注射液需要添加硫代硫酸钠溶液作抗氧化剂，安瓿内应充氮气。

**4. 其他官能团的性质**

（1）溴代反应　磺胺类药物分子中的苯环或 $N^1$ 取代的杂环，在酸性溶液中，可发生溴代反应，生成白色或黄色溴代物沉淀。

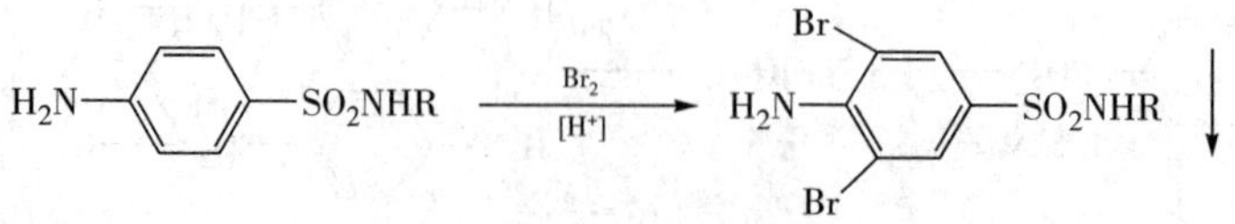

（2）$N^1$ 取代杂环取代基的反应　$N^1$ 取代基为杂环的磺胺类药物，在酸性溶液中，可与生物碱沉淀试剂反应生成沉淀，可用于区别 $N^1$ 无杂环取代的同类药物。

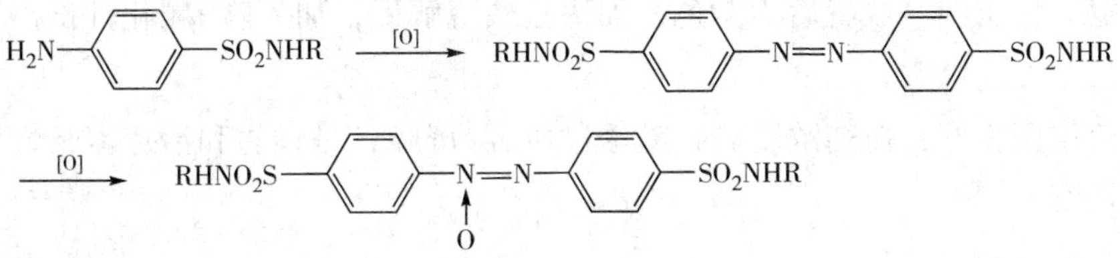

## 三、构效关系

通过对大量磺酰胺类药物的结构与活性的研究，得出其构效关系如下：

（1）磺酰氨基与氨基在苯环上必须互成对位，邻位或间位异构体无抑菌作用，以其他酰氨基团代替抑菌效果减弱。

（2）苯环用其他芳环或引入其他取代基，抑菌活性降低或消失。

（3）游离的芳伯氨基是抑菌作用必需的，若被羟基、烃基、磺酸基、氯原子等置换，则抑菌作用丧失。如果有取代基，则在体内易被酶分解（如酰基）或还原（如硝基）为游离的氨基才有效。

（4）$N^1$ 上单取代活性抑菌效果较好，杂环（噻唑、嘧啶、异噁唑、吡嗪等）取代更好，但 $N^1$ 上双取代活性丧失。

◎ **考点提示：**磺胺类抗菌药物的构效关系。

**知识拓展**

**磺胺类药物的作用机制**

PABA 是叶酸的组成部分，叶酸是微生物生长必要的物质，也是构成体内叶酸辅酶的基本原料。PABA 在二氢叶酸合成酶的催化下与二氢蝶啶焦磷酸及谷氨酸或二氢蝶啶焦磷酸酯与对氨基苯甲酰谷氨酸合成二氢叶酸，再在二氢叶酸还原酶的作用下还原成四氢叶酸，为细菌合成核酸提供叶酸辅酶。磺胺类药物结构和 PABA 相似，因而可与 PABA 竞争二氢叶酸合成酶，阻碍二氢叶酸的合成，从而影响核酸的生成，抑制细菌生长繁殖。

## 四、典型药物

### 磺胺嘧啶（Sulfadiazine）

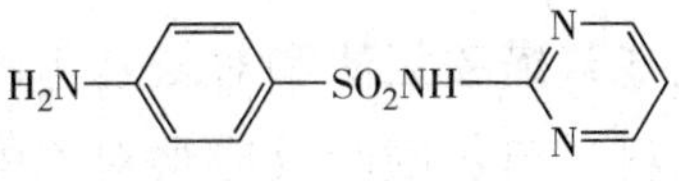

$C_{10}H_{10}O_2N_4S$　250.28

化学名：*N*-2-嘧啶基-4-氨基苯磺酰胺，简称 SD。

本品为白色或类白色结晶或粉末；无臭，无味；易溶于氢氧化钠和氨溶液，可溶于稀盐酸，微溶于乙醇或丙酮，几乎不溶于水；熔点为252~258℃，熔融同时分解。

本品具有磺胺类药物的通性。能发生重氮化-偶合反应，生成橙红色沉淀；与硫酸铜试液反应生成黄绿色沉淀，放置后为紫色；加稀盐酸溶解后，加入碘-碘化钾试液，产生棕褐色沉淀。

本品抗菌作用良好，血药浓度高，易透过血-脑屏障，是预防和治疗流行性脑脊髓膜炎的首选药物。

## 磺胺甲噁唑（Sulfamethoxazole）

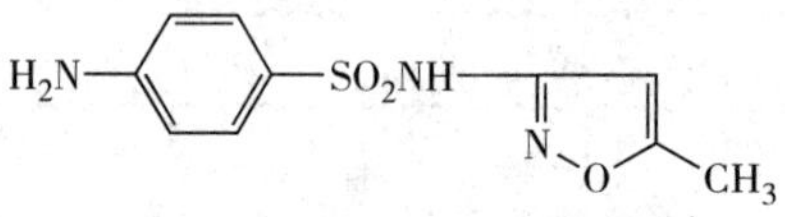

$C_{10}H_{11}O_3N_3S$　253.28

化学名：*N*-(5-甲基-3-异噁唑基)-4-氨基苯磺酰胺，曾用名新诺明，简称SMZ。

本品为白色结晶性粉末；无臭，味微苦；易溶于丙酮、稀盐酸、氢氧化钠或氨溶液，几乎不溶于水；熔点为168~172℃。

本品具有磺胺类药物的通性。能发生重氮化-偶合反应，生成橙红色沉淀；与硫酸铜试液反应生成草绿色沉淀。

本品主要用于呼吸道感染、尿路感染、外伤及软组织感染等，常与甲氧苄啶合用制成复方新诺明，抗菌作用增强，应用范围扩大。

◎ **考点提示**：磺胺甲噁唑的结构特征与临床应用。

## 磺胺醋酰钠（Sulfacetamide Sodium）

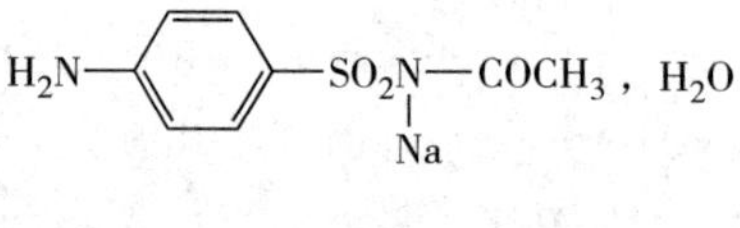

$C_8H_9O_3N_2SNa \cdot H_2O$　254.24

化学名：*N*-[(4-氨基苯基)磺酰基]乙酰胺钠盐一水化合物，简称SA-Na。

本品为白色结晶性粉末；无臭，味微苦；易溶于水，略溶于乙醇。

本品能发生重氮化-偶合反应；与硫酸铜试液反应呈蓝绿色沉淀；水溶液加醋酸酸化，即得磺胺醋酰白色沉淀，经过滤、洗涤、干燥后，熔点为180~184℃，滤液可显示钠盐的鉴别反应。

本品的合成方法有对乙酰氨基苯磺酰氯法和对氨基苯磺酰胺法两种。其中，对乙酰氨基苯磺酰氯法是以乙酰苯胺为原料，与氯磺酸反应得对乙酰氨基苯磺酰氯，经氨解后，在氢氧化钠溶液中与醋酸酐反应，得$N^1,N^4$-二乙酰衍生物，并在碱性情况下水解即得磺胺醋酰钠。

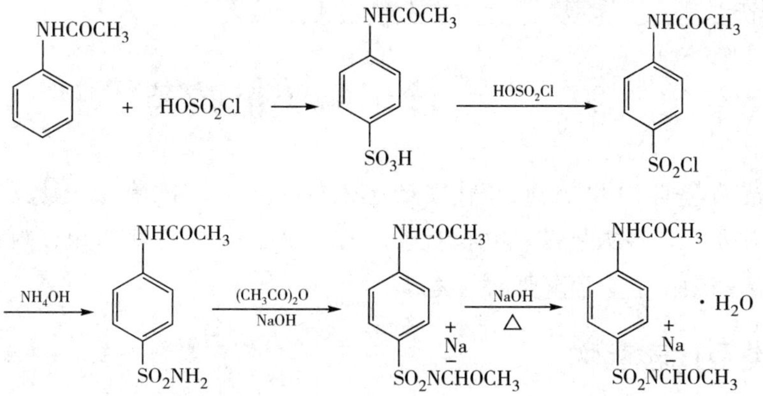

## 五、抗菌增效剂

抗菌增效剂是指与抗菌药配伍使用后，能增强抗菌药物疗效的药物。由于抗菌增效剂的机制各不相同，一般一种增效剂只能对某类特定的药物增效。如丙磺舒（Probenecid）能抑制有机酸的排泄，与青霉素合用，提高有机酸药物的血药浓度，增强抗菌作用；克拉维酸（Clavulanic Acid）为$\beta$-内酰胺酶抑制剂，与$\beta$-内酰胺类抗生素合用，可避免该类抗生素的分解，显著增强抗菌作用；甲氧苄啶（Trimethoprim，TMP）对革兰阳性菌和革兰阴性菌具有广泛的抑制作用，它能可逆性抑制体内的二氢叶酸还原酶，使二氢叶酸还原为四氢叶酸的过程受到抑制。TMP 与磺胺类药物联用，使细菌的叶酸代谢受到双重阻断，从而使抗菌作用增强数倍至数十倍，同时，使细菌的耐药性减少。故又称为磺胺增效剂。

### 甲氧苄啶（Trimethoprim）

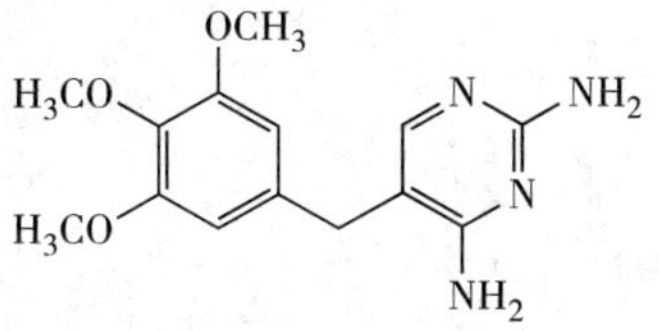

$C_{14}H_{18}O_3N_4$　290.32

化学名：5-[(3,4,5-三甲氧基苯基)甲基]-2,4-嘧啶二胺，曾用名甲氧苄胺嘧啶、磺胺增效剂，简称 TMP。

本品为白色或类白色结晶性粉末；无臭，味苦；易溶于冰醋酸，微溶于乙醇或丙酮，略溶于三氯甲烷，几乎不溶于水；熔点为 199~203℃。

本品具有弱碱性，加稀硫酸溶解后，加入碘试液即生成棕褐色沉淀；可溶于乳酸，生成水溶性的乳酸盐，供配成注射液（乳酸盐注射液的 pH 为 3.5~5.5，能被碱性药物如磺胺嘧啶钠、氨茶碱等分解析出 TMP 沉淀，故忌与碱性药物配伍）。

本品具有芳伯氨基结构，在空气中易自动氧化，在光及重金属催化下，氧化速度加快，因此，本品应避光密封保存。

本品常与磺胺嘧啶或磺胺甲噁唑合用，治疗尿路感染、肠道感染、呼吸道感染、脑膜炎和败血症等。

扫码“学一学”

◎ **考点提示：**甲氧苄啶的结构特征与临床应用。

# 第二节　喹诺酮类抗菌药

喹诺酮类抗菌药是20世纪60年代发展起来的一类广谱抗菌药，其具有抗菌活性强，毒性低，使用方便，与多数抗菌药物间无交叉耐药性，合成方法简单，效价比高等优势，已成为当今抗菌药领域中非常重要的一类。

## 一、分类及代表药物

喹诺酮类药物按照化学结构可分为四类：①萘啶酸类，代表药物有萘啶酸、依诺沙星等；②噌啉羧酸类，代表药物有西诺沙星等；③吡啶并嘧啶羧酸类，代表药物有吡咯酸、吡哌酸等；④喹啉羧酸类，代表药物有诺氟沙星、环丙沙星、氧氟沙星、司帕沙星、洛美沙星等。其中喹啉羧酸类药物最多，目前最常用。

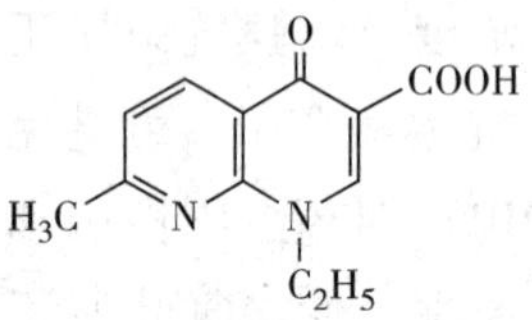


萘啶酸

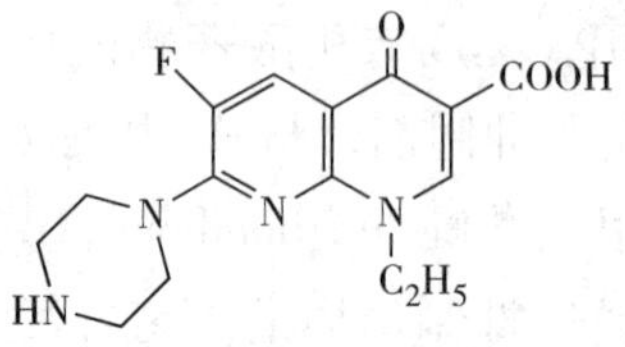


依诺沙星

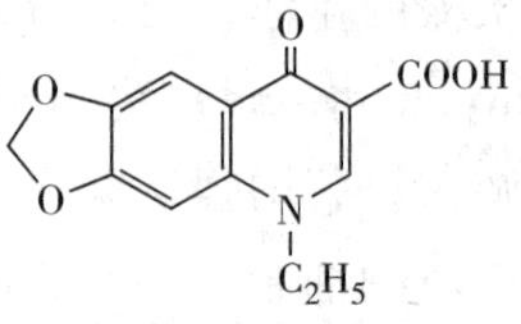


西诺沙星

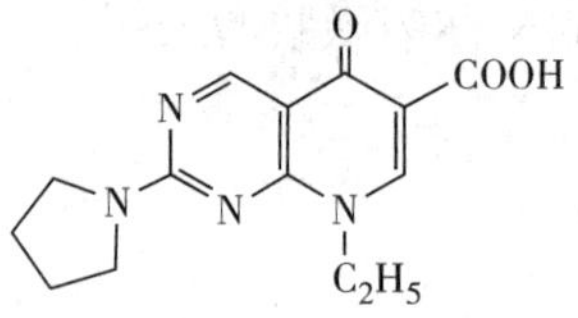


吡咯酸

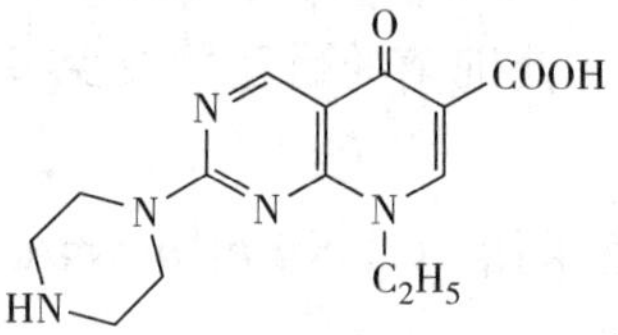


吡哌酸

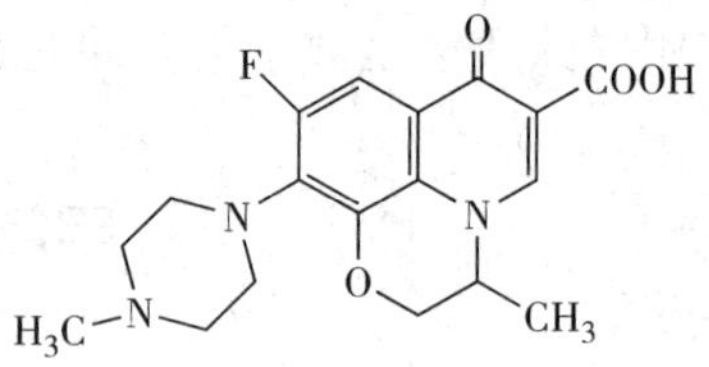


氧氟沙星

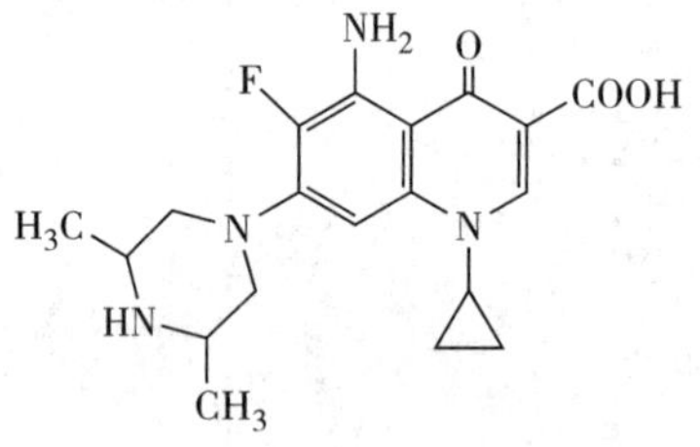


司帕沙星

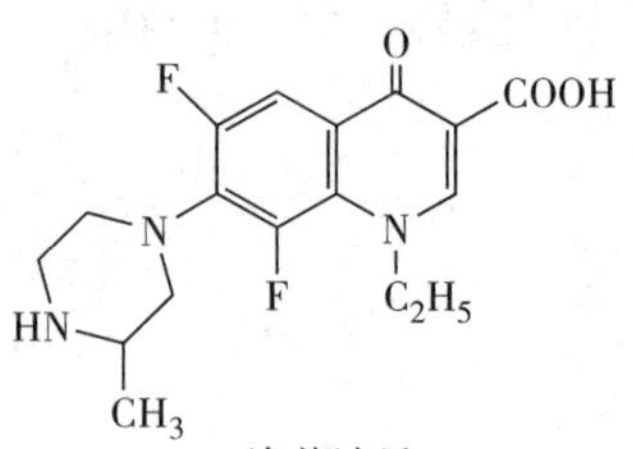


洛美沙星

## 二、作用机制及构效关系

### （一）作用机制

喹诺酮类抗菌药能够穿透细菌的细胞壁，深入细菌内部，抑制DNA促旋酶，从而影响脱氧核糖核酸（DNA）的正常形态与功能，造成细菌遗传物质不可逆损伤，达到抗菌目的。

### （二）构效关系

喹诺酮类药物的基本结构为：

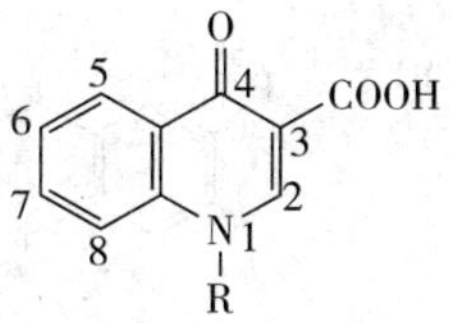

二氢吡啶酮是喹诺酮类药物的基本母核，必须与芳环或杂环并合。通过对喹诺酮类药物结构及生物活性的研究，其构效关系有以下几点：

（1）1位应为脂肪烃基或环烃基，其中以乙基、氟乙基、环丙基活性最佳；

（2）2位引入取代基，活性消失或减弱；

（3）3位羧基和4位羰基是必需基团，被其他基团取代时活性消失；

（4）5位被氨基或甲基取代，抗菌活性增强，同时毒性也有可能增加；

（5）6位取代基对活性影响很重要，其活性顺序为：$F>Cl>CN\geqslant NH_2\geqslant H$；

（6）7位引入取代基可明显增强活性，其活性顺序为：哌嗪基>二甲氨基>甲基>卤素>氢；

（7）8位引入氯、氟、甲氧基可降低最低抑菌浓度，甲氧基取代还可增加抗厌氧菌活性，氟取代还可增加光毒性。

◎ **考点提示：**喹诺酮类药物的构效关系。

**知识拓展**

**喹诺酮类药物的体内代谢**

喹诺酮类药物口服后迅速吸收，在体内分布广泛，多数药物在尿中的浓度大于病原微生物的最小抑菌浓度。大多数药物的代谢产物为3-羧酸与葡萄糖醛酸的结合物，其次的代谢反应发生在哌嗪环上。

## 三、典型药物

### 诺氟沙星（Norfloxacin）

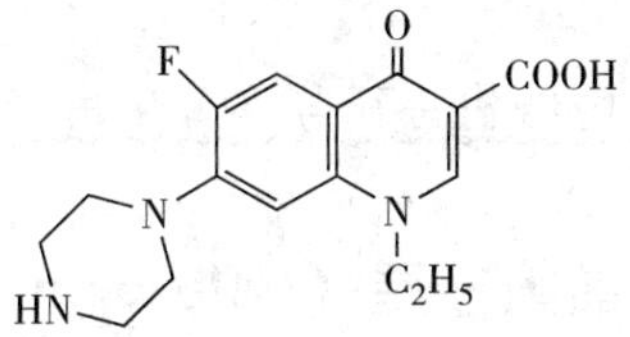

$C_{16}H_{18}FN_3O_3$　319.24

化学名：1-乙基-6-氟-1,4-二氢-4-氧-7-(1-哌嗪基)-3-喹啉羧酸，曾用名氟哌酸。

本品为白色至淡黄色结晶性粉末；无臭，味微苦；易溶于醋酸、盐酸或氢氧化钠试液，略溶于二甲基甲酰胺，极微溶于水或乙醇；熔点为218~224℃。

本品在室温下较稳定，在光照下会发生分解，生成7-哌嗪开环产物。在酸性条件下回流，可生成3-脱酸产物。

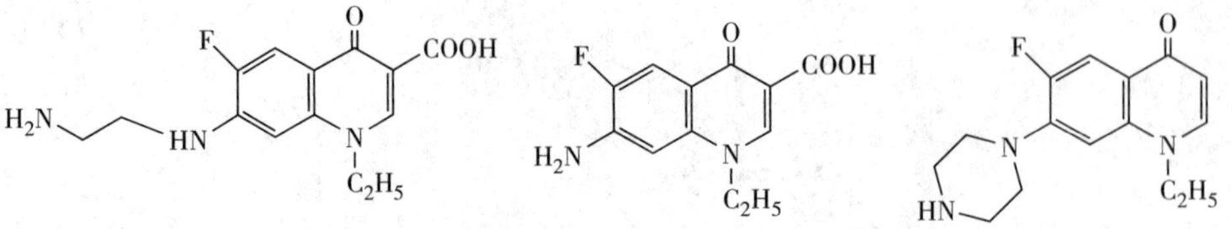

本品具有叔胺结构，在干燥试管中加少许丙二酸与醋酐，于 80~90℃水浴中保温5~10分钟，显红棕色，可供鉴别。

本品具有有机氟化物的反应。

本品抗菌谱广，抗菌作用强，不良反应少，主要用于泌尿道、肠道、生殖器官、胆道、皮肤、软组织以及上呼吸道等感染。

## 盐酸环丙沙星（Ciprofloxacin　Hydrochloride）

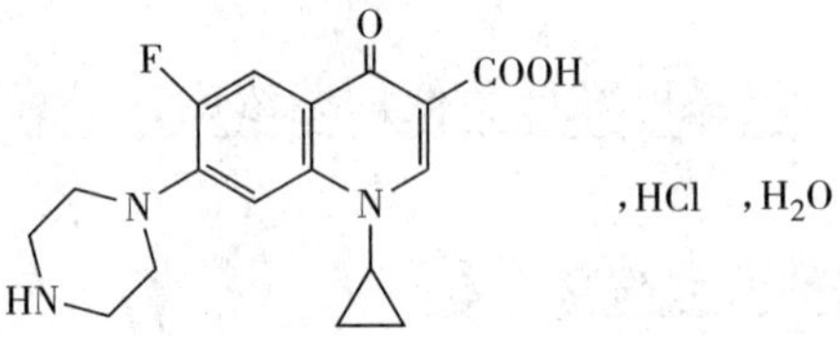

$C_{17}H_{18}FN_3O_3 \cdot HCl \cdot H_2O$　385.82

化学名：1-环丙基-6-氟-1,4-二氢-4-氧代-7-(1-哌嗪基)-3-喹啉羧酸盐酸盐一水化合物。

本品为白色或微黄色结晶性粉末；无臭，味苦；易溶于醋酸、盐酸或氢氧化钠，可溶于水，微溶于甲醇，极微溶于乙醇；熔点为 308~310℃。

本品稳定性较好，室温保存 5 年未见异常。在 0.05mol/L 盐酸中，90℃加热或长时间光照，可发生类似诺氟沙星的开环反应及脱酸反应。

本品具有叔胺结构，可与丙二酸和醋酐反应，溶液显红棕色，可供鉴别。

本品具有有机氟化物的反应。

本品抗菌作用强于其他同类药物、头孢菌素及氨基糖苷类抗生素，对耐β-内酰胺类抗生素或耐庆大霉素的病原菌也有效。临床上除用于尿路感染、肠道感染、淋病等外，还可用于治疗由流感嗜血杆菌、大肠埃希菌等引起的骨和关节感染、皮肤组织感染、肺炎、败血症等。

◎ **考点提示：**盐酸环丙沙星的结构特征与临床应用。

## 氧氟沙星（Ofloxacin）

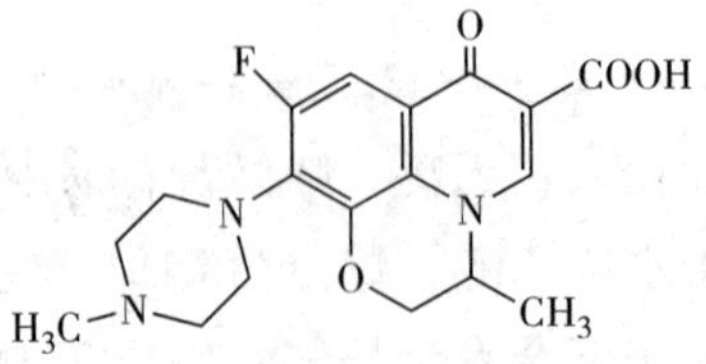

$C_{18}H_{20}FN_3O_4$　361.38

化学名：(±)-9-氟-2,3-二氢-3-甲基-10-(4-甲基-1-哌嗪基)-7-氧代-7*H*-吡啶并[1,2,3-*de*]-[1,4]苯并噁嗪-6-羧酸，曾用名氟嗪酸。

本品为白色或淡黄色结晶性粉末；无臭，味苦；易溶于冰醋酸，微溶于甲醇，略溶于三氯甲烷、稀酸及氢氧化钠，难溶于水。

本品可与丙二酸和醋酐作用，溶液显红棕色。

本品具有有机氟化物的反应。

本品的左旋体又称左氧氟沙星，抗菌活性是氧氟沙星的 2 倍，口服吸收完全，耐受性好。

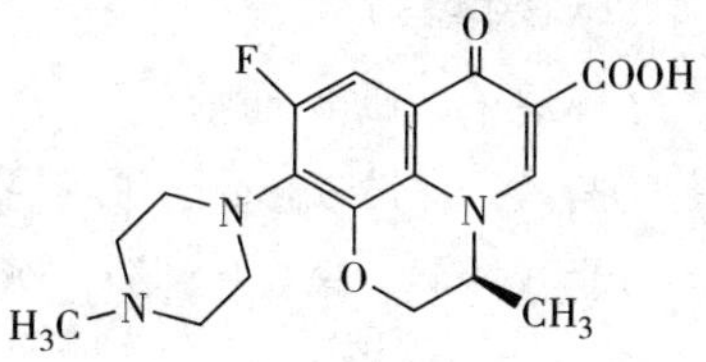

本品主要用于革兰阴性菌所致的呼吸道、咽喉、扁桃体、泌尿道、皮肤及软组织、胆囊及胆管、中耳、鼻窦、泪囊、肠道等部位的急、慢性感染。

◎ **考点提示：**氧氟沙星的结构特征与临床应用。

## 盐酸洛美沙星（Lomefloxacin Hydrochloride）

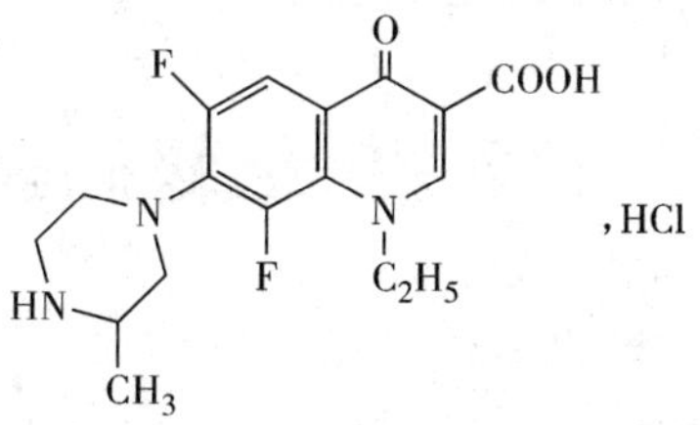

$C_{17}H_{19}F_2N_3O_3 \cdot HCl$　387.81

化学名：(±)-1-乙基-6,8-二氟-1,4-二氢-7-(3-甲基-1-哌嗪基)-4-氧代-3-喹啉羧酸盐酸盐。

本品为白色或类白色结晶性粉末；几乎无臭，无味；易溶于氢氧化钠试液，微溶于水，几乎不溶于甲醇和乙醇。

本品水溶液显氯化物的鉴别反应。

本品适用于单纯感染或两种以上微生物所致的混合感染，主要用于慢性支气管炎急性发作，单纯性和复杂性上、下尿路感染，预防经尿道手术的感染。

### 知识链接

**喹诺酮类药物的发展**

喹诺酮类药物的发展起源于 20 世纪 60 年代萘啶酸抗菌作用的发现，历经 40 多年，大体分为四个阶段。

第一代：1962~1969 年，代表药物有萘啶酸。其作用特点是抗革兰阴性菌作用强，对革兰阳性菌几乎无作用，易产生耐受性，体内易代谢，作用时间段，中枢不良反应大，曾用于治疗泌尿道、胆道、肠道感染，现已少用。

第二代：1970~1979 年，代表药物有吡哌酸。由于结构中引入了对 DNA 回旋酶有亲合作用的哌嗪基，使抗菌活性大大增强。抗菌谱扩大到革兰阳性菌、铜绿假单胞菌，耐药性降低，不良反应较少，体内较稳定，药物以原型从尿中排出。临床上用于泌尿道、肠道和耳鼻喉感染。

第三代：1978~1996 年，代表药物有诺氟沙星、环丙沙星、氧氟沙星、左氧氟沙星和洛美沙星、依诺沙星等。由于结构中引入了氟原子，使得抗菌活性进一步扩大，对革兰阳性菌、革兰阴性菌、支原体、衣原体和分枝杆菌均有效，活性较强，合成容易，毒性低，一些药物可与头孢菌素媲美。临床上用于呼吸道、皮肤、骨和关节、腹腔等感染，也可用于伤寒、败血症和淋病等的治疗。

第四代：1997 年至今，代表药物有莫西沙星、帕珠沙星、加替沙星等。其作用特点是抗菌谱进一步扩大，抗菌活性增强。对革兰阳性菌、厌氧菌、衣原体、支原体的抗菌活性比第三代强。

根据构效关系推测，喹诺酮类药物的母体所有位置几乎都可以进行取代基的置换，加上杂原子的变化，经过排列组合，合成出成千上万的新化合物是完全可能的。可以预言，本类药物将来还会有更大的发展。

扫码“学一学”

## 第三节 抗结核病药

结核病是由结核杆菌感染引起的一种常见慢性传染病，机体的各组织器官都可感染，其中以肺结核最为常见。治疗结核病的药物称为抗结核病药（antitubercular drugs）。由于结核杆菌细胞上有高度亲水性脂质，对醇、酸、碱和某些消毒剂高度稳定，且结核杆菌的生长周期较长，用药周期长，用药易产生耐药性。目前临床常用的抗结核病药物，包括抗结核抗生素及合成抗结核病药两类。

### 一、抗结核抗生素

抗结核抗生素主要有链霉素、卡那霉素、利福霉素等，链霉素将在抗生素一章介绍，卡那霉素由于毒性大，现已少用。

利福霉素是链丝菌发酵产生的一类抗生素，包括利福霉素 A、B、C、D、E 五种物质。它们均为碱性物质，性质不稳定，较难分离，称为利福霉素混合体，仅得到利福霉素 B 纯结晶。利福霉素类的化学结构为 27 个碳原子的大环内酰胺，环中含一萘核，骨架为一平面芳环与一立体脂肪桥链相互连接为桥环的一类大环抗生素。

利福霉素 B 的抗菌作用很弱，经结构改造得到利福霉素 SV、利福平、利福定、利福喷丁，抗菌活性增强，临床应用广泛。

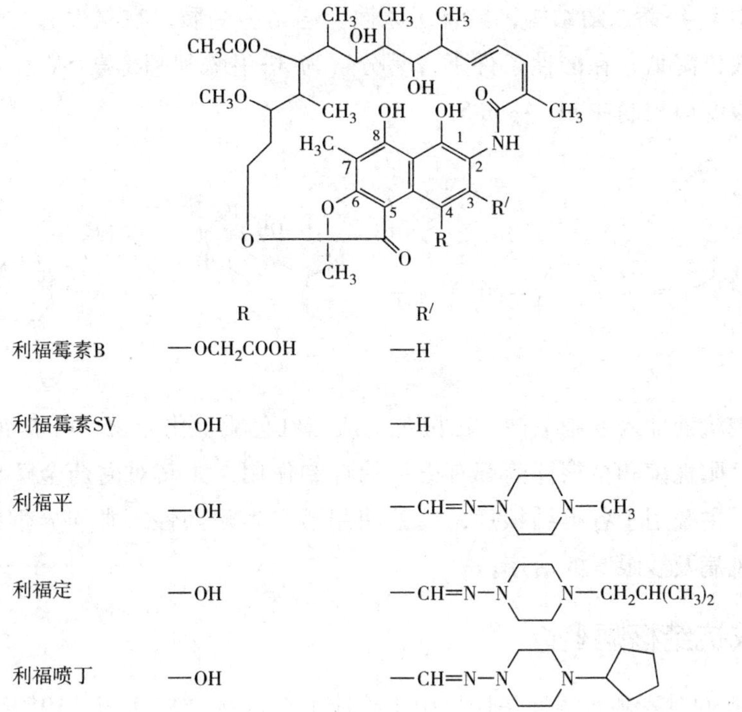


**知识链接**

### 利福霉素的结构改造

天然利福霉素稳定性差，临床使用少。将利福霉素 B 氧化、水解、还原得到利福霉素 SV；将利福霉素 SV 与 1-甲基-4-氨基哌嗪成腙，得到口服吸收好、抗菌谱更广、高效和长效的抗结核病药利福平；以利福平为基础，可以合成得到新的衍生物利福定、利福喷丁，抗菌作用进一步增强。

## 利福平（Rifampicin）

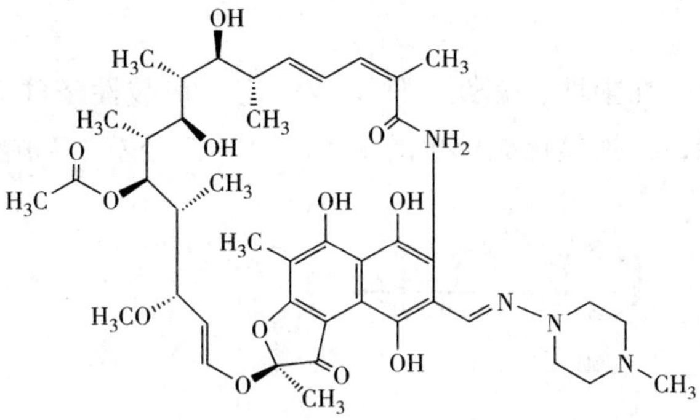

$C_{43}H_{58}N_4O_{12}$　822.95

化学名：3-[[(4-甲基-1-哌嗪基)-亚氨基]甲基]-利福霉素，曾用名甲哌利福霉素。

本品为鲜红色或暗红色结晶性粉末；无臭，无味；几乎不溶于水，在甲醇中溶解，易溶于三氯甲烷。

本品分子中1,4-萘二酚结构，具有还原性，遇光易变质，在碱性条件下，易氧化成醌类化合物，使效价降低；在酸性条件下，易分解为3-甲酰利福霉素SV和1-氨基-4-甲基哌嗪，故本品酸度应控制在pH 4~6.5。

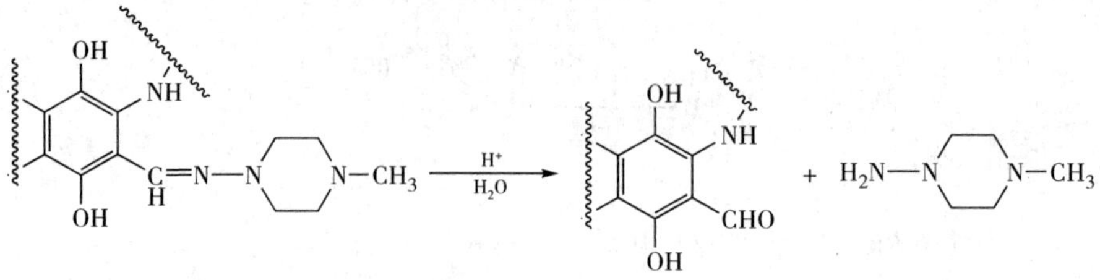

本品的盐酸溶液加入亚硝酸钠，由橙色生成暗红色醌型化合物，可供鉴别。

本品对革兰阳性菌和结核杆菌都有很强的抑制作用，尤其对耐药金黄色葡萄球菌有较强的抑制作用。主要用于各类结核病，单独使用易产生耐药性，常与异烟肼、乙胺丁醇合用，也用于麻风病及沙眼等的治疗。

## 二、合成抗结核病药

1946年合成的对氨基水杨酸是最早用于临床的合成抗结核病药。1952年以后又相继发现了作用更强大的异烟肼和乙胺丁醇等，三种药物至今仍为重要的抗结核病药。

### 对氨基水杨酸钠（Sodium Aminosalicylate）

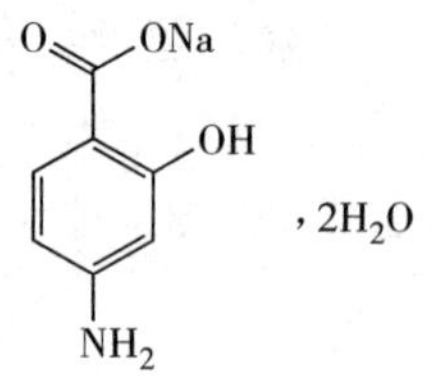

$C_7H_6NNaO_3 \cdot 2H_2O$　211.14

化学名：4-氨基-2-羟基苯甲酸钠二水合物。

本品为白色或类白色结晶或结晶性粉末；无臭，味甜带咸；易溶于水，略溶于乙醇，不溶于乙醚。

本品水溶液不稳定，在中性、碱性条件下较稳定，在酸性条件下，见光或受热易发生脱羧反应生成间氨基酚，再被氧化成棕色的3,5,3′,5′-四羟基二苯醌。

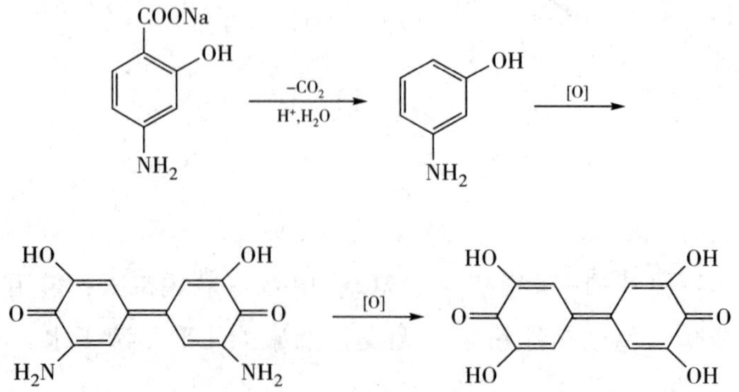

本品在稀盐酸的酸性溶液中，遇三氯化铁生成紫红色的配位化合物，放置3小时，不得产生沉淀（与5-氨基水杨酸钠区别）。

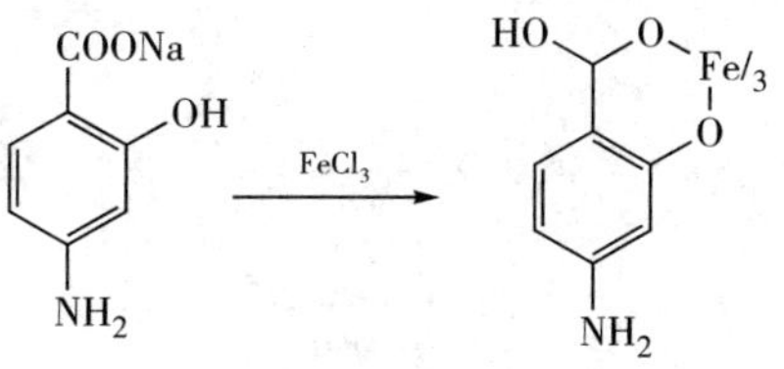

本品在酸性溶液中可与溴作用，生成二溴代物，脱羧后进一步溴化，生成三溴代物。

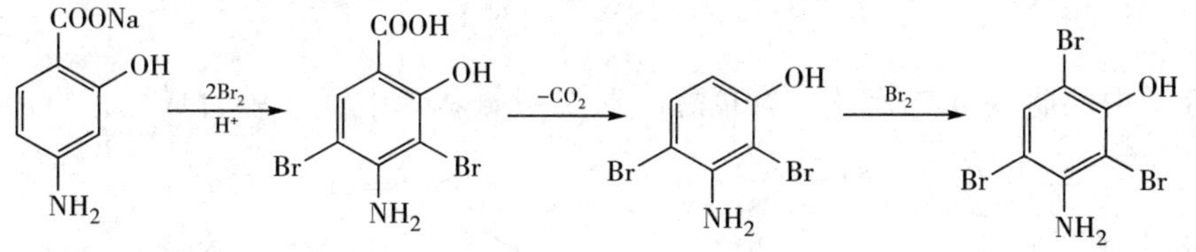

本品分子中含有芳伯氨基，在酸性中经重氮化反应，再与碱性β-萘酚偶合，生成红色的偶氮化合物。

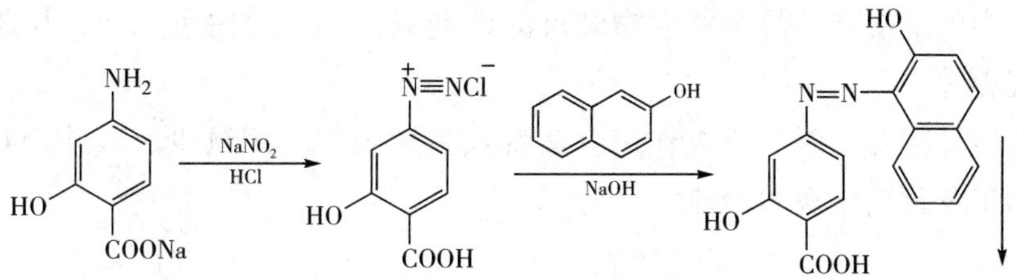

本品可治疗多种结核，对肠、骨结核和渗出性肺结核疗效较好，常与链霉素、异烟肼等抗结核病药联用，以增加疗效并减小耐药性。

## 异烟肼（Isoniazid）

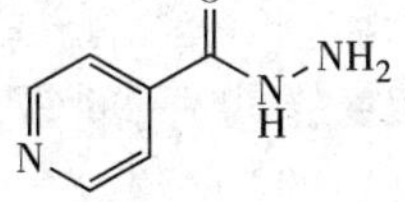

$C_6H_7N_3O$ 137.14

化学名：4-吡啶甲酰肼，曾用名雷米封。

本品为无色结晶或白色至类白色结晶性粉末；无臭，味微甜后苦；易溶于水，微溶于乙醇，极微溶于乙醚；熔点为170~173℃。

本品分子中的酰肼基，在酸或碱存在下可水解生成异烟酸和毒性较大的游离肼。光、重金属、温度和pH等均加速本品水解，常制成片剂或粉针剂应用，变质后不可供药用。

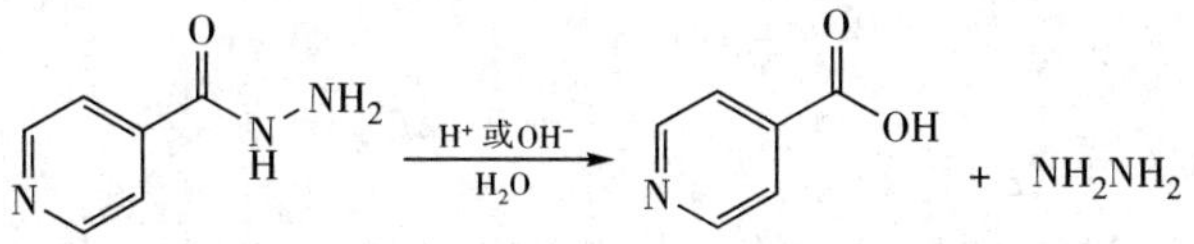

本品分子中的肼基具有还原性，在酸性条件下可与溴、硝酸银、溴酸钾等反应，生成

异烟酸，同时放出氮气。如被硝酸银氧化有银镜生成，可供鉴别；在酸性条件下，被溴酸钾氧化可供定量测定。

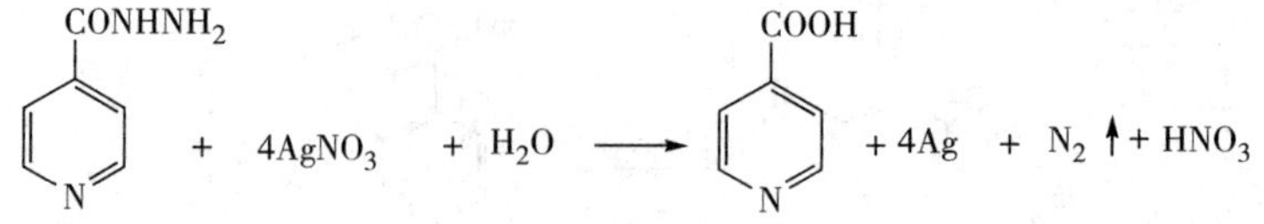

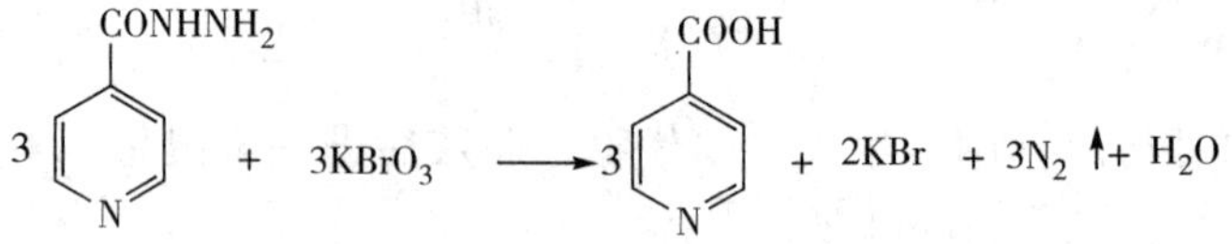

本品分子中的肼基可与芳醛（香草醛、对二甲氨基苯甲醛）缩合成腙，析出结晶。

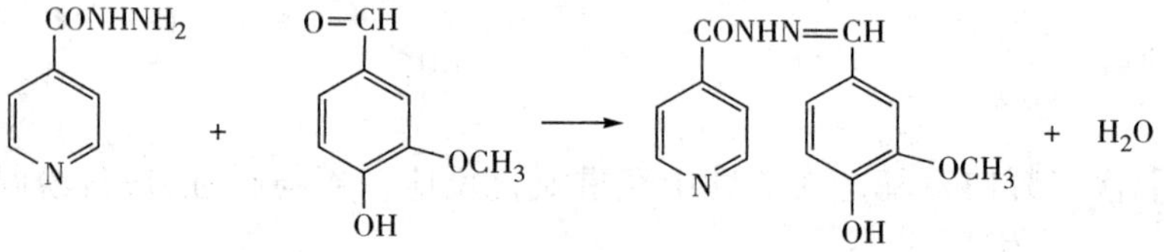

本品分子中的吡啶环可与一些生物碱沉淀试剂氯化汞产生白色沉淀，与碘化铋钾作用产生棕红色沉淀等。

本品对结核杆菌有抑制和杀灭作用。其特点是疗效好、用量少、毒性相对较低，可口服，现广泛用于各种结核病的治疗。

**知识拓展**

**异烟肼的构效关系和代谢**

异烟肼结构中的酰肼基与吡啶的氮原子必须处于对位，活性最强，处于间位或邻位活性减弱或消失。酰肼基上的氢原子可以被烷基或芳基取代，但仅 $N^2$ 取代的衍生物有抗菌活性，而 $N^1$ 取代的衍生物无抗菌活性。

异烟肼口服后迅速被吸收，食物和各种耐酸药物可能会干扰其吸收，因此异烟肼应空腹服用。主要代谢为 *N*-乙酰异烟肼，占服用量的50%～90%，并由尿排除，但 *N*-乙酰异烟肼的抗结核作用仅为异烟肼的1%。

## 盐酸乙胺丁醇（Ethambutol Hydrochloride）

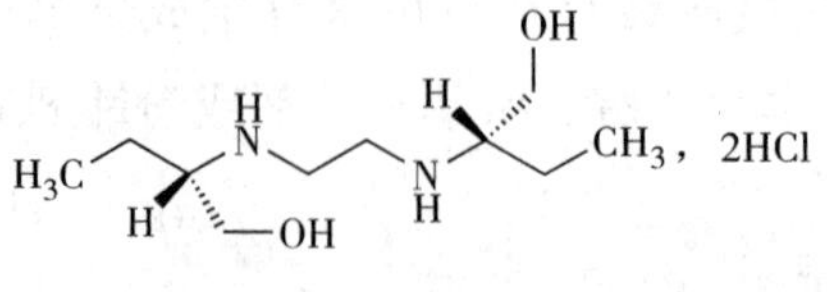

$C_{10}H_{24}N_2O_2 \cdot 2HCl$　277.23

化学名：[2*R*,2[*S*-(*R**,*R**)]-*R*]-(+)2,2′-(1,2-乙二基二亚氨基)-双-1-丁醇二盐酸盐。

本品为白色结晶性粉末；无臭或几乎无臭；极易溶于水，略溶于三氯甲烷，几乎不溶于乙醚；熔点为 199～204℃，熔融时分解；比旋度为+6.0°～+7.0°（10%水溶液，25℃）。

本品分子中含有两个相同的手性碳原子，有三个旋光异构体，右旋体活性是左旋体的 200～500 倍，药用为右旋体。

本品水溶液与三硝基苯酚反应生成沉淀，精制干燥后，熔点为 193～197℃。

本品水溶液加硫酸铜试液和氢氧化钠试液，生成深蓝色配合物。

本品主要用于治疗对异烟肼、链霉素有耐药性的各型肺结核，与利福平合用，可提高疗效并延缓耐药性的产生。

◎ **考点提示：**乙胺丁醇的结构特征与临床应用。

## 第四节　抗真菌药

扫码“学一学”

真菌感染可分为浅表感染和深部感染两类。浅表真菌感染发生在皮肤、黏膜和皮下组织；深部真菌感染发生在黏膜深处、内脏、泌尿系统、脑和骨骼等部位。抗真菌药（antifugals drugs）按来源可分为抗真菌抗生素和合成抗真菌药物。

### 一、抗真菌抗生素

抗真菌抗生素根据结构特点可分为非多烯和多烯两类，非多烯类主要用于浅表真菌感染，多烯类主要用于深部真菌感染。

非多烯类抗生素如灰黄霉素（Griseofulvin），主要用于皮肤真菌感染，但有一定毒性，一般外用。西卡宁（Siccanin）用于浅表真菌感染，疗效与灰黄霉素相似，不良反应少见。

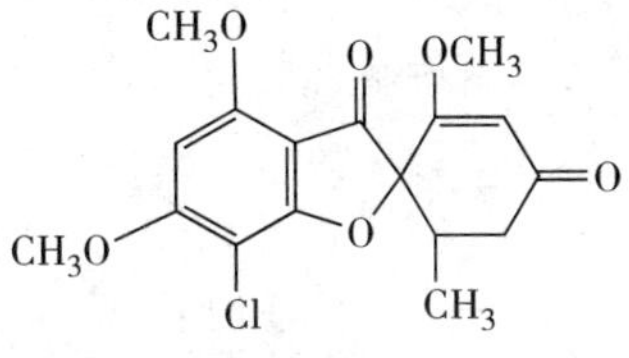


灰黄霉素

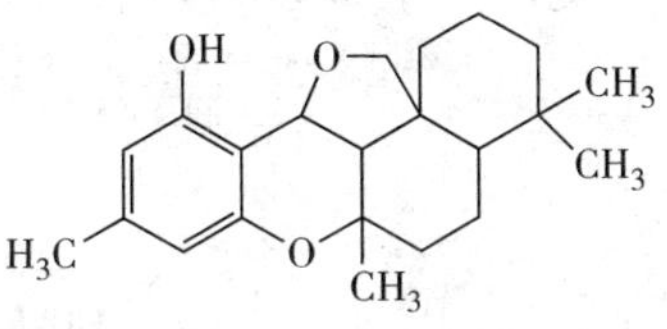


西卡宁

多烯类抗生素如两性霉素 B（Amphotericin B）、制霉菌素等，其结构由一个多烯大环内酯和一个氨基糖组成，脂溶性大，易吸收，用于治疗皮肤和黏膜真菌感染，白假丝酵母菌感染而引起获得性免疫缺陷综合征患者的鹅口疮和食管炎等，有肾脏毒性，应用时要慎重。

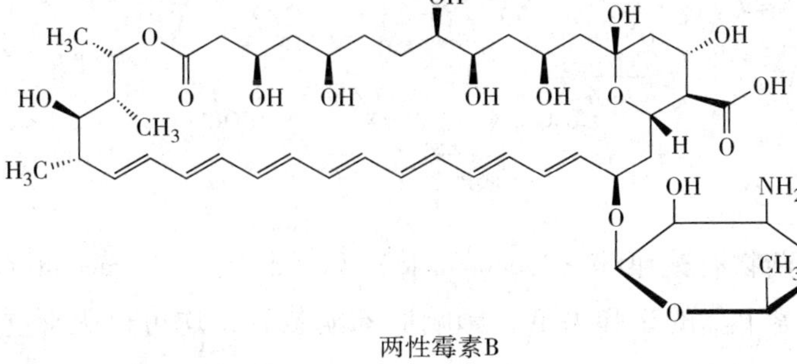


两性霉素B

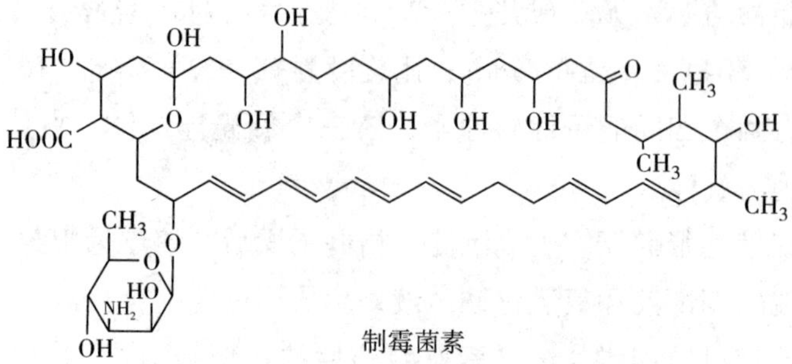

制霉菌素

## 二、合成抗真菌药

自20世纪60年代末发现克霉唑以来，唑类抗真菌药物迅速发展。由于该类药物抗菌活性良好，结构相似，对深部和浅部真菌感染都有效，是目前临床上主要的治疗真菌感染的药物。

根据结构特征该类药物主要分为咪唑类和三氮唑类化合物。咪唑类的代表药物有克霉唑（Clotrimazole）、咪康唑（Miconazole）、益康唑（Econazole）、酮康唑（Ketoconazole）。克霉唑虽然对深部真菌感染有效，但吸收不规则，毒性大，主要外用；咪康唑、益康唑为广谱抗真菌药，作用优于克霉唑；酮康唑是唯一可以口服的咪唑类抗真菌药物。

◎ **考点提示：** 合成抗真菌药的分类及代表药物。

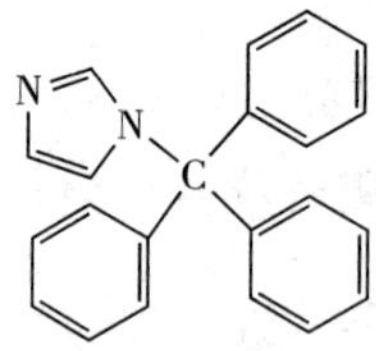

克霉唑

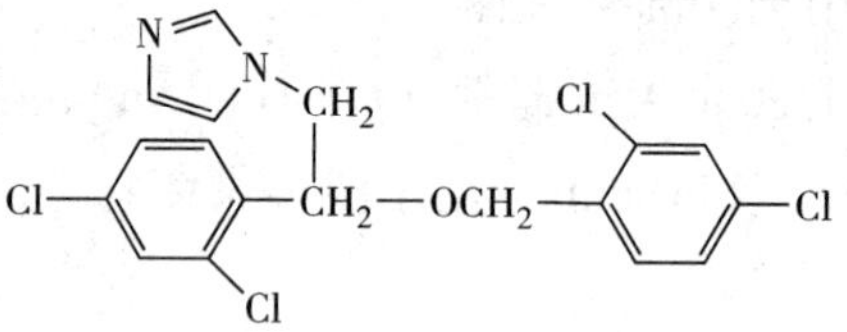

咪康唑

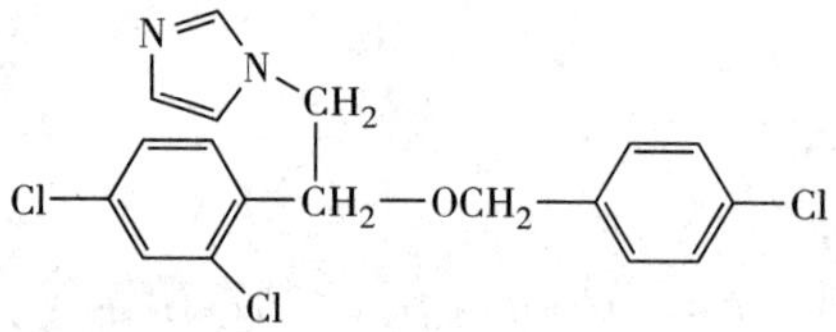

益康唑

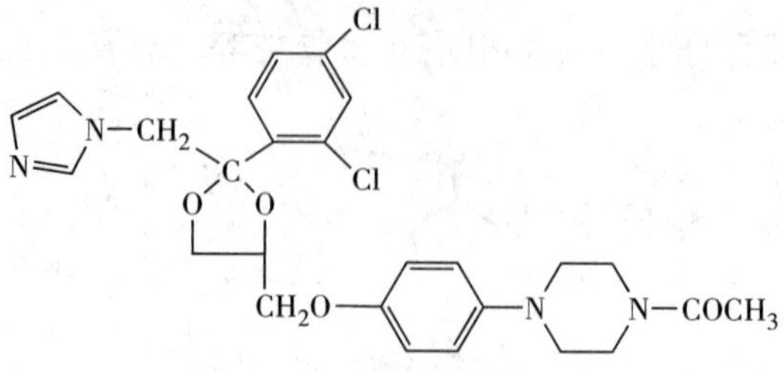

酮康唑

三氮唑类的代表药物有氟康唑（Fluconazole）和伊曲康唑（Itraconazole），伊曲康唑和氟康唑对人体细胞色素 $P_{450}$ 的亲和力低，影响肝药酶较轻，均可口服，抗真菌谱更广，作用更强，毒性更低。

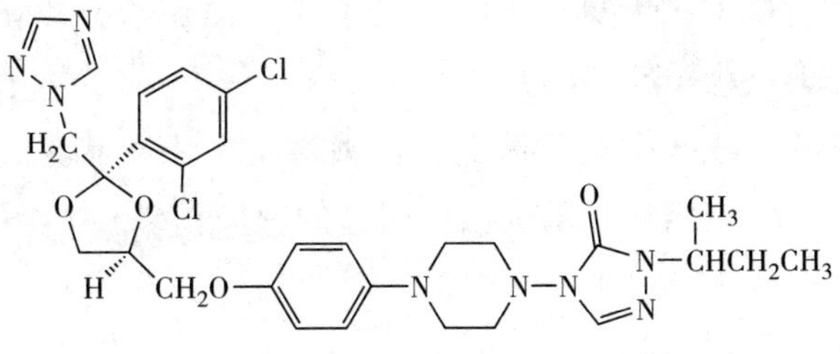

伊曲康唑

## 氟康唑（Fluconazole）

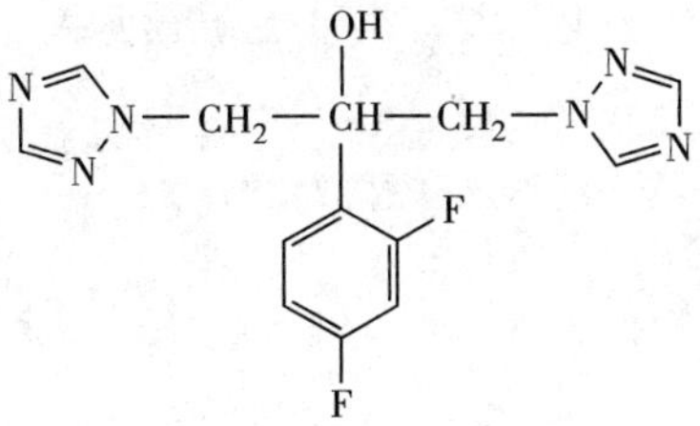

$C_{13}H_{12}F_2N_6O$　306.27

化学名：α-(2,4-二氟苯基)-α-(1*H*-1,2,4-三唑-1-基甲基)-1*H*-1,2,4-三唑-1-基乙醇。

本品为白色或类白色结晶性粉末；无臭，味苦；易溶于甲醇，可溶于乙醇，微溶于水、二氯甲烷或冰醋酸；熔点为137~141℃。

本品具有有机氟的特殊反应。

本品含有氮杂环，可用非水碱量法测定其含量。

本品对新型隐球菌、白假丝酵母菌及其他假丝酵母菌、黄曲菌、烟曲菌、皮炎芽生菌等均有抗菌作用，主要用于全身性假丝酵母菌病、黏膜假丝酵母菌病、急性或复发性真菌性阴道炎。

◎ **考点提示**：氟康唑的结构特征与临床应用。

## 伊曲康唑（Itraconazole）

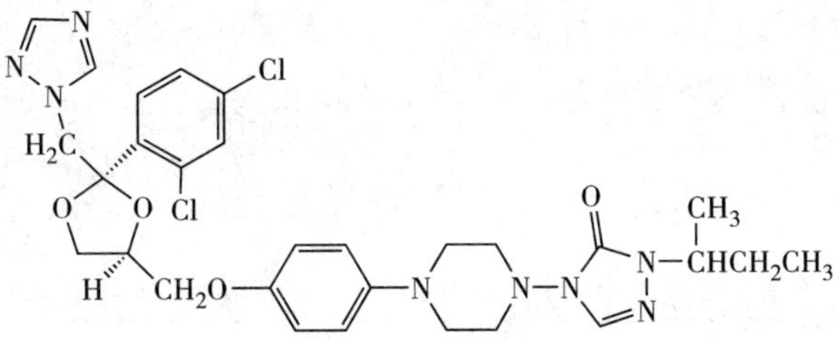

$C_{35}H_{38}Cl_2N_8O_4$　705.63

化学名：(±)-1-仲丁基-4-[4-[4-[4-[[(2*R**,4*S**)2-(2,4-二氯苯基)-2-(1*H*-1,2,4-三氮唑基-1-甲基)-1,3-二氧环戊基-4-基]甲氧基]苯基]-1-哌嗪基]苯基]-$\Delta^2$-1,2,4-三氮唑-5-酮，曾用名伊他康唑。

本品为白色或类白色粉末；无臭，无味；易溶于二氯甲烷，略溶于四氢呋喃，几乎不溶于水、甲醇或乙醇；熔点为165~169℃。

本品是具有三唑环的合成唑类抗真菌药，抗菌谱与氟康唑相似，对深部真菌和浅表真菌均有抗菌作用。临床主要应用于深部真菌所引起的感染。

知识拓展

**其他抗真菌药物**

1981年发现了烯丙胺类化合物萘替芬，由于有较高的抗真菌活性和新颖的结构特征收到重视，继而又发现了活性更强、毒性更低的特比萘芬、布替萘芬、托萘酯和利拉萘酯等抗真菌药物。

此外，还有胞嘧啶的衍生物氟胞嘧啶，它对念珠菌、隐球菌等有较好的疗效；浅表抗真菌药物还有阿莫罗芬和环吡酮胺等。

扫码“学一学”

## 第五节 抗病毒药

病毒感染性疾病是严重危害人类健康的传染病。最常见的病毒性疾病有流行性感冒、腮腺炎、水痘、脊髓灰质炎、病毒性肺炎、巨细胞病毒视网膜炎、带状疱疹、狂犬病等。目前还没有真正能完全治愈病毒感染的药物，更严重的是病毒感染引起的新疾病不断出现，如2003年的SARS和随后出现的禽流行性感冒等。因而抗病毒药物的研究还需要不断努力。

知识链接

**病 毒**

迄今，全世界已发现的病毒超过3000种，而且新的病毒还在不断被发现。

2002年8月，在巴黎召开的世界病毒学大会上，由国际病毒分类委员会提出的第7份报告收录了3600多种病毒，其中使人类致病的病毒有1200多种，分为29个科，7个亚科，53个属。

20世纪80年代医学家发现的人免疫缺陷病毒（HIV）所致获得性免疫缺陷综合征是危害性极大、死亡率很高的传染病。1991年至今新发现的人类传染性病毒有庚型肝炎病毒、人疱疹病毒7~8型病毒，引起成人呼吸窘迫综合征的SinNombre病毒，巴西出血热Sabia病毒和委内瑞拉出血热Guanarito病毒等。

根据化学结构，可将抗病毒药物分为核苷类、三环胺类及多肽类等。

核苷是由碱基和糖两部分组成。通过化学修饰改变天然碱基或糖基中的基团得到的人工合成核苷有可能抑制天然核苷，抑制病毒或宿主细胞的DNA或RNA聚合酶活性，阻止DNA或RNA的合成，杀灭病毒，代表药物主要有利巴韦林（Ribavirin）、齐多夫定（Zidovudine）、更昔洛韦（Ganciclovir）、阿昔洛韦（Aciclovir）等。

三环胺类可抑制病毒颗粒穿入宿主细胞，也可以抑制病毒早期复制和阻断病毒的脱壳及核酸宿主细胞的侵入，代表药物有金刚烷胺。

多肽类选择性作用于病毒的 DNA 聚合酶和逆转录酶的靶点上，抑制疱疹病毒的复制，还可以抑制 HIV 逆转录病毒，用于治疗获得性免疫缺陷综合征的综合征，代表药物有膦甲酸钠。

◎ **考点提示：**抗病毒药物的分类及代表药物。

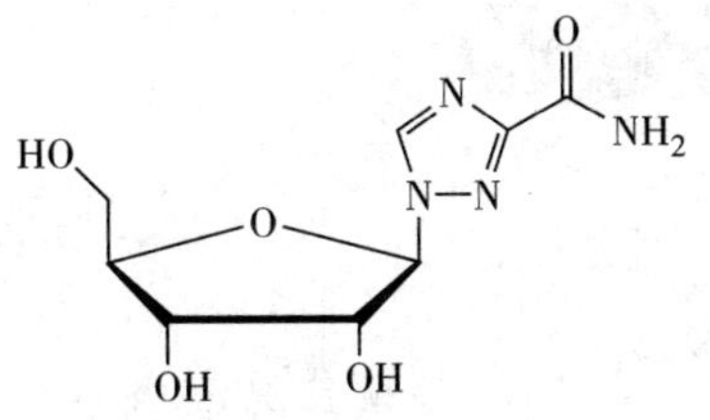

利巴韦林

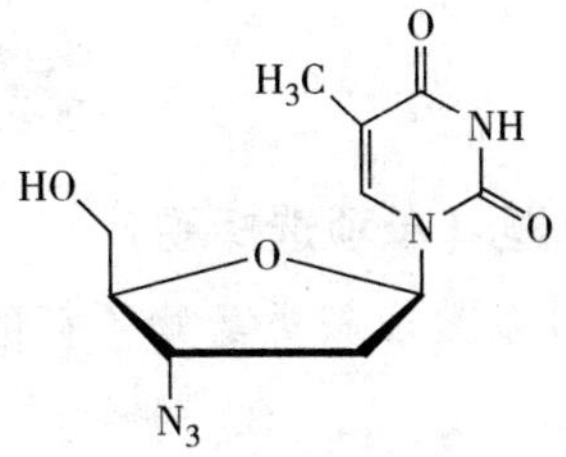

齐多夫定

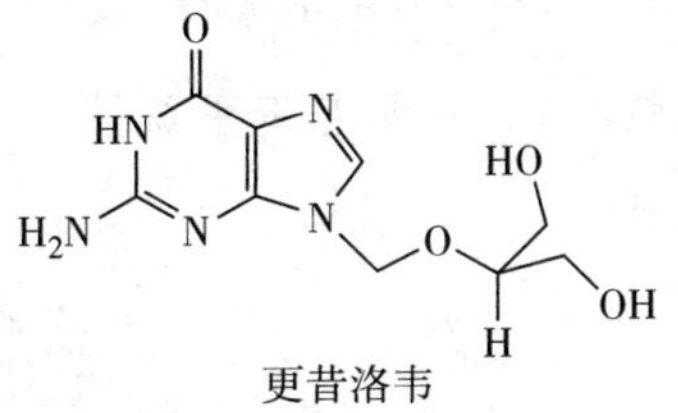

更昔洛韦

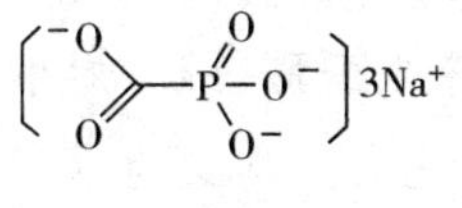

膦甲酸钠

## 阿昔洛韦（Aciclovir）

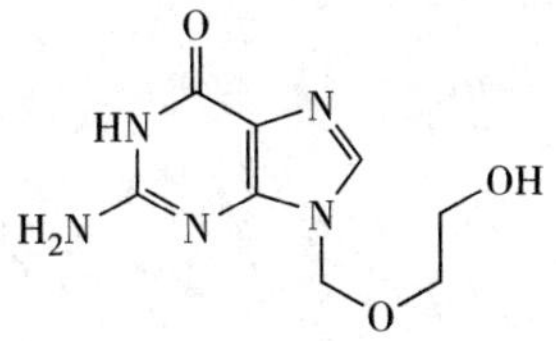

$C_8H_{11}N_5O_3$　225. 21

化学名：9-(2-羟乙氧基)鸟嘌呤，曾用名无环鸟苷。

本品为白色结晶性粉末；无臭，无味；略溶于冰醋酸或热水，几乎不溶于三氯甲烷或乙醚，在稀氢氧化钠溶液中溶解；熔点为 256~257℃。

本品为广谱抗病毒药，是抗疱疹病毒的首选药物，广泛用于治疗疱疹性角膜炎、生殖器疱疹、全身性带状疱疹和疱疹性脑炎及病毒性乙型肝炎。

◎ **考点提示：**阿昔洛韦的结构特征与临床应用。

## 盐酸金刚烷胺（Amantadine Hydrochloride）

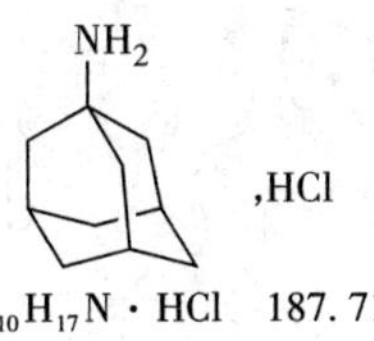

$C_{10}H_{17}N \cdot HCl$　187. 71

化学名：三环[3,3,1,$1^{3,7}$]癸烷-1-胺盐酸盐。

本品为白色结晶或结晶性粉末；无臭，味苦；易溶于水或乙醇，在三氯甲烷中溶解。

本品的水溶液显氯化物的反应。

本品在酸性条件下，可与生物碱沉淀试剂硅钨酸试液生成白色沉淀。

本品在临床上能有效预防和治疗所有 A 型流行性感冒毒株，也可用于帕金森病。

扫码"练一练"

## 目标检测

### 一、A 型选择题（单项选择题）

1. 下列性质与多数磺胺类药物不符的是（　　）

A. 具酸性　　B. 弱碱性　　C. 具铜盐反应

D. 具银镜反应　　E. 具重氮化-偶合反应

2. 磺胺类药物的基本结构式（　　）

A. 对羟基苯磺酰胺　　B. 对甲基苯磺酰胺　　C. 对氨基苯甲酰胺

D. 对氨基苯磺酰胺　　E. 对甲基苯甲酰胺

3. 环丙沙星的化学结构式为（　　）

A. 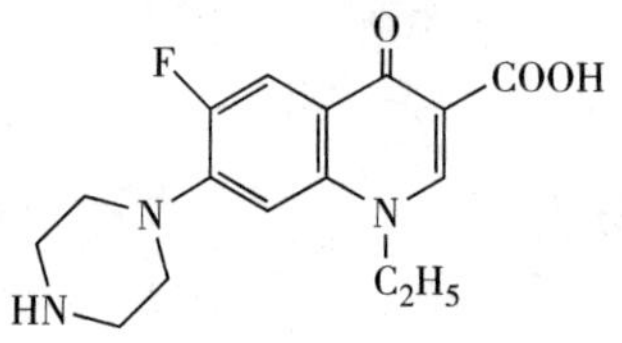


B. 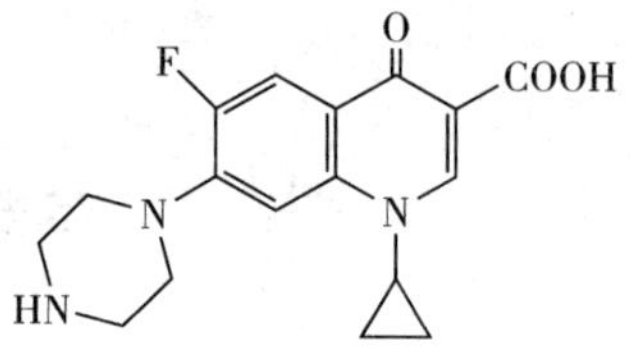


C. 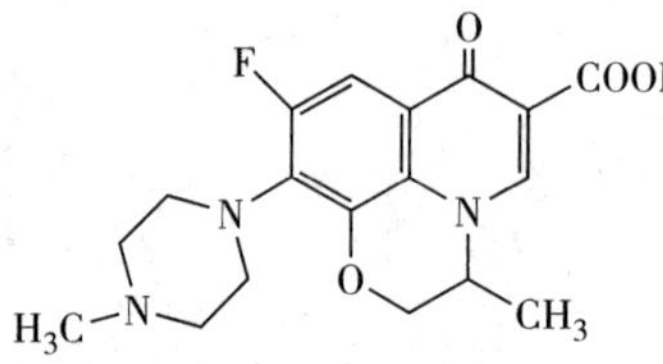


D. 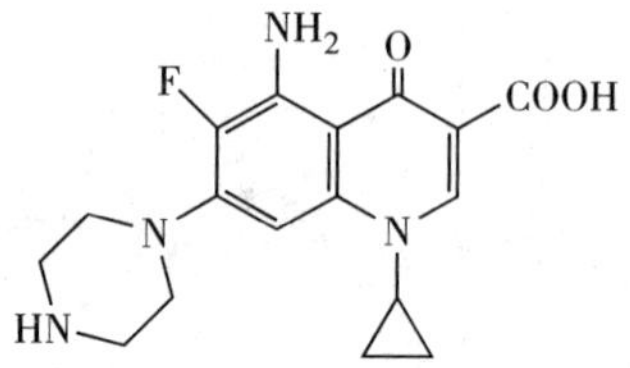


E. 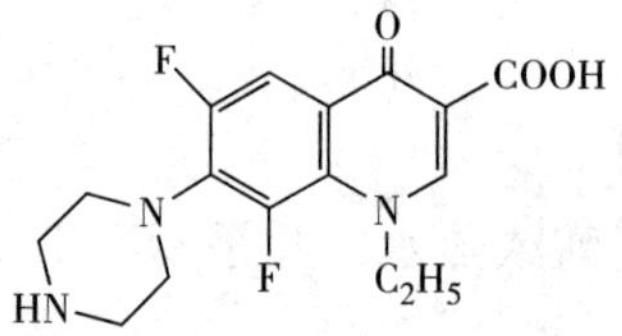


4. 喹诺酮类抗菌药的构效关系中，必需的基团是（　　）

A. 8 位哌嗪基　　B. 2 位羰基，3 位羧基

C. 5 位氟　　D. 3 位羧基，4 位羰基

E. 1 位取代基

5. 利福平的化学结构属于（　　）

A. 环状多肽类　　B. 大环羧酸类　　C. 氨基糖苷类

D. 大环内酰胺类　　E. 大环内酯类

6. 异烟肼的水解产物中，毒性较大的是（　　）

A. 异烟酸　　B. 肼　　C. 氮气

D. 吡啶　　E. 烟酸

7. 下列抗真菌药物中含有三氮唑结构的药物是（　　）

A. 伊曲康唑　　B. 益康唑　　C. 酮康唑

D. 克霉唑　　E. 咪康唑

8. 下列哪种药物不属于核苷类抗病毒药（　　）

A. 更昔洛韦　　B. 阿昔洛韦　　C. 金刚烷胺

D. 利巴韦林　　E. 齐多夫定

9. 复方新诺明由下列哪组药物组成（　　）

A. 磺胺嘧啶和甲氧苄啶　　B. 磺胺甲噁唑和甲氧苄啶

C. 磺胺异噁唑和甲氧苄啶　　D. 磺胺多辛和甲氧苄啶

E. 磺胺嘧啶和磺胺甲噁唑

10. 1962 年发现的第一个喹诺酮类药物的是（　　）

A. 萘啶酸　　B. 吡哌酸　　C. 诺氟沙星

D. 环丙沙星　　E. 氧氟沙星

11. 属于半合成的抗生素类抗结核病药的是（　　）

A. 硫酸链霉素　　B. 利福平　　C. 对氨基水杨酸钠

D. 异烟肼　　E. 盐酸乙胺丁醇

12. 具有多烯结构的抗生素类抗真菌药的是（　　）

A. 硫酸链霉素　　B. 利福平　　C. 对氨基水杨酸钠

D. 灰黄霉素　　E. 两性霉素 B

**二、B 型选择题（配伍选择题）**

A. 磺胺嘧啶　　B. 甲氧苄啶　　C. 硫酸链霉素

D. 异烟肼　　E. 诺氟沙星

13. 属于磺胺类抗菌药的是（　　）

14. 属于抗生素类抗结核病药的是（　　）

15. 属于合成抗结核病药的是（　　）

16. 属于含氟喹诺酮类抗菌药的是（　　）

17. 属于磺胺类增效剂的是（　　）

**三、C 型选择题（比较选择题）**

A. 诺氟沙星　　B. 环丙沙星　　C. 两者均是　　D. 两者均不是

18. 1 位是乙基取代的（　　）

19. 具有酸碱两性性质的是（　　）

20. 用氧瓶燃烧法破坏后，显氟化物鉴别反应的是（　　）

21. 属于第三代含氟喹诺酮类抗菌药的是（　　）

22. 分子中具有 3-羧基-4-酮基结构的是（　　）

**四、X 选择题（多项选择题）**

23. 下面叙述的内容与甲氧苄啶相符的是（　　）

A. 具有芳香第一胺反应

B. 具有酸碱两性

C. 与磺胺类药物合用，可产生协同抗菌作用

D. 在稀硫酸溶液中，加碘试液，即生成棕褐色沉淀

E. 具有抗菌作用

24. 下列药物属于第三代氟喹诺酮类抗菌药的是（　　）

A. 萘啶酸　　B. 吡哌酸　　C. 诺氟沙星

D. 环丙沙星　　E. 氧氟沙星

25. 下列药物分子中含有水解结构类型的是（　　）

A. 氧氟沙星　　B. 异烟肼　　C. 硫酸链霉素

D. 利福平　　E. 甲氧苄啶

26. 重氮化-偶合反应所需要的试剂有（　　）

A. 亚硝酸钠　　B. 盐酸　　C. 三氯化铁

D. 氢氧化钠　　E. $\beta$-萘酚

27. 下列关于阿昔洛韦说法正确的（　　）

A. 结构母核为鸟嘌呤　　B. 易溶于水

C. 为白色结晶性粉末　　D. 为广谱抗病毒药

E. 对 HIV 病毒有效

（黄金敏）

# 第十四章

# 抗生素

## 学习目标

**知识目标**

1. 掌握$\beta$-内酰胺类抗生素的分类及结构特征；代表药物的名称、结构特征、理化性质；大环内酯类抗生素的结构特征；代表药物的名称、结构及理化性质；
2. 熟悉$\beta$-内酰胺类抗生素的构效关系；氨基糖苷类抗生素、四环素类抗生素的结构特征；代表药物的名称、结构及理化性质；
3. 了解其他类型抗生素的结构特点及作用机制。

**能力目标**

1. 能够说出抗生素类药物的结构分类及代表药物；
2. 能够认识典型药物的结构，分析理解其理化性质；
3. 能够理解典型药物的理化性质在药物的制备、检验、配伍及储存中的应用。

抗生素（antibiotics）是某些微生物的次级代谢产物，以及通过半合成或化学全合成方法制备的衍生物，在体内外能够抑制或杀灭细菌及其他微生物。在临床上，抗生素多用于治疗细菌感染性疾病，此外，还可用于治疗肿瘤、病毒、真菌等引起的疾病。本章重点介绍$\beta$-内酰胺类、大环内酯类、氨基糖苷类、四环素类等临床常用的细菌感染疾病治疗抗生素，抗肿瘤、抗真菌和抗结核的抗生素将另章介绍。

## 知识拓展

### 抗生素的分类

抗生素种类繁多，结构复杂，分类方法多种多样。按作用机制，抗生素常分为干扰细菌细胞壁合成的抗生素、影响细菌蛋白质合成的抗生素、影响细菌细胞膜通透性的抗生素、抑制核酸转录和复制的抗生素。按化学结构，抗生素可分为$\beta$-内酰胺类、氨基糖苷类、大环内酯类、四环素类、林可霉素类、肽类、氯霉素类、核苷类、蒽醌类、安莎类、多烯类、甾体类、脂环类、聚醚类、烯二炔类、蒽环类、丝裂烷类、香豆素类、戊二酰亚胺类等类型。

扫码“学一学”

# 第一节 β-内酰胺类抗生素

β-内酰胺类抗生素（β-lactam antibiotics）是分子结构中含有β-内酰胺环的抗生素，临床应用最为广泛。

## 一、分类及结构特征

### （一）β-内酰胺环

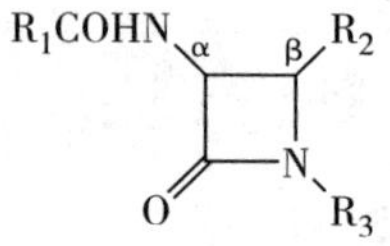

β-内酰胺环是β-内酰胺类抗生素抗菌作用必需基团。

### （二）分类及基本结构

根据与β-内酰胺环中N原子及相邻碳原子间稠合环结构的差异，常用的β-内酰胺类抗生素包括以下结构类型。

**1. 青霉素类抗生素**

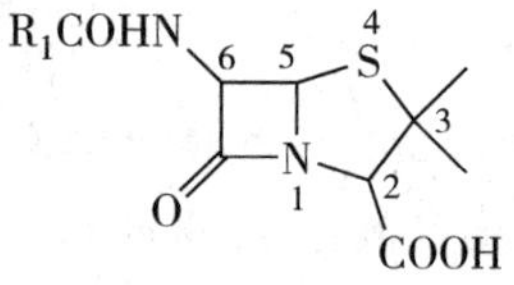

**2. 头孢菌素类抗生素**

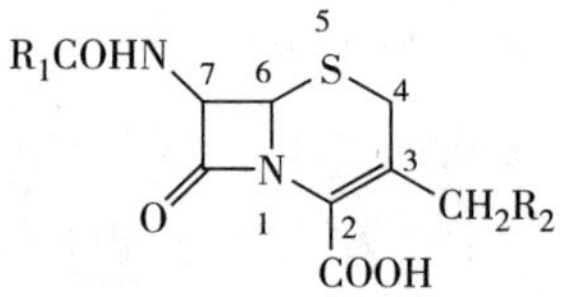

**3. 非经典β-内酰胺类抗生素**

（1）单环β-内酰胺类抗生素

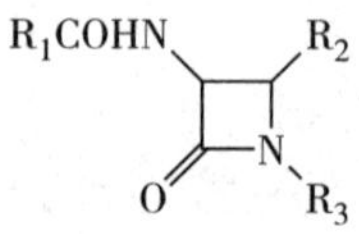

（2）碳青霉烯类抗生素

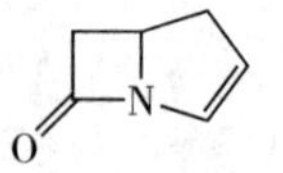

（3）氧青霉烷类抗生素

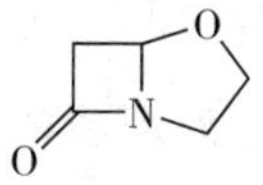

（4）青霉烷砜类抗生素

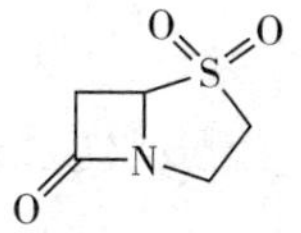

◎ **考点提示：**$\beta$-内酰胺类抗生素药物分类及基本结构。

**（三）结构特征**

（1）分子内均具有四元$\beta$-内酰胺环。

（2）四元$\beta$-内酰胺环是平面结构，但多元稠合环为非平面结构，两环沿稠合边折叠。

（3）除单环$\beta$-内酰胺类抗生素外，$\beta$-内酰胺环通过 N 原子和邻近的 C 原子与另一个多元环稠合，青霉素类稠合环是五元氢化噻唑环，头孢菌素类稠合环是六元氢化噻嗪环。

（4）除单环$\beta$-内酰胺类抗生素外，稠合环上与 N 相邻的 2 位 C 原子上的取代基为羧基，具有酸性，可与碱成盐。

（5）青霉素类、头孢菌素类$\beta$-内酰胺环利用$\alpha$位氨基，通过酰氨基引入不同侧链取代。

（6）青霉素类母核为 6-氨基青霉烷酸（6-aminopenicillanic acid，6-APA），3 个手性碳原子，活性异构体的绝对构型为（2*S*,5*R*,6*R*）。头孢菌素类母核为 7-氨基头孢烷酸（7-aminocephalosporanic acid，7-ACA），有 2 个手性碳原子，活性异构体的绝对构型为（6*R*,7*R*）。

（7）四元$\beta$-内酰胺环张力大，化学性质不稳定，易于开环失活。青霉素类与头孢菌素类，$\beta$-内酰胺环与多元环并合后，张力减小，相对稳定。

## 知识拓展

### $\beta$-内酰胺类抗生素的抗菌机制

$\beta$-内酰胺类抗生素通过干扰细菌细胞壁合成发挥抑菌作用，此类抗生素的作用靶点是青霉素结合蛋白（PBPs，具有转肽酶功能）。$\beta$-内酰胺环是抗菌必需结构，与肽聚糖末端D-丙氨酰-D-丙氨酸结构类似，与 PBPs 活性位点不可逆结合后，可抑制转肽酶活性，抑制肽聚糖合成，导致细菌细胞壁缺损。同时，增加细胞壁自溶酶活性，使细菌自溶，胞壁质水解。$\beta$-内酰胺类抗生素对繁殖期细菌杀灭力强。

各种$\beta$-内酰胺类抗生素对不同细菌菌属所含 PBPs 亚型的亲和力不同，从而产生抗菌活力差异性。人类细胞无细胞壁结构，故$\beta$-内酰胺类抗生素对细菌的选择性强。

◎ **考点提示：**$\beta$-内酰胺类抗生素药物的结构特点。

## 二、青霉素类

### （一）天然青霉素

**1. 天然青霉素的来源** 天然青霉素是霉菌属的青霉菌产生的抗生素，主要有7种成分，目前临床使用的是青霉素G和青霉素V。

**知识链接**

**青霉素的发现及意义**

1928年，英国圣玛丽医学院细菌学讲师亚历山大·弗莱明偶然发现随手放置的培养皿由于被污染而长了一种青霉菌，其霉团周围的葡萄球菌被杀死了。经过分离接种及抑菌实验，他发现这种霉菌具有抑制葡萄球菌、链球菌和白喉杆菌等的作用。1929年，弗莱明发表论文报告了他的发现，并把经过过滤所得的含有这种霉菌分泌物的液体叫作"青霉素"。由于当时无法解决提纯问题，青毒素在大量生产上遇到了困难。1935年，英国病理学家弗洛里和德国生物化学家钱恩重新研究青霉素的性质、分离和化学结构，并解决了青霉素的浓缩问题。时值"二战"，青霉素在美国被研制和大量生产，拯救了千百万伤员，成为第二次世界大战中与原子弹、雷达并列的三大发明之一。1945年，弗莱明、钱恩和弗洛里共同获得了诺贝尔生理学和医学奖。

青霉素的发现是人类发展抗菌药物历史上的重要里程碑，引发了医学界寻找抗生素新药的高潮，使人类真正进入了对抗细菌性感染的新时代。

青霉素通常指青霉素G，也称苄基青霉素，是含量最高、疗效最好的天然青霉素。青霉素的母核结构为6-氨基青霉烷酸（6-APA），立体构型为（2*S*,5*R*,6*R*）。游离青霉素不溶于水，具有弱酸性（p$K_a$2.65~2.70），可溶于有机溶剂。

### 青霉素G（Penicillin G）

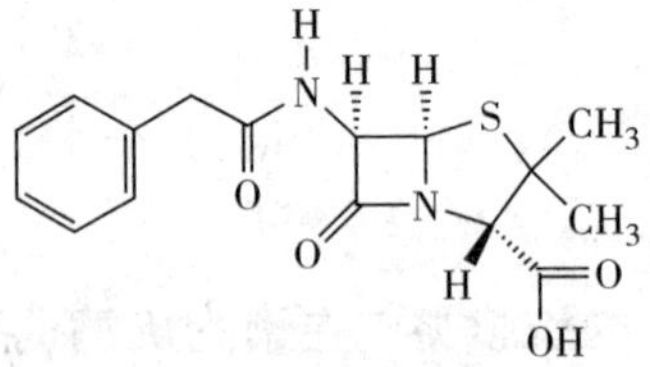

由于四元$\beta$-内酰胺环和五元噻唑环均具有张力，同时$\beta$-内酰胺环中羰基$\pi$电子和氮孤对电子不能形成共轭体系，故青霉素稳定性极差，亲核、亲电试剂及耐药细菌产生的$\beta$-内酰胺酶，易于进攻$\beta$-内酰胺环，导致破裂失效。酸性、碱性及酶作用下的水解反应见图14-1。

如图14-1所示，青霉素在酸碱性条件下不稳定，不可口服，不能和碱性药物一起使用。临床常用钠盐和钾盐，钠盐刺激性较小，应用较普遍。

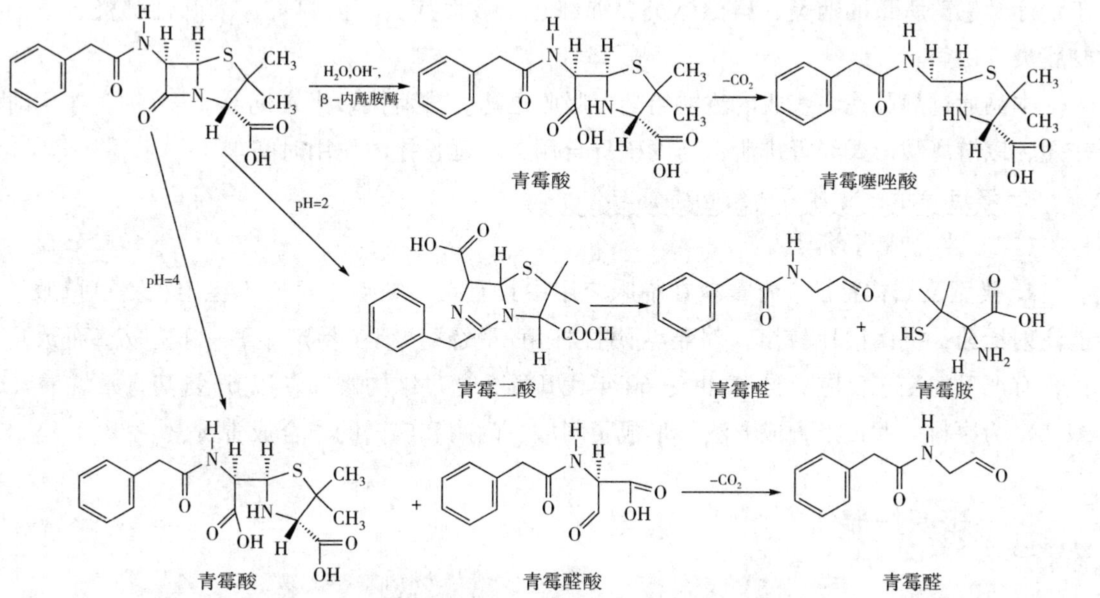


图 14-1 青霉素的水解反应

**2. 典型药物**

## 青霉素钠（Benzylpenicillin Sodium）

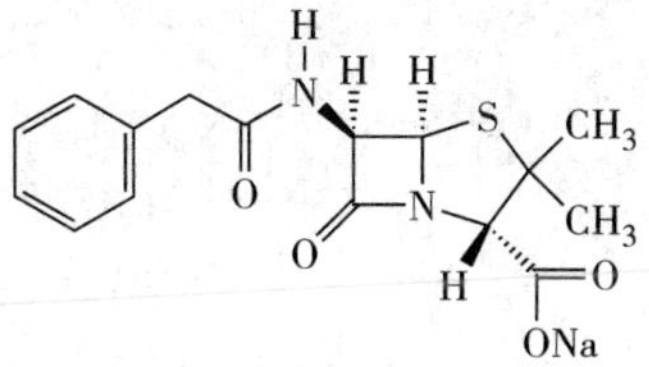

$C_{16}H_{17}N_2NaO_4S$ 356.38

化学名：(2*S*,5*R*,6*R*)-3,3-二甲基-6-(2-苯乙酰氨基)-7-氧代-4-硫杂-1-氮杂双环[3.2.0]庚烷-2-甲酸钠盐。

本品为白色结晶性粉末；无臭或微有特异性臭；有引湿性；遇酸、碱或氧化剂等即迅速失效，水溶液在室温放置易失效；在水中极易溶解，在乙醇中溶解。

本品粉末室温下较稳定，水溶液室温放置 24 小时后基本失效，高温、金属离子、酸、碱、醇或氧化剂均可加速分解。本品不可口服，临床药用形式为注射用无菌粉末，严封，在凉暗干燥处保存。

本品与盐酸羟胺在碱性条件下生成异羟肟酸，在酸性溶液中，与高铁离子络合为酒红色配合物。本品具有钠离子，焰色反应显鲜黄色。

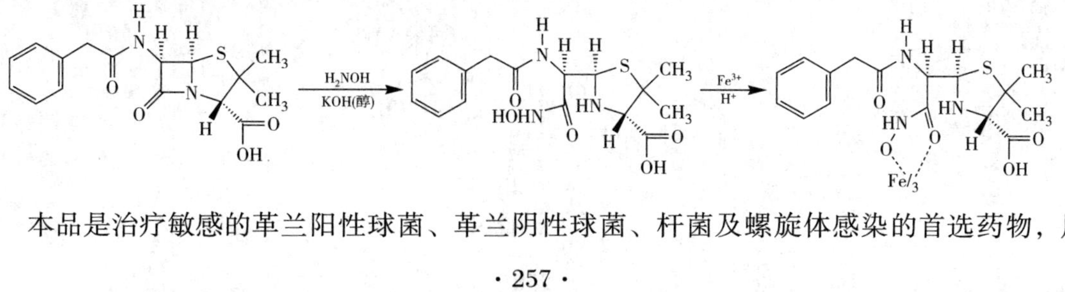


本品是治疗敏感的革兰阳性球菌、革兰阴性球菌、杆菌及螺旋体感染的首选药物，用

于治疗敏感菌所致的咽炎、扁桃体炎、猩红热、败血症、心内膜炎、大叶性肺炎、细菌性脑膜炎等疾病。

本品通过静脉滴注或肌内注射给药，吸收迅速，排泄快，半衰期约30分钟，作用时间较短，以游离酸形式经肾排泄，与丙磺舒合用，可延长体内作用时间。

◎ **考点提示**：青霉素的结构特征与作用。

**（二）半合成青霉素**

**1. 类型及结构特征** 青霉素在临床应用中具有很多缺点：对酸不稳定，不可口服，只能注射给药；抗菌谱比较窄，对革兰阴性杆菌不敏感；细菌易产生β-内酰胺酶而致耐药性；有严重的变态反应。自20世纪60年代开始，通过结构修饰，以6-氨基青霉烷酸（6-APA）为原料，通过半合成方法，形成了耐酸、耐酶和广谱的半合成青霉素。

**知识拓展**

**半合成青霉素的制备方法**

半合成青霉素由6-氨基青霉烷酸（6-APA）和含有相应侧链的酰基衍生物通过缩合反应制备。常用的缩合方法有：酰氯法（6-APA和含有相应侧链的酰氯缩合）、酸酐法（6-APA和含有相应侧链的酸酐缩合）、DCC法［6-APA和含有相应侧链的羧酸，在*N*，*N*'-二环己碳亚胺（DCC）作用下缩合］、固相酶法（6-APA和相应侧链，在固化的催化酶体系内直接缩合）。

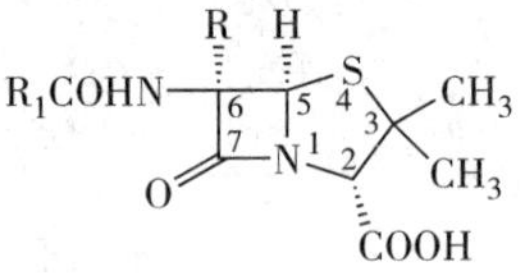


半合成青霉素基本结构

（1）耐酸可口服半合成青霉素 此类半合成青霉素的结构特征是，在6位酰胺侧链的α-碳原子上，具有吸电子基团，如苯氧基团，减弱羰基氧原子上孤对电子进攻β-内酰胺环的能力，抑制酸性条件下的催化水解，增加对酸的稳定性。曾经使用的药物有青霉素V、非奈西林和丙匹西林。此类抗生素现已少用。

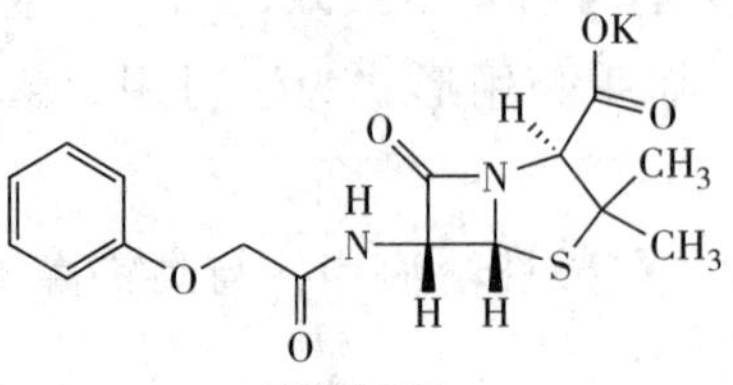

青霉素V钾

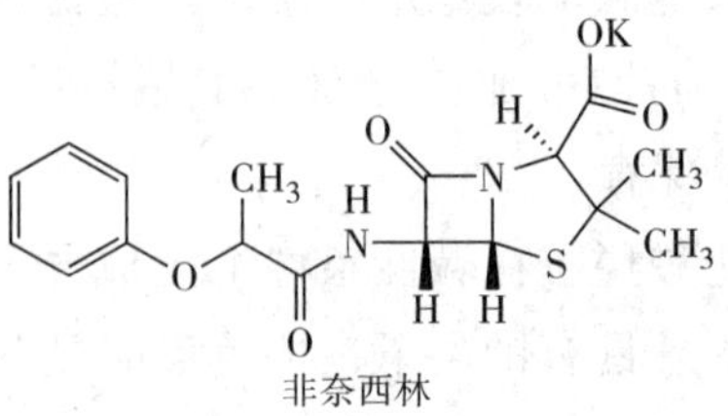

非奈西林

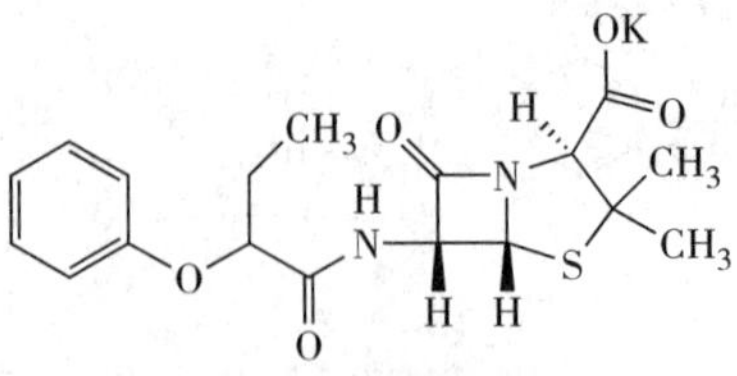

丙匹西林

（2）耐酶半合成青霉素 此类半合成青霉素的结构特征是，在6位酰胺侧链的$\alpha$-碳原子上，具有体积较大的基团，通过空间位阻作用，阻止药物与$\beta$-内酰胺酶活性中心的结合，保护药物分子中的$\beta$-内酰胺环，使药物对耐青霉素的耐药菌有效。

此类代表药物有甲氧西林、苯唑西林、氯唑西林等，主要对耐青霉素的金黄色葡萄球菌作用强。因耐甲氧西林葡萄球菌的广泛发生，甲氧西林目前临床应用较少，多用含有3-苯基-5-甲基异噁唑结构侧链的苯唑青霉素类衍生物。

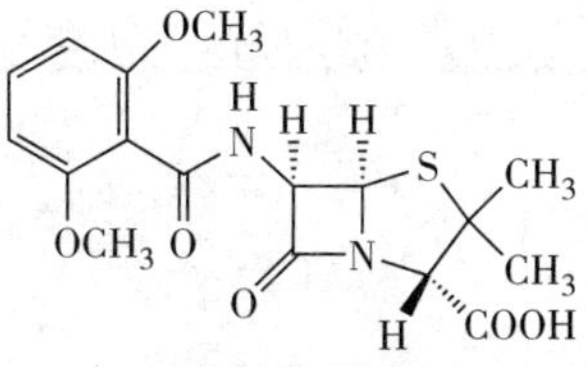
甲氧西林

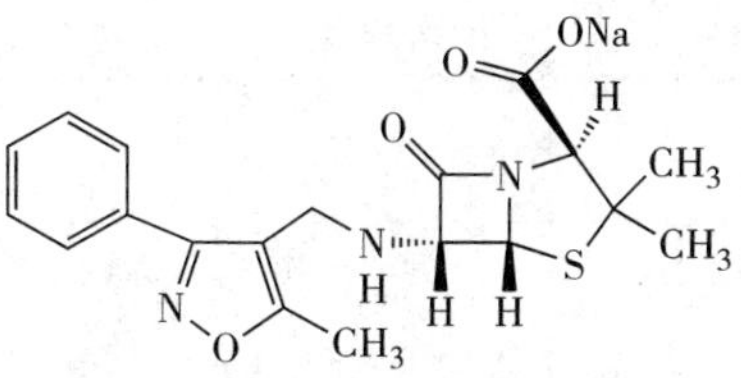
苯唑西林钠

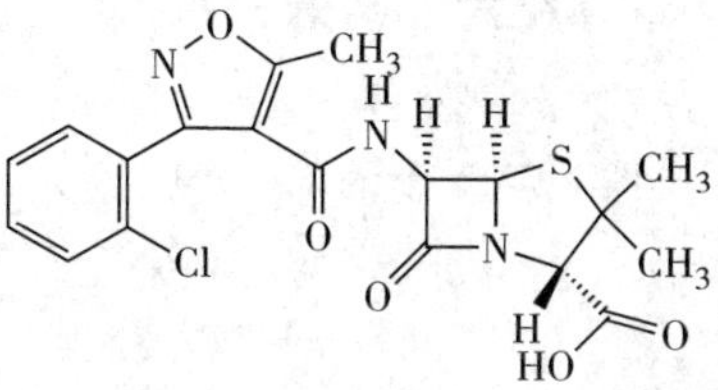
氯唑西林钠

**知识链接**

**耐甲氧西林金黄色葡萄球菌**

金黄色葡萄球菌是临床上常见的致病菌，随着青霉素的广泛使用，有些金黄色葡萄球菌产生青霉素酶，对青霉素耐药，1959年甲氧西林应用于临床后曾有效地控制了耐青霉素葡萄球菌的感染，但很快英国的Jevons就首次发现了耐甲氧西林金黄色葡萄球菌（MRSA），其耐药性更高。研究者陆续发现，MRSA还具有广谱耐药性，除对甲氧西林耐药外，对其他所有与甲氧西林相同结构的$\beta$-内酰胺类和头孢类抗生素均耐药，还可通过改变抗生素作用靶位，产生修饰酶，降低膜通透性等不同机制，对氨基糖苷类、大环内酯类、四环素类、氟喹诺酮类、磺胺类、利福平均产生不同程度的耐药，唯对万古霉素敏感。MRSA从发现至今感染几乎遍及全球，已成为院内和社区感染的重要病原菌之一。已经成为临床抗感染治疗的难题之一。

（3）广谱半合成青霉素 此类半合成青霉素的结构特征是，在6位酰胺侧链的$\alpha$-碳原子上，具有氨基、羧基、磺酸基等极性、亲水性基团。使此类药物对革兰阴性菌有效，扩大了抗菌谱。代表药物氨苄西林、阿莫西林，由于取代基兼具吸电子特性，亦可口服。后通过引入噻吩、呋喃、咪唑、萘啶、哌嗪等杂环，适当增大侧链体积，使此类药物兼具了广谱和耐酶双重功能作用，抗菌效果更佳。代表药物哌拉西林、替莫西林等。广谱半合成青霉素已经成为目前临床最常用的半合成青霉素。

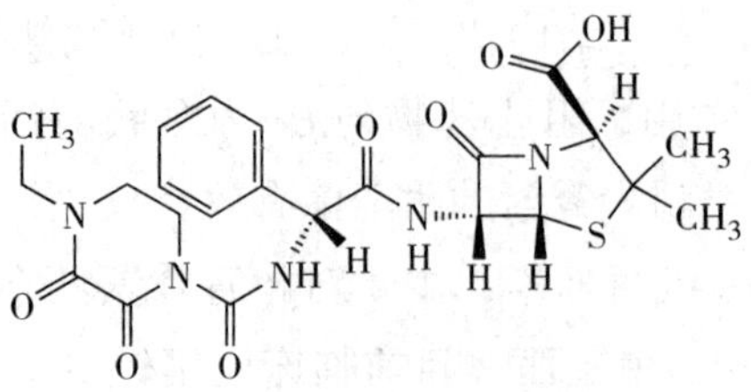

哌拉西林

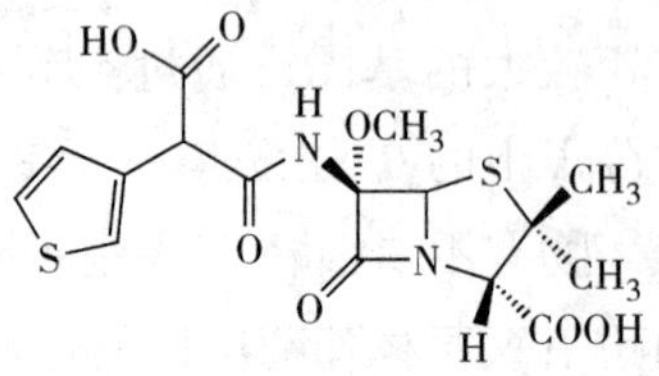

替莫西林

◎ 考点提示：根据半合成青霉素结构特点，推测药物的化学稳定性、抗耐药性的特点。

**知识链接**

**青霉素的构效关系**

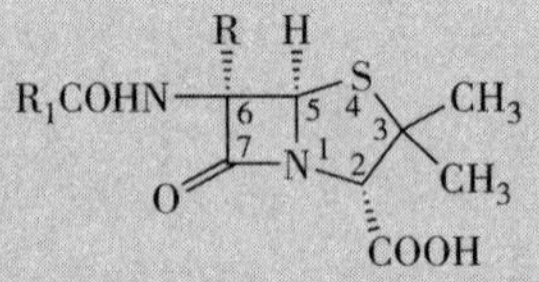

1. 四元环和五元环骈合是活性必需结构；
2. 2-羧基是保持活性的必需基团，可通过酯化变为前药；
3. 2*S*，5*R*，6*R* 是活性必需结构；
4. $R_1$ 侧链是结构修饰主要位点，可改变药物抗菌作用特点；
5. 6α-甲氧基被取代，可降低活性，耐β-内酰胺酶；
6. 3 位甲基为非活性必需结构；

**2. 典型药物**

## 苯唑西林钠（Oxacillin Sodium）

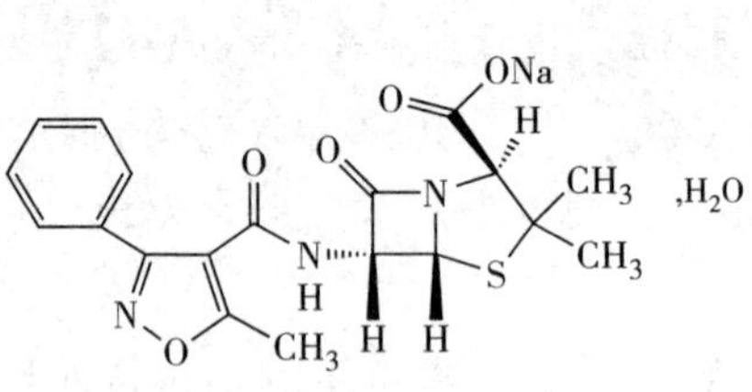

$C_{19}H_{18}N_3NaO_5S \cdot H_2O$　441.44

化学名：(2*S*,5*R*,6*R*)-3,3-二甲基-6-(5-甲基-3-苯基-4-异噁唑甲酰氨基)-7-氧代-4-硫杂-1-氮杂双环[3.2.0]庚烷-2-甲酸钠盐一水合物。

本品为白色粉末或结晶性粉末；无臭或微臭；在水中易溶，在丙酮或丁醇中极微溶解；水溶液的比旋度为+195°～+214°。

本品结构中的 6 位 3-苯基-5-甲基-4-异噁唑侧链取代，具有较大体积，可阻止药物与β-内酰胺酶活性中心结合，保护β-内酰胺环不被破坏。

本品不稳定，易于聚合，《中国药典》规定需控制苯唑西林聚合物含量。临床药用剂型为注射用无菌粉末，储藏时需密闭，在干燥处保存。

本品对革兰阴性菌无效，口服吸收较差，主要用于耐青霉素 G 的金黄色葡萄球菌和表皮葡萄球菌感染。

## 氨苄西林钠（Ampicillin Sodium）

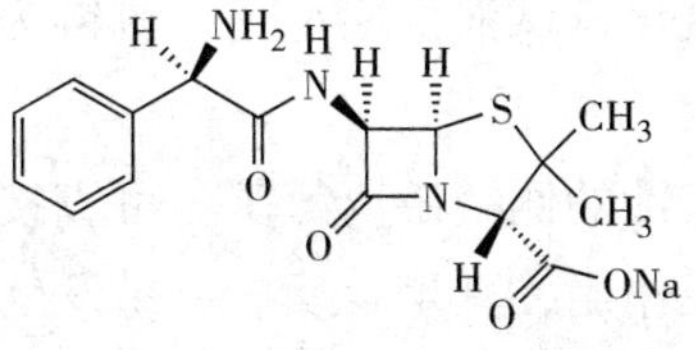

$C_{16}H_{18}N_3NaO_4S$　371.39

化学名：(2*S*,5*R*,6*R*)-3,3-二甲基-6-[(*R*)-2-氨基-2-苯乙酰氨基]-7-氧代-4-硫杂-1-氮杂双环[3.2.0]庚烷-2-甲酸钠盐。

本品为白色或类白色结晶性粉末或结晶性粉末；无臭或微臭，味微苦；有引湿性；在水中易溶，在乙醇中略溶；水溶液的比旋度为+258°~+287°。

本品具有酸性的羧基和碱性的氨基取代，其 $pK_a$ 为 2.7，7.3。

本品侧链为苯甘氨酸，具有 α-氨基酸的性质，可与茚三酮试液反应。侧链中的游离氨基，具有亲核性，可直接进攻 β-内酰胺环的羰基发生开环聚合反应，《中国药典》规定需控制氨苄西林二聚物的含量。

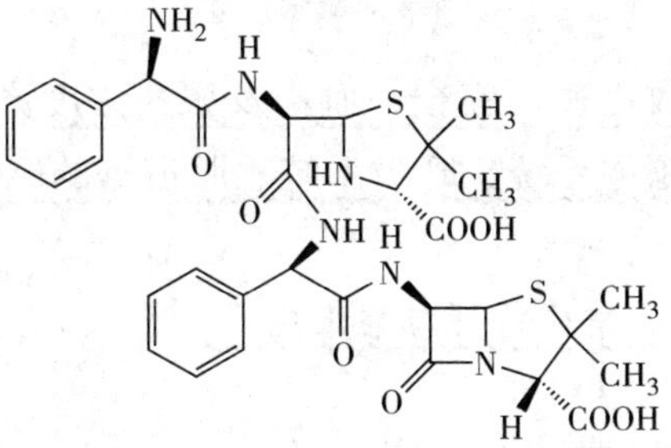

氨苄西林二聚物

本品是第一个广谱半合成青霉素，对酸稳定，可口服给药，但生物利用度较低。水溶液不稳定，易于分解和聚合，临床多用注射用无菌粉末，肌内注射后 1 小时达血药峰值，半衰期为 1~1.5 小时。临床主要用于肠球菌、痢疾杆菌、大肠埃希菌、流感嗜血杆菌等引起的感染。

◎ **考点提示：**氨苄西林的结构特征与临床应用。

## 阿莫西林（Amoxicillin）

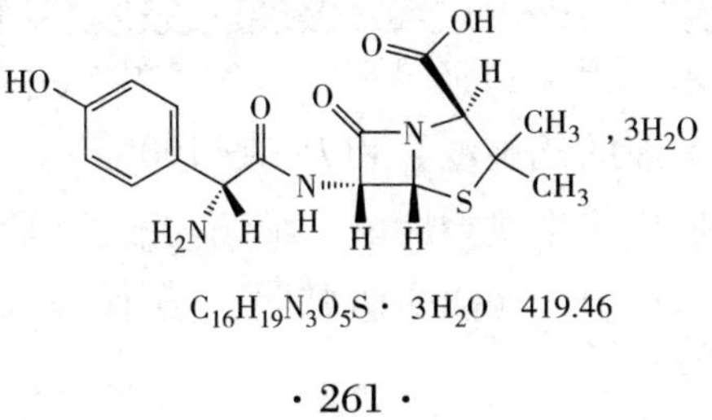

$C_{16}H_{19}N_3O_5S \cdot 3H_2O$　419.46

化学名：(2$S$,5$R$,6$R$)-3,3-二甲基-6-[(R)-(-)-2-氨基-2-(4-羟基苯基)乙酰氨基]-7-氧代-4-硫杂-1-氮杂双环［3.2.0］庚烷-2-甲酸三水合物。

本品为白色或类白色结晶性粉末；味微苦；在水中微溶，在乙醇中几乎不溶；水溶液的比旋度为+290°~+315°；侧链为R构型，右旋体。

本品取代基中具有酸性的羧基、弱酸性的羟基和碱性的氨基，p$K_a$ 为2.4，7.4，9.6，2mg/ml水溶液酸性在3.5~5.5。

本品具有酚羟基，可与三氯化铁试液反应呈色。侧链为对羟基苯甘氨酸，具有α-氨基酸的性质，可与茚三酮试液反应。

本品与氨苄西林类似，亲核性的侧链游离氨基，可直接进攻β-内酰胺环的羰基发生开环聚合反应，由于酚羟基的催化作用，其聚合反应更易发生，《中国药典》规定需控制阿莫西林聚合物含量。

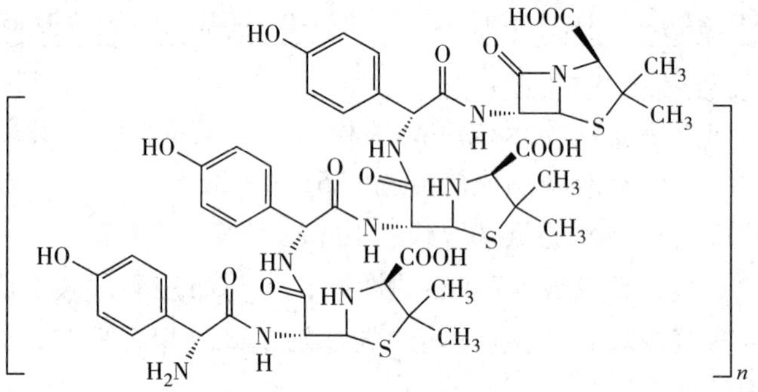

阿莫西林聚合物

本品对酸稳定，口服吸收迅速而完全，血药及尿药浓度高，是临床使用较为广泛的口服、广谱青霉素，主要用于泌尿系统、呼吸系统、胆道等的感染。但不耐β-内酰胺酶，对耐药菌无效。

◎ **考点提示：**阿莫西林的结构特征与临床应用。

## 哌拉西林钠（Piperacillin Sodium）

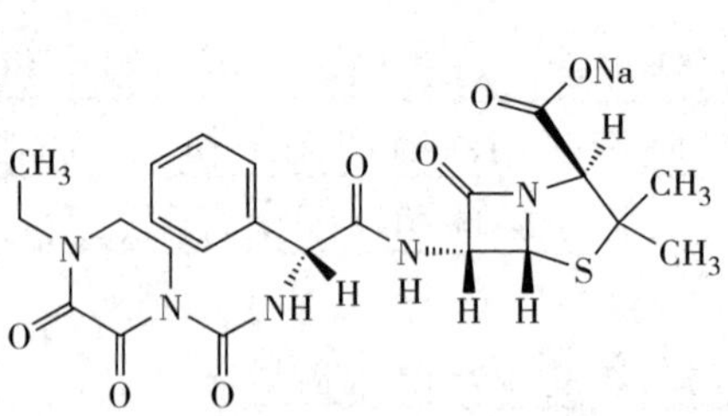

$C_{23}H_{26}N_5NaO_7S$　539.54

化学名：(2$S$,5$R$,6$R$)-3,3-二甲基-6-[(R)-2-(4-乙基-2,3-二氧代-1-哌嗪甲酰氨基)-2-苯乙酰氨基]-7-氧代-4-硫杂-1-氮杂双环[3.2.0]庚烷-2-甲酸钠盐。

本品为白色或类白色粉末；无臭；极易引湿；在水中或甲醇中极易溶解，在无水乙醇中溶解，在丙酮中不溶；水溶液的比旋度为+175°~+190°。

本品可与盐酸羟胺溶液反应，生成羟肟酸，继续与酸性硫酸铁铵试液反应，显红棕色。

本品在氨苄西林侧链氨基中引入哌嗪酮酸基团，极性更大，抗菌谱更广，耐β-内酰胺酶，抗菌作用更强。对酸不稳定，药用注射用无菌粉末。临床主要用于革兰阴性菌引起的严重感染、耐青霉素和耐氨苄西林耐药菌引起的尿路感染。

◎ **考点提示：**哌拉西林的结构特征与临床应用。

临床常用半合成青霉素见表 14-1。

**表 14-1 临床常用半合成青霉素**

| 药物名称 | 结构式 | 结构特征 | 临床应用 |
| --- | --- | --- | --- |
| 磺苄西林钠 | 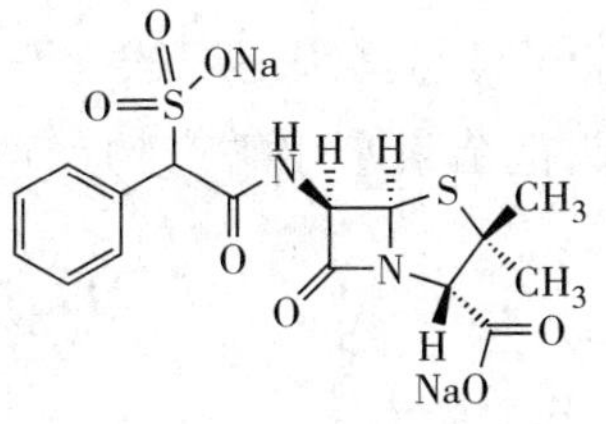 | 含有磺酸基 | 适用于对本品敏感的铜绿假单胞菌、某些变形杆菌属以及其他敏感革兰阴性菌所致肺炎、尿路感染、复杂性皮肤软组织感染和败血症等 |
| 美洛西林钠 | 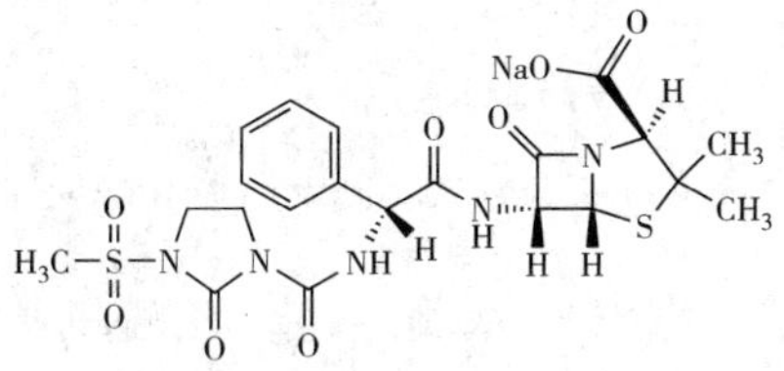 | 含有甲磺酰基，含有咪唑啉酮酸基 | 适用于大肠埃希菌、肠杆菌属、变形杆菌等革兰阴性杆菌中敏感菌株所致的呼吸系统、泌尿系统、消化系统、妇科、生殖器官、皮肤软组织感染及眼、耳、鼻、喉科等感染 |
| 氯唑西林钠 | 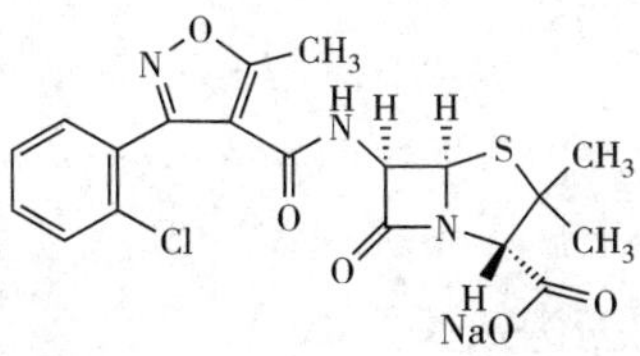 | 含有异噁唑基 | 适用于产青霉素酶葡萄球菌感染。也可用于化脓性链球菌或肺炎球菌与耐青霉素葡萄球菌所致的混合感染 |
| 替莫西林钠 | 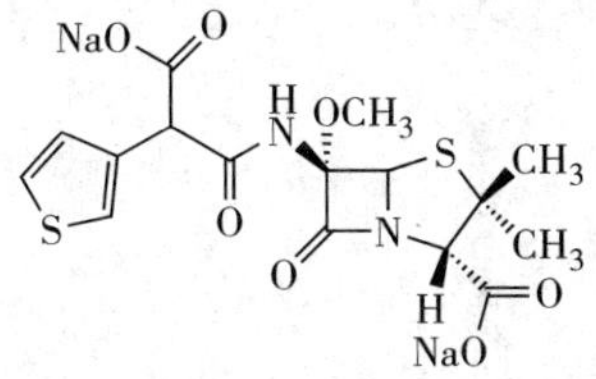 | 含有 6-甲氧基，含有噻吩基 | 适用于肠杆菌等革兰阴性敏感菌所致尿路、皮肤和软组织感染等 |

## 三、头孢菌素类

### （一）天然头孢菌素的特点及稳定性

头孢菌素 C 是由头孢菌属真菌产生的天然抗生素，结构中的 $\beta$-内酰胺环与六元氢化噻嗪环稠合，由于氢化噻嗪环为六元环，张力较小，同时环中双键 $\pi$ 电子与内酰胺中氮原子孤对电子可形成共轭体系，增加稳定性，故头孢菌素类药物较青霉素类稳定。

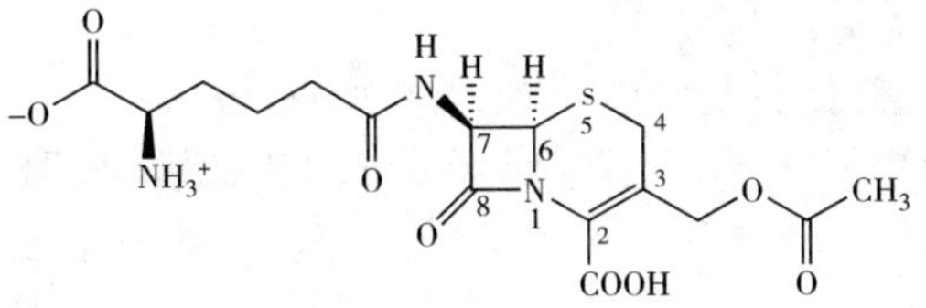

研究表明，氢化噻嗪环中C-3位的乙酰氧基是导致头孢菌素C不稳定的关键结构，一方面其与双键、$\beta$-内酰胺环形成的共轭体系，易受亲核试剂攻击，导致$\beta$-内酰胺环开环，活性降低；另一方面乙酰氧基是内源性酯酶的水解位点，生成的游离羟基可与C-2羧基形成内酯键，使抗菌活性丧失，导致药物失效。

头孢菌素C抗菌活性较弱，临床价值不大，但因抗菌谱广，对酸稳定，可口服，毒性较小，与青霉素交叉变态反应少的优点，使得半合成头孢菌素的发展优于半合成青霉素。

**（二）半合成头孢菌素**

**1. 类型及结构特征** 半合成头孢菌素的原料是7-氨基头孢烷酸（7-ACA）或7-氨基-3-去乙酰氧基头孢烷酸（7-ADCA）。7-ACA是头孢菌素C水解产物，7-ADCA则是对青霉素G扩环改造后的产物。

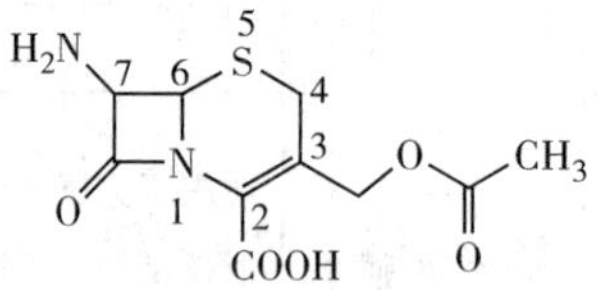

7-氨基头孢烷酸（7-ACA）

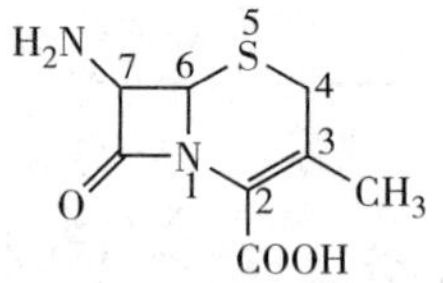

7-氨基-3-去乙酰氧基头孢烷酸（7-ADCA）

半合成头孢菌素的结构改造，主要体现在7位酰氨基侧链、3-乙酰氧基改造和7α位的结构修饰。半合成青霉素的结构改造经验，被广泛应用在头孢菌素的改造中。

**知识链接**

**半合成头孢菌素的构效关系**

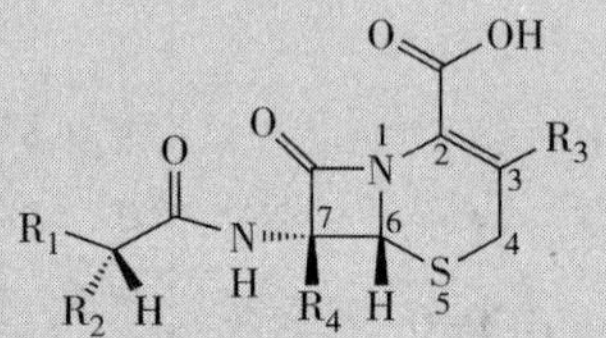

1. C-7位酰氨基的$R_1$侧链是抗菌谱决定位点，引入亲脂性基团苯环、噻吩、噻唑等，可扩大抗菌谱，提高抗菌活性；

2. C-7位酰氨基的$\alpha$位$R_2$为亲水性取代基，如氨基、磺酸基、羧基，可扩大抗菌谱；

3. C-7位酰氨基的$\alpha$位如为(Z)-2-(氨基-4-噻唑基)-2-(甲氧基亚氨基)乙酸时，抗菌谱广、抗菌强度高，并对$\beta$-内酰胺酶有较大稳定性；

4. C-7$\alpha$氢为甲氧基取代，可增加对$\beta$-内酰胺酶的稳定性；

5. C-3位$R_3$为甲基、氯或含氮杂环取代基，可改变药物的抗菌活性和药代动力学性质；

6. 氢化噻嗪环中的S用O或$CH_2$取代，可改变抗菌活性。

◎ **考点提示：**半合成头孢菌素构效关系及结构特征。

半合成头孢菌素类药物发展快，迄今已经发展了四代，具有抗菌谱广、活性强、毒性及不良反应低的特点。

第一代半合成头孢菌素有头孢氨苄、头孢羟氨苄、头孢拉定、头孢唑林钠，可耐青霉素酶，用于耐药金黄色葡萄球菌感染，但易产生新耐药性。主要用于轻、中度呼吸道和尿路感染。

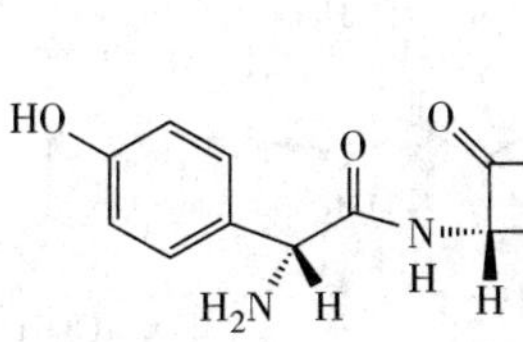

头孢羟氨苄

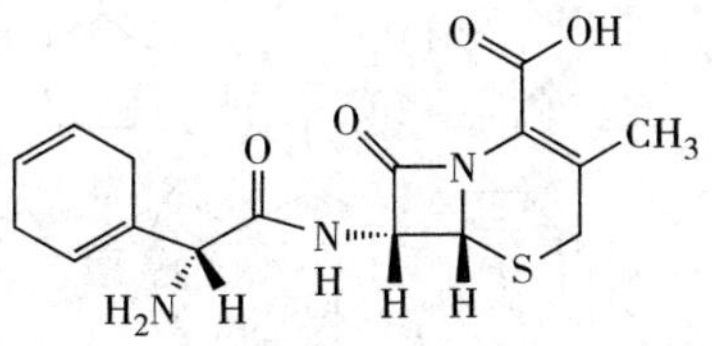

头孢拉定

第二代头孢菌素有头孢克洛、头孢呋辛、头孢丙烯，对多数$\beta$-内酰胺酶稳定，抗菌谱增加，抗革兰阴性菌作用增强，对多数$\beta$-内酰胺酶稳定，不良反应少。用于大肠埃希菌、克雷伯菌、肠杆菌、吲哚阳性变形杆菌等敏感菌所致的肺炎、胆道感染、菌血症、尿路感染和其他组织器官感染。

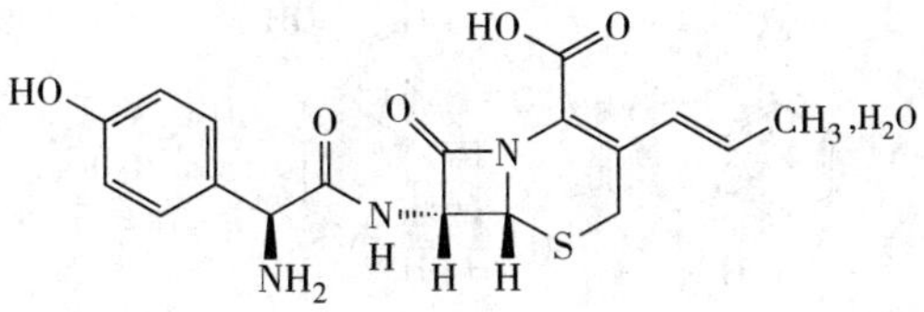

头孢丙烯

第三代头孢菌素有头孢克肟、头孢唑肟、头孢地尼、头孢他啶、头孢曲松、头孢哌酮，7 位多具有 2-氨基噻唑-$\alpha$-甲氧亚氨基乙酰基侧链。亚胺基双键顺式结构对$\beta$-内酰胺酶高度稳定，抗菌谱更广，用于耐药革兰阴性菌感染，治疗尿路感染以及败血症、脑膜炎、肺炎等严重感染。新生儿脑膜炎和肠杆菌科细菌所致的成人脑膜炎需选用第三代头孢菌素。

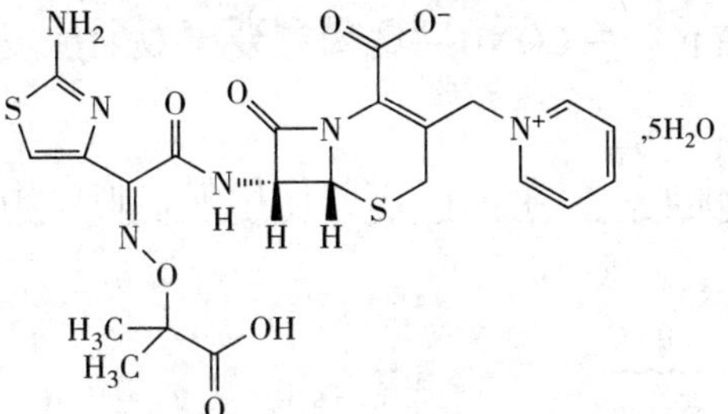

头孢他啶

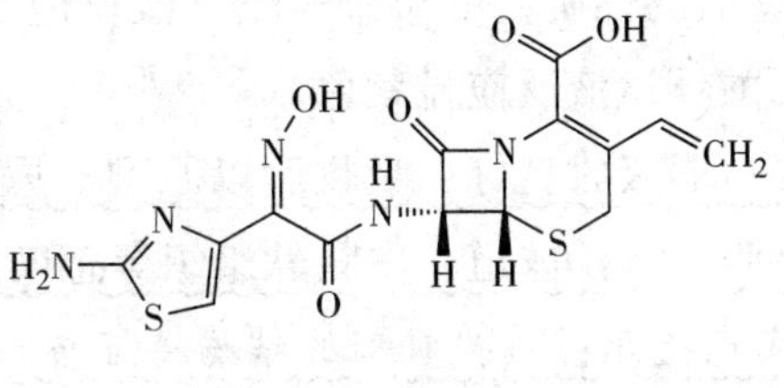

头孢地尼

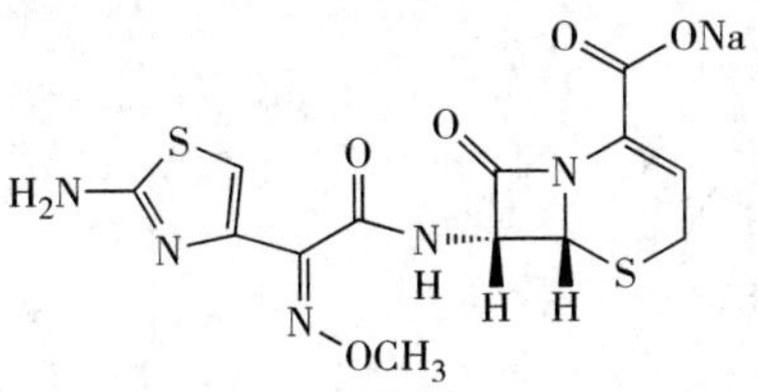

头孢唑肟钠

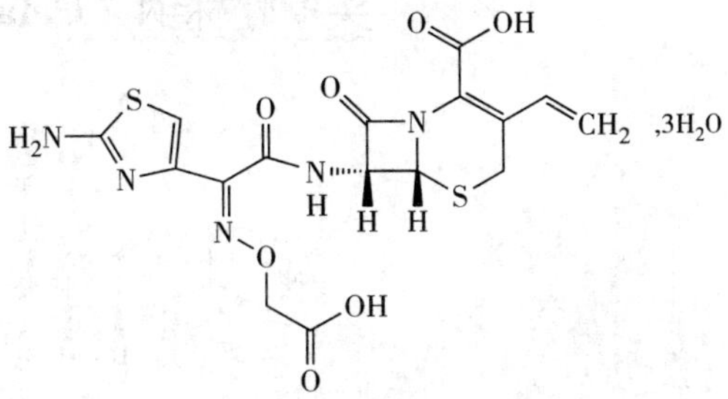

头孢克肟

第四代头孢菌素有头孢吡肟、头孢匹罗、头孢美唑等，在第三代基础上，除 7 位多具有 2-氨基噻唑-$\alpha$-甲氧亚氨基乙酰基侧链外，3 位引入正电荷季铵基团，使药物迅速穿透细胞壁与青霉素结合蛋白结合，抗菌活性更强，对革兰阳性菌作用增大，对$\beta$-内酰胺酶

（尤其是超广谱质粒酶和染色体酶）稳定，穿透力强。

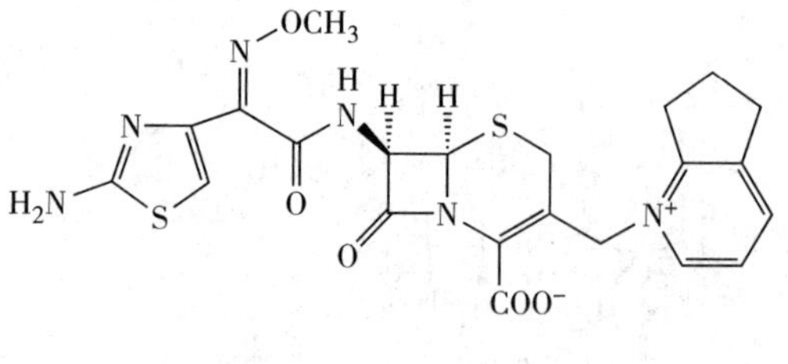

头孢匹罗

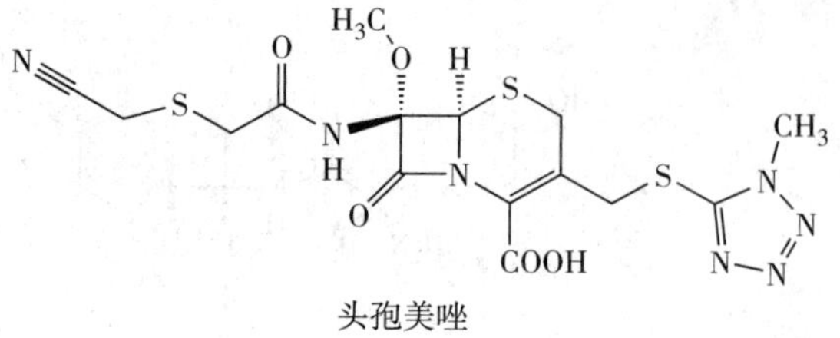

头孢美唑

**3. 典型药物**

## 头孢氨苄（Cefalexin）

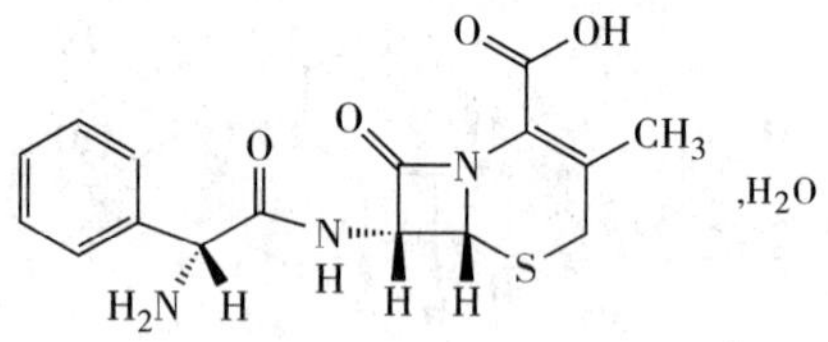

$C_{16}H_{17}N_3O_4S \cdot H_2O$　365.41

化学名：(6*R*,7*R*)-3-甲基-7-[(*R*)-2-氨基-2-苯乙酰氨基]-8-氧代-5-硫杂-1-氮杂双环[4.2.0]辛-2-烯-2-甲酸一水合物。

本品为白色至微黄色结晶性粉末；微臭；在水中微溶，乙醇、三氯甲烷或乙醚中不溶；水溶液的比旋度为+149°~+158°。

本品具有酸性的羧基和碱性的氨基取代基，p$K_a$ 为 5.2，7.3。7 位侧链为苯甘氨酸，具有 α-氨基酸的性质，可与茚三酮试液反应显紫色。—CONH—结构可发生双缩脲反应，与碱性酒石酸铜试液反应显紫色。

本品口服吸收良好，吸收后以原型从尿液排泄。对革兰阳性菌作用强，临床用于敏感菌所致呼吸道、泌尿道、皮肤软组织等感染。

◎ **考点提示：**头孢氨苄的结构特征与临床应用。

## 头孢唑林钠（Cefazolin Sodium）

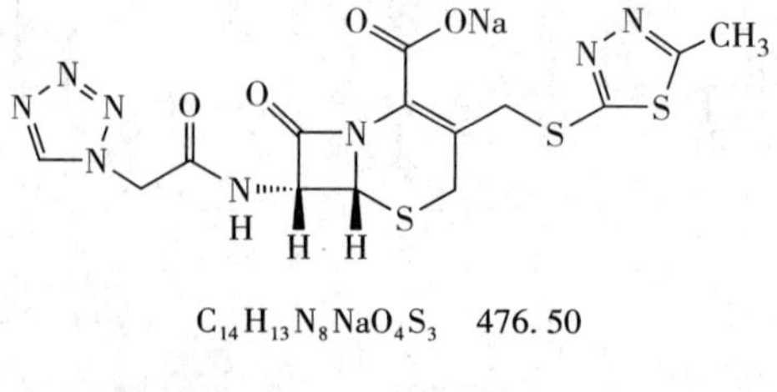

$C_{14}H_{13}N_8NaO_4S_3$　476.50

化学名：(6*R*,7*R*) -3-[[(5-甲基-1,3,4-噻二唑-2-基)硫基]甲基]-7-[(1*H*-四氮唑-1-基)乙酰氨基]-8-氧代-5-硫杂-1-氮杂双环[4.2.0]辛-2-烯-2-甲酸钠盐。

本品为白色或类白色粉末或结晶性粉末；无臭，味微苦；易引湿；在水中易溶，甲醇中微溶，乙醇、丙酮中几乎不溶；水溶液的比旋度为−15°~−24°。

本品在温度升高及湿度增大的情况下，易于生成高聚物，《中国药典》规定需检查头孢唑林聚合物。药用剂型为注射用无菌粉末。

本品对革兰阴性菌作用较强，耐酸和耐酶，临床适用于敏感细菌所致的下呼吸道感染（肺炎等）、尿路感染、胆囊炎、肝脓肿、心内膜炎、菌血症、皮肤及软组织感染等的治疗。

◎ **考点提示：**头孢唑林的结构特征与临床应用。

## 头孢哌酮钠（Cefoperazone Sodium）

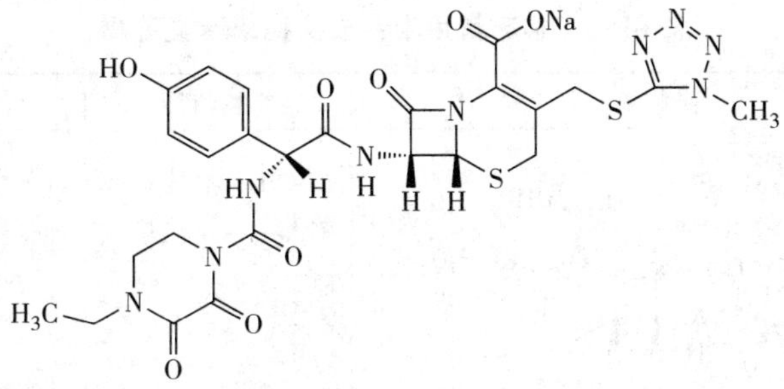

$C_{25}H_{26}N_9NaO_8S_2$　667.66

化学名：(6*R*,7*R*)-3-[((1-甲基-1*H*-四唑-5-基)硫)甲基)-7-((*R*)-2-(4-乙基-2,3-二氧代-1-哌嗪碳酰氨基))-2-对羟基苯基-乙酰氨基]-8-氧代-5-硫杂-1-氮杂双环[4.2.0]辛-2-烯-2-甲酸钠盐。

本品为白色至微黄色粉末或结晶性粉末；无臭；有引湿性；在水中易溶，甲醇中略溶，丙酮、乙酸乙酯中不溶；水溶液的比旋度为−15°~−25°。

本品C-3位甲基引入具有亲脂性和亲水性的硫代甲基四氮唑杂环，提高抗菌性，药代动力学良好，血药浓度较高。

临床上用于各种敏感菌所致的呼吸道、泌尿道、腹膜、胸膜、皮肤和软组织、骨和关节、五官等部位的感染，还可治疗败血症和脑膜炎等。

◎ **考点提示：**头孢哌酮的结构特征与临床应用。

## 头孢噻肟钠（Cefotaxime Sodium）

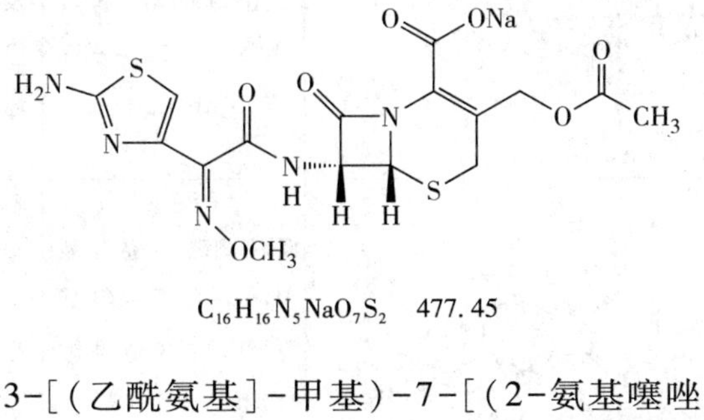

$C_{16}H_{16}N_5NaO_7S_2$　477.45

化学名：(6*R*,7*R*)-3-[(乙酰氨基]-甲基)-7-[(2-氨基噻唑-4-基)-2-(甲氧亚氨基)乙酰氨基]8-氧代-5-硫杂-1-氮杂双环[4.2.0]辛-2-烯-2-甲酸钠盐。

本品为白色至微黄色结晶或粉末；无臭或微有特殊臭；在水中易溶，乙醇中微溶；水溶液的比旋度为+58°~+64°。药用剂型为注射用头孢噻肟钠。《中国药典》规定需检查头孢噻肟聚合物的含量。

本品结构中具有2-氨基噻唑基团和甲氧亚氨基（甲氧肟基），这两个基团是第三代头孢类药物耐酶、广谱的特征结构。顺式构型的甲氧亚氨基，抗菌作用和对β-内酰胺酶的稳定性，远大于反式构型。

本品抗菌活性强，抗菌谱广，对多种β-内酰胺酶稳定，主要用于大肠埃希菌、肺炎杆菌等细菌引起的呼吸道、泌尿生殖道感染及败血症的治疗。

临床常用半合成头孢菌素类药物见表14-2。

**表14-2 临床常用半合成头孢菌素类药物**

| 药物名称 | 结构式 | 结构特征 | 临床应用 |
|---|---|---|---|
| 头孢克洛 | 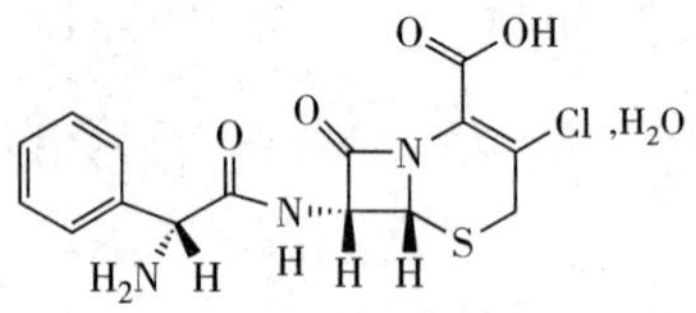 | 7位引入苯甘氨酸侧链；3位为氯原子 | 抗菌作用优于头孢羟氨苄，对多种革兰阳性菌和革兰阴性菌均具有很强的杀灭作用，临床用于呼吸道、耳鼻科、泌尿系、皮肤及软组织感染 |
| 头孢呋辛钠 | 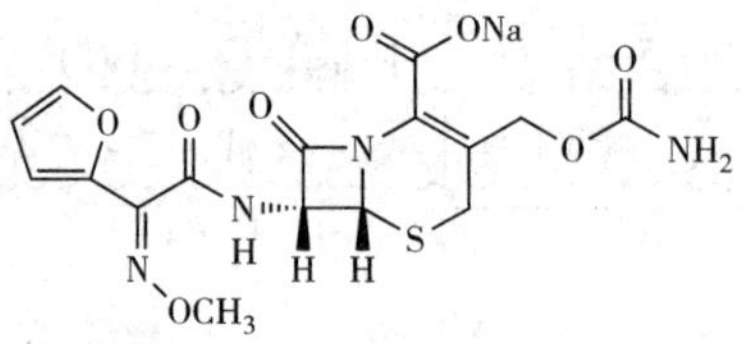 | 7位氨基连有顺式的甲氧肟基酰基侧链；3位为氨基甲酸酯 | 对β-内酰胺酶稳定，用于敏感菌所致呼吸道感染、耳鼻喉科感染、泌尿道感染、皮肤和软组织感染、骨和关节感染、败血症、脑膜炎及手术期感染预防 |
| 头孢呋辛酯 | 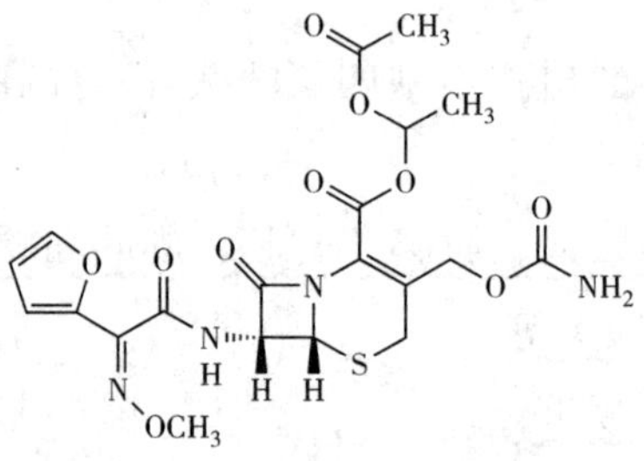 | 7位氨基连有顺式的甲氧肟基酰基侧链；3位为氨基甲酸酯；2位羧基与乙酰氧基-1-醇成酯 | 用于敏感菌株所致急性咽炎或扁桃体炎、急性中耳炎、上颌窦炎、慢性支气管炎急性发作、急性支气管炎、单纯性尿路感染、皮肤软组织感染及无并发症淋病奈瑟菌性尿道炎和宫颈炎 |
| 头孢曲松钠 | 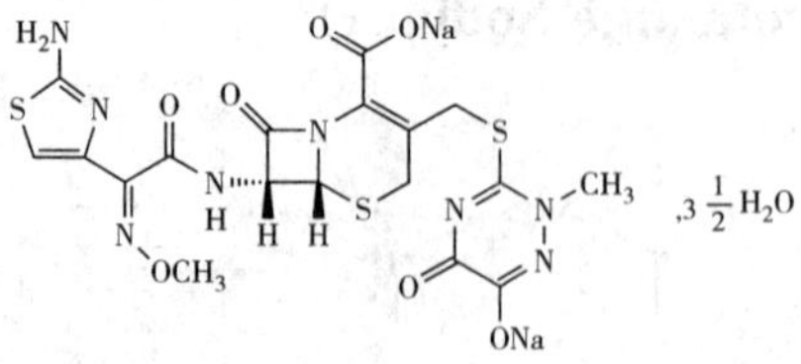 | 7位为2-氨基噻唑-α-甲氧亚氨基乙酰基侧链；3位引入1，2，4-三嗪-5，6-二酮 | 用于敏感致病菌所致的下呼吸道感染、尿路感染、胆道感染，以及腹腔感染、盆腔感染、皮肤软组织感染、骨和关节感染、败血症、脑膜炎等及手术期感染预防 |
| 头孢吡肟 | 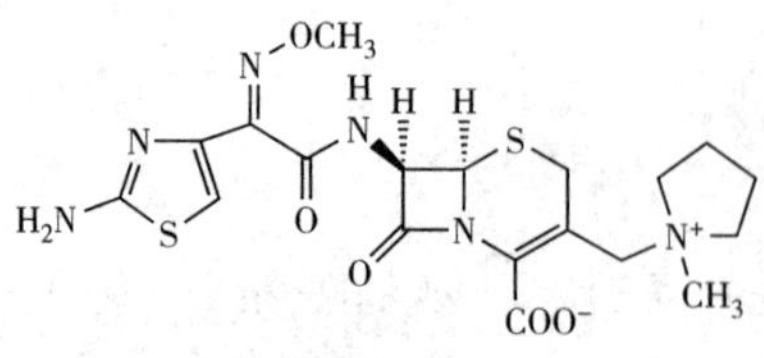 | 7位侧链2-氨基噻唑-α-甲氧亚氨基乙酰基；3位季铵基团 | 用于下呼吸道感染、尿路感染、皮肤软组织感染、骨髓炎、败血症及其他严重全身感染 |

◎ **考点提示**：头孢克洛、头孢呋辛、头孢曲松、头孢吡肟的结构特征与临床应用。

## 四、其他类

非经典的β-内酰胺类抗生素包括单环β-内酰胺类衍生物以及用O、$CH_2$ 等代替噻唑和噻嗪环中的硫原子后生成的化合物。临床常用类型有氧青霉烷类、碳青霉烯类、青霉烷砜类及单环β-内酰胺类。其中碳青霉烯类和单环β-内酰胺类化合物具有较强的抗菌作用，氧青霉烷类和青霉烷砜类主要用作β-内酰胺酶抑制剂。

**（一）碳青霉烯类**

碳青霉烯类药物的结构特征在于与β-内酰胺环骈合的五元环是二氢吡咯环［即噻唑环中的硫为亚甲基（—$CH_2$—）取代，2，3位为双键］，6位的氢为β构型。因二氢吡咯环为平面结构，β-内酰胺环张力降低，故此类药物对β-内酰胺酶高度稳定，抗菌谱广，抗菌活性强。很多药物杀菌作用超过常用半合成头孢菌素，血药浓度高、组织分布广、结构稳定，是目前公认的治疗医院肺炎（NP）的特效抗生素，也是目前抗感染药物中最有抵御能力的重要品种，被喻为“人类抗感染最后一道防线”。

第一个上市的药物是亚胺培南，对耐甲氧西林金黄色葡萄球菌有效，但在体内易受肾脱氢肽酶降解失活，临床上需与西司他丁合并使用，药用剂型为注射用亚胺培南/西司他丁钠。西司他丁钠为肾肽酶抑制剂，可保护亚胺培南不被肾肽酶破坏，并阻止亚胺培南进入肾小管上皮组织，减少药物排泄，减轻肾毒性。

现已经开发出对肾脱氢肽酶稳定的碳青霉烯类衍生物，目前临床常用的有美罗培南。美罗培南结构稳定，二氢吡咯环4位带有甲基，对肾脱氢肽酶稳定，不需合用酶抑制剂，血药浓度高，组织分布广，对革兰阳性菌、阴性菌均敏感，尤其对革兰阴性菌有很强的抗菌活性，对大多数β-内酰胺酶，甚至部分碳青霉烯酶稳定。临床用于治疗肺炎（包括社区获得性肺炎）、泌尿生殖系统感染、皮肤软组织感染、脑膜炎、败血症。

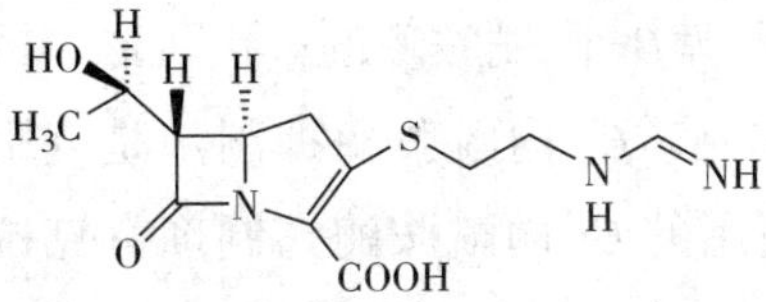

亚胺培南

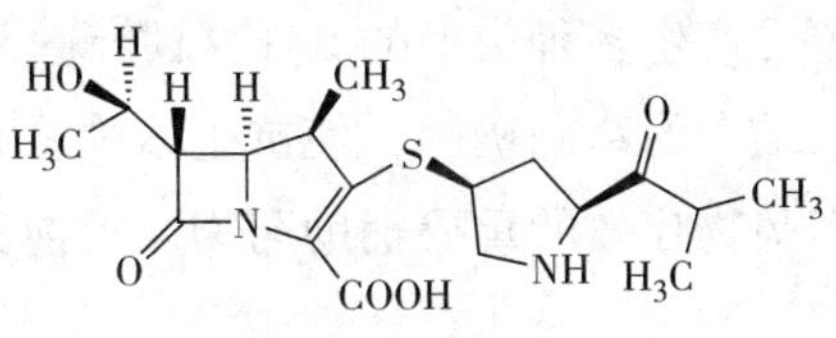

美罗培南

◎ **考点提示**：亚胺培南、美罗培南的结构特征与临床应用。

**（二）单环β-内酰胺类**

单环β-内酰胺类抗生素结构简单，易于全合成，与青霉素类、头孢菌素类无交叉变态反应，且对β-内酰胺酶稳定，是研发无变态反应、高效、广谱的β-内酰胺类抗生素的新方向。

第一个上市的全合成单环β-内酰胺类抗生素是氨曲南，2位具有α-甲基，对β-内酰胺酶稳定。临床用于呼吸道感染、尿路感染、软组织感染、败血症等，耐受性好，不良反应少。

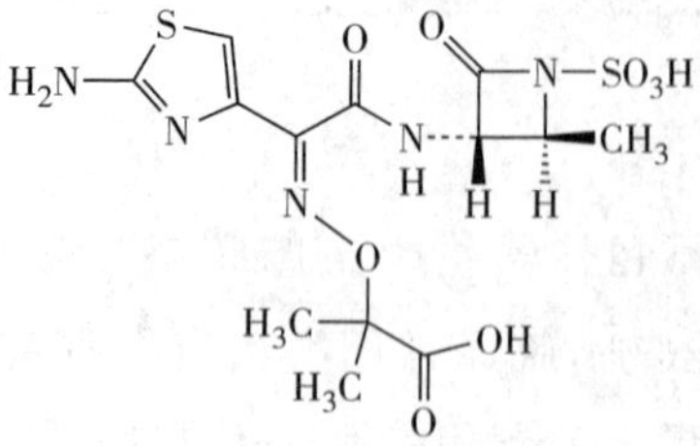

氨曲南

◎ 考点提示：氨曲南的结构特征与临床应用。

知识链接

**$\beta$-内酰胺类抗生素的变态反应**

某些患者会对$\beta$-内酰胺类抗生素产生变态反应，严重时会导致死亡。$\beta$-内酰胺类抗生素的变应原有外源性和内源性两种。

**1. 外源性变应原**　来自抗生素生物合成过程，主要是残留的蛋白多肽类杂质，如青霉噻唑多肽和青霉噻唑蛋白，目前的生产工艺已经能很好地控制此类杂质。

**2. 内源性变应原**　来自于生产、储存和使用过程中$\beta$-内酰胺环开环聚合所形成的高分子聚合物，《中国药典》对很多$\beta$-内酰胺类抗生素进行高聚物限量检查，以控制变态反应发生率。

对过敏患者而言，不同$\beta$-内酰胺类抗生素的抗原决定簇并不相同，主要包括青霉噻唑基团、侧链取代基。研究表明，对头孢菌素过敏的患者，绝大多数对青霉素类过敏，而侧链结构是导致交叉过敏的主要原因。

**（三）$\beta$-内酰胺酶抑制剂**

耐药菌可产生多种类型的$\beta$-内酰胺酶，通过水解$\beta$-内酰胺环的灭活机制，或者与抗生素迅速牢固结合的牵制机制，使抗生素失去抗菌作用。$\beta$-内酰胺酶抑制剂是克服细菌的耐药性，提高药物疗效的重要辅助药物。目前临床使用的$\beta$-内酰胺酶抑制剂有克拉维酸和舒巴坦。

**1. 氧青霉烷类**　克拉维酸是第一个用于临床的$\beta$-内酰胺酶抑制剂，药用钾盐，其结构特征在于与$\beta$-内酰胺骈合的五元环是氢化异噁唑环（即噻唑环中的硫为氧原子取代），3位为乙烯基醚结构，且6位无酰氨基侧链取代基。由于环张力较青霉素类大，具有高度不稳定性，易受$\beta$-内酰胺酶亲核基团的进攻，可使酶活性部位的羟基、氨基不可逆酰化而失活，是不可逆竞争性$\beta$-内酰胺酶抑制剂。

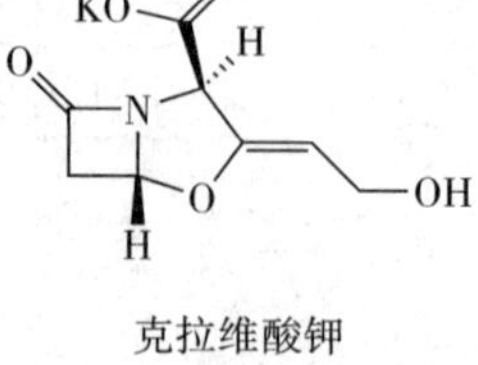

克拉维酸钾

克拉维酸钾对耐药金黄色葡萄球菌、肠杆菌、流感嗜血杆菌等产生的$\beta$-内酰胺酶有较强的抑制作用，但抗菌作用微弱，单独使用无效，需与β-内酰胺类药物联合应用组成复方制剂。临床多使用阿莫西林和克拉维酸钾的复方制剂，可使阿莫西林增效130倍，用于治疗耐阿莫西林细菌感染。

◎ **考点提示：**克拉维酸的结构特征与临床应用。

**2. 青霉烷砜类**　青霉烷砜类的结构特征在于与β-内酰胺骈合的噻唑环中的S被氧化为砜，且6位无酰氨基侧链取代基。临床常用的青霉烷砜类β-内酰胺酶抑制剂有舒巴坦钠和他唑巴坦。

舒巴坦钠是人工合成的化合物，也是不可逆的竞争性β-内酰胺酶抑制剂，抑酶作用比克拉维酸钾广，化学结构稳定，口服吸收差，多注射给药，对金黄色葡萄球菌与革兰阴性杆菌产生的β-内酰胺酶有很强且不可逆抑制作用，与青霉素类和头孢菌素类抗生素合用有协同现象，多与氨苄西林、哌拉西林、头孢哌酮合用。

他唑巴坦是舒巴坦结构中的氢被1,2,3-三氮唑取代的衍生物，抑酶谱广度和活性强于克拉维酸和舒巴坦，目前多与哌拉西林合用，用于对哌拉西林耐药的敏感菌引起的中、重度感染。

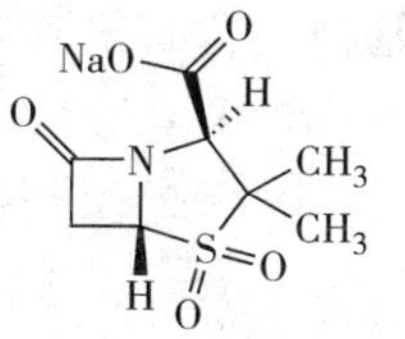

舒巴坦钠

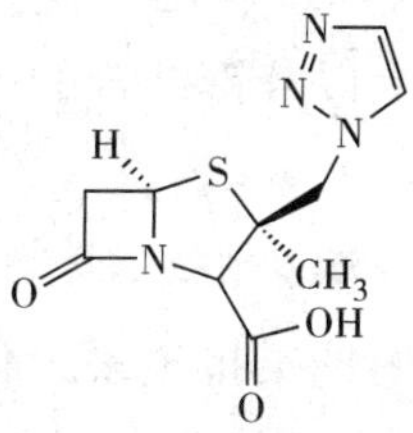

他唑巴坦

◎ **考点提示：**舒巴坦的结构特征与临床应用。

## 第二节　大环内酯类抗生素

大环内酯类抗生素（macrolide antibiotics）是具有十四元、十五元或十六元内酯大环的抗生素，其在临床上的应用仅次于β-内酰胺类抗生素，主要用于革兰阳性菌和某些阴性菌感染，对葡萄球菌属（包括产β-内酰胺酶金黄色葡萄球菌）、军团菌、脑膜炎奈瑟菌、破伤风杆菌等感染有特效，对肺炎支原体、衣原体等感染（β-内酰胺类抗生素无效）作用良好。与临床其他类抗生素间无交叉耐药性，此外，还具有抗寄生虫、抗肿瘤、抗病毒等临床作用。常用药物有红霉素、罗红霉素、克拉霉素、阿奇霉素、麦迪霉素、乙酰螺旋霉素等。

扫码“学一学”

**知识链接**

**大环内酯类抗生素的分类**

大环内酯类抗生素按照内酯环结构的不同，分为十四元大环内酯类抗生素、十五元大环内酯类抗生素和十六元大环内酯类抗生素。

1. 十四元大环内酯类抗生素，包括红霉素及其衍生物，常用药物有红霉素、琥乙红霉素、克拉霉素、罗红霉素、依托红霉素、氟红霉素、地红霉素。酮基大环内酯类抗生素是新型的十四元大环内酯类抗生素，代表药物是泰利霉素。

2. 十五元大环内酯类抗生素，代表药物是阿奇霉素、红霉素衍生物。

3. 十六元大环内酯类抗生素，包括麦迪霉素及其衍生物、螺旋霉素及其衍生物，常用药物有麦迪霉素、乙酰螺旋霉素。

## 一、结构特征与理化性质

大环内酯类抗生素是由链霉菌产生的弱碱性抗生素，其结构特征在于十四、十五或十六元环的内酯结构，以及与内酯环上羟基通过苷键结合的去氧氨基糖或6-去氧糖。

生物合成的大环内酯类抗生素多为复合物，含有多种结构相似的组分，如红霉素包括红霉素 A、B 和 C，麦迪霉素包括 $A_1$、$A_2$、$A_3$、$A_4$。不同组分的理化性质相似，抗菌活性存在差异，药用时需控制组分比例。

大环内酯类抗生素具有如下理化性质。

**1. 弱碱性** 内酯结构上以苷键结合的去氧氨基糖，含有氨基或取代氨基，具有弱碱性，可与酸成盐，盐易溶于水。

**2. 脂溶性** 原型药物易溶于机溶剂。

**3. 稳定性** 天然大环内酯类抗生素，化学性质不稳定，苷键在酸中易水解，内酯环在碱性条件下易于破裂，在体内易被酶水解，口服生物利用度差。对内酯环或去氧糖分子中的羟基进行酰化改造后，可增加对酸的稳定性，易于吸收，增高血药浓度，延长作用时间，降低毒性。

**知识拓展**

**大环内酯类抗生素的抗菌机制**

大环内酯类抗生素可抑制细菌蛋白质合成，抗菌机制为：①与细菌核糖体 50S 亚基可逆结合，阻断 tRNA 转肽及 mRNA 转位作用；②与细菌核糖体 50S 亚基 L22 蛋白质结合，破坏核糖体结构，阻碍肽链的延长。

## 二、红霉素

红霉素是十四元大环内酯类抗生素，由链丝菌产生，包含红霉素 A、B、C 三种组分，药用红霉素 A、红霉素 B 和红霉素 C 作用弱，毒性高，是《中国药典》规定需控制的特殊杂质。

## 红霉素（Erythromycin）

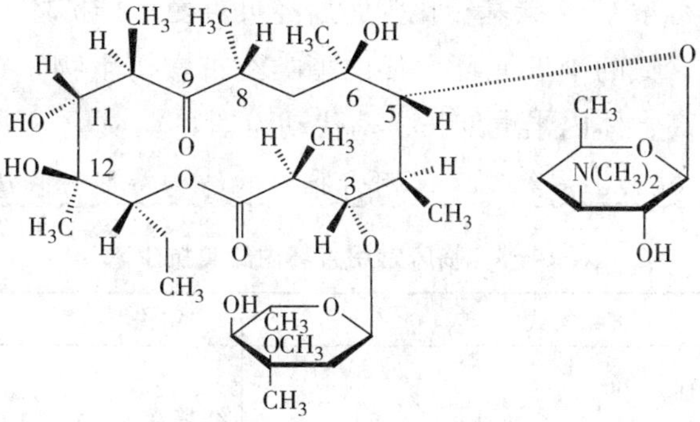

$C_{37}H_{67}NO_{13}$　733.94

本品为白色或类白色的结晶或粉末；无臭，味苦；略有引湿性；在甲醇、乙醇或丙酮中易溶，水中极微溶解；无水乙醇溶液的比旋度为-71°～-78°。

本品具有十四元环的红霉内酯环，在C-3、C-5、C-6、C-11、C-12有5个羟基，C-3羟基与红霉糖、C-5羟基与去氧氨基己糖以苷键缩合。

本品不耐酸、碱：碱性条件下，苷键水解和内酯键破裂；酸性条件下，C-6羟基进攻C-9羰基，脱水环合形成缩酮，进一步脱水生成8,9-脱水-6,9半缩酮的螺环结构，最后降解为红霉胺和红霉糖，丧失抗菌活性。

本品水溶性小，口服易被胃酸破坏，半衰期短（1~2小时），多制成肠溶片、肠溶胶囊等肠溶剂型。与乳糖醛酸成盐后可注射使用。制成软膏和眼膏剂型后可外用。

本品抗革兰阳性菌作用强，是耐β-内酰胺类金黄色葡萄球菌、溶血性链球菌感染的首选药物，也常用于治疗肺炎支原体、衣原体等非典型病原体所致的呼吸道及泌尿生殖系统感染。

◎ **考点提示：**红霉素的结构特征与临床应用。

## 三、红霉素衍生物类药物

### （一）红霉素衍生物的结构改造

为增加红霉素对酸的稳定性，改善口服剂型的生物利用度，对红霉素进行结构改造，得到了多种优秀的红霉素衍生物。临床常用大环内酯类抗生素见表14-3。

琥乙红霉素：是将红霉素C-5苷键的氨基糖2″-羟基与琥珀酸成酯，从而使红霉素苦味消失，耐酸，口服利用度高。

克拉霉素：是将红霉素C-6羟基甲基化，从而阻止6,9-缩酮反应，提高抗菌活性，耐酸，口服吸收后血药浓度高而持久，活性强，毒性低。

氟红霉素：是利用电子等排原理，将C-8位氢用氟代替，降低C-9羰基活性，阻止8,9-脱水反应。对酸稳定，半衰期长，不良反应小。

罗红霉素：是将红霉素C-9羰基转化为肟，并将侧链醚化。对酸稳定，口服吸收快，组织分布广，不良反应小。

地红霉素：是将红霉素 C-9 羰基转化为肟后还原为氨基，C-9 氨基与 C-11羟基及 2-(2-甲氧基乙氧基）乙醛缩合形成噁嗪环。口服吸收后的生物转运增加，是长效红霉素衍生物，在细胞内可长时间保持较高的药物浓度，每天只需给药一次。

阿奇霉素：是将红霉素 C-9 羰基转化为肟后经贝克曼重排扩环，然后进一步还原并 *N*-甲基化。是第一个环内含氮的十五元环大环内酯类红霉素衍生物。碱性更强，对革兰阴性菌活性大，组织浓度较高，体内半衰期长，药代动力学好。

◎ **考点提示：**克拉霉素、罗红霉素、阿奇霉素的结构特征与临床应用。

**表 14-3　临床常用大环内酯类抗生素**

| 药物名称 | 结构式 | 结构特征 | 临床应用 |
| --- | --- | --- | --- |
| 琥乙红霉素 | 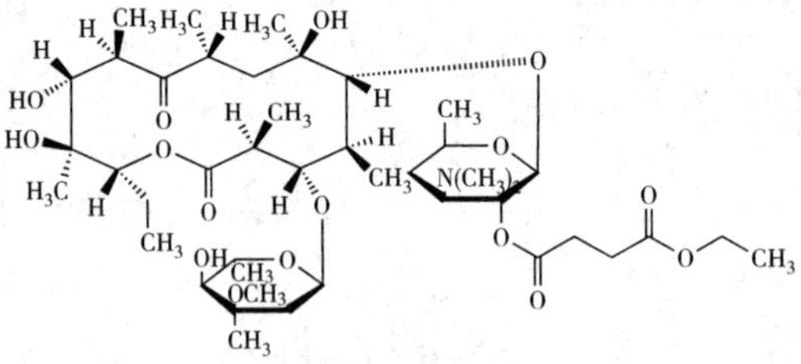 | 红霉素 C-5 苷键的氨基糖 2″-羟基与琥珀酸成酯 | 用于治疗衣原体肺炎、急性扁桃体炎、支原体肺炎、急性咽炎、猩红热、破伤风、尿道炎、风湿热、心内膜炎等 |
| 克拉霉素 | 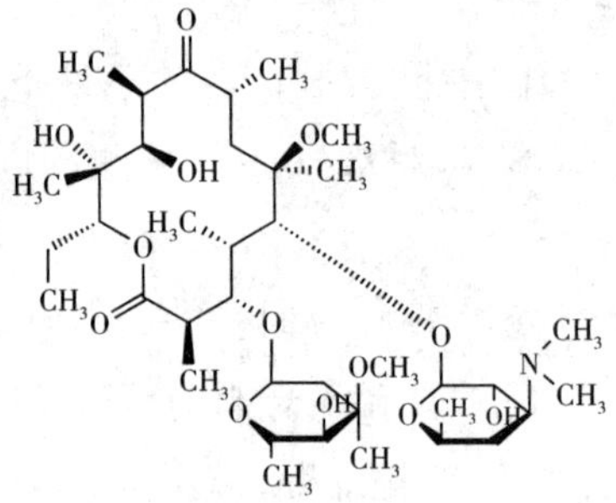 | 红霉素 C-6 羟基甲基化 | 用于治疗敏感菌所致扁桃体炎、咽喉炎、副窦炎、支气管炎、肺炎、皮肤软组织感染等 |
| 氟红霉素 | 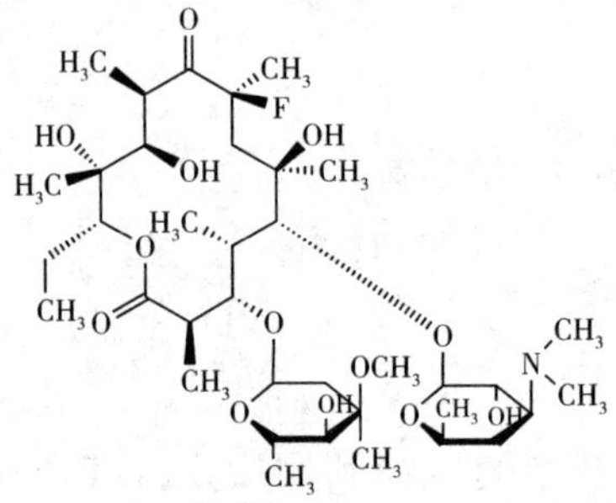 | 红霉素 C-8 位氢用氟代替 | 对酸稳定，在血液、组织体液及细胞内药物浓度高且持久，半衰期长，药代动力学性能较好、口服生物利用度高、不良反应低。用于治疗上、下呼吸道感染，牙和口腔感染的治疗 |
| 罗红霉素 | 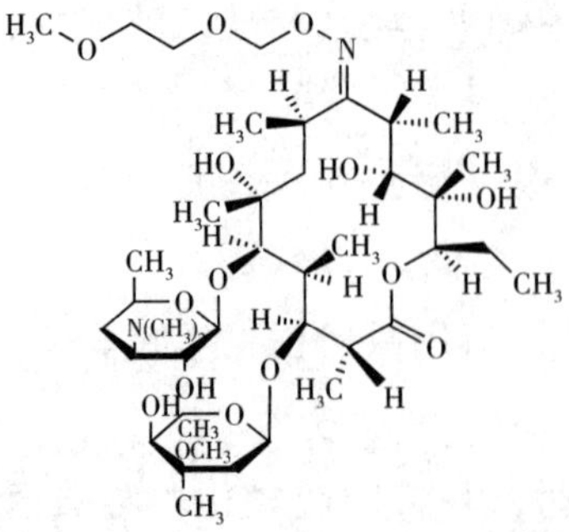 | 红霉素 C-9 羰基转化为肟，侧链醚化 | 用于治疗敏感菌所致的五官、呼吸道、生殖系及皮肤感染。可作为与流行性脑脊髓膜炎患者密切接触者的预防用药 |

续表

| 药物名称 | 结构式 | 结构特征 | 临床应用 |
| --- | --- | --- | --- |
| 地红霉素 | 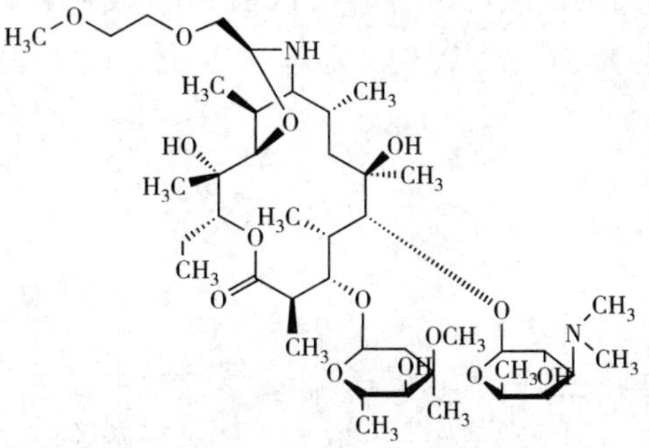 | 红霉素 C-9 羰基转化为肟后还原为氨基，C-9 氨基与 C-11羟基与 2-(2-甲氧基乙氧基）乙醛缩合形成噁嗪环 | 用于治疗咽炎、皮肤和软组织感染、肺炎和气管炎 |
| 阿奇霉素 | 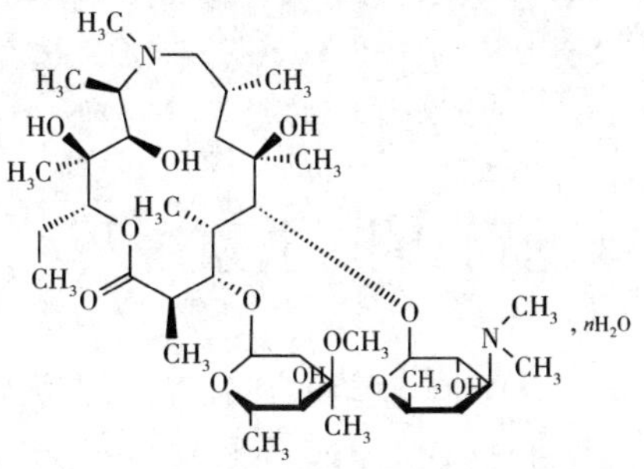 | 红霉素 C-9 羰基转化为肟后经贝克曼重排扩环，然后进一步还原及 *N*-甲基化，第一个环内含氮的 15 元环大环内酯类红霉素衍生物 | 用于治疗敏感菌所致的急性咽炎、急性扁桃体炎、急性支气管炎、肺炎支原体肺炎、皮肤软组织感染及沙眼衣原体感染等疾病 |

**（二）典型药物**

## 阿奇霉素（Azithrimycin）

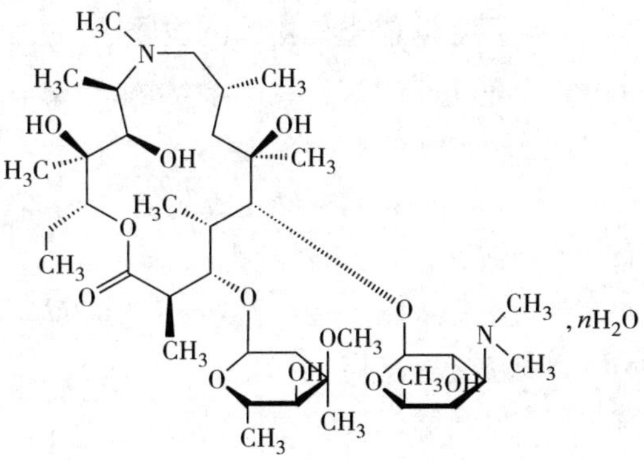

$C_{38}H_{72}N_2O_{12}$ 749.00

化学名：(2*R*,3*S*,4*R*,5*R*,8*R*,10*R*,11*R*,12*S*,13*S*,14*R*)-13-[(2,6-二脱氧-3-*C*-甲基-3-*O*-甲基-α-L-核-己吡喃糖基)氧]-2-乙基-3,4,10-三羟基-3,5,6,8,10,12,14-七甲基-11-[(3,4,6-三脱氧-3-(二甲氨基)-β-D-木-己吡喃糖基)氧]-1-氧杂-6-氮杂环十五烷-15-酮。

本品为白色或类白色粉末；无臭，味苦；微有引湿性；易溶于甲醇、丙酮、三氯甲烷、无水乙醇或稀盐酸溶液，几乎不溶于水。对胃酸高度稳定。本品是第一个环内含氮的十五元环大环内酯类红霉素衍生物。本品碱性很强，口服吸收后组织浓度高，可为胞外浓度的

300 倍，抗生素后效应优于$\beta$-内酰胺类抗生素。半衰期为 68~76 小时，只需每天给药一次。

本品抗菌谱广、抗菌性强，对革兰阴性菌活性高，对流行性感冒流感嗜血杆菌、耐$\beta$-内酰胺细菌抑制作用强，对肺炎支原体的作用在大环内酯类抗生素中最强。临床用于治疗敏感菌所致的急性咽炎、急性扁桃体炎、急性支气管炎、肺炎支原体肺炎、皮肤软组织感染及沙眼衣原体感染等疾病。

**知识拓展**

**大环内酯类抗生素的耐药**

细菌对大环内酯类抗生素的耐药现象日益增加，其耐药性机制主要有：①产生甲基化酶，改变抗生素结合位点。②产生红霉素酯酶和大环内酯酶等灭活酶，使内酯键水解开环失效。③生成主动外排蛋白质或降低膜通透性，降低细菌细胞内药物浓度。

## 第三节　氨基糖苷类抗生素

扫码"学一学"

氨基糖苷类抗生素（aminoglycoside antibiotics）是氨基糖与 1,3-二氨基肌醇以苷键结合而成的抗生素，抗菌谱广，对需氧革兰阴性杆菌具有强大的抗菌活性。临床使用的氨基糖苷类抗生素有链霉素、卡那霉素、庆大霉素、妥布霉素、阿米卡星、奈替米星、依替米星、大观霉素、新霉素、核糖霉素、巴龙霉素等。

**知识链接**

**氨基糖苷类抗生素的发展**

氨基糖苷类抗生素目前已经发展三代，第一代药物有链霉素、新霉素和卡那霉素。链霉素抗菌作用弱，是治疗结核病的二线药物。卡那霉素（1959 年）对需氧革兰阴性菌严重感染和粟粒性结核疗效显著。因严重的肾脏和耳毒性及耐药菌的出现，目前应用较少。第二代药物主要有庆大霉素和妥布霉素，抗菌谱广，对假单胞菌和耐药菌抗菌作用强，临床应用广泛。第三代以半合成药物为代表，包括阿米卡星、依替米星等，对庆大霉素、卡那霉素耐药菌、$\beta$-内酰胺类耐药菌有效，且耳毒性低，是目前最具优势的氨基糖苷类抗生素。

### 一、结构特征与理化性质

氨基糖苷类抗生素结构特征相似，具有共同的理化性质。

**1. 水解性**　结构中均具有苷元（1,3-二氨基肌醇）与苷（氨基糖）所形成的苷键，在酸性和碱性条件下易于水解。

**2. 碱性**　苷和苷元结构含有氨基、胍基等碱性基团，具有碱性，可与硫酸、盐酸成盐。

**3. 极性大**　1,3-二氨基肌醇为碱性多元环己醇，具有多个羟基，导致药物极性大，水溶性较大，亲脂性差，口服吸收不足 10%，需注射给药。

**4. 化学稳定性高**　固体性质稳定，可加热灭菌。多数药物在体内不代谢失活，多以原型经肾小球滤过排出。

## 知识拓展

**氨基糖苷类抗生素的抗菌机制**

氨基糖苷类抗生素是静止期杀菌剂，抗菌机制主要包括：①吸附于菌体表面，造成细菌细胞膜缺损，膜通透性增大，引起细菌内容物外泄而死亡；②跨膜主动转运入细胞内，与细菌 30S 核糖体亚基结合，阻碍初始复合物的合成，干扰功能性核糖体的组装，诱导细菌合成错误蛋白质以及阻抑已合成的蛋白质的释放，导致细菌死亡。

◎ **考点提示：**氨基糖苷类抗生素药物的化学稳定性、结构特征、理化性质，使用的注意事项。

## 二、典型药物

### 硫酸链霉素（Streptomycin Sulfate）

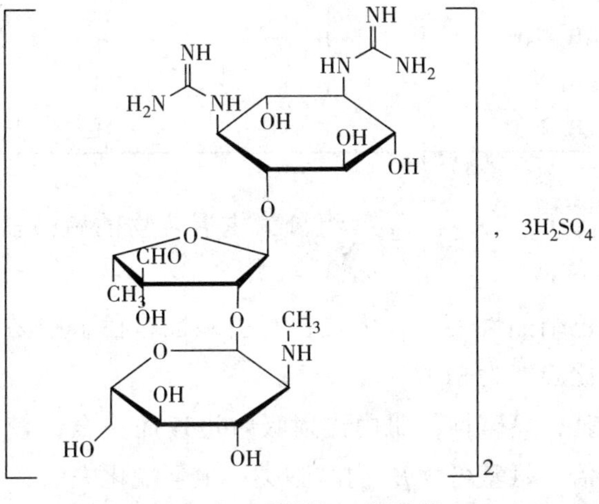

$(C_{21}H_{39}N_7O_{12}S)_2 \cdot 3H_2SO_4$　1457.40

化学名：*O*-2-甲氨基-2-脱氧-α-L-葡吡喃糖基-(1→2)-*O*-5-脱氧-3-*C*-甲酰基-α-L-来苏呋喃糖基-(1→4)-$N^1$,$N^3$-二脒基-D-链霉胺硫酸盐。

本品为白色或类白色粉末；无臭或几乎无臭，味微苦；有引湿性；在水中易溶，乙醇或三氯甲烷中不溶。

链霉素由链霉胍、链霉糖和 *N*-甲基葡萄糖以苷键结合而成，具有三个碱性中心，2 个胍基和 1 个甲氨基，与硫酸按 2∶3 成盐。

链霉素具有双糖结构，碱性条件下迅速水解完全，在酸性条件分步水解，水解产物为链霉胍、链霉糖和 *N*-甲基葡萄糖胺。链霉胍与 8-羟基喹啉乙醇液和次溴酸钠试液发生坂口反应，产物显橙红色。链霉糖可在加热条件下，脱水重排为麦芽酚，与硫酸铁铵试液反应显紫红色，此为麦芽酚反应。

链霉糖中的醛基易于氧化或还原产生链霉素酸而失效，临床上不可与还原性药物配伍使用。

链霉素对结核杆菌抗菌作用强，临床主要用于结核病治疗，尤其用于结核性脑膜炎和极性浸润性肺结核。易产生耐药性，多与其他抗结核药物协同使用。具有较强的肾毒性和耳毒性，可诱发肾衰竭和永久性耳聋。

## 硫酸庆大霉素（Gentamycin Sulfate）

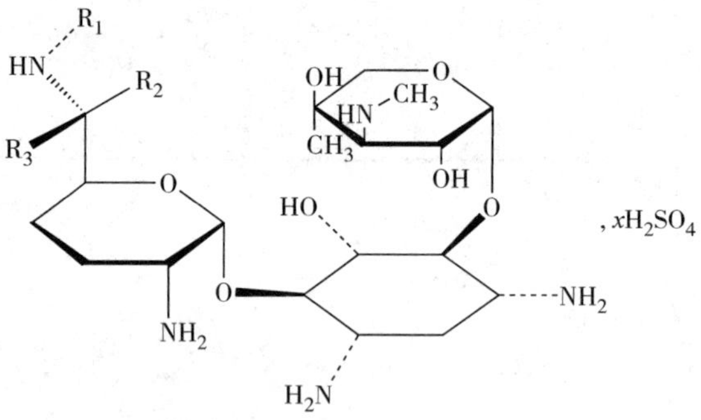


| 庆大霉素 | 分子式 | $R_1$ | $R_2$ | $R_3$ |
|---|---|---|---|---|
| $C_1$ | $C_{21}H_{43}N_5O_7$ | $CH_3$ | $CH_3$ | H |
| $C_{1a}$ | $C_{19}H_{39}N_5O_7$ | H | H | H |
| $C_2$ | $C_{20}H_{41}N_5O_7$ | H | $CH_3$ | H |
| $C_{2a}$ | $C_{20}H_{41}N_5O_7$ | H | H | $CH_3$ |

本品为庆大霉素 $C_1$、$C_{1a}$、$C_2$、$C_{2a}$ 等组分为主混合物的硫酸盐，$C_1$、$C_{1a}$、$C_2$、$C_{2a}$ 并称庆大霉素 C 组分。

本品为白色或类白色结晶性粉末；无臭，有引湿性；在水中易溶，乙醇、丙酮或三氯甲烷中不溶；水溶液的比旋度为+107°～+121°。

庆大霉素含多个氨基，显碱性，肌内注射吸收迅速而完全，较少代谢，可在肾内大量积聚，高出血浆浓度数倍，氨基可为 $\beta$-内酰胺类抗生素酰化失活，二者不可混合输液。

本品是氨基糖苷类的首选药物，抗菌谱广，是治疗各种革兰阴性杆菌感染的重要抗菌药。临床上主要用于铜绿假单胞菌或耐药革兰阴性菌感染、败血症、尿路感染、脑膜炎和烧伤感染。具有肾毒性和耳毒性，耳毒性体现在前庭损伤，可引起耳鸣、头晕、眩晕等，不伴随听力减退，肾毒性则主要表现为多尿和蛋白尿，肾衰竭少见。

### 知识拓展

**氨基糖苷类抗生素的耐药性**

细菌产生的钝化酶（磷酸转移酶、核苷转移酶、乙酰转移酶）是对此类抗生素产生耐药性的主要原因。其钝化的位点主要是氨基糖上羟基的核苷化和磷酸化、氨基的乙酰化。通过对特定羟基、氨基的化学改造，可制备对耐药菌有效的半合成氨基糖苷类抗生素，如阿米卡星、依替米星等。

## 硫酸阿米卡星（Amikacin Sulfate）

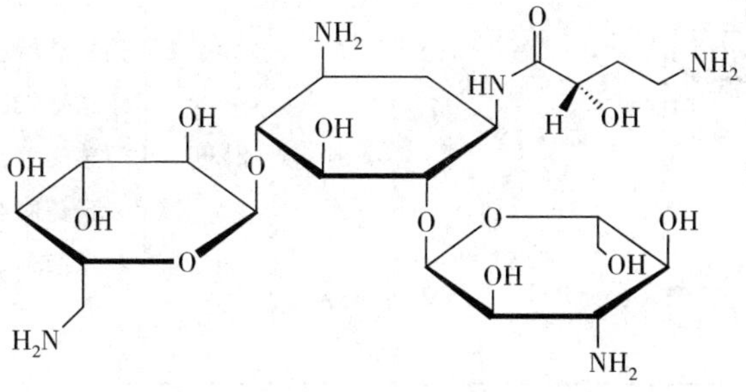

, $nH_2SO_4$

$C_{22}H_{43}N_5O_{13} \cdot 1.8H_2SO_4$ 762.15

$C_{22}H_{43}N_5O_{13} \cdot 2H_2SO_4$ 781.76

化学名：*O*-3-氨基-3-脱氧-α-D-葡吡喃糖基-(1→4)-*O*-[6-氨基-6-脱氧-α-D-葡吡喃糖基-(1→6)]-$N^3$-(4-氨基-2-羟基-1-氧代丁基)-2-脱氧-L-链霉胺硫酸盐。

本品为白色或类白色粉末或结晶性粉末；几乎无臭，无味；在水中极易溶解，在甲醇、丙酮、乙醚或三氯甲烷中几乎不溶；水溶液的比旋度为+76°～+84°。

阿米卡星是卡那霉素 C-1 位氨基为 4-氨基-2-羟基丁酰基酰化后的衍生物，具有立体位阻效应，可避免被卡那霉素耐药菌产生的钝化酶灭活，对卡那霉素敏感菌和耐药菌均有效，血药浓度高，毒性小，临床应用广泛，肌内注射吸收迅速，1 小时可达峰，半衰期为 2.2 小时。

阿米卡星是抗菌谱最广的氨基糖苷类抗生素，对革兰阴性杆菌和金黄色葡萄球菌均有较强的抗菌力，是临床治疗耐氨基糖苷类菌株所致感染的首选药物，对阿米卡星耐药的细菌对其他氨基糖苷类均耐药。

本品耳毒性发生率高，主要为耳蜗神经损害，肾毒性较低。

◎ **考点提示：**氨基糖苷类抗生素阿米卡星的结构特征与临床应用。

常用氨基糖苷类抗生素见表 14-4。

**表 14-4 常用氨基糖苷类抗生素**

| 药物名称 | 结构式 | 结构特征 | 临床应用 |
| --- | --- | --- | --- |
| 硫酸依替米星 | 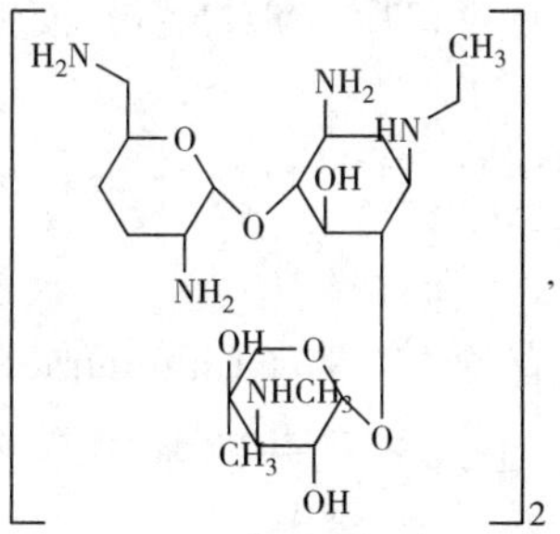 , $5H_2SO_4$ | 含有己吡喃糖基、阿拉伯吡喃糖基 | 用于治疗敏感菌所致呼吸道感染、肾脏和泌尿生殖系统感染、皮肤软组织感染等，可用作创伤、手术前后感染治疗或预防性用药 |
| 妥布霉素 | 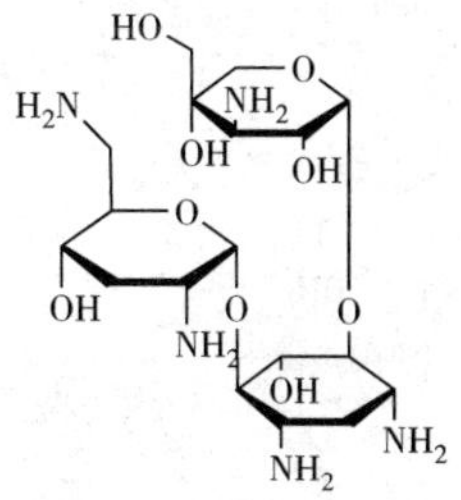 | 含有己吡喃糖基、葡吡喃糖基 | 用于治疗敏感菌所致脓毒症、败血症、中枢神经系统感染、泌尿生殖系统感染、肺部感染、胆道感染、腹腔感染、骨骼感染、皮肤软组织感染、急性与慢性中耳炎、鼻窦炎等 |

续表

| 药物名称 | 结构式 | 结构特征 | 临床应用 |
|---|---|---|---|
| 硫酸卡那霉素 | 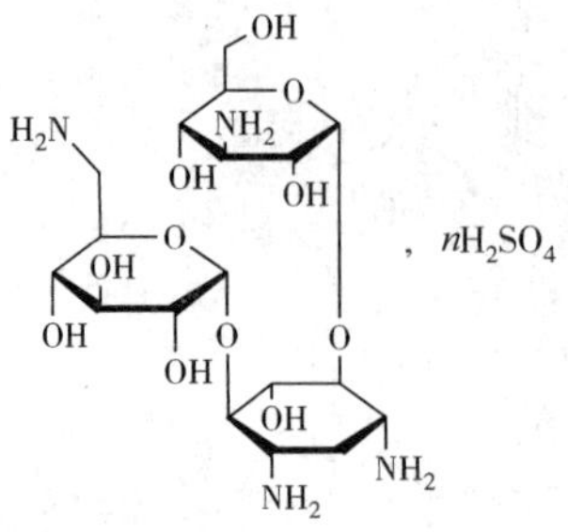 | 含有葡吡喃糖基 | 用于治疗敏感菌所致的肺部感染、尿路感染、胆道感染败血症及腹腔感染等，也可用于对其他抗生素耐药而对本品敏感的金黄色葡萄球菌感染 |

知识链接

**氨基糖苷类抗生素的毒性**

氨基糖苷类抗生素有严重的耳毒性、肾毒性和神经肌肉阻断作用：耳毒性指对第Ⅷ对脑神经的损害，包括前庭功能障碍和耳蜗听神经损伤。前庭功能障碍表现为头晕、视力减退、眼球震颤、眩晕、恶心、呕吐和共济失调。耳蜗听神经损伤表现为耳鸣、听力减退和永久性耳聋。可在肾皮质蓄积导致肾毒性，通常表现为蛋白尿、管型尿、血尿等，严重时可产生氮质血症、肾功能降低，引起肾小管急性坏死。神经肌肉阻断常见于大剂量腹膜内或胸膜内应用后，因药物与 $Ca^{2+}$ 络合，抑制神经末梢 Ach 的释放，并降低突触后膜对 Ach 敏感性，阻断神经肌肉接头传递，引起呼吸肌麻痹，可致呼吸停止。

扫码“学一学”

# 第四节　四环素类抗生素

四环素类抗生素（tetracycline antibiotics）是结构中具有氢化并四苯基本骨架的一类广谱抗生素，对革兰阴性菌、革兰阳性菌、立克次体、衣原体等有抑制作用，是布鲁菌病、霍乱、斑疹伤寒、流行性出血热等的首选药物。具有可口服、毒性小、较少过敏等优点。

## 一、结构特征与理化性质

### （一）结构特征

天然的四环素类抗生素由放线菌产生，有金霉素（Chlortetracycline）、土霉素（Oxytetracycline）及四环素（Tetracycline），均具有十二氢化并四苯的基本结构，具有 A、B、C、D 四环。（表 4-5）

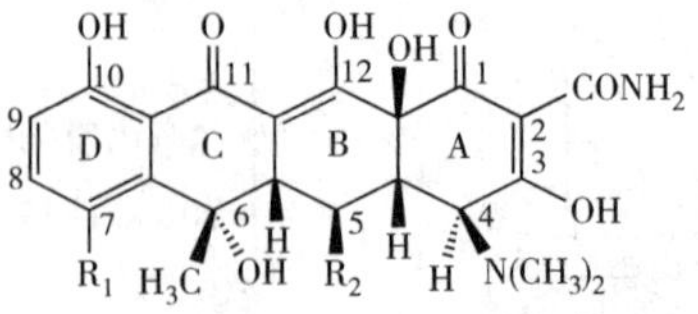

四环素类基本结构

**表 14-5 四环素类抗生素**

| 药物名称 | 结构式 | $R_1$ | $R_2$ |
|---|---|---|---|
| 盐酸四环素 | 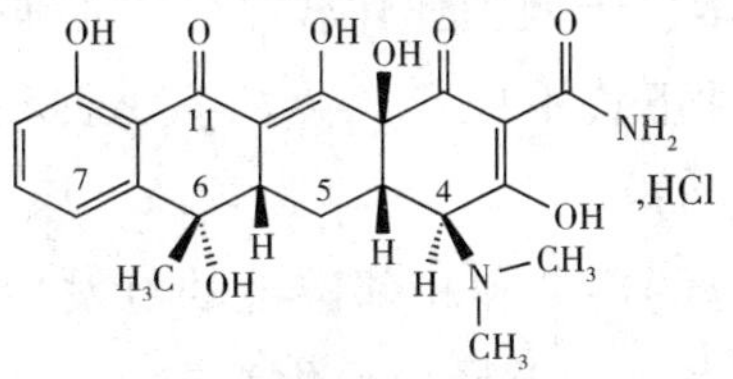 | H | H |
| 盐酸土霉素 | 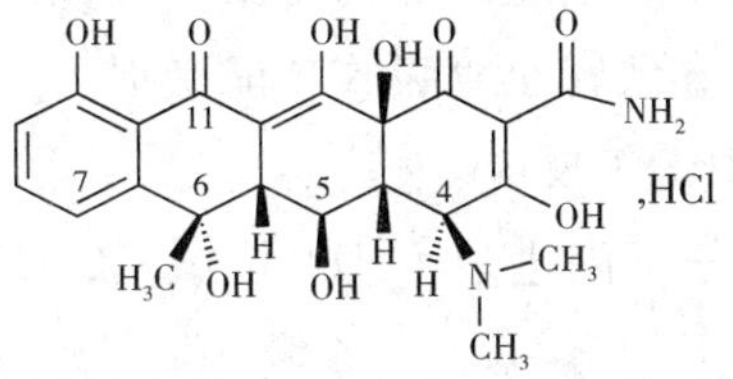 | H | OH |
| 盐酸金霉素 | 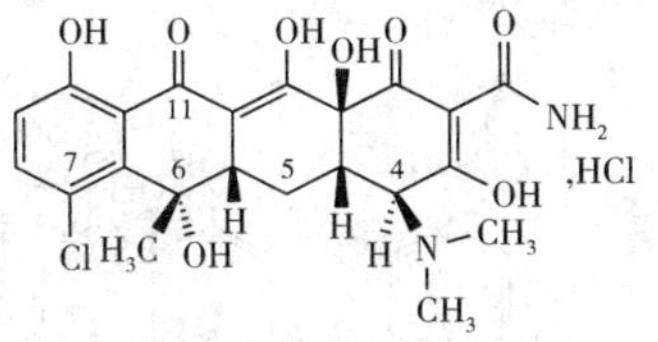 | Cl | H |

**知识链接**

### 四环素类抗生素作用机制

四环素类抗生素属于快速杀菌剂，其作用机制为：①与细菌核糖体 30S 亚基 A 位特异性结合，阻断氨酰 tRNA 与 A 位结合，使其无法进入 mRNA-核糖体复合物，抑制肽链延长和蛋白质的合成。②增加细菌膜通透性，导致核苷酸等核内容物外泄，影响 DNA 复制。

**（二）理化性质**

**1. 性状** 均为黄色结晶性粉末；味苦，水中溶解度小。

**2. 酸碱两性** C-10 位酚羟基和 C-12 位烯醇羟基具有酸性，C-4 位 $\alpha$-二甲氨基具有碱性，为两性化合物，$pK_a$ 分别为 2.8~3.4，7.2~7.8，9.1~9.7。药用盐酸盐，等电点为 5。

**3. 与金属离子络合** 含有多个羟基、烯醇羟基和羰基，在近中性条件下，可与多种金属离子形成不溶性络合物。钙离子络合物为黄色，铁离子络合物为红色，铝离子络合物为黄色。

**4. 与三氯化铁反应** 结构中具有酚羟基，可与三价铁离子络合呈色，四环素为红棕色，金霉素为褐红色，土霉素为褐橙色。

**知识拓展**

### 四环素类药物的使用注意事项

四环素类药物因可与金属离子形成络合物，在临床使用时，需注意以下事项：

（1）宜空腹口服，即餐前 1 小时或餐后 2 小时服用；

（2）不能与含铝、钙、镁、铁离子的药物联合使用。

**5. 浓硫酸呈色反应** 浓硫酸可氧化四环素类基本骨架，产物具有不同颜色，如金霉素初显蓝色，后变绿色；土霉素为朱红色；四环素为深紫色，多西环素为黄色。

**6. 不稳定性** 天然的四环素类抗生素，干燥固体比较稳定，但遇到日光会变色，可诱发光敏性反应。四环素在酸性和碱性条件下均不稳定，会发生变质反应，产物无活性，且毒性较大。

（1）酸性条件下 pH<2 时，C-6 位的羟基和相邻碳上的氢发生消除反应，生成无活性脱水产物。pH 2~6 时，C-4 位二甲氨基发生差向异构化反应（图 14-2），差向异构体活性低、毒性大，可引起 Fanconi 综合征，导致肾小管吸收功能受损，产生烦渴、蛋白尿、糖尿、氨基酸尿、低血钾、高尿酸症和酸中毒等反应。

（2）碱性条件下 C-6 位羟基会从分子内进攻 C-11 位羰基，C 环破裂，形成具有内酯结构的异构体。

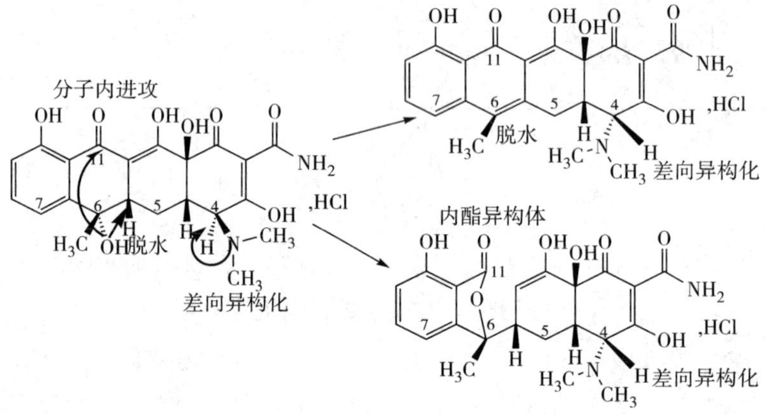


图 14-2 四环素的不稳定性

## 知识链接

**“梅花 K”黄柏胶囊中毒事件**

2001 年 8 月，湖南株洲发生梅花 K 黄柏胶囊事件。涉案药厂在黄柏胶囊中掺入四环素，擅自扩大说明书中的药品功能疗效和适应证。由于掺入的是过期四环素，其含有的降解产物远远超过国家允许安全范围，特别是脱水差向异构体，结果导致 50 多人因服用该药品中毒，发生多发性肾小管功能障碍综合征，引起肾小管性酸中毒，出现乏力、恶心、呕吐等症状，数人病危，终身残疾。

◎ **考点提示：**四环素类抗菌药物的稳定性。

## 二、半合成四环素类抗生素

研究表明，在四环素类抗生素 C-5 位引入羟基可与 C-4 位二甲氨基形成氢键，阻止差向异构化反应；去除 C-6 位羟基，可避免脱水反应和内酯异构体生成。通过上述结构修饰得到的半合成四环素类抗生素，在酸性、碱性条件下的稳定性显著提高。常用药物有多西环素、米诺环素、美他环素等（表 14-6）。

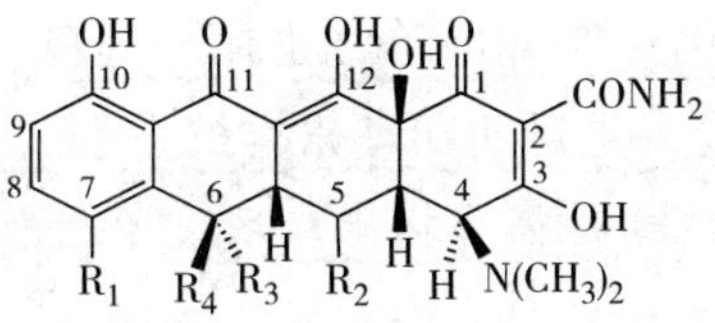

半合成四环素类抗生素的基本结构

**表 14-6 半合成四环素类抗生素**

| 药物名称 | 结构式 | $R_1$ | $R_2$ | $R_3$ | $R_4$ |
|---|---|---|---|---|---|
| 盐酸多西环素 | 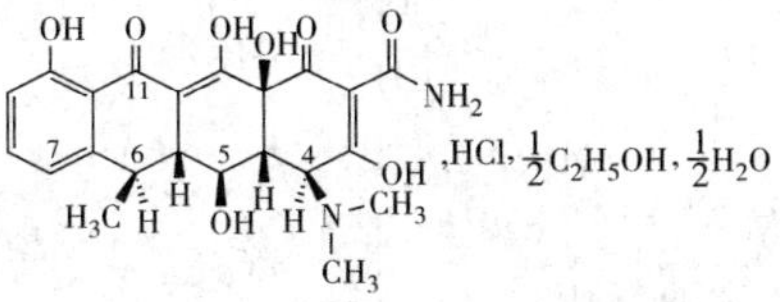 | H | OH | H | $CH_3$ |
| 盐酸米诺环素 | 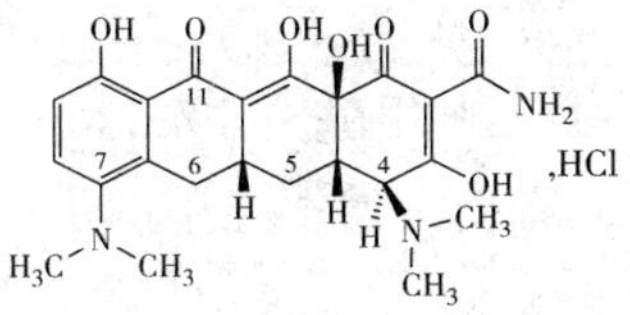 | $—N(CH_3)_2$ | H | H | H |
| 盐酸美他环素 | 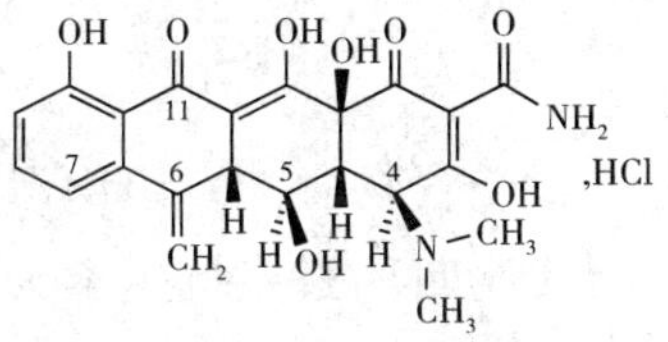 | H | OH | $=CH_2$ | |

## 三、典型药物

### 盐酸多西环素（Doxycycline Hyclate）

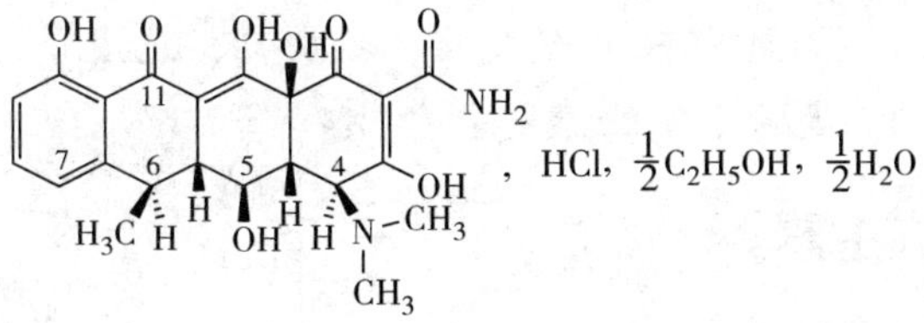

$C_{22}H_{24}N_2O_8 \cdot HCl \cdot 1/2\ C_2H_5OH \cdot 1/2H_2O$  512.93

化学名：6-甲基-4-(二甲氨基)-3,5,10,12,12*a*-五羟基-1,11-二氧代-1,4,4*a*,5,5*a*,6,11,12*a*-八氢-2-并四苯甲酰胺盐酸盐半乙醇半水合物。

本品为淡黄色至黄色结晶性粉末；无臭，味苦；在水或甲醇中易溶，乙醇或丙酮中微溶；水溶液的比旋度为-105°～-120°。

本品是土霉素脱去 C-6 羟基的衍生物，稳定性较好。口服吸收完全而迅速，不受同服食物影响。组织浓度较同类药物高 5～10 倍。半衰期为 12～22 小时，可每日服药一次。临床用于敏感的革兰阳性球菌和革兰阴性杆菌所致的上呼吸道感染、扁桃体炎、胆道感染、淋巴结炎、蜂窝织炎、老年慢性支气管炎等，也用于斑疹伤寒、恙虫病、支原体肺炎等，对耐四环素金黄色葡萄球菌有效，是目前四环素类抗生素的首选或次选药物。

◎ **考点提示**：多西环素的结构特征与临床应用。

## 盐酸米诺环素（Minocycline Hydrochloride）

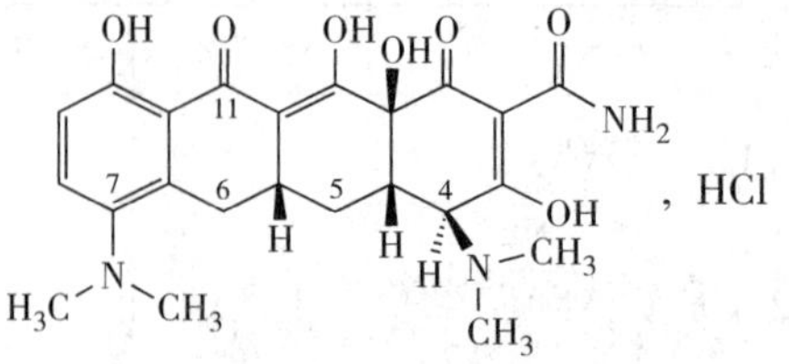

$C_{23}H_{27}N_3O_7 \cdot HCl$　493.94

化学名：[4*S*-(4α,4*a*α,5*a*α,12*a*α)]-4,7-双(二甲氨基)-1,4,4a,5,5*a*,6,11,12*a*-八氢-3,10,12,12*a*-四羟基-1,11-二氧代-2-并四苯甲酰胺盐酸盐。

本品为黄色结晶性粉末；无臭，味苦；有引湿性；在甲醇中溶解，在水中略溶，在乙醇中微溶。

本品为四环素脱去C-6甲基和羟基，并在C-7引入二甲氨基而得到的衍生物，对酸很稳定，不会发生脱水和重排形成内酯环产物。

本品脂溶性高，口服吸收迅速而完全，不受食物影响，组织渗透性高，在肝、肾、肺等组织中浓度较高，在脑及脑脊液中浓度比其他四环素族抗生素为高，半衰期12.6小时。对耐四环素菌株有效，对革兰阳性菌作用强，临床用于治疗葡萄球菌、链球菌、肺炎球菌、淋病奈瑟菌、痢疾杆菌、大肠埃希菌、克雷伯菌、变形杆菌、铜绿假单胞菌、梅毒螺旋体及衣原体等对本品敏感的病原体引起的感染。

◎ **考点提示**：米诺环素的结构特征与临床应用。

# 第五节　其他类型抗生素

临床常用的其他类型抗生素还有林可霉素类、多肽类、酰胺醇类抗生素等，常用药物有林可霉素、克林霉素、万古霉素、氯霉素等。

## 一、林可霉素类抗生素

林可霉素类抗生素是*N*-甲基-4-正丙基-吡咯烷羧酸和甲硫基脱氧-6-氨基-α-D-半乳辛吡喃糖缩合而成的酰胺化合物，也称林可酰胺类抗生素。临床常用药物有盐酸林可霉素和盐酸克林霉素。

**知识链接**

**林可霉素类抗生素作用机制**

林可霉素类抗生素抑菌机制类似大环内酯类抗生素，主要对革兰阳性菌作用较强，对厌氧菌效果较好。抗菌作用机制为：①与细菌核糖体上的 50S 核糖体亚基结合，阻止原核翻译的进行，抑制细菌蛋白质合成；②清除细菌表面 A 蛋白和绒毛状外衣，使细菌易被吞噬和杀灭。

## 盐酸林可霉素（Lincomycin Hydrochloride）

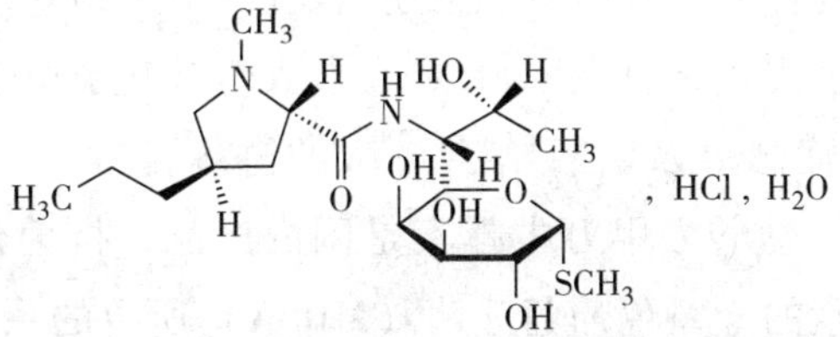

$C_{18}H_{34}N_2O_6S \cdot HCl \cdot H_2O$　461.02

化学名：6-(1-甲基-反-4-丙基-L-2-吡咯烷甲酰氨基)-1-硫代-6,8-二脱氧-D-赤式-α-D-半乳辛吡喃糖甲苷盐酸盐一水合物。

本品为白色结晶性粉末；无臭；在水中极易溶解，甲醇或吡啶中易溶，乙醇中微溶。

林可霉素由链霉菌发酵产生，抗菌谱类似大环内酯类抗生素，临床用于金黄色葡萄球菌、肺炎链球菌、溶血性链球菌等需氧革兰阳性球菌感染，亦可治疗敏感厌氧菌引起的严重感染，对耐青霉素菌株引起的肺部感染治疗方面，优于青霉素类，可用作对青霉素过敏或不宜用青霉素者替代药物。可进入骨组织中，和骨有特殊亲和力，特别适用于敏感菌所致骨髓炎。

## 盐酸克林霉素（Clindamycin Hydrochloride）

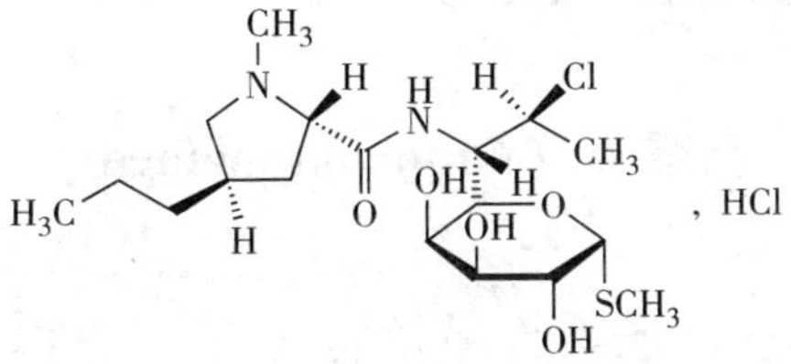

$C_{18}H_{33}ClN_2O_5S \cdot HCl$　461.44

化学名：6-(1-甲基-反-4-丙基-L-2-吡咯烷甲酰氨基)-1-硫代-7-氯-6,7,8-三脱氧-L-苏式-α-D-半乳辛吡喃糖甲苷盐酸盐一水合物。

本品为白色结晶性粉末；有微臭或特殊臭，味苦；在水或甲醇中易溶，乙醇中略溶。

克林霉素是林可霉素在 7 位羟基（*R*）被氯（*S*）取代的半合成衍生物，抗菌活性比林可霉素高 4~8 倍，对各类厌氧菌杀菌作用强，对金黄色葡萄球菌等革兰阳性需氧球菌、脑膜炎奈瑟菌等革兰阴性需氧球菌敏感，对耐青霉素及甲氧西林葡萄球菌敏感株，但对肺炎支原体、真菌和病毒无效。口服后不被胃酸破坏，在胃肠道内迅速吸收，空腹口服的生物利用度为 90%，临床适用于中耳炎、鼻窦炎、扁桃体炎、肺炎、蜂窝织炎、骨髓炎、腹膜炎、盆腔炎、脓胸、肺脓肿、败血症等。

◎ **考点提示：**林可霉素类抗生素分类和作用特点；林可霉素、克林霉素的适应证。

## 二、多肽类抗生素

多肽类抗生素是具有多肽结构的抗生素。临床常用药物有万古霉素、去甲万古霉素、替考拉宁、多黏菌素类（多黏菌素B、多黏菌素E）。

盐酸万古霉素为窄谱抗生素，能有效地对抗革兰阳性菌，但对大多数革兰阴性菌、厌氧菌等无效，很少产生耐药性，且与其他抗生素不出现交叉耐药现象。对其他多种抗生素耐药的金黄色葡萄球菌、表皮葡萄球菌、肺炎链球菌亦对其敏感，主要用于治疗耐多种抗生素的金黄色葡萄球菌重症感染及对青霉素过敏的链球菌性心内膜炎的患者。对目前的“超级病菌”NDM-1有效。盐酸去甲万古霉素是国内产品，抗菌作用与万古霉素相似，临床限用于耐甲氧苄苯青霉素的金黄色葡萄球菌（MRSA）所致的系统感染和难辨梭状芽孢杆菌所致的肠道感染和系统感染。

替考拉宁为与万古霉素类似的新糖肽抗生素，其抗菌谱及抗菌活性与万古霉素相似。对金黄色葡萄球菌的作用比万古霉素更强，不良反应更少。临床主要用于金黄色葡萄球菌及链球菌属等敏感菌所致的严重感染，包括不能用青霉素类和头孢菌素类其他抗生素者。限万古霉素耐药菌感染或万古霉素不能耐受。

多黏菌素类抗生素药用多黏菌素B和多黏菌素E，对多数革兰阴性杆菌有杀灭作用，对生长繁殖期和静止期的细菌都有效。临床上主要用于敏感菌引起的泌尿系统感染，以及眼、气管感染，脑膜炎、败血症、烧伤感染及皮肤黏膜感染等。

◎ **考点提示：**多肽类抗生素分类和作用特点；万古霉素、去甲万古霉素、替考拉宁、多黏菌素E（黏菌素）、多黏菌素B的适应证。

## 三、酰胺醇类抗生素

酰胺醇类（氯霉素类）抗生素主要有氯霉素及甲砜霉素。

### 氯霉素（Chloramphenicol）

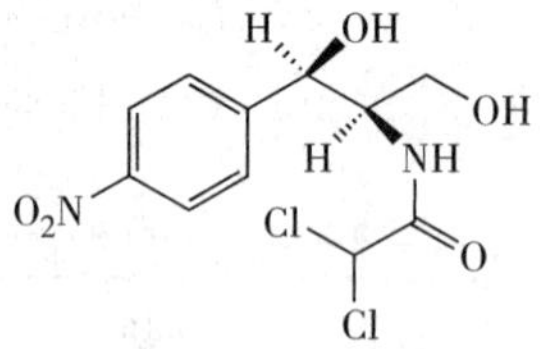

$C_{11}H_{12}Cl_2N_2O_5$　323.13

化学名：D-苏式-(-)-*N*-[α-(羟基甲基)-β-羟基-对硝基苯乙基]-2,2-二氯乙酰胺。

本品为白色至微带黄绿色针状、长片状结晶或结晶性粉末；味苦；微溶于水，易溶于甲醇、乙醇及丙酮；无水乙醇溶液比旋度为+18.5°～+21.5°。

氯霉素1947年从委内瑞拉链霉菌中得到，现用化学方法合成。本品化学结构含有对硝基苯基、丙二醇与二氯乙酰胺三个部分，其抗菌活性主要与丙二醇有关，有两个手性碳原子，四个光学异构体，药用左旋体，1*R*,2*R*（-）或D-苏阿糖型。

本品性质稳定，耐热，干燥状态时可保持抗菌活性5年以上。水溶液在中性、弱酸性（pH 4.5~7.5）条件下稳定，在强碱或强酸条件下，水解生成对硝基苯基-2-氨基-1,3-丙二醇而失效。

本品可经氯化钙和锌粉还原为羟胺衍生物，经苯甲酰氯苯甲酰化后，可与三氯化铁试液形成紫红色的配位化合物。

本品为广谱抗生素，对革兰阴性菌作用强于革兰阳性菌，临床上主要用于治疗伤寒、副伤寒、斑疹伤寒等，对百日咳、砂眼、细菌性痢疾及尿路感染等也有效。

**知识链接**

**氯霉素的作用机制及不良反应**

氯霉素可与细菌70S核糖体的50S亚基可逆性结合，阻断氨酰tRNA与核糖体受体的结合，抑制细菌蛋白质合成。

因人的骨髓造血细胞线粒体70S核糖体与细菌70S核糖体结构相似，长期和多次应用氯霉素会产生骨髓抑制、再生障碍性贫血，新生儿可致灰婴综合征。

◎ **考点提示：** 氯霉素的典型不良反应。氯霉素的适应证。

## 甲砜霉素（Triamphenicol）

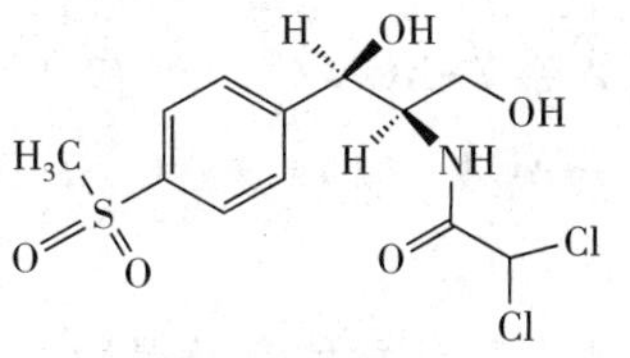

$C_{12}H_{15}Cl_2NO_5S$ 356.23

化学名：[*R*-(*R**,*R**)-*N*-[1-(羟基甲基)-2-羟基-2-[4-(甲基苯磺酰基)苯基]乙基]-2,2-二氯乙酰胺。

本品为白色结晶性粉末；无臭；在二甲基甲酰胺中易溶，无水乙醇中略溶，水中微溶；无水乙醇溶液比旋度为-21°~-24°。

甲砜霉素（Triamphenicol）是氯霉素衍生物，抗菌谱与氯霉素相似，但不会出现再生障碍性贫血。临床可用于敏感菌如流感嗜血杆菌、大肠埃希菌、沙门菌属等所致的呼吸道、尿路、肠道等感染。

◎ **考点提示：** 甲砜霉素的适应证。

扫码“练一练”

## 目标检测

### 一、A型题（单项选择题）

1. 青霉素类抗生素结构中与$\beta$-内酰胺环稠合的杂环是（ ）

A. 氢化噻唑环　B. 氢化噻嗪环　C. 氢化吡啶环
D. 氢化呋喃环　E. 氢化并四苯

2. 头孢菌素类抗生素结构中与β-内酰胺环稠合的杂环是（　　）
A. 氢化噻唑环　B. 氢化噻嗪环　C. 氢化吡啶环
D. 氢化呋喃环　E. 氢化并四苯

3. 头孢菌素类抗生素有2个手性碳原子，其绝对构型为（　　）
A. 6*R*，7*R*　B. 6*S*，7*S*　C. 6*S*，7*R*
D. 5*R*，6*S*　E. 5*R*，6*R*

4. 下述非经典的β-内酰胺药物中，属于青霉烷砜酸类的是（　　）
A. 亚胺培南　B. 头孢噻肟　C. 舒巴坦
D. 克拉维酸　E. 氨曲南

5. 下述非经典的β-内酰胺药物中，属于氧青霉烷类的是（　　）
A. 亚胺培南　B. 头孢噻肟　C. 舒巴坦
D. 克拉维酸　E. 氨曲南

6. 青霉素的8个异构体中，有活性的绝对构型为（　　）
A. 2*R*，5*R*，6*R*　B. 2*S*，5*R*，6*R*　C. 2*S*，5*S*，6*S*
D. 2*R*，5*S*，6*S*　E. 2*S*，5*R*，6*S*

7. 属于β-内酰胺类抗生素的药物是（　　）
A. 美罗培南　B. 多西环素　C. 克拉霉素
D. 克林霉素　E. 万古霉素

8. 合成头孢菌素的重要中间体除7-ACA外，还有（　　）
A. 6-APA　B. 6-ACA　C. 7-ADA
D. 6-ADCA　E. 7-ADCA

9. 结构中具有硫代甲基四氮唑杂环结构的药物是（　　）
A. 哌拉西林　B. 头孢氨苄　C. 头孢哌酮
D. 头孢曲松　E. 亚胺培南

10. 结构中具有甲氧亚氨基-2-氨基噻唑侧链结构的药物是（　　）
A. 哌拉西林　B. 头孢呋辛　C. 头孢哌酮
D. 头孢曲松　E. 亚胺培南

11. 氨曲南属于下列哪类β-内酰胺类抗生素（　　）
A. 单环　B. 碳青霉烯　C. 氧青霉烷
D. 青霉烷砜类　E. 头孢菌素

12. 属于碳青霉烯类β-内酰胺类抗生素的药物是（　　）
A. 头孢唑林　B. 舒巴坦　C. 美罗培南
D. 克拉维酸　E. 氨曲南

13. 临床需要与肾肽酶抑制剂西司他丁钠合用的药物是（　　）
A. 头孢哌酮　B. 哌拉西林　C. 阿莫西林
D. 亚胺培南　E. 美罗培南

14. 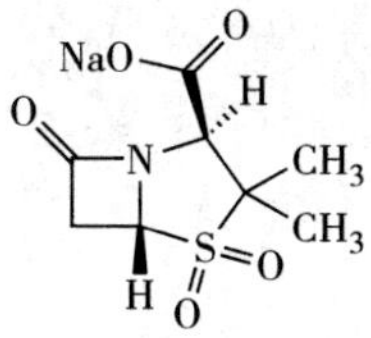 是下列哪项的化学结构（ ）

A. 头孢唑林　B. 舒巴坦　C. 美罗培南
D. 克拉维酸　E. 氨曲南

15. 属于十五元大环内酯类抗生素的药物是（ ）

A. 罗红霉素　B. 琥乙红霉素　C. 克拉霉素
D. 阿奇霉素　E. 麦迪霉素

16. 红霉素衍生物中，将红霉素 C-9 羰基转化为肟，并将侧链醚化的药物是（ ）

A. 罗红霉素　B. 琥乙红霉素　C. 克拉霉素
D. 氟红霉素　E. 地红霉素

17. 具有氨基糖与 1,3-二氨基肌醇形成的苷键结构的是下列哪类抗生素（ ）

A. 糖肽类　B. 氨基糖苷类　C. 林可霉素类
D. 四环素类　E. 酰胺醇类

18. 盐酸四环素脱去 C-6 位甲基和羟基，并在 C-7 位引入二甲氨基而得到的衍生物是（ ）

A. 盐酸土霉素　B. 米诺环素　C. 多西环素
D. 盐酸金霉素　E. 克拉霉素

19. 易于发生差向异构化反应的抗生素是（ ）

A. 克林霉素　B. 金霉素　C. 阿莫西林
D. 罗红霉素　E. 盐酸四环素

20. 下列哪位引入羟基可与 C-4 位二甲氨基形成氢键，阻止四环素类药物发生差向异构化反应（ ）

A. C-5　B. C-6　C. C-7
D. C-10　E. C-11

**二、B 型题（配伍选择题）**

[**21~23**]

A. 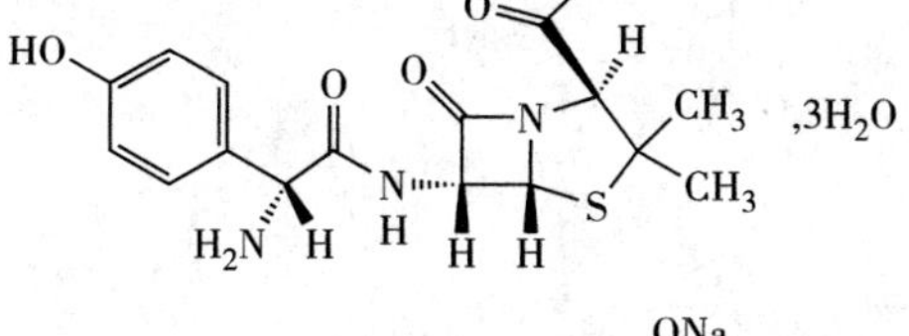

B. 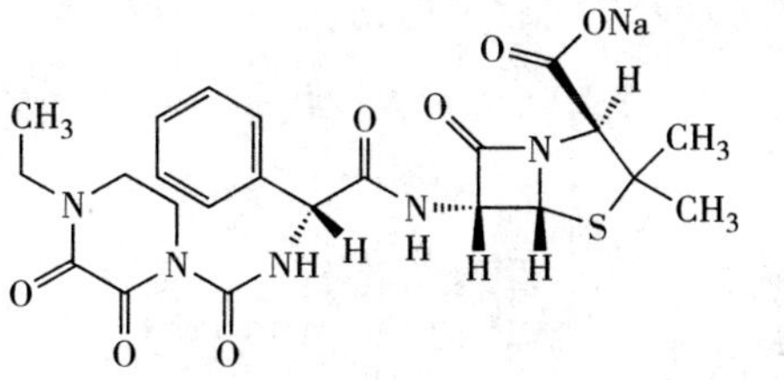

C. 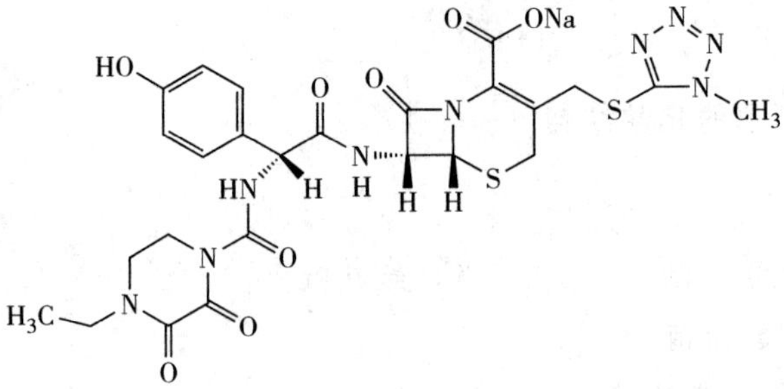

D. 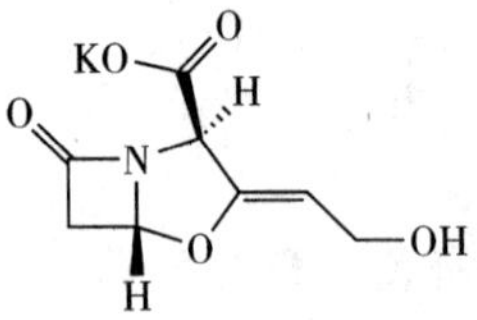

E. 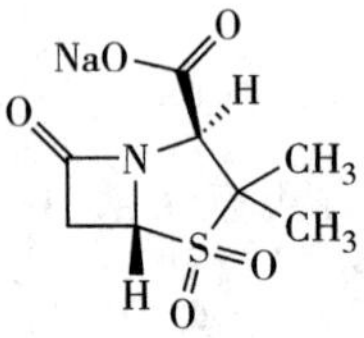

21. 舒巴坦的化学结构式为（　　）

22. 头孢哌酮的化学结构式为（　　）

23. 阿莫西林的化学结构式为（　　）

[**24~26**]

A. 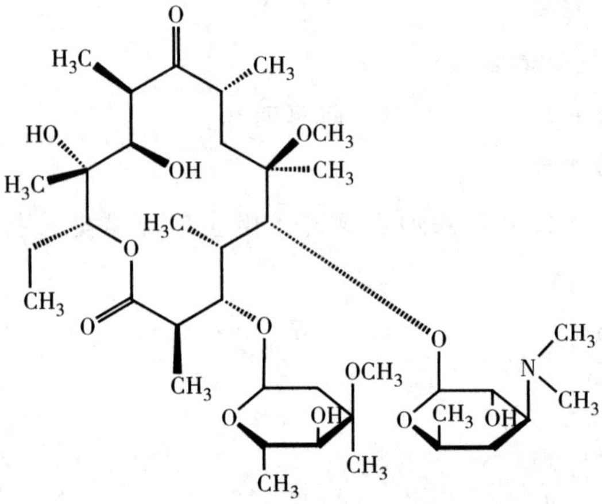

B. 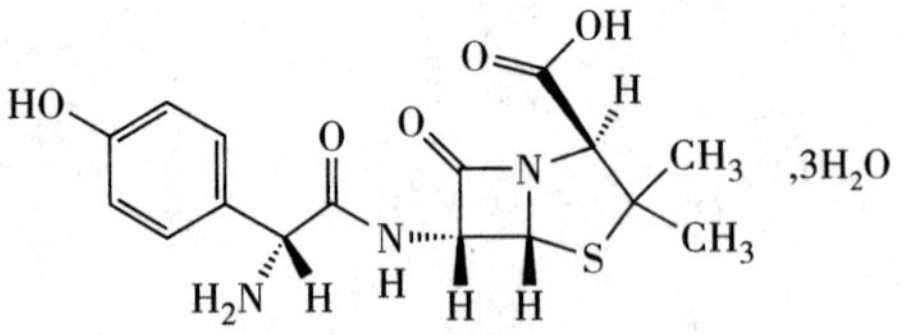

C. 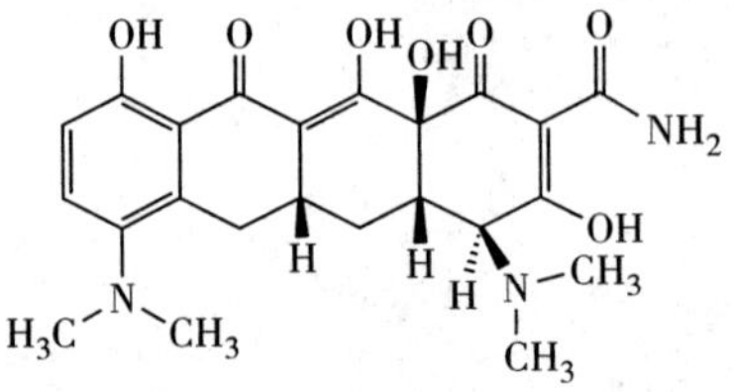

D. 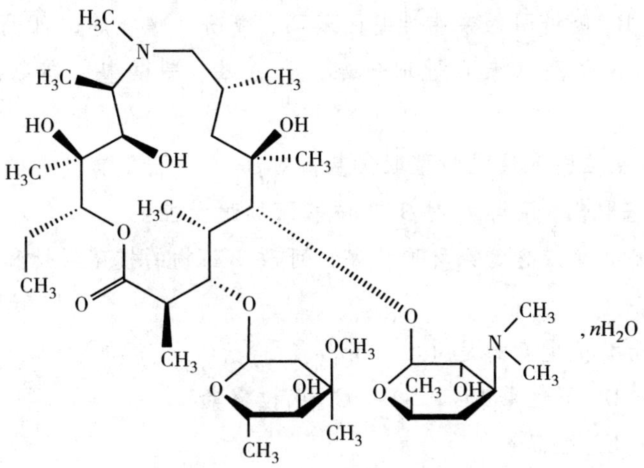

E. 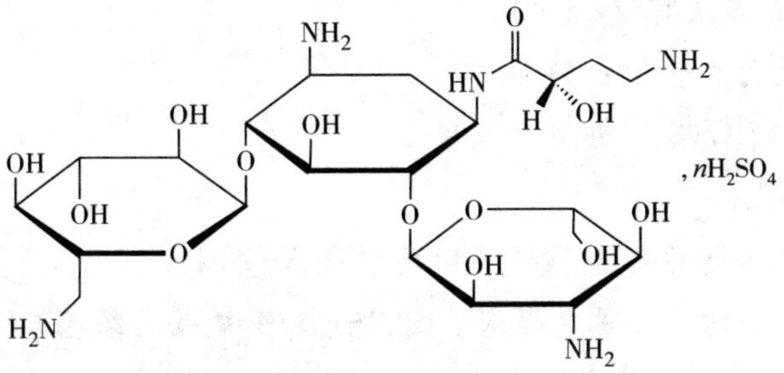

24. 阿奇霉素的化学结构式为（　　）
25. 米诺环素的化学结构式为（　　）
26. 阿米卡星的化学结构式为（　　）

［27~28］

A. 硫酸链霉素　B. 盐酸四环素　C. 青霉素钠
D. 红霉素　E. 氯霉素

27. 能够发生坂口反应的是（　　）
28. 能够与金属离子络合呈色的是（　　）

**三、X 型题（多项选择题）**

29. 广谱半合成青霉素的结构特点是，在 6 位酰胺侧链的 $\alpha$-碳原子上，具有（　　）
A. 氨基　B. 羧基　C. 磺酸基
D. 苯氧基　E. 苯唑基

30. 青霉素的缺点是（　　）
A. 不耐酸　B. 不可口服　C. 不耐酶
D. 抗菌谱窄　E. 易产生过敏

31. 属于大环内酯类抗生素的是（　　）
A. 阿奇霉素　B. 盐酸四环素　C. 硫酸链霉素
D. 罗红霉素　E. 克拉霉素

32. 属于 $\beta$-内酰氨酶抑制剂的药物是（　　）
A. 克拉维酸钾　B. 舒巴坦钠　C. 氨曲南
D. 亚胺培南　E. 他唑巴坦钠

33. 半合成头孢菌素类抗生素构效关系正确的是（　　）

A. C-7 位酰氨基的 $R_1$ 侧链引入亲脂性基团苯环、噻吩、噻唑等，可提高抗菌活性

B. C-7 位酰氨基的 $\alpha$ 位引入亲水性取代基，如氨基、磺酸基、羧基，可扩大抗菌谱

C. C-7 位酰氨基的 $\alpha$ 位引入反式肟型取代基，对 $\beta$-内酰胺酶有较大稳定性

D. C-7$\alpha$ 氢为甲氧基取代，可增加对 $\beta$-内酰胺酶的耐受性

E. C-3 位 $R_3$ 为甲基、氯或含氮杂环取代基，可改变药物的抗菌活性和药代动力学性质

34. 属于十四元大环内酯类抗生素的是（　　）

A. 阿奇霉素　　B. 罗红霉素　　C. 克拉霉素

D. 克林霉素　　E. 红霉素

35. 红霉素衍生物结构改造的方法有（　　）

A. 红霉素 C-9 羰基转化为肟，侧链醚化

B. 利用电子等排原理，将 C-8 位氢用氟代替

C. 红霉素 6 位羟基甲基化

D. 红霉素 C-9 羰基转化为肟后经重排扩环后还原及 *N*-甲基化

E. 红霉素 C-9 羰基转化为肟后还原为氨基，与 2-(2-甲氧基乙氧基) 乙醛、C-11 羟基缩合形成噁嗪环

（杨　红）

# 第十五章

# 甾体激素药物

## 学习目标

**知识目标**

1. 掌握甾体激素药物的基本结构及分类；雌甾烷、雄甾烷、孕甾烷的结构特征；雌激素类药物、雄激素类药物、孕激素类药物和肾上腺皮质激素类药物的结构特征、理化性质、稳定性、构效关系及临床用途；雌二醇、炔雌醇、甲睾酮、苯丙酸诺龙、黄体酮、醋酸地塞米松的结构特征、理化性质、代谢特点及临床用途；
2. 熟悉己烯雌酚、丙酸睾酮、炔诺酮、米非司酮、醋酸氢化可的松、醋酸泼尼松的结构特征、理化性质及临床用途；
3. 了解甾体激素药物的发展、甾体激素的命名原则、其他甾体激素药物的结构特征及临床用途。

**能力目标**

1. 能够画出甾体基本结构及能识别典型药物的结构；
2. 能够根据该类药物的结构特征分析典型药物的理化性质；
3. 能够应用典型药物的理化性质解决该类药物的调剂、制剂、分析检验、储存及使用。

甾体激素药物是一类用于调节因内分泌失调而引起疾病的药物。自 1932 年从腺体中获得雌酮、雌二醇的纯品结晶开始，甾体化学和甾体药物化学进入了人类药学的研究领域并开启了新篇章。

## 第一节 概 述

扫码"学一学"

激素是由高度分化的内分泌腺上皮细胞合成和直接分泌的化学信息物质，其经血液或淋巴到靶器官作用于相应受体后，在维持生命、性功能调节、生育调控、免疫调节及皮肤疾病治疗等方面都具有重要的生理作用和医学价值。本章主要讨论性激素和肾上腺皮质激素。性激素包括雌激素及抗雌激素、雄激素及蛋白同化激素、孕激素及抗孕激素。肾上腺皮质激素包括盐皮质激素和糖皮质激素。

知识链接

**激素的发展历史**

1853年，法国巴纳德发现肝脏具有多种不可思议的功能是由一种物质来完成；1880年，德国奥斯特瓦尔德从甲状腺中提出大量含有碘的物质，并确认其可调节甲状腺功能；1889年，西夸德发现睾丸中含有活跃身体功能的物质；1901年，日本高峰让吉从牛的副肾中提取出世界上第一个激素晶体并起名为肾上腺素；1902年，英国生理学家斯塔林和贝利斯研究发现，进食时小肠黏膜会分泌出一种极少量的物质，促使胰腺分泌出胰液；后来斯塔林和贝利斯给上述这些数量极少但有强大生理功能的物质起名为"激素"。

## 一、结构特征

**1. 基本结构** 甾体激素是具有甾体母核的一类激素。甾体激素的基本结构是环戊烷并多氢菲，简称甾烷。甾烷分子中含有A、B、C、D四个环，其中A、B、C三个环都为六元环，组合成多氢菲的结构，D环为五元环，为环戊烷的结构。其基本骨架及编号如下：

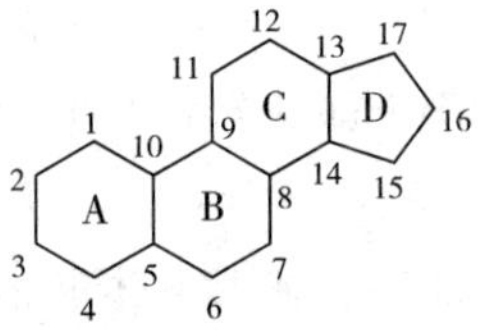


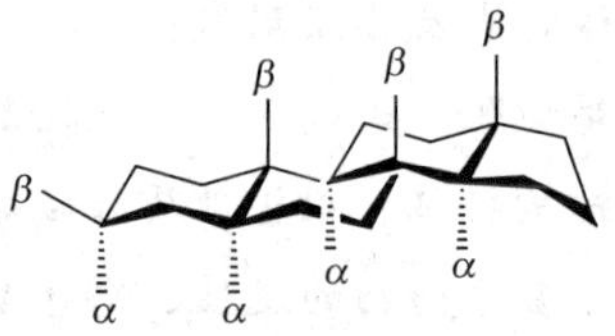


知识拓展

**甾体药物的构型**

甾体母核结构中有六个手性羰原子，理论上应有64个异构体，但由于四环拼合在一起，相对固定。B环和C环之间、C环和D环之间几乎都是反式稠合，A环和B环之间可以顺式稠合，也可以反式稠合。甾体激素大多以最稳定的全反式存在，A、B、C环一般以椅式构象存在，D环以半椅式构象存在。

**2. 结构类型** 甾体激素根据化学结构中C-10、C-13、C-17上是否具有取代基可分为雌甾烷、雄甾烷、孕甾烷三大类：雌甾烷在C-13上连有甲基，称为角甲基，此甲基编号为C-18；雄甾烷及孕甾烷在C-13及C-10上都连有甲基，分别编号为C-18和C-19；孕甾烷在C-17上连有两个碳原子取代基，分别编号为C-20和C-21。其化学结构如下：

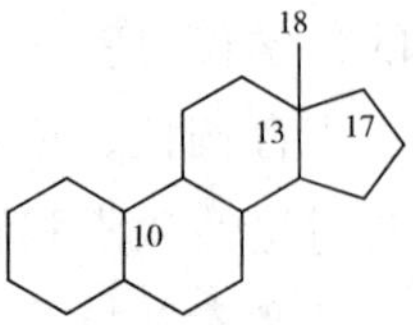

雌甾烷

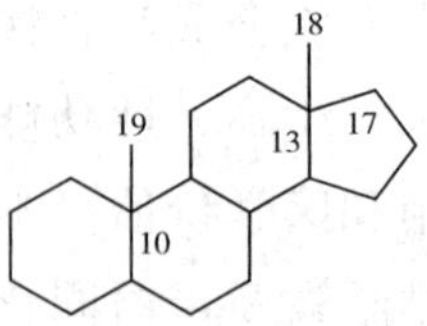

雄甾烷

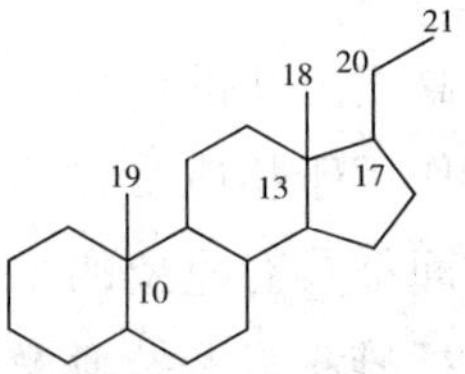

孕甾烷

各种甾体激素药物结构上的差异主要在于甾核上取代基的种类、数目和位置的不同，双键的数目和位置以及 C-10 上有无角甲基的不同等。

◎ **考点提示：**甾体的基本结构及类型。

**3. 甾体化合物的命名**　甾体化合物的命名有以下规定：①处于甾环平面下方的取代基用虚线表示，称为 $\alpha$ 位取代；处于甾环上方的取代基用实线表示，称为 $\beta$ 位取代；②环比原化合物减少一个甲基或环缩小少一个碳原子时，用“去甲基”或“降”来表示；环扩大或比原化合物多一个碳原子时，用“高”表示；③表明双键的位置除了用阿拉伯数字外，亦可用“Δ”来表示，如 $\Delta^{1,4}$ 表示 1 位和 2 位、4 位和 5 位之间各有一个双键，而 $\Delta^{5(10)}$ 则表示 5 位和 10 位之间含有一个双键。

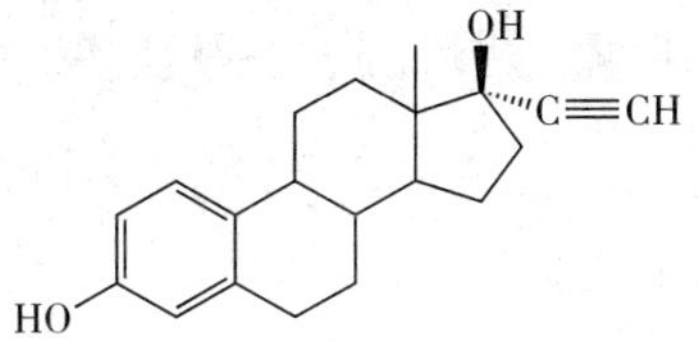

3-羟基-19-去甲-17α-孕甾-1,3,5(10)-三烯-20-炔-17-醇

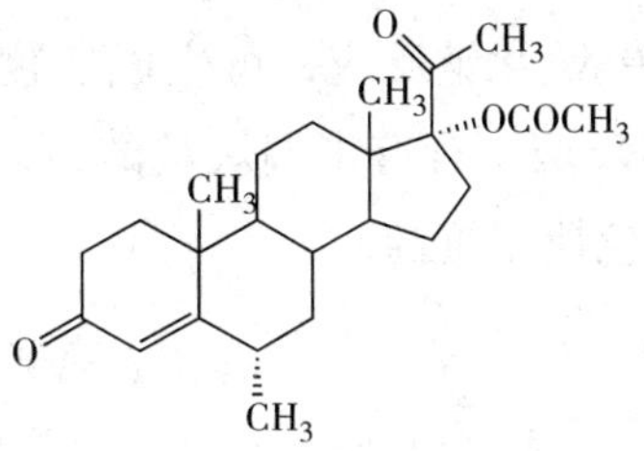

6α-甲基-17α-羟基孕甾-4-烯-3,20-二酮醋酸酯

## 二、理化性质

甾体激素药物含有各种特色官能团，呈现不同的化学性质反应。

**1. 与浓硫酸等强酸的显色反应**　甾体药物溶于乙醇后，可与浓硫酸显色，这是所有甾体药物共有的性质（表 15-1）。

**表 15-1　甾体激素药物与浓硫酸的显色反应**

| 药物 | 呈现颜色 | 荧光 | 加水稀释后的现象 |
|---|---|---|---|
| 雌二醇 | 黄色 | 黄绿色 | 红色 |
| 炔诺酮 | 红褐色 | 黄绿色 | 黄褐色沉淀 |
| 地塞米松 | 橙色 | 无 | 黄色絮状沉淀 |
| 甲睾酮 | 淡黄色 | 黄绿色 | 暗黄，淡黄色荧光 |
| 氢化可的松 | 橙黄至红色 | 绿色 | 黄色至棕黄色，微带绿色荧光 |

**知识拓展**

**维生素 D 的鉴别**

维生素 D 加三氯甲烷振摇溶解后，加乙酸酐和硫酸，初显黄色，渐变红色，迅即变为紫色，最后变为绿色。

**分析**　虽然维生素 D 不属于激素，但是其基本结构属于甾醇衍生物，具有近似甾体的结构，因而具有与强酸显色的化学性质。

**2. 某些官能团的显色反应**

（1）羰基的显色反应　C-3 或 C-20 有羰基的甾体激素药物如黄体酮、地塞米松等可与硫酸苯肼或异烟肼等一般羰基试剂反应显色并产生沉淀。

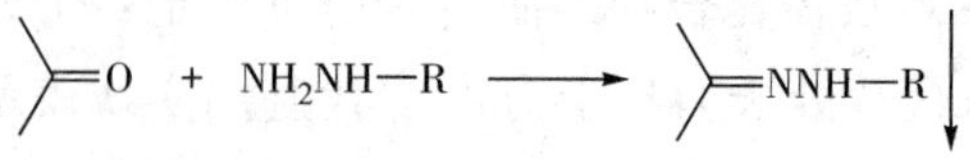

羰基（醛、酮）　肼　腙

（2）17α-醇酮基的显色反应　17α-醇酮基具有强还原性，可与碱性酒石酸铜在一定条件下发生氧化还原反应，生成砖红色沉淀。

（3）甲基酮的显色反应　孕酮类孕激素药物如黄体酮具有甲基酮结构，在弱碱性条件下与亚硝基铁氰化钠反应，可生成蓝紫色阴离子复合物。

**3. 沉淀反应**　含有末端炔基的甾体激素药物如炔诺酮、炔雌醇、炔孕酮等，与硝酸银反应生成白色炔银沉淀。

$$R_1-C\equiv CH + AgNO_3 \longrightarrow R_1-C\equiv CAg\downarrow$$

◎ **考点提示：**甾体激素的一般性质。

扫码“学一学”

# 第二节　雌激素

雌激素是一类由卵巢或肾上腺皮质分泌的类固醇化合物，它不仅有促进女性生殖器官和第二性特征的发育及维持的功能，并对内分泌系统、心血管系统、机体的代谢、骨骼的生长和成熟、皮肤等各方面均有明显的影响。雌激素在女性一生中的巨大作用是任何激素都不能替代的，女性体内环境的稳定、生理周期、生育能力、女性特有的丰满体态等均离不开雌激素的作用。

## 一、结构特征

天然雌激素有雌二醇、雌酮及雌三醇。卵巢分泌的雌激素主要是雌二醇。从孕妇尿提取出的雌酮和雌三醇多为雌二醇的代谢产物。以雌二醇为母体，可人工合成许多高效的衍生物，如炔雌醇、炔雌醚及戊酸雌二醇等。此外，也曾合成一些结构比较简单的具有雌激素样作用的制剂，如己烯雌酚。因此，雌激素可分为甾体雌激素和非甾体雌激素两大类。

**知识链接**

**食补雌激素**

西医学研究表明，通过食物可以补充雌激素。新鲜蜂王浆、亚麻籽、谷类、葵花籽、芝麻、洋葱、葡萄酒、花生酱等食品都含有一定量的雌激素，女士可以在生活中多食用有益于身体健康。

甾体雌激素具有共同结构特点：以雌甾烷为母体；A 环为芳环；C-3 和 C-17 含羟基，

且 17 位 $\beta$ 构型的活性强于 $\alpha$ 构型；17$\alpha$ 位引入乙炔基，可以口服；3 位或 17 位引入酯键或醚化，作用时间均延长。

◎ **考点提示：**雌激素的结构特征。

临床常见的雌激素类药物见表 15-2。

**表 15-2　临床常见的雌激素类药物**

| 药物名称 | 药物结构 | 结构特征 | 临床应用 |
|---|---|---|---|
| 雌二醇 | 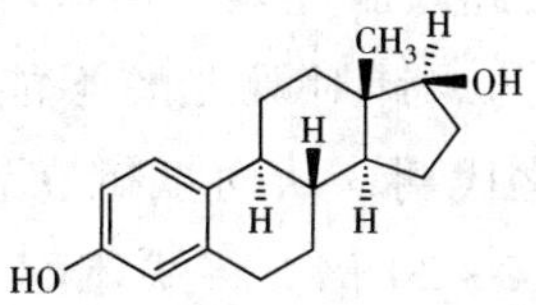 | 雌甾烷为母体；A 环为苯环；3，17$\beta$ 位羟基 | 天然雌激素，用于卵巢功能不全或卵巢激素不足引起的各种症状 |
| 苯甲酸雌二醇 | 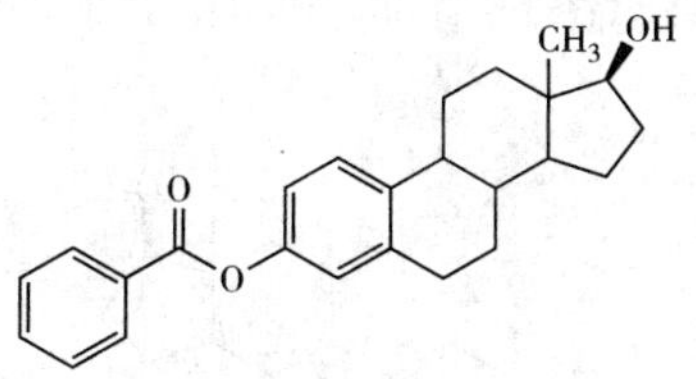 | 以雌二醇为母体，3 位羟基酯化 | 长效雌激素，用于卵巢功能不全、闭经、绝经期综合征及前列腺癌等 |
| 炔雌醇 | 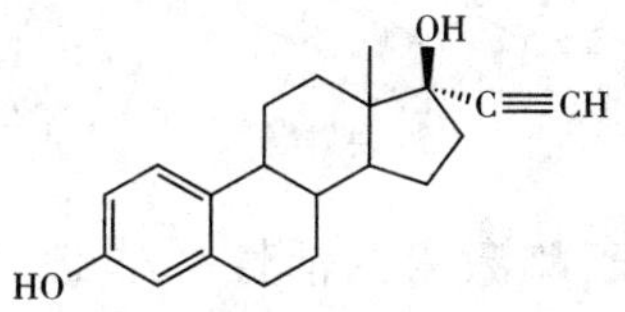 | 以雌二醇为母体，17$\alpha$ 位乙炔基 | 口服雌激素，可治疗女性性腺功能不良、更年期综合征等；与孕激素类药合用可作避孕药 |
| 炔雌醚 | 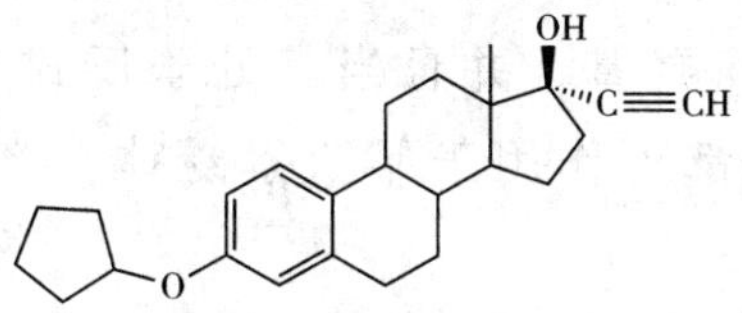 | 以雌二醇为母体，3 位羟基醚化，17$\alpha$ 位乙炔基 | 口服长效雌激素，与孕激素类药合用，可作长效避孕药 |
| 尼尔雌醇 | 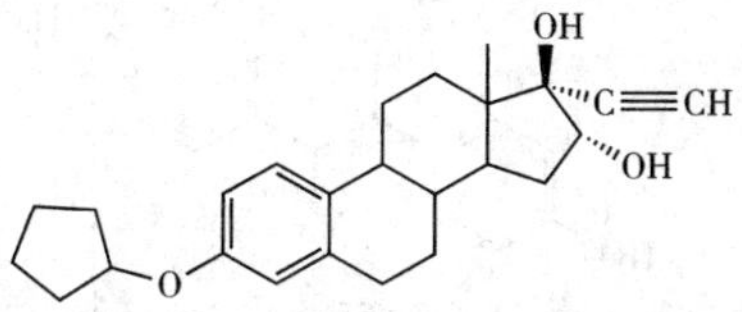 | 以雌三醇为母体，3 位羟基醚化，17$\alpha$ 位乙炔基 | 雌三醇的衍生物，生物活性低。适用于围绝经期妇女的雌激素替代疗法 |
| 己烯雌酚 | 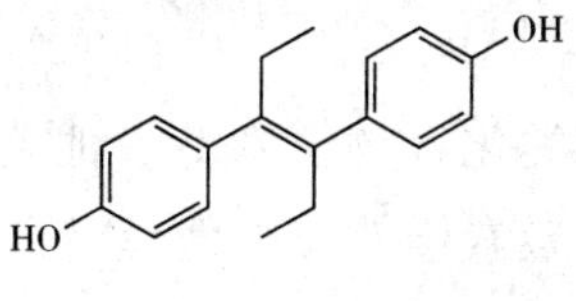 | 反式对称性结构；两个酚羟基 | 人工合成的非甾体雌激素，主要用于雌激素低下症及激素平衡失调引起的功能性出血、闭经 |

## 二、稳定性及结构改造

（1）雌二醇肌内注射给药起效迅速，但作用时间短。雌二醇的 3 位和 17$\beta$ 位都有羟基，用羧酸与其成酯制成前药，虽然活性降低，但在体内慢慢水解释放出雌二醇，可以达到延长作用时间的目的。

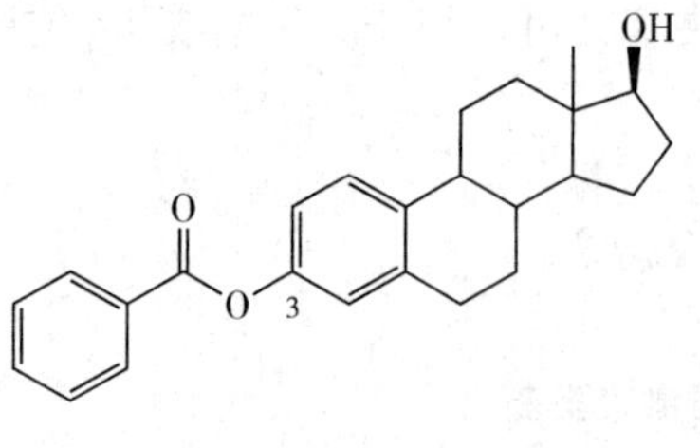

苯甲酸雌二醇

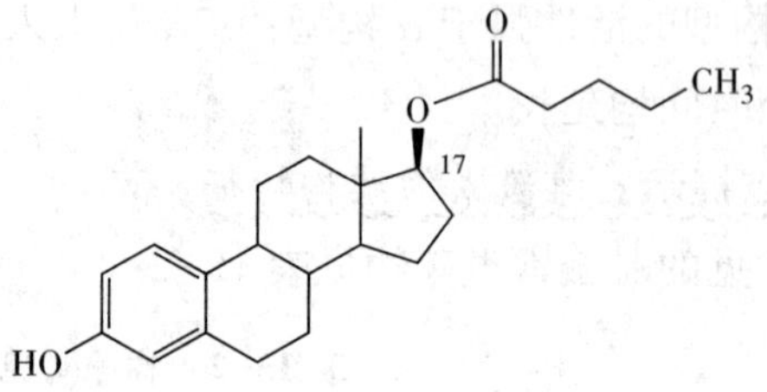

戊酸雌二醇

（2）雌二醇在胃肠道及肝脏中会迅速失活，因此口服无效，需静脉注射，或是制成霜剂或贴剂经皮吸收，也可制成栓剂用于阴道给药。针对雌二醇不能口服的特点，在 17$\alpha$ 位引入乙炔基，增加空间位阻，使酶无法催化代谢，从而抵御在胃肠道中的降解，得到可以口服的炔雌醇，其口服活性是雌二醇的 10～20 倍。将炔雌醇 3-羟基进一步醚化，得到炔雌醚，不但可保留口服活性，还可使脂溶性增加，并储存在人体脂肪中缓慢释放，作用时间可达数日。

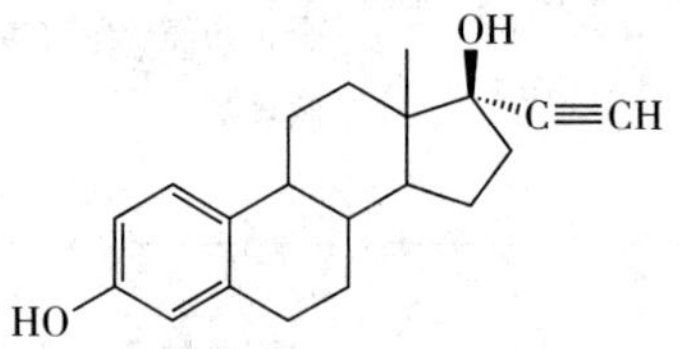

炔雌醇

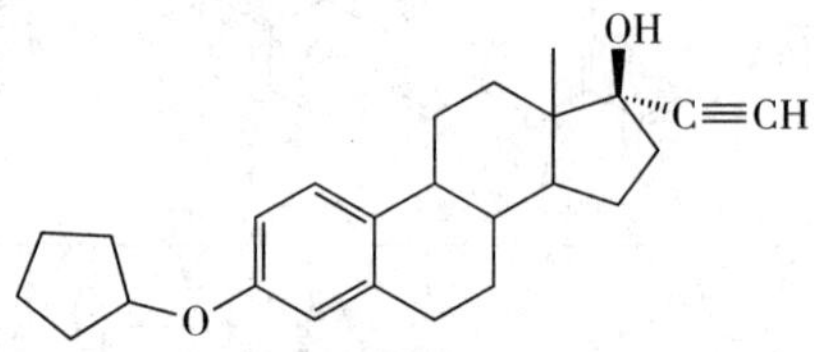

炔雌醚

通过对雌激素构效关系的研究发现，甾核对于雌激素的活性并非必需，3 位和 17 位的羟基才是雌激素的药效基团。经过合成和筛选，得到上千种非甾体化合物，其中最常见的药物是己烯雌酚。己烯雌酚中保留有两个羟基，并且当其处于反式立体结构时，两个酚羟基之间的距离与天然雌激素相同，都可作用于雌激素受体，产生雌激素样功能。

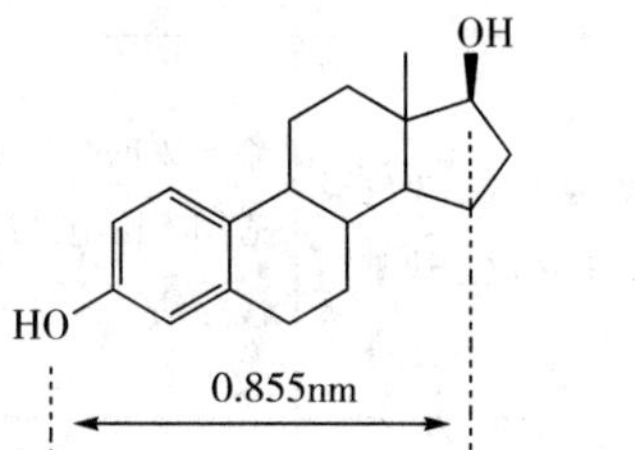


雌二醇

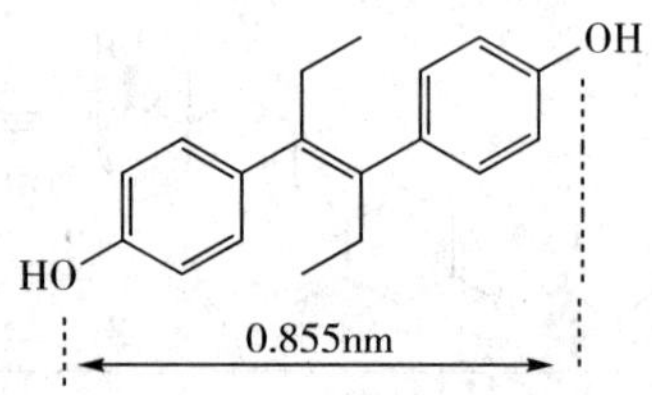


己烯雌酚

在研究己烯雌酚类雌激素中，发现了三苯乙烯类化合物氯米芬、他莫昔芬。它们都可与雌激素受体产生强而持久的结合力，但不产生雌激素样效应。他莫昔芬因没有严重的不良反应而被广泛用于治疗晚期卵巢癌、乳腺癌与不育症。

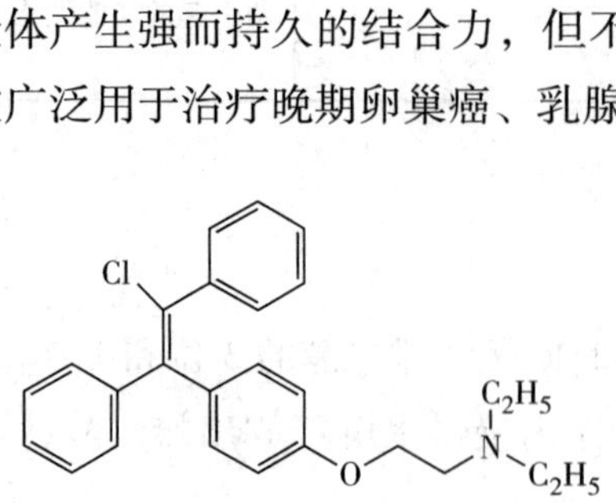

氯米芬

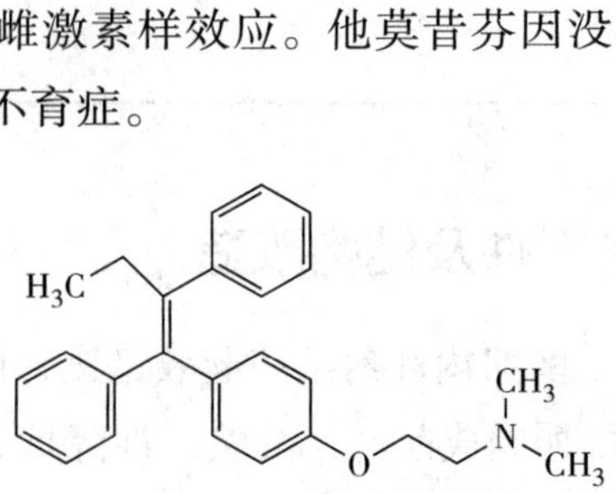

他莫昔芬

## 知识拓展

**环境雌激素**

环境雌激素是存在于环境中，具有类似生物体内激素性质的化学物质，可扰乱人体的内分泌系统。具代表性的有 DDT 等有机氯农药、PCB（多氯联苯）类化学物质、垃圾燃烧产生的毒性气体；旧式冰箱产生的氟利昂；各种塑料制品释放的大量联苯酚 A、邻苯二甲酸酯等；还有化妆品中的苯酮、防酸剂 BHA、羟苯等；以及各种色素、防腐剂。环境雌激素物质可影响人体多个重要内分泌腺体的正常分泌，造成神经系统和免疫系统功能的障碍，从而导致精神性疾病和过敏性疾病的增加，严重影响人类的健康。

## 三、典型药物

### 雌二醇（Estradiol）

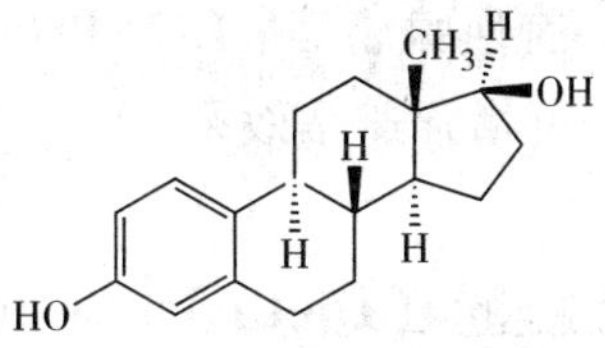

$C_{18}H_{24}O_2$　272.38

化学名：雌甾-1,3,5(10)-三烯-3,17β-二醇。

本品为白色或乳白色结晶性粉末；无臭；溶于二氧六环或丙酮，略溶于乙醇，不溶于水；熔点为 175~180℃；比旋度为+76°~+83°（1% 乙醇溶液）；在 280nm 的波长处有最大吸收。

本品和硫酸反应显黄绿色荧光，加三氯化铁试液呈草绿色，再加水稀释，则变为红色。

本品氢氧化钠溶液与苯甲酰氯反应生成苯甲酸酯，熔点为 191~196℃。

本品不能口服吸收，90% 被胃肠道微生物分解，10% 被肝脏代谢，因此主要采用肌内注射和外用。国外盛行采用皮肤用的生理性雌激素，如雌二醇凝胶、软膏或者贴剂，使其从皮肤渗透，直接进入血液循环，从而避免肝脏首过作用，不损害肝功能，且较少发现不良反应。本品体内代谢为活性较弱的雌酮及雌三醇，并与葡萄糖醛酸和硫酸结合后灭活，从尿中排泄。

本品临床用于卵巢功能不全或卵巢激素不足引起的各种症状，主要是功能性子宫出血、原发性闭经、绝经期综合征及前列腺癌等。

◎ **考点提示：**雌二醇的结构特征与临床应用。

## 炔雌醇（Ethinylestradiol）

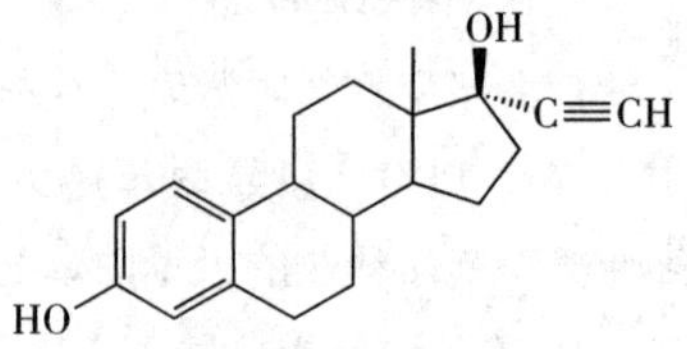

$C_{20}H_{24}O_2$ 296.41

化学名：3-羟基-19-去甲-17α-孕甾-1,3,5(10)-三烯-20-炔-17-醇。

本品为白色或类白色的结晶性粉末；无臭；易溶于乙醇、丙醇或乙醚，溶解于三氯甲烷，不溶于水；熔点为180~186℃；比旋度（1%吡啶溶液）为-26°~-31°。

本品和硫酸作用显橙红色，在反射光线下出现黄绿色荧光；将此溶液倾入水中，即生成玫瑰红色絮状沉淀。

本品的乙醇溶液遇硝酸银试液生成白色炔雌醇银盐沉淀。

本品为口服、高效、长效雌激素，活性为雌二醇的10~20倍，为己烯雌酚的20倍，临床用于月经紊乱、子宫发育不全、前列腺癌等。本品和孕激素配伍组成各种复方，作口服避孕药，对抑制排卵有协同作用，可增强避孕效果。

## 己烯雌酚（Diethylstibestrol）

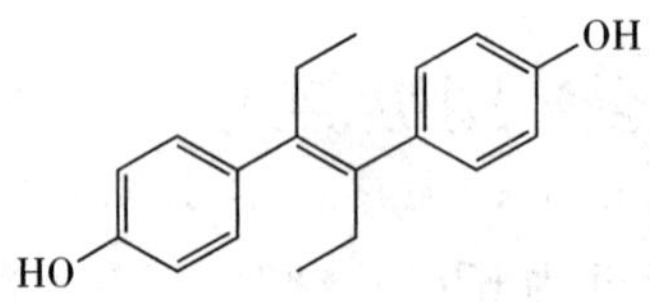

$C_{18}H_{20}O_2$ 268.36

化学名：(*E*)-4,4′-(1,2-二乙基-1,2-亚乙烯基)双苯酚。

本品为无色结晶或白色结晶性粉末；几乎无臭；易溶于甲醇，溶解于乙醇、乙醚或脂肪油，微溶于三氯甲烷，几乎不溶于水，在稀氢氧化钠溶液中溶解；熔点为169~172℃。

本品和硫酸反应显橙黄色，加水稀释后，橙黄色即消失。

本品反式异构体有效，顺式异构体无效。

本品为人工合成的非甾体类雌激素物质，能产生与天然雌二醇相同的所有药理与治疗作用。主要用于雌激素低下或缺乏症及激素平衡紊乱引起的功能性出血、闭经，还可用于死胎引产前，以提高子宫肌层对催产素的敏感性，以及前列腺癌的姑息疗法。

◎ **考点提示**：己烯雌酚的结构特征与临床应用。

## 知识拓展

**DES 综合征**

己烯雌酚在20世纪七八十年代作为类雌激素药物被广泛运用于口服避孕及防止流产。像沙利度胺（反应停）一样，刚一问世非常受到欢迎，直至使用己烯雌酚的那一代女性的孩子进入青春期之后，人们才认识到它的危害性。服用过己烯雌酚的人生下的女孩，其阴道和宫颈细胞都有不同程度的病变，如阴道透明细胞腺癌；在胎儿期接触过己烯雌酚的男性中，生殖系统异常的发生率也很高，出现睾丸异常、睾丸发育不全及精子活力下降等疾病。这些病例被称之为"DES 综合征"。

### 枸橼酸他莫昔芬（Tamoxifen Citrate）

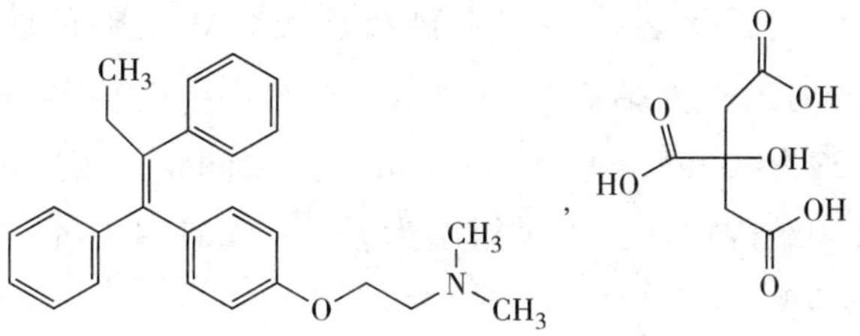

$C_{32}H_{37}NO_8$　563.64

化学名：(*Z*)-*N*,*N*-二甲基-2-[4-(1,2-二苯基-1-丁烯基)苯氧基]乙胺枸橼酸盐。

本品为白色或类白色结晶性粉末；无臭；溶解于甲醇，微溶于乙醇或丙酮，极微溶解于三氯甲烷，几乎不溶于水；在冰醋酸中易溶；熔点为142～148℃，熔融时同时分解。

本品遇醋酐-吡啶，置水浴上加热，溶液颜色由黄色变为红色。

本品的乙醇溶液在238nm与278nm的波长处有最大吸收。

本品为三苯乙烯类化合物，是以己烯雌酚类雌激素为先导物发展起来的抗雌激素药物。结构中存在双键，反式异构体的活性小于顺式异构体。本品对紫外光敏感，遇光不稳定，特别是在溶液状态下容易发生光解反应，因此须遮光，密封，在干燥处保存。

本品临床主要用于治疗晚期乳腺癌和卵巢癌。

## 第三节　雄激素和蛋白同化激素

雄激素是在雄性动物的睾丸中产生的性激素，具有促进雄性生殖器官形成，第二性征发育与成熟，对抗雌激素，抑制子宫内膜生长及卵巢、垂体功能，促进蛋白同化，从而使肌肉增长，体重增加。此类激素以睾丸分泌的睾酮为主。成年男子睾丸每天分泌4～9mg睾酮，女性卵巢也可分泌少量睾酮。睾酮在肝脏中灭活，灭活后的衍生物经尿排出。

扫码"学一学"

**知识链接**

**睾丸素与手指秘密**

世界著名的睾丸素专家约翰·曼宁博士研究发现：睾丸素水平与手指的长度密切相关，运动员的手指可以预测比赛的胜负。手指存在性别差异，男人的无名指比他的示指长，而女人的示指比无名指长。博士推断无名指的长度是一个人在子宫内接触的睾丸素量的直接指标，而示指的长度则标示着一个人在子宫里接触的雌激素量。睾丸素有助于心肺功能的发展，而心肺功能是运动员的“发动机”，所以早期接触到高水平的睾丸素的男性胎儿出生后心血管系统的效率就越高，身体潜能就越大。胎儿期的睾丸素水平对未来的运动成绩起着决定性作用。

## 一、结构特征

1931 年德国化学家 Butenandt 从 15 000L 尿液中分离出 15mg 雄激素——雄甾酮。1934 年瑞士科学家 Ruzicka 合成了化学结构和生物活性类似雄甾酮的物质。1935 年，科学家 David 从雄牛的睾丸中分离出一种结晶纯的物质——睾酮。同年 Butenandt 也用化学方法把雄甾酮转化成睾酮。1939 年 Butenandt 和 Ruzicka 两人共同获得诺贝尔化学奖。

甾体雄激素具有共同结构特点：以雄甾烷为母体；A 环具有 4-烯-3-酮结构；C-17 含 $\beta$-羟基或羟基与羧酸形成酯。

◎ 考点提示：雄激素的结构特征。

临床常见的雄激素类药物见表 15-3。

**表 15-3　临床常见的雄激素类药物**

| 药物名称 | 药物结构 | 结构特征 | 临床应用 |
|---|---|---|---|
| 丙酸睾酮 | 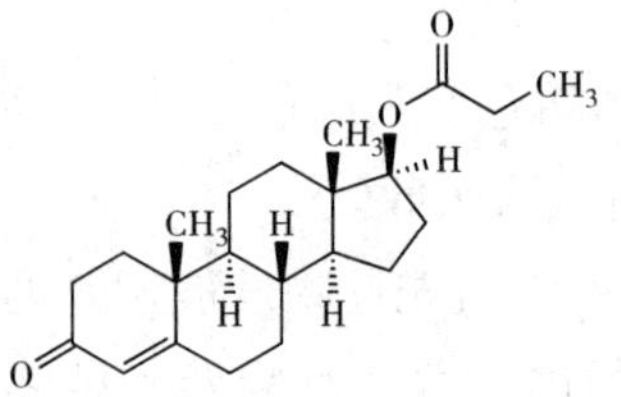 | 雄甾烷为母体；4-烯-3-酮结构；17$\beta$ 位羟基酯化 | 长效雄激素，适用于男性性腺功能减退症、妇科疾病、老年性骨质疏松以及再生障碍性贫血等 |
| 甲睾酮 | 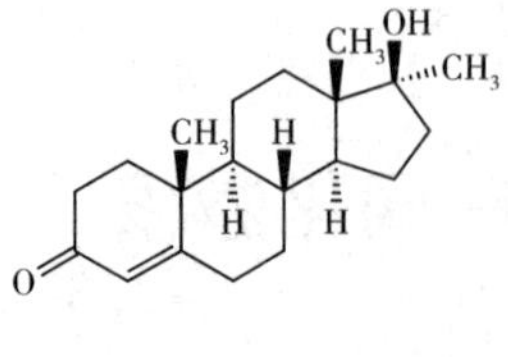 | 雄甾烷为母体；4-烯-3-酮结构；17$\beta$ 位羟基；17$\alpha$ 位甲基 | 口服雄激素，用于男性性腺功能减退症、妇科疾病、骨质疏松及小儿再生障碍性贫血，同时也是一种兴奋剂 |

## 二、稳定性及结构改造

天然雄激素睾酮作用时间短，又易在消化道被破坏，故口服无效。为寻找口服有效、长效、高效、低毒的药物，对睾酮进行一系列结构改造。

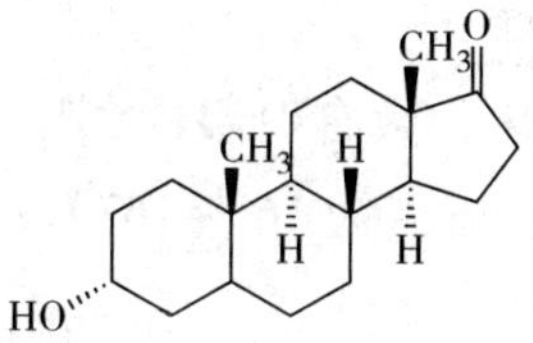


雄素酮

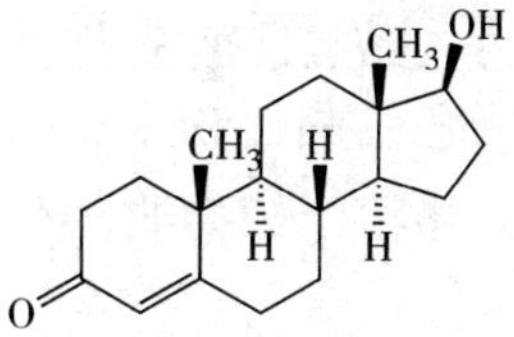


睾酮

（1）将睾酮 17$\beta$ 位羟基酯化，稳定性提高，同时使脂溶性增加，释放缓慢而达到长效的目的，如丙酸睾酮、庚酸睾酮、戊酸睾酮等，可每周或每月使用一次。

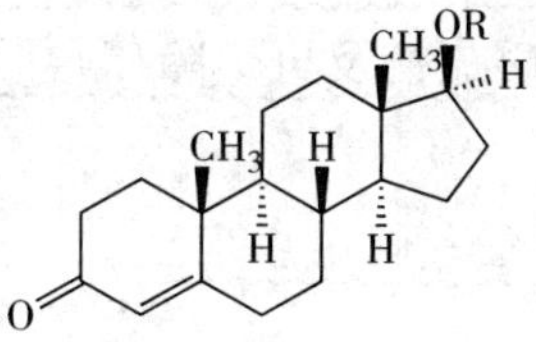


（2）将睾酮 17$\alpha$ 位引入甲基，增加空间位阻，使 17$\beta$ 位羟基较难被代谢破坏，从而使稳定性提高，口服吸收快，生物利用度好，不易被肝脏代谢，如甲睾酮。

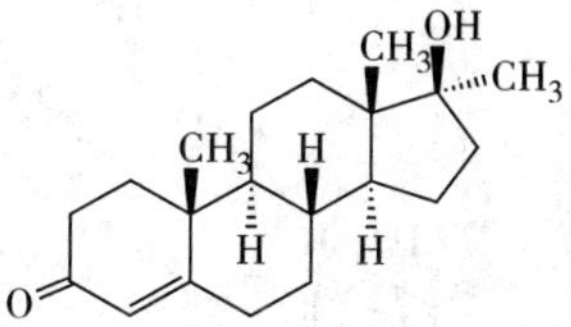


甲睾酮

（3）睾酮除了有雄性功能之外，同时具有蛋白同化作用，即促进蛋白质合成和骨质增长，刺激骨髓造血功能，从而促使肌肉增长，体重增加。对睾酮进行结构修饰（如 19 位去甲基、A 环取代、A 环改造等）可削弱雄性活性，增强蛋白同化活性而得到的新化合物，即蛋白同化激素，如美雄酮、羟甲烯龙。

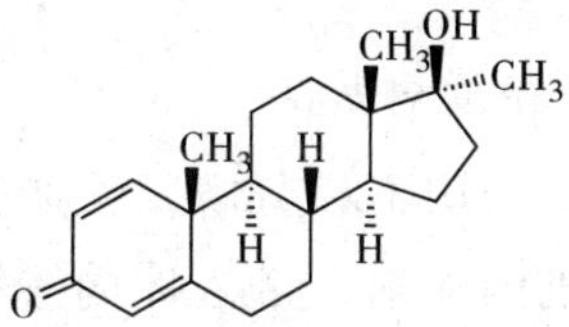


美雄酮

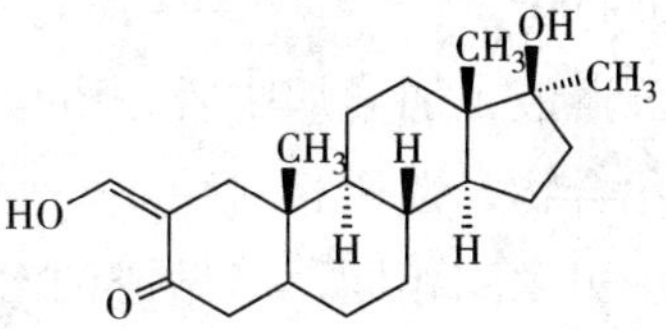


羟甲烯龙

## 三、典型药物

### 甲睾酮（Methyltestosterone）

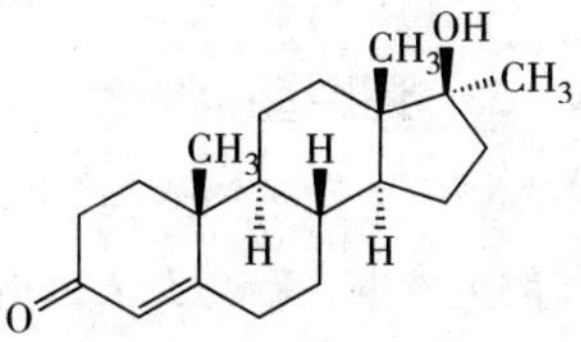


$C_{20}H_{30}O_2$　302.46

化学名：17α-甲基-17β-羟基雄甾-4-烯-3-酮。

本品为白色或类白色结晶性粉末；无臭，无味，微有引湿性；易溶于乙醇、丙酮或三氯甲烷，略溶于乙醚，微溶于植物油，不溶于水；熔点为163～167℃；比旋度（1%乙醇溶液）为+79°～+85°。

本品溶于乙醇溶液中，与硫酸反应即显黄色并带有黄绿色荧光。遇硫酸铁铵溶液，显橘红色，后变为樱红色。

本品舌下含服的疗效比口服高2倍，体内代谢较睾酮慢。雄激素作用与蛋白同化作用之比为1∶1，可用于男性性腺功能减退症、无睾症及隐睾征；妇科疾病，如月经过多、子宫肌瘤、子宫内膜异位症、老年骨质疏松及再生障碍性贫血，但会引起女性男化，肝损害，痤疮。

◎ **考点提示：**甲睾酮的结构特征与临床应用。

## 丙酸睾酮（Testosterone Propionate）

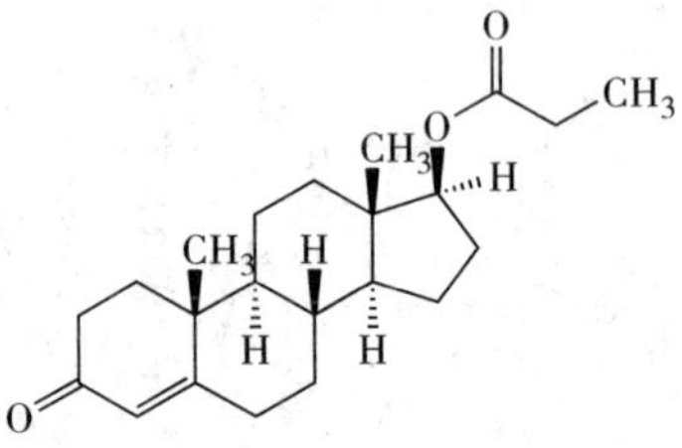

$C_{22}H_{32}O_3$　344.49

化学名：17β-羟基雄甾-4-烯-3-酮丙酸酯。

本品为白色结晶或类白色结晶性粉末；无臭；极易溶解于三氯甲烷，易溶于甲醇、乙醇或乙醚，溶解于乙酸乙酯，略溶于植物油，不溶于水；熔点为118～123℃；比旋度（1%乙醇溶液）为+84°～+90°。

本品溶解于甲醇溶液，加异烟肼后，稀盐酸酸化即显黄色。

本品为丙酸酯化合物，性质相对稳定，遇热、光均不易分解，长期密闭存放亦不易变质。其作用与睾酮、甲睾酮相同，但做成油溶液肌内注射，进入体内缓慢释放药物，作用时间较持久。

本品临床适用于无睾症、隐睾症、男性性腺功能减退症；妇科疾病如月经过多、子宫肌瘤；老年性骨质疏松以及再生障碍性贫血等。

◎ **考点提示：**丙酸睾酮的结构特征与临床应用。

### 知识拓展

**5α-还原酶抑制剂**

睾酮在体内经5α-还原酶代谢可转变为生理活性更强的双氢睾酮，其活性形式若与前列腺细胞上受体结合后会引起前列腺增生和前列腺癌，若与头皮上的受体结合则引起脱发。经研究发现第一个用于治疗良性前列腺增生的5α-还原酶抑制剂的药物是非那雄胺，其为4-氮杂甾体化合物，结构与睾酮类似，竞争拮抗 $5\alpha$-还原酶，使前列腺中双氢睾酮浓度降低，从而导致前列腺上皮细胞凋亡、腺体缩小。小剂量时能促进头发生长，可用于治疗雄激素源性脱发。

## 四、蛋白同化激素

蛋白同化激素是一种能够促进细胞生长与分化，使肌肉扩增及骨头的强度与大小增大的甾体激素。蛋白同化激素是由天然来源的雄激素经结构改造，降低了雄激素活性，提高蛋白同化活性而得到的半合成激素类药物。睾酮是最为常见的天然来源的蛋白同化激素，也是天然的雄激素。目前临床应用的蛋白同化激素主要是苯丙酸诺龙、去氢甲睾酮、羟甲烯龙、司坦唑醇、氯司替勃、达那唑等（表 15-4）。

**表 15-4 临床常见的蛋白同化激素药物**

| 药物名称 | 药物结构 | 结构特征 | 临床应用 |
|---|---|---|---|
| 苯丙酸诺龙 | 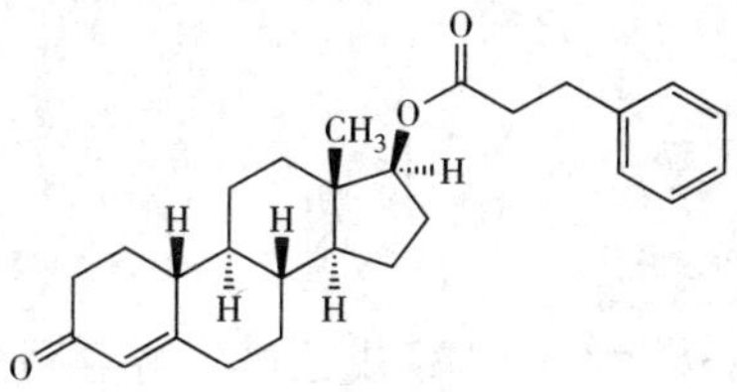 | 以睾酮结构为母体，10 位去甲基，17$\beta$ 位羟基酯化 | 本品同化作用较其他睾丸素类衍生物强大而持久，而其雄激素作用却较小。主要用于蛋白质缺乏症 |
| 去氢甲睾酮 | 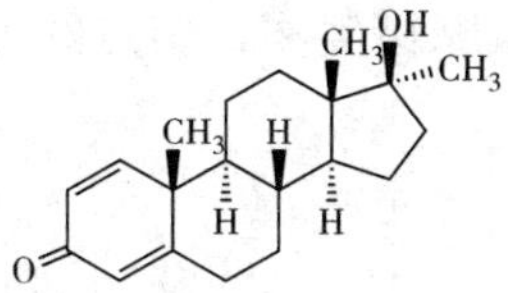 | 以甲睾酮结构为母体，1，2 位引入双键 | 本品为甲睾酮的去氢衍生物，但雄激素作用较小，蛋白同化作用较强。临床用于慢性消耗性疾病、骨质疏松症、严重感染等 |
| 羟甲烯龙 | 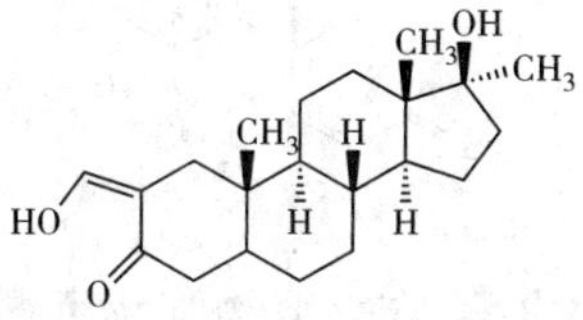 | 以甲睾酮结构为母体，4 位去掉双键，2 位羟乙烯基 | 本品主要对肾上腺皮质激素长期使用引起的肾上腺皮质功能减退有预防及对抗作用。临床用于慢性消耗性疾病 |
| 司坦唑醇 | 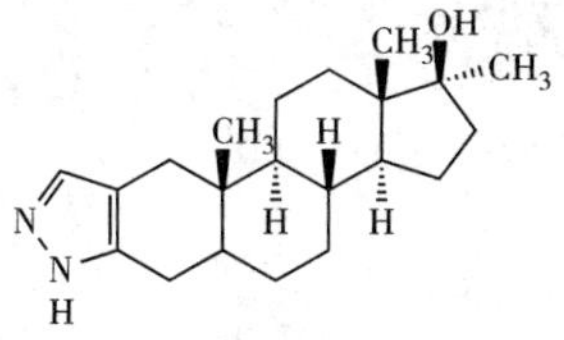 | 以甲睾酮结构为母体，A 环骈入吡唑环 | 本品为高效同化激素，其蛋白同化作用为甲基睾丸素的 30 倍，而雄激素活性仅为后者的 1/4 |
| 氯司替勃 | 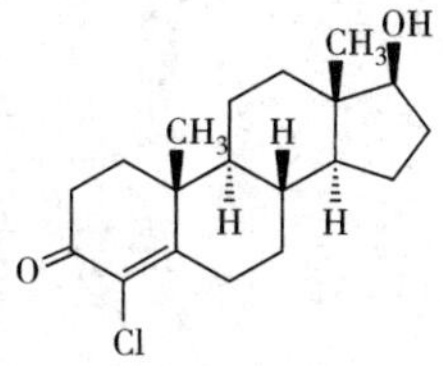 | 以睾酮结构为母体，4 位引入氯 | 本品用于慢性消耗性重病者，亦可用于肾硬变、骨质疏松症、抗癌药所引起的白细胞减少症等 |

续表

| 药物名称 | 药物结构 | 结构特征 | 临床应用 |
|---|---|---|---|
| 达那唑 | 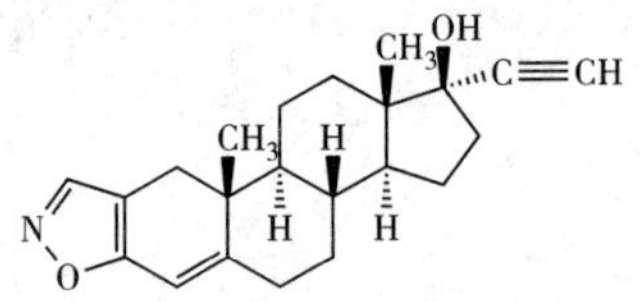 | 以睾酮结构为母体，17α位乙炔基；A环拼入异噁唑环 | 本品为弱雄激素，具有蛋白同化作用和抗孕激素作用。用于子宫内膜异位症、纤维囊性乳腺病 |

## 苯丙酸诺龙（Nandrolone Phenylpropionate）

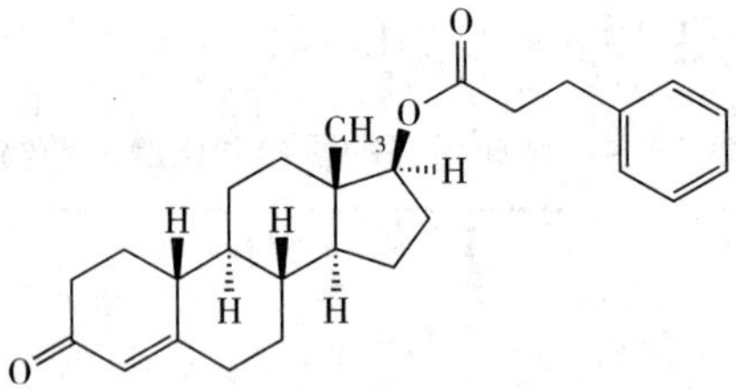

$C_{27}H_{34}O_3$ 406.57

化学名：17β-羟基雌甾-4-烯-3-酮-3-苯丙酸酯。

本品为白色或类白色结晶性粉末；有特殊臭；溶解于甲醇或乙醇，略溶于植物油，几乎不溶于水；熔点为93~99℃；比旋度（1%二氧六环溶液）为+48°~+51°。

本品的甲醇溶液与盐酸氨基脲试液缩合，生成缩氨脲衍生物，熔点约为182℃，熔融时同时分解。

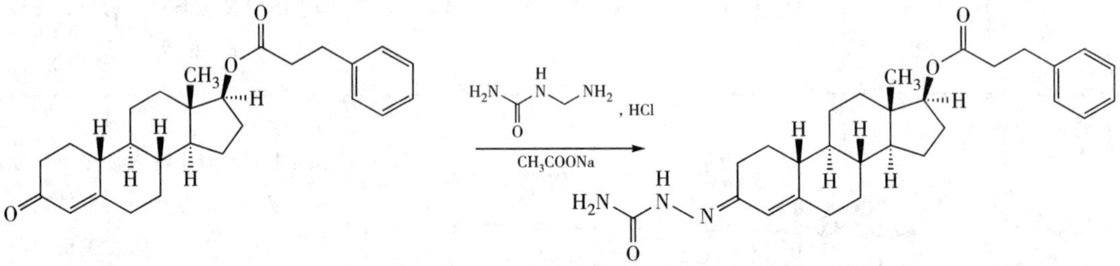

本品为蛋白同化激素类药，其同化作用较其他睾丸素类衍生物强大而持久，而其雄激素作用却较小。主要用于蛋白质缺乏症，如严重灼伤、恶性肿瘤患者手术前后、骨折后不易愈合和严重骨质疏松症、早产儿生长发育显著迟缓等。

◎ **考点提示**：苯丙酸诺龙的结构特征与临床应用。

## 司坦唑醇（Stanozolol）

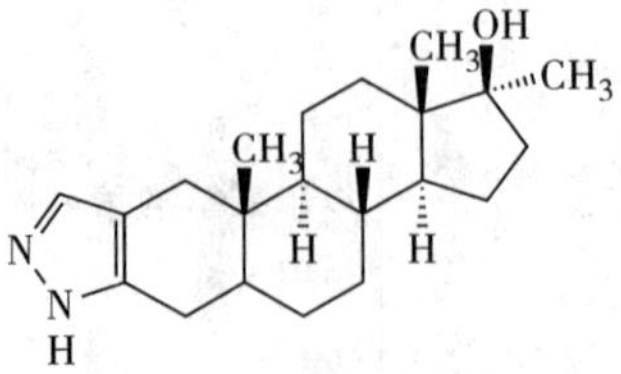

$C_{21}H_{32}N_2O$ 328.49

化学名：17$\beta$-羟基-17$\alpha$-甲基雄甾烷醇[3,2-*c*]吡唑，曾用名康力龙。

本品为白色结晶性粉末；无臭；略有引湿性；略溶于乙醇或三氯甲烷，微溶于乙酸乙酯或丙酮，极微溶解于苯，几乎不溶于水或甲醇；比旋度（1%乙醇溶液）为+34°~+40°。

本品遇二甲氨基苯甲醛试液显黄绿色，置紫外光灯（365nm）下检视，显黄绿色荧光。

本品的乙醇溶液在224nm的波长处有最大吸收。

本品为高效同化激素，其蛋白同化作用为甲基睾丸素的30倍，而雄激素活性仅为后者的1/4。能促进机体蛋白质合成及抑制蛋白质异生，减少钙、磷排泄，减少骨髓抑制蛋白质，并能降低血胆固醇和三酰甘油，而男性化不良反应甚微。临床主要用于治疗慢性消耗性疾病及手术后的体弱消瘦、年老体衰、小儿发育不良、骨质疏松症、再生障碍性贫血等疾病，还可用于防治长期使用皮质激素引起的肾上腺皮质功能减退。

扫码“学一学”

## 第四节　孕激素

孕激素是由卵巢的黄体细胞分泌的一类雌激素，与雌激素共同作用产生生理变化：抑制排卵，促使子宫内膜分泌，保证妊娠的安全进行；促进乳腺腺泡的生长，为泌乳作准备；提高体温并使血管和消化道平滑肌松弛。

黄体酮是由卵巢的黄体所合成和分泌的一类甾体激素。1903年，科学家首先发现，将受孕后的黄体割除可终止妊娠。1934年，从孕妇尿中分离出黄体酮，继而研究出其维持妊娠的作用。黄体酮口服易代谢失活，仅能注射给药。因此，研究可口服的长效孕激素，成为结构改造的主要目的。合成类孕激素主要分为睾酮和孕酮两大类。

### 一、结构特征

甾体孕激素具有共同结构特征：孕酮类孕激素以孕甾烷为母体，而睾酮类孕激素则以雌甾烷为母体；A环都具有4-烯-3酮结构；孕酮类孕激素在17$\beta$位上具有甲基酮结构，而睾酮类孕激素则是17$\beta$-羟基。

◎ **考点提示：**孕激素的结构特征。

临床常见的孕激素类药物见表15-5。

**表15-5　临床常见的孕激素类药物**

| 药物名称 | 药物结构 | 结构特征 | 临床应用 |
|---|---|---|---|
| 黄体酮 | 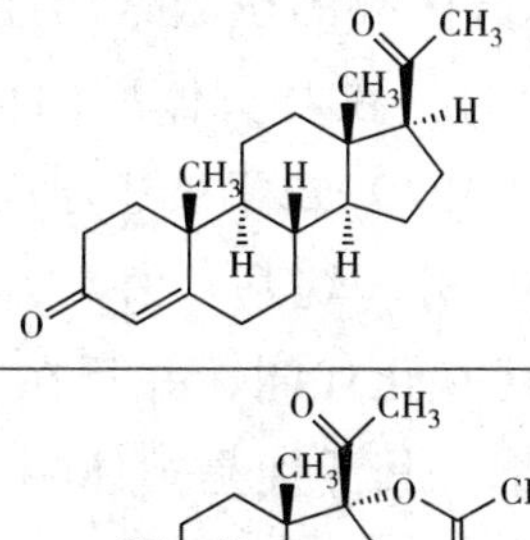 | 以孕甾烷为母体；4-烯-3-酮结构；17$\beta$位甲基酮 | 天然的孕酮类孕激素，用于治疗流产、出血和闭经，与雌激素联合使用治疗更年期综合征 |
| 醋酸甲羟孕酮 | 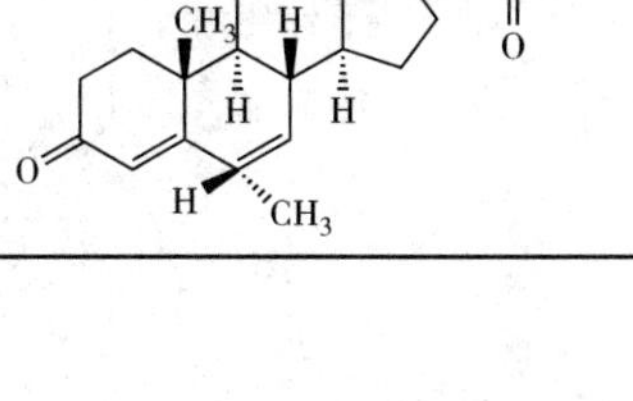 | 以黄体酮结构为母体；6$\alpha$位甲基；17$\alpha$位羟基酯化 | 口服强效孕酮类孕激素，主要用于痛经、功能性闭经、功能性子宫出血、子宫内膜异位症、治疗晚期乳腺癌、子宫内膜腺癌及肾癌等 |

续表

| 药物名称 | 药物结构 | 结构特征 | 临床应用 |
| --- | --- | --- | --- |
| 醋酸甲地孕酮 | 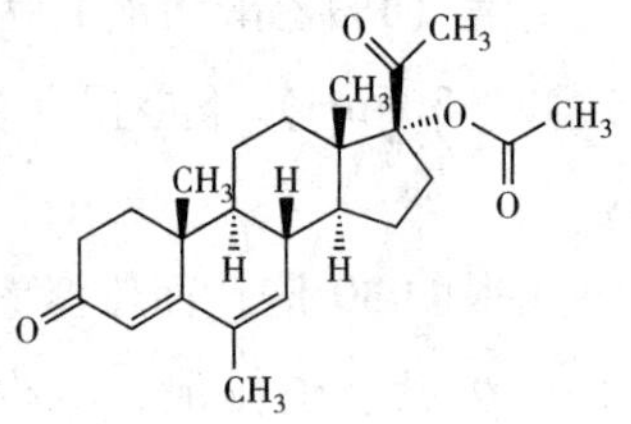 | 以黄体酮结构为母体；6，7 位双键；6 位甲基；17α 位羟基酯化 | 孕酮类孕激素，治疗月经不调、功能性子宫出血、子宫内膜异位症；晚期乳腺癌和子宫内膜腺癌；亦可作为复方短效口服避孕片的孕激素成分 |
| 醋酸氯地孕酮 | 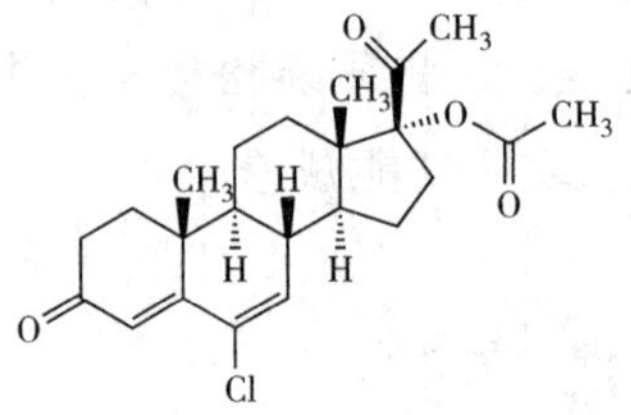 | 以黄体酮结构为母体；6，7 位双键；6 位氯；17α 位羟基酯化 | 复合孕激素事后避孕药，主要是增加宫颈黏液稠度和抑制子宫内膜发育，影响受精卵运行速度 |
| 炔诺酮 | 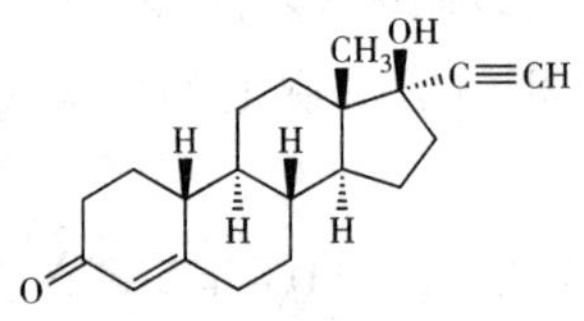 | 以睾酮结构为母体；10 位去甲基；17α 位乙炔基 | 睾酮类孕激素，可用于短效口服避孕、不育症及功能性子宫出血 |
| 左炔诺孕酮 | 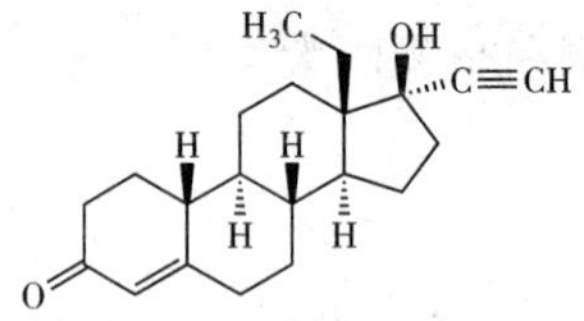 | 以睾酮结构为母体；10 位去甲基；13 位乙基；17α 位乙炔基 | 口服避孕药，可以抑制排卵并阻止孕卵着床，同时使宫颈黏液浓度增大，阻止精子前进 |

## 二、代谢途径及结构改造

第一个口服有效的孕激素不是黄体酮的衍生物，而是睾酮的衍生物。在研究口服雄激素过程中，在睾酮 17α 位引入乙炔基得到炔孕酮，雄激素活性减弱，而口服后孕激素活性比黄体酮强 15 倍。后来合成了一系列睾酮类孕激素，如炔诺酮、异炔诺酮、炔诺孕酮等。

研究孕酮类激素的合成过程中，发现 17α-羟基黄体酮的孕激素活性极微，但若酯化可得既可口服又具有活性的一类长效的避孕药。同时，在对黄体酮的代谢研究中发现，主要代谢途径是 6 位羟基化，16 位和 17 位氧化，或 3,20-二酮被还原成二醇。因此结构修饰主要在 C-6 位及 C-17 位上进行，引入不同的基团（烷基、卤素、双键等）得到各种强效口服孕激素。例如用甲基占据 6 位，防止其羟基化代谢，并且在 17α-羟基进行醋酸酯化，产生空间位阻作用，进而得到醋酸甲地孕酮，其活性是黄体酮的 12 倍，为常用的孕激素药物。

## 知识拓展

**避孕药**

避孕药一般指口服避孕药，分为女性口服避孕药和男性口服避孕药。避孕原理主要是通过抑制排卵，并改变子宫颈黏液，使精子不易穿透，或是改变子宫和输卵管的活动方式，阻碍受精卵的运送，或抑制精子生成，从而达到避孕目的的一种药物。女性短效口服避孕药的主要成分是孕激素和雌激素，主要有妈富隆、特居乐、优思明；女性长效口服避孕药主要有炔雌醚、复方长效左炔诺孕酮口服片；男性避孕药主要有醋酸棉酚、庚酸睾酮。

## 三、典型药物

### 黄体酮（Progesterone）

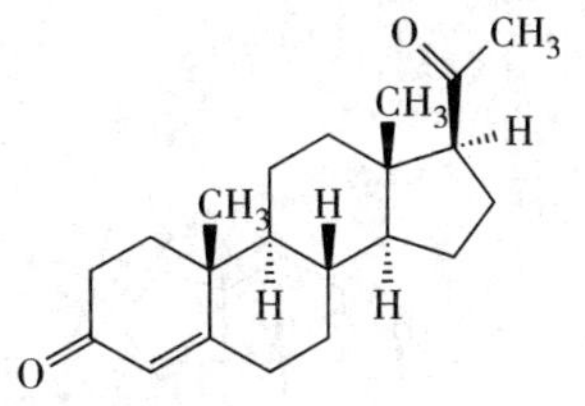

$C_{21}H_{30}O_2$　314.47

化学名：孕甾-4-烯-3,20-二酮。

本品为白色或类白色的结晶性粉末；无臭，无味；极易溶解于三氯甲烷，溶解于乙醇、乙醚或植物油，不溶于水；熔点为128~131℃；比旋度（1%乙醇溶液）为+186°~+198°。

本品的甲醇溶液，加亚硝基铁氰化钠、碳酸钠与醋酸铵，摇匀，放置一段时间后，应显蓝紫色。

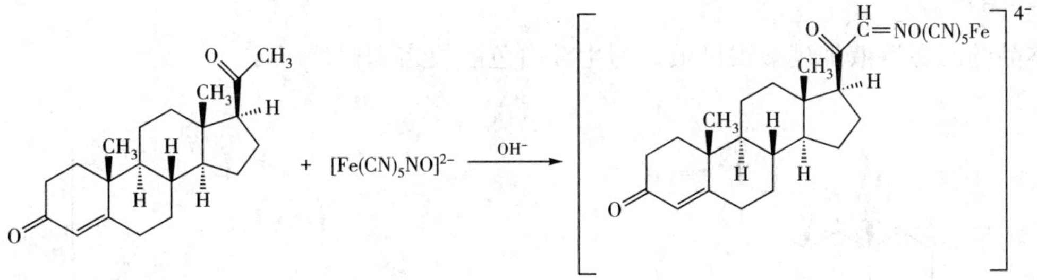

本品的甲醇溶液，遇异烟肼与稀盐酸，即生成黄色的异烟腙。

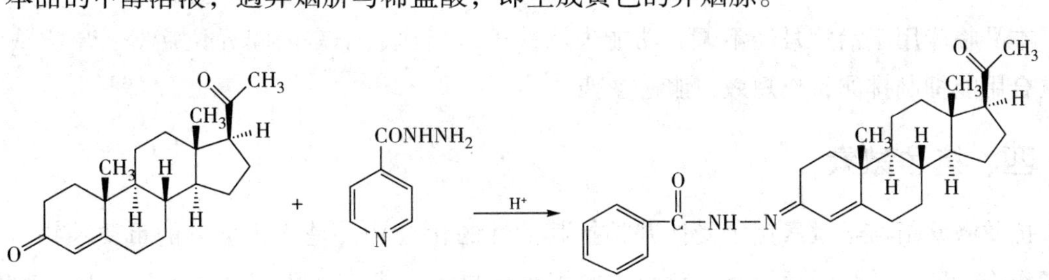

本品为一种天然孕激素，在体内对雌激素激发过的子宫内膜有显著形态学影响，为维持妊娠所必需。临床主要用于先兆性流产、习惯性流产及月经失调等疾病。

◎ **考点提示：** 黄体酮的结构特征与临床应用。

**知识链接**

**避孕药之父**

1951 年，化学家卡尔·杰拉西在墨西哥城首次合成了炔诺酮，这成为现代口服避孕药的关键成分。口服避孕药的诞生将男女从生育的重担之中解放了出来，改变了整个社会以及人类繁衍的方式。2000 年评选的千年来影响人类历史进程的 100 项重大发明中，避孕药位列第二位。为了将避孕药和其他药区分开来，“药片”（pill）的第一个字母大写后（Pill）就变成了避孕药的专有名称。作为发明者，杰拉西当时仅仅拿到了 1 美元的象征性奖励。

### 炔诺酮（Norethindrone）

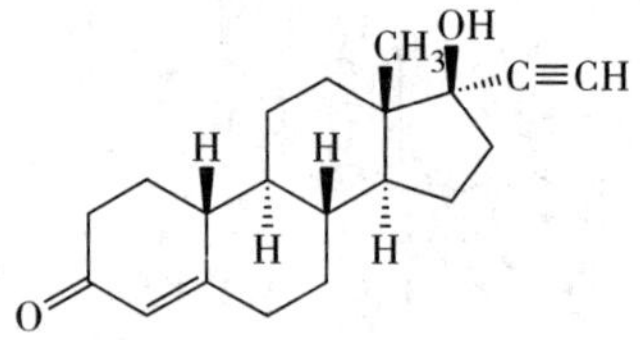

$C_{20}H_{26}O_2$ 298.42

化学名：17β-羟基-19-去甲-17α-孕甾-4-烯-20-炔-3-酮。

本品为白色或类白色粉末或结晶性粉末；无臭，味微苦；溶解于三氯甲烷，微溶于乙醇，略溶于丙酮，不溶于水；熔点为 202～208℃；比旋度（1% 丙酮溶液）为 -32°～-37°。

本品的乙醇溶液加硝酸银试液，即生成白色的炔诺酮银盐沉淀。

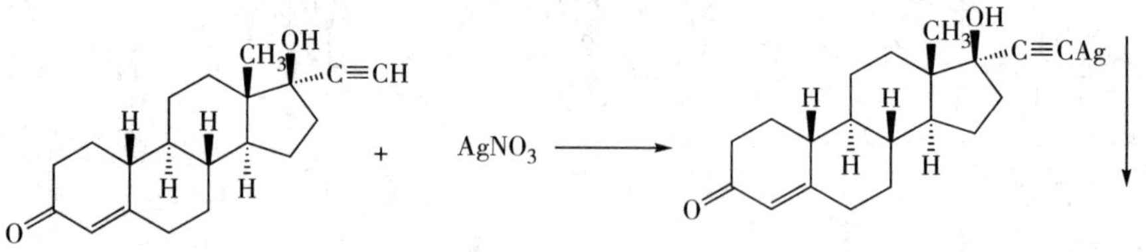

本品临床用于治疗月经不调、功能失调性子宫出血、子宫内膜异位症等；单方或与雌激素合用能抑制排卵，作短效口服避孕药。

## 四、抗孕激素

抗孕激素指与孕激素竞争受体并拮抗其活性的化合物，是终止早孕的重要药物。抗孕激素作用的靶点是孕激素受体，目前主要用于抗早孕，也有些用于乳腺癌的治疗。1982 年法国 Roussel-Uclaf 药厂合成第一个抗早孕药物米非司酮，其是随着激素受体学说和分子生物学同期发展的产物，不仅促进了抗孕激素及抗皮质激素药的研究，并且在甾体药物研究历史上起着里程碑的作用。

### 米非司酮（Mifepristone）

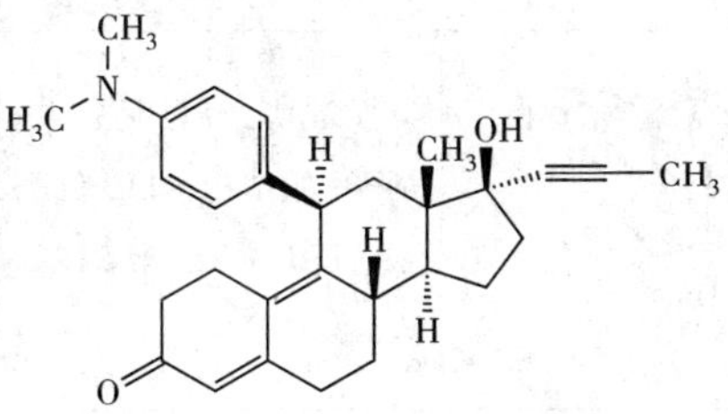

$C_{29}H_{35}NO_2$　429.59

化学名：11$\beta$-[4-($N$,$N$-二甲氨基)-1-苯基]-17$\beta$-羟基-17$\alpha$-(1-丙炔基)-雌甾-4,9-二烯-3-酮。

本品为淡黄色结晶性粉末；无臭，无味；易溶于甲醇或二氯甲烷，溶解于乙醇或乙酸乙酯，几乎不溶于水；熔点为 192～196℃；比旋度（0.5% 二氯甲烷溶液）为 +124°～+129°。

本品的乙醇溶液在 304nm 与 260nm 的波长处有最大吸收。

本品主要用于抗早孕，也可用于紧急避孕。

◎ **考点提示**：米非司酮的结构特征与临床应用。

## 第五节　肾上腺皮质激素

扫码“学一学”

肾上腺皮质激素是由哺乳动物的肾上腺合成和分泌的具有甾体结构的一类激素。肾上腺附于肾脏上端，由髓质和皮质组成，髓质产生和储藏肾上腺素，皮质则合成大量甾体激素。现今约有 30 多种肾上腺皮质激素已被分离和鉴定，其中约 10 种有生物活性，主要功能是调节动物体内的水、盐代谢，脂肪代谢，蛋白质代谢和糖代谢。

### 一、结构特征及构效关系

肾上腺皮质激素按其生理作用特点可分为盐皮质激素及糖皮质激素。盐皮质激素如醛固酮，主要调节机体的水、盐代谢和维持电解质平衡，只限于治疗慢性肾上腺皮质功能不全，少有开发为药物，但其拮抗剂螺内酯可作为利尿药用于治疗高血压；糖皮质激素如可的松、氢化可的松，主要调节糖、脂肪、蛋白质代谢和生长发育功能，同时具有抗炎、抗病毒、抗休克、抗免疫抑制的作用，是非常重要的一类药物。两者结构大致相似，但也存在明显的差别：通常同时具有 17$\alpha$-羟基和 11-氧的为糖皮质激素；而不同时具有 17$\alpha$-羟基和11-氧的为盐皮质激素（表 15-6）。

**表 15-6 天然肾上腺皮质激素**

| 药物名称 | 药物结构 | 结构特征 | 临床应用 |
| --- | --- | --- | --- |
| 氢化可的松 | 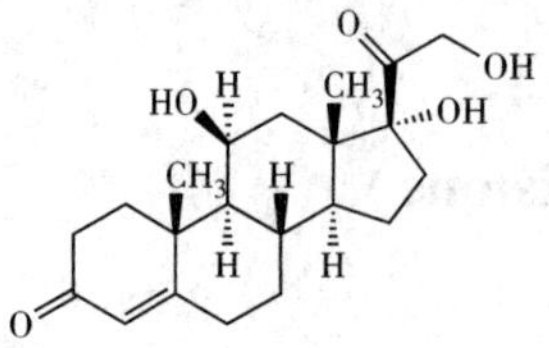 | 以孕甾烷为母体；4-烯-3-酮结构；11β，17α 位羟基；17β 位 α-醇酮基 | 本品为天然糖皮质激素，抗炎作用为可的松的 1.25 倍，也具有免疫抑制作用、抗病毒作用、抗休克及一定的盐皮质激素活性 |
| 可的松 | 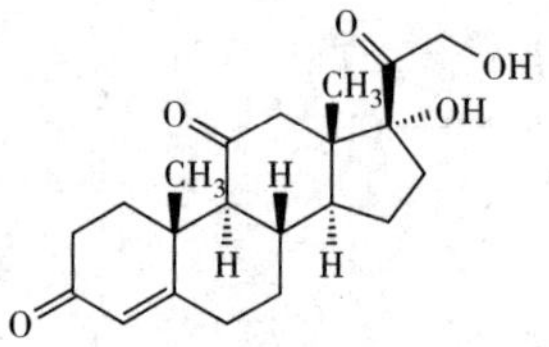 | 以孕甾烷为母体；4-烯-3-酮结构；11β 位酮基；17β 位 α-醇酮基，17α 位羟基 | 本品为天然糖皮质激素，主要应用于肾上腺皮质功能减退症及垂体功能减退症的替代治疗，亦可用于过敏性和炎症性疾病 |
| 皮质酮 | 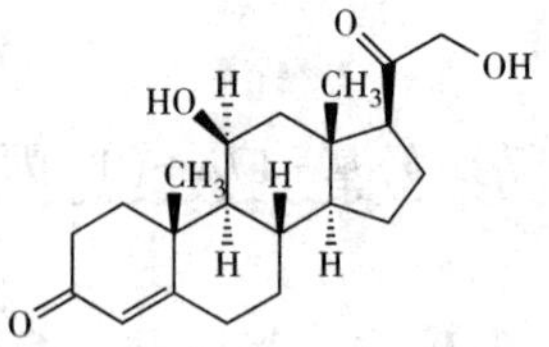 | 以孕甾烷为母体；4-烯-3-酮结构；11β 位羟基；17β 位 α-醇酮基 | 本品为天然盐皮质激素，可用于肾上腺皮质功能减退症的替代治疗，但不良反应较大 |
| 醛固酮 | 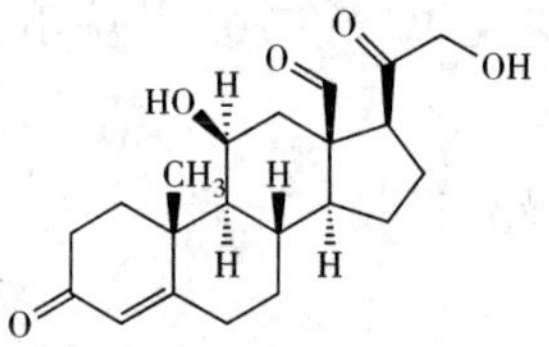 | 以孕甾烷为母体；4-烯-3-酮结构；11β 位羟基；13β 位醛基；17β 位 α-醇酮基 | 本品为天然盐皮质激素，可增进肾脏对于钠离子及水分再吸收作用，为 RAS 系统的一部分 |

20 世纪中叶，人们开始认识到 Addison 病与肾上腺皮质功能有关。1927 年 Rogoff 和 Stewart 用肾上腺匀浆提取物为切除肾上腺的狗进行静脉注射使之存活，证明了肾上腺皮质激素的存在。后来从提取物中分离出来 47 种化合物，其中就包括内源性糖皮质激素氢化可的松和可的松。早期的糖皮质激素类药物均来自动物脏器的匀浆提取物，生产成本很高，后来随着甾体化学和有机合成的发展，甾体激素的全合成得以实现。在合成氢化可的松的基础上人们继续研究糖皮质激素的结构优化，人们从一个肾癌患者的尿液中提取出一种具有 16α-羟基的甾体化合物曲安西龙，发现它具有很好的糖皮质激素作用，同时又不像氢化可的松那样会引起钠潴留。通过对氢化可的松的体内代谢过程的研究，1958 年人们又发现了具有更好稳定性、更好抗炎活性和更低钠潴留的地塞米松。之后在地塞米松的基础上人们又通过对甾体母环结构优化，陆续开发出了倍他米松、倍氯米松、氟轻松等药物（表 15-7）。

**表 15-7 临床常见的肾上腺皮质激素**

| 药物名称 | 药物结构 | 结构特征 | 临床用途 |
| --- | --- | --- | --- |
| 地塞米松 | 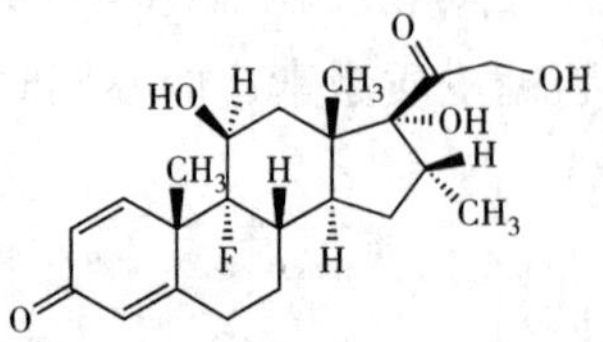 | 以孕甾烷为母体；4-烯-3-酮结构；1,2 位双键；9 位氟；11β，17α 位羟基；16α 位甲基；17β 位 α-醇酮基 | 本品主要用于过敏性与自身免疫性炎症性疾病。如结缔组织病、严重的支气管哮喘、皮炎等过敏性疾病、溃疡性结肠炎、急性白血病、恶性淋巴瘤等 |

续表

| 药物名称 | 药物结构 | 结构特征 | 临床用途 |
|---|---|---|---|
| 倍他米松 | 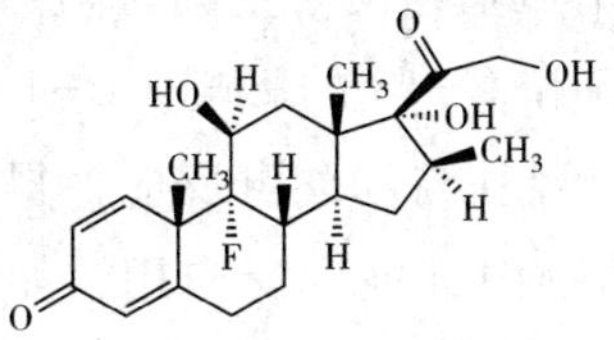 | 结构与地塞米松一致，除16位甲基为$\beta$位 | 本品为地塞米松的同分异构体，具有相同药理作用。但其钠、水潴留作用及剂量都比后者为小 |
| 泼尼松 | 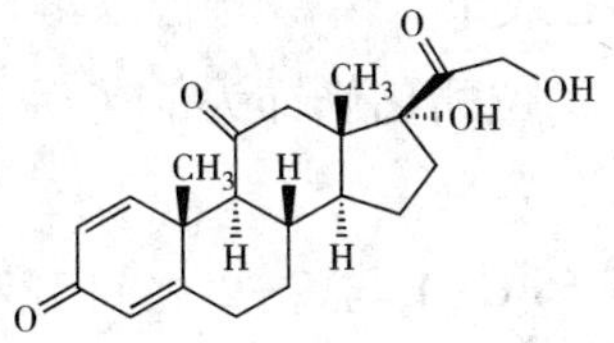 | 以孕甾烷为母体；4-烯-3-酮结构；1，2位双键；11位酮基；17$\beta$位$\alpha$-醇酮基，17$\alpha$位羟基 | 本品具有抗炎及抗过敏作用。其水钠潴留及排钾作用比可的松小，抗炎及抗过敏作用较强，不良反应较少，故比较常用 |
| 泼尼松龙 | 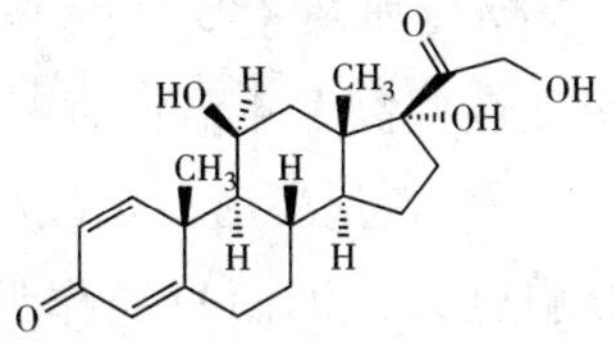 | 以孕甾烷为母体；4-烯-3-酮结构；1，2位双键；11位羟基；17$\beta$位$\alpha$-醇酮基，17$\alpha$位羟基 | 本品主要用于过敏性与自身免疫性炎症性疾病、胶原性疾病、各种肾上腺皮质功能不足症、剥脱性皮炎、天疱疮、神经性皮炎、湿疹等 |
| 醋酸氟轻松 | 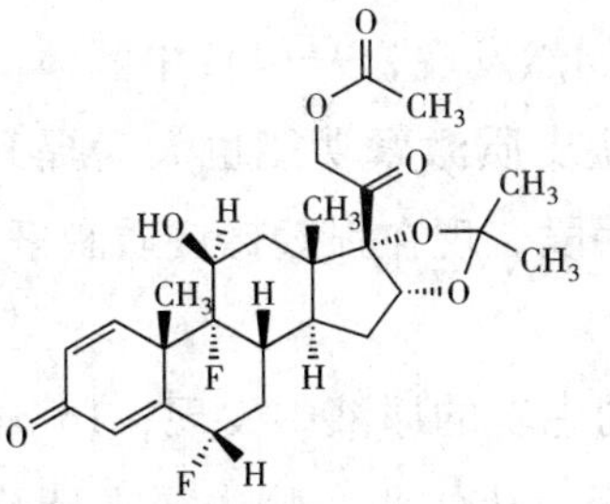 | 以孕甾烷为母体；4-烯-3-酮结构；1，2位双键；6，9位氟；11$\beta$位羟基；16$\alpha$位。17$\alpha$位羟基与丙酮缩合；17$\beta$位$\alpha$-醇酮基酯化 | 本品为外用药，适用于接触性皮炎、特应性皮炎、脂溢性皮炎、湿疹、皮肤瘙痒症、银屑病、神经性皮炎等瘙痒性及非感染性炎症性皮肤病 |

## 知识拓展

### 薯蓣皂苷

早期的糖皮质激素类药物均来自动物脏器的匀浆提取物，随后也可由最简单的有机化合物合成任何一种甾体激素，但考虑到实际生产的成本，人们一般采用薯蓣皂苷元作为合成的起始物，薯蓣皂苷是从薯蓣科薯蓣属植物如山药、穿山龙等的块根中提取出来的萜类化合物的糖苷，价格较低，大大降低了生产成本。

糖皮质激素都具有共同的结构特征：以孕甾烷为母核；17$\beta$位上含有$\alpha$-醇酮基；4-烯-3-酮结构；11位上含有羟基或氧。

◎ **考点提示**：糖皮质激素的结构特征。

天然糖皮质激素存在许多缺陷性，如稳定性差、作用时间短，同时受水、盐代谢的影响比较大。通过结构修饰把糖、盐两种活性分开以减小不良反应是其结构改造的首要任务。

多年来，在甾环上引入各种基团，已经获得了许多活性强、不良反应小、稳定性高的较为满意的药物。

**1. C-21 位的修饰** 氢化可的松结构中存在三个羟基，由于空间位阻的影响，只有 C-21 位易被不同的酸所酯化。C-11 位羟基受到 C-13 和 C-18 的影响，C-17$\alpha$ 羟基受到 C-17$\beta$ 位的影响，但很难成酯。将氢化可的松 C-21 位羟基与乙酸酐反应，得到醋酸可的松，稳定性高，作用时间较长。这种结构修饰在很多药物中都被广泛应用，如醋酸地塞米松、醋酸泼尼松龙等。随后，长碳链脂肪酸酯、二元有机酸酯及磷酸酯盐相继出现，长碳链脂肪酸酯水溶性小，常以口服或局部给药，可达长效的效果。磷酸酯盐水溶性大，可制为注射剂用于急救情况下静脉注射或肌内注射给药。C-21 位酯化修饰为前药后不仅不改变糖皮质激素的活性，还显著提高其生物利用度。

**2. C-1 位的修饰** 将可的松和氢化可的松的 A 环 C-1 与 C-2 之间引入双键，分别得到活性更高的泼尼松和泼尼松龙，同时不改变对水、盐代谢的影响。例如，泼尼松龙由于 A 环 1，2 位上有双键，其构型从半椅式变为船式，与糖皮质激素受体的亲和力大大提高，而与盐皮质激素受体的亲和力并未改变，因此，抗炎活性提高了 4 倍，而不良反应不变。

**3. C-6 位修饰** 在 C-6 位引入氟原子后可阻碍 C-6 氧化失活，如醋酸氟轻松，其抗炎及钠潴留活性均大幅度增加，且受水、盐代谢影响更大，因而只能作为外用药，治疗皮肤过敏症。

**4. C-9 位修饰** 在氢化可的松的合成研究中偶然发现，9-卤代中间体的活性比母体大大增强，特别是 9$\alpha$-氟化物的活性最高，但同时盐皮质激素功能也大为提升。对糖皮质激素药物C-9 位结构修饰是提高药效的不可或缺的手段，现在强效糖皮质激素几乎都是 C-9F 取代。

**5. C-16 位修饰** 后来在服用完氢化可的松的患者的尿液中发现，16 $\alpha$-羟基代谢物其糖皮质激素作用仍存在，盐皮质激素作用明显下降。从代谢产物中寻求新药的思路，促使了曲安西龙的诞生。其在 C-9 位引入氟，增强活性的同时又在 C-16 位上引入羟基，消除了钠潴留的作用。将曲安西龙的 16$\alpha$-羟基和 17$\alpha$-羟基与丙酮缩合又得到另一个活性更强的药物曲安奈德。

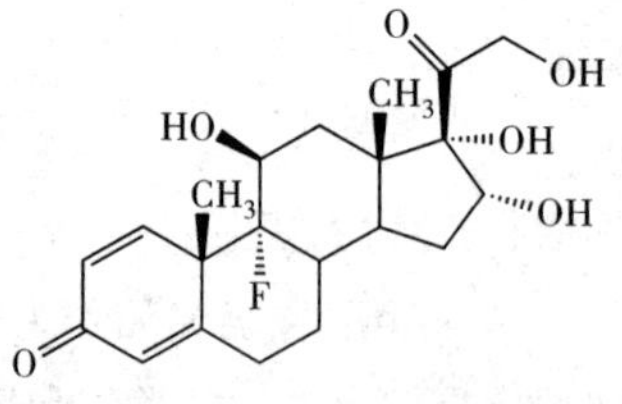

曲安西龙

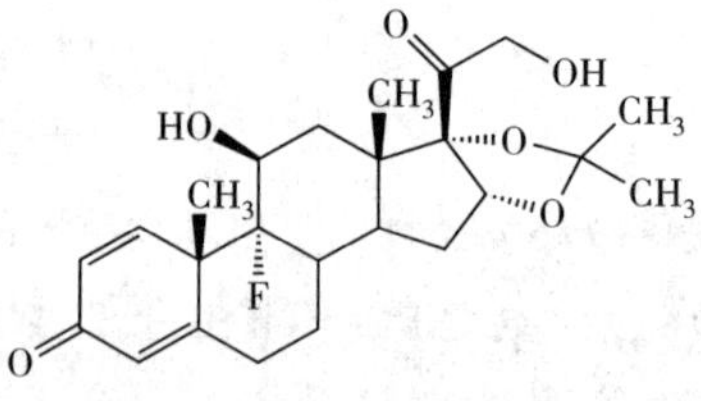

曲安奈德

C-9 氟甾体中也引入了甲基的研究，发现 C-16 甲基的引入使 17$\alpha$-羟基及 C-20 羰基稳定性提高，抗炎活性比氢化可的松提高 20 倍，抗风湿作用大 30 倍，并且降低了盐皮质激素作用。引入 16$\alpha$-甲基的地塞米松和 16$\beta$-甲基的倍他米松就是典型例子。

综上所述，糖皮质激素药物的基本结构是具有 21 个碳原子的甾体，几乎在甾体母核上所有能被取代的位置上都可引入取代基，以此达到提高活性、延长时间、降低不良反应的目的。

## 二、典型药物

### 氢化可的松（Hydrocortisone）

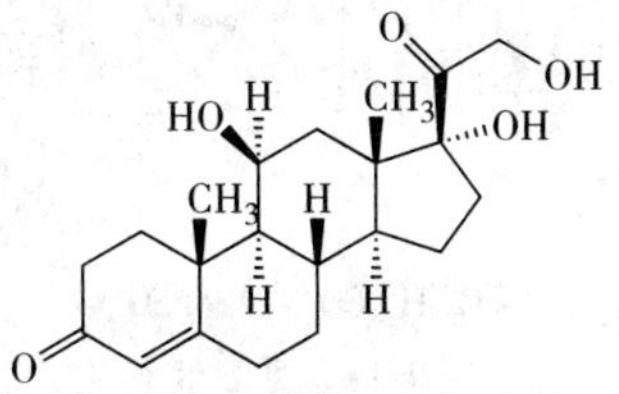

$C_{21}H_{30}O_5$　362.46

化学名：11β,17α,21-三羟基孕甾-4-烯-3,20-二酮。

本品为白色或类白色的结晶性粉末；无臭，初无味，随后有持续的苦味；遇光渐变质；在乙醇或丙酮中略溶，三氯甲烷中微溶，乙醚中几乎不溶，水中不溶；比旋度（1%乙醇溶液）为+162°~+169°。

本品的乙醇溶液，加临用新制的硫酸苯肼试液，加热后即显黄色。

本品遇硫酸，显棕黄色至红色，并带绿色荧光。加水后即变成黄色至橙黄色，并微带绿色荧光，同时生成少量絮状沉淀。

本品主要用于肾上腺皮质功能减退症的替代治疗及先天性肾上腺皮质功能增生症的治疗，也可用于类风湿性关节炎、风湿性发热、痛风、支气管哮喘、过敏性疾病，并可用于严重感染和抗休克治疗等。

◎ **考点提示：**氢化可的松的结构特征与临床应用。

### 醋酸泼尼松（Prednisone Acetate）

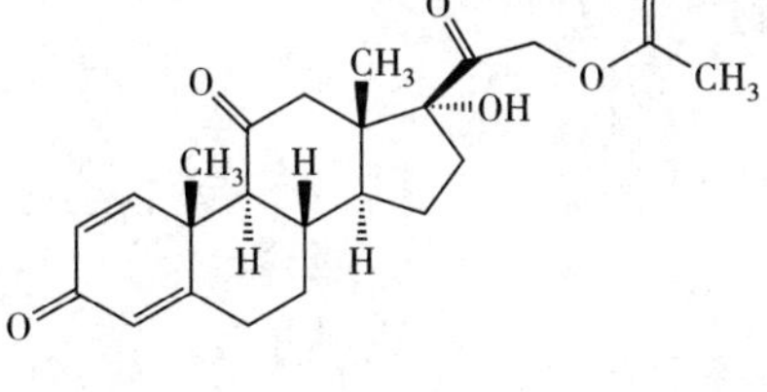

$C_{23}H_{28}O_6$　400.46

化学名：17α,21-二羟基孕甾-1,4-二烯-3,11,20-三酮-21-醋酸酯。

本品为白色或类白色的结晶性粉末；无臭，味苦；易溶于三氯甲烷，略溶于丙酮，微溶于乙醇或乙酸乙酯，不溶于水；比旋度（1%二氧六环溶液）为+183°~+190°。

本品的乙醇溶液，在碱性条件下与氯化三苯四氮唑反应，即显红色。

本品加硫酸溶解，放置后显橙色；加水变成黄色，渐渐变为蓝绿色。

本品主要用于各种急性严重细菌感染、严重过敏性疾病、胶原性疾病、风湿病、类风湿性关节炎、各种肾上腺皮质功能不全症、剥脱性皮炎、神经性皮炎、湿疹等。

## 醋酸地塞米松（Dexamethasone Acetate）

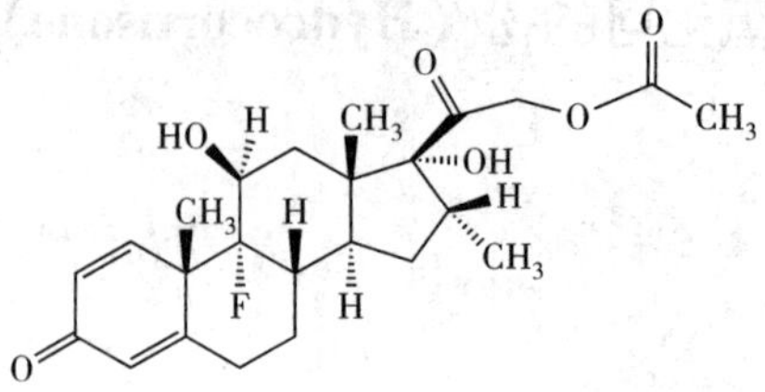

$C_{24}H_{31}FO_6$　434.50

化学名：16α-甲基-11β,17α,21-三羟基-9α-氟孕甾-1,4-二烯-3,20-二酮-21-醋酸酯。

本品为白色或类白色的结晶或结晶性粉末；无臭，味微苦；在丙酮中易溶，甲醇或无水乙醇中溶解，乙醇或三氯甲烷中略溶，乙醚中极微溶解，水中不溶；熔点为223~233℃；比旋度（1%二氧六环溶液）为+82°~+88°。

本品的甲醇溶液与碱性酒石酸铜共热，生成氧化亚酮的红色沉淀。

本品加乙醇制氢氧化钾试液，置水浴中加热，放冷，加硫酸煮沸，即发生乙酸乙酯的香气。

本品显有机氟化物的鉴别反应。

本品是临床上常用的活性较强的糖皮质激素之一，其盐皮质激素不良反应大为减弱。本品作用强而持久，具有显著抗炎抗过敏作用，主要用于湿疹、神经性皮炎、过敏性皮肤病及风湿性关节炎等。固体在空气中较稳定，但需避光保存。

◎ **考点提示：**醋酸地塞米松的结构特征与临床应用。

扫码“练一练”

## 目标检测

**一、A 型题（单项选择题）**

1. 黄体酮的基本结构为（　　）

A. 甾体　B. 对氨基苯环酰胺　C. 丙二酰脲

D. 氮芥基　E. 6-APA

2. 炔诺酮属于哪一类甾体激素药物（　　）

A. 雌激素　B. 雄激素　C. 孕激素

D. 盐皮质激素　E. 糖皮质激素

3. 遇到硝酸银试液，生成白色银盐沉淀的是（　　）

A. 炔雌醇　B. 黄体酮　C. 甲睾酮

D. 醋酸地塞米松　E. 雌二醇

4. 氢化可的松的几位引入氟，可使抗炎作用与不良反应都增加（　　）

A. 1 位　B. 17 位　C. 9 位

D. 16 位　E. 11 位

5. 炔诺酮在 17$\alpha$ 位引入炔基，其设计的主要考虑是（　　）

A. 可以口服　B. 活性增强　C. 作用时间延长

D. 不良反应减小　E. 靶向

6. 糖皮质激素的 6$\alpha$ 和 9$\alpha$ 位同时引入卤素原子后，抗炎作用增强，但具有较强的钠潴留作用，只可皮肤局部外用的药物是（　　）

A. 醋酸可的松　B. 地塞米松　C. 倍他米松

D. 泼尼松　E. 醋酸氟轻松

7. 米非司酮属于下列哪类激素药物（　　）

A. 孕激素　B. 雌激素　C. 雄激素

D. 抗孕激素　E. 抗雌激素

8. 反式有效，顺式无效的雌激素是（　　）

A. 雌二醇　B. 炔雌醇　C. 己烯雌酚

D. 炔雌醚　E. 尼尔雌酚

9. 关于醋酸地塞米松叙述错误的是（　　）

A. 化学结构属于孕甾烷类　B. 17$\alpha$ 位含有甲酮基

C. 17$\beta$ 位含有 $\alpha$-醇酮基　D. 9 位含有氟

E. 11$\beta$ 位含有羟基

10. 与碱性酒石酸酮反应生成红色沉淀的药物是（　　）

A. 雌二醇　B. 地塞米松　C. 左炔诺孕酮

D. 甲睾酮　E. 黄体酮

**二、B 型题（配伍选择题）**

**[11~15]**

A. 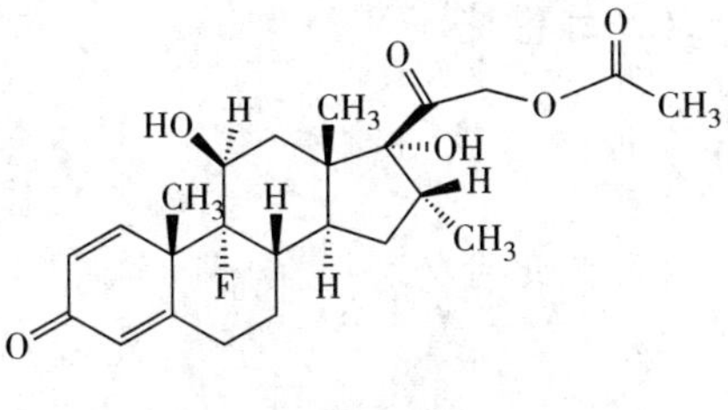

B. 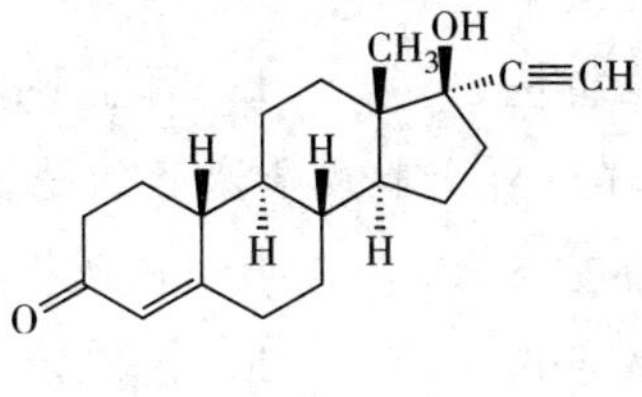

C. 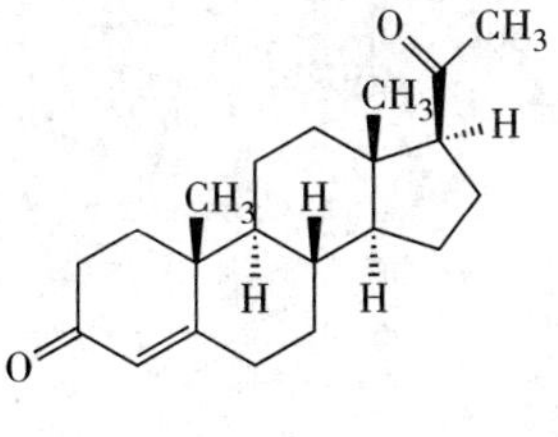

D. 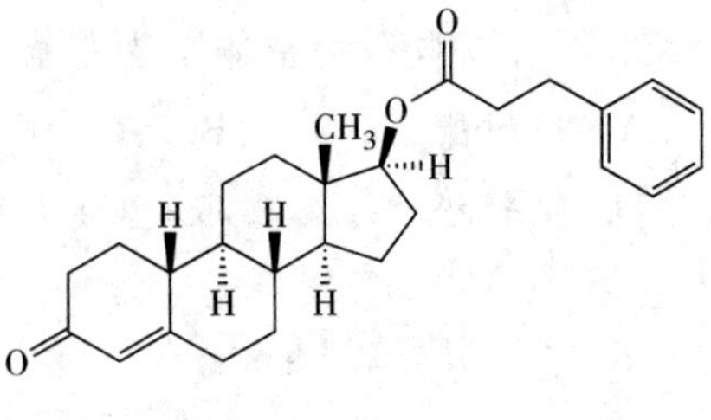

E. 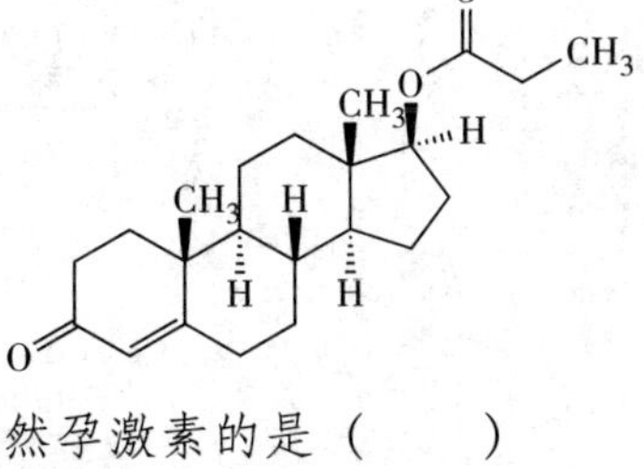

11. 天然孕激素的是（　　）

12. 属于蛋白同化激素的是（　　）

13. 具有抗炎作用是（　　）
14. 作为避孕药的主要成分是（　　）
15. 与甲睾酮作用相同的是（　　）

**[16~18]**

A. 苯丙酸诺龙　　B. 雌二醇　　C. 炔雌醇
D. 雌酮　　E. 炔诺酮

16. 结构为去甲睾酮的衍生物，具有孕激素样作用的药物是（　　）
17. 结构为去甲睾酮的衍生物，具有蛋白同化激素样作用的药物是（　　）
18. 活性最强的天然雌激素是（　　）

**[19~20]**

A. 曲安奈德　　B. 丙酸睾酮　　C. 炔雌醇
D. 己烯雌酚　　E. 黄体酮

19. 结构中具有17$\alpha$-醇酮基的是（　　）
20. 结构中含有17$\beta$-甲酮基的是（　　）

**三、X型题（多项选择题）**

21. 无19位甲基的甾体药物有（　　）
A. 黄体酮　　B. 甲睾酮　　C. 左炔诺孕酮
D. 炔雌醇　　E. 炔诺酮
22. 下列甾体激素药物中具有4-烯-3-酮结构的是（　　）
A. 炔雌醇　　B. 黄体酮　　C. 炔诺酮
D. 己烯雌酚　　E. 醋酸地塞米松
23. 甾体药物按其结构特点可分为（　　）
A. 性激素　　B. 孕甾烷　　C. 雄甾烷
D. 雌甾烷　　E. 肾上腺皮质激素
24. 下列属于肾上腺皮质激素的是（　　）
A. 曲安奈德　　B. 倍他米松　　C. 氢化可的松
D. 氟轻松　　E. 曲安西龙
25. 以下可以口服的甾体激素药物有（　　）
A. 炔雌醇　　B. 黄体酮　　C. 甲睾酮
D. 氟轻松　　E. 氢化可的松

（张发余）

# 第十六章

# 抗肿瘤药

## 学习目标

**知识目标**

1. 掌握烷化剂、抗代谢药典型药物的化学名称、结构特征、理化性质及临床用途；抗肿瘤药的分类、构效关系及作用特点；
2. 熟悉烷化剂、抗代谢药的作用机制；
3. 了解抗肿瘤药的发展设计。

**能力目标**

1. 能够说出烷化剂、抗代谢物的分类及代表药物；
2. 能够根据该类药物的结构通式，分析理解其理化性质；
3. 能够理解典型药物的理化性质在药物的制剂调配、鉴别、储存及临床配伍中的应用。

肿瘤是直接危及人类生命健康的一种疾病，是指机体在各种致瘤因子作用下，局部组织的细胞异常增生而形成的局部肿块。根据其细胞生长特性及对机体的危害性程度，又将肿瘤分为良性肿瘤和恶性肿瘤两大类。良性肿瘤容易清除干净，一般不转移、不复发，对器官、组织只有挤压和阻塞作用。恶性肿瘤可以破坏组织、器官的结构和功能，引起坏死出血合并感染，患者最终可能由于器官功能衰竭而死亡。一般人们所说的“癌症”习惯上泛指所有的恶性肿瘤，是由于机体细胞失去正常调控，过度增殖而引起的疾病，可以影响身体任何部位的多种疾病的通称。

恶性肿瘤是严重威胁人类生命健康的一类常见和多发病，据统计，全球每年死于癌症的人数达数百万之多。因此，世界卫生组织的各国政府卫生部门都把攻克恶性肿瘤作为一项重要任务。目前的治疗方法有手术治疗、放射治疗和药物治疗（化学治疗）等，但在很大程度上仍是以抗肿瘤药物化学治疗为主。

抗肿瘤药是指用于治疗恶性肿瘤的药物，又称为抗癌药。近几十年来肿瘤的化学治疗有了很大的发展，已经由单一的化学治疗进入了联合和综合化疗的阶段，并能成功地治愈患者或明显的延长患者的生命。随着在分子生物学、细胞生物学以及肿瘤分子生物学研究的进展，为抗肿瘤药物的研究提供了新的方向和作用靶点，抗肿瘤药的研究开发从传统的细胞毒性药物转向针对肿瘤发生、发展过程中的多环节多靶点的新型抗肿瘤药物，相继出现了一批具有新颖化学结构或独特作用机制的药物，如拓扑异构酶抑制剂、抗微管药物、芳香酶抑制剂、血管生成抑制剂等。

按各期细胞对抗肿瘤药的敏感性，将抗肿瘤药分为：①周期非特异性药物，对各期肿瘤细胞都有效；②周期特异性药物，对某一期细胞作用显著。根据抗肿瘤药物按作用靶点可以分为：①以 DNA 为作用靶点的药物，如烷化剂和抗代谢物；②以有丝分裂过程为靶点的药物，如某些天然活性成分；③破坏 DNA 结构的药物，如氮芥类和亚硝基脲类；④影响转录过程的药物，如放线菌素 D 等；⑤影响蛋白质或其他细胞成分合成的药物。现常采用的是按其作用原理和来源分为烷化剂、抗代谢抗肿瘤药、抗肿瘤抗生素、抗肿瘤植物有效成分、抗肿瘤金属化合物。

扫码“学一学”

## 第一节　烷化剂

烷化剂是一类应用最早的抗肿瘤药物，在肿瘤治疗中占有重要的地位。烷化剂属于细胞毒类药物，与体内生物大分子起烷化反应，故又称生物烷化剂。烷化剂具有高度活泼的化学性质，在体内能形成缺电子活泼中间体或其他具有活泼的亲电性基团的化合物，进而与细胞中的生物大分子（如 DNA、RNA 或某些重要的酶类等）中的含有丰富电子的基团（如氨基、巯基、羟基、羧基、磷酸基等）发生共价结合，使细胞的结构和生理功能发生变异，并能抑制细胞分裂，从而使肿瘤细胞死亡。

烷化剂属于细胞毒类药物，抗肿瘤活性强，但大多数选择性不高。由于这类药物在抑制增生活跃的肿瘤细胞的同时，对增生较快的正常细胞如骨髓细胞、生殖细胞、毛发细胞等肠上皮细胞等也同样产生抑制作用，因而产生许多严重的毒性及不良反应，如恶心、呕吐、骨髓抑制和脱发等。同时还容易产生耐药性而失去治疗作用，故临床上多采用合并用药。

烷化剂结构类型较多，目前在临床使用的烷化剂按化学结构分类可分为氮芥类、乙撑亚胺类、亚硝基脲类、甲磺酸酯及多元醇类和其他类等。其共同特点是，一般都能与代谢产物的多种基团直接作用，主要是与脱氧核糖核酸（DNA）中的某些基团发生反应，以共价键发生键合。

### 一、氮芥类

#### （一）基本结构和分类

氮芥类是一类最早使用于临床的烷化剂，是 $\beta$-氯乙胺类化合物的总称。氮芥类药物具有以下通式，构效关系：结构可以分为两个部分：载体部分和烷基化部分（又称氮芥基）。烷基化部分是与肿瘤细胞中的有关成分发挥烷化作用的必需结构部分，是抗肿瘤活性的关键药效团；氮芥类的药物设计就是通过选用不同的载体，改善药物在体内的吸收、分布等药代动力学性质，并提高其选择性、稳定性和抗肿瘤活性，同时还能降低毒性。由于载体的不同，可以有助于提高烷化剂的选择性和疗效，降低毒性及不良反应，达到治疗的效果。

**知识链接**

**氮芥类药物的起源**

氮芥类药物的发现源于第二次世界大战期间使用芥子气作为毒气，实际上是一种生物烷化剂毒剂。后来发现芥子气对淋巴癌有治疗作用，但由于其反应性和毒性太大不能用于临床，于是采用电子等排体改造得到氮芥类药物。

根据其载体结构的不同，氮芥类可以分为脂肪氮芥、芳香氮芥、氨基酸氮芥、杂环氮芥和甾体氮芥等。

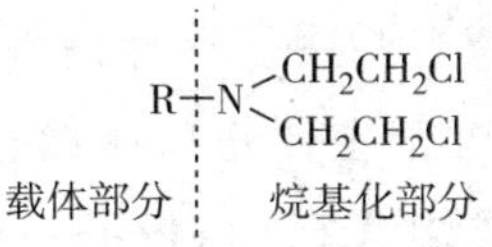


R=脂烃基，称为脂肪氮芥；R=芳烃基，称为芳香氮芥。

◎ **考点提示：** 氮芥类抗肿瘤药的基本结构与分类、构效关系。

临床常见的氮芥类药物见表16-1。

**表16-1　临床常见的氮芥类药物**

| 药物名称 | 结构式 | 结构特征 | 临床应用 |
|---|---|---|---|
| 盐酸氮芥 | 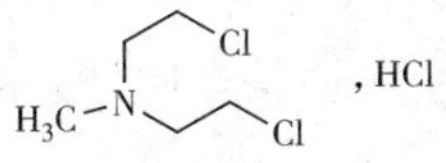 | 脂肪氮芥 | 临床上主要用于恶性淋巴瘤、网状细胞肉瘤的治疗 |
| 苯丁酸氮芥 | 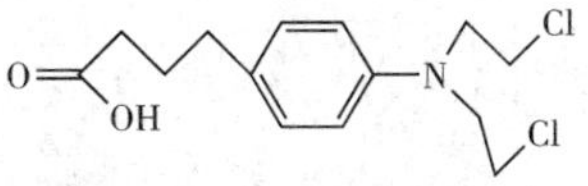 | 芳香氮芥 | 临床上主要用于慢性淋巴细胞白血病的治疗 |
| 美法仑 | 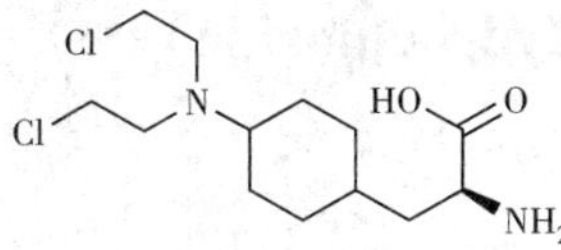 | 氨基酸氮芥 | 临床上主要用于卵巢癌、乳腺癌、恶化淋巴瘤和多发性骨髓瘤的治疗 |
| 环磷酰胺 | 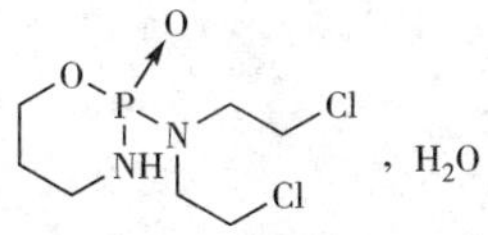 | 杂环氮芥 | 广谱抗癌药，临床上主要用于如恶性淋巴瘤等的治疗 |
| 泼尼莫司汀 | 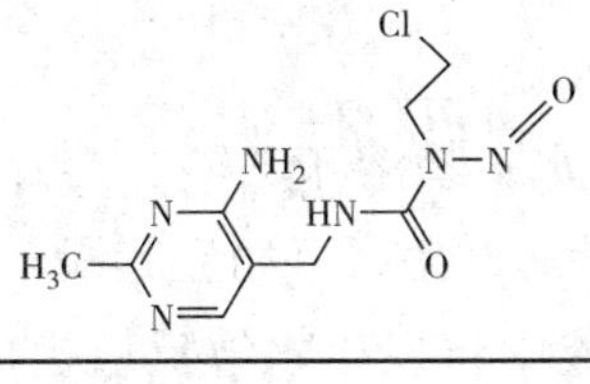 | 甾体氮芥 | 临床上主要用于恶性淋巴瘤、慢性淋巴细胞白血病的治疗 |

最早应用于临床的是盐酸氮芥和盐酸氧化氮芥，但是氮芥和氧化氮芥对肿瘤细胞的选择性差，毒性比较大。盐酸氮芥只对淋巴瘤有效，并不能口服。盐酸氧化氮芥是由于氧原子的引入使氮原子电子云密度减小，从而使活性和毒性降低，但氧氮芥在体内被还原成氮芥而起作用。氮芥类的化合物对淋巴组织有损伤作用，临床上可用于治疗恶化淋巴瘤和霍奇金病。

为了提高药物对肿瘤细胞的选择性，采用肿瘤细胞生长所需的苯丙氨酸作为载体分子，合成了美法仑（溶肉瘤素），对卵巢癌、乳腺癌、恶化淋巴瘤和多发性骨髓瘤等恶性肿瘤有较好的疗效，但需注射给药；采用尿嘧啶为载体的乌拉莫司汀，主要用于慢性粒细胞及淋巴细胞白血病、恶性淋巴瘤。

我国在改造美法仑和合成氨基酸氮芥过程中，发现了甲酰溶肉瘤素、溶肉瘤素异构体异溶肉瘤素和抗瘤新芥等。其中，甲酰溶肉瘤素是在美法仑的氨基上进行酰化的产物，对氨基进行酰化是降低药物毒性的方法之一。临床上两者的适应证基本相同，对睾丸精原细胞的疗效较为显著，优于美法仑；对多发性骨髓瘤、恶性淋巴瘤也有一定疗效，且毒性低于美法仑，可口服给药。异溶肉瘤素用于治疗精原细胞癌和慢性粒细胞性白血病，疗效较好。抗瘤新芥对癌性胸腔积液、绒癌、肺癌和乳腺癌等都有效，但是毒性较大。

苯丁酸氮芥，又称瘤可宁，临床主要用于治疗慢性淋巴细胞白血病，对淋巴肉瘤、霍奇金病和卵巢癌也有较好效果。瘤可宁主要是口服给药，临床上常用其钠盐，水溶性好，易被胃肠道吸收，在体内迅速转化成游离苯丁酸氮芥。

在研究中发现，皮质激素可以选择性被肿瘤细胞摄取，用甾体激素作为载体形成载体氮芥，可使药物具有烷化剂和激素的双重作用。将泼尼松龙 C-21 位上的羟基与苯丁酸氮芥进行酯化，得到了泼尼松龙苯丁酸氮芥，临床用于治疗恶性淋巴瘤和慢性淋巴细胞白血病。

环磷酰胺是氮芥的氮原子上连有一个吸电子的环状磷酰胺内酯。有报道认为，在肿瘤组织中，磷酰胺酶的活性高于正常组织，以此为目的合成一些含磷酰氨基的前体药物，在肿瘤组织中被磷酰胺酶催化裂解成活性的去甲氮芥而发挥作用。另外，磷酰基吸电子基团的存在，使氮原子上的电子云密度得到分散，降低了氮原子的亲核性，也降低了氯原子的烷基化能力，使毒性降低。

**（二）典型药物**

## 盐酸氮芥（Chlormethine Hydrochloride）

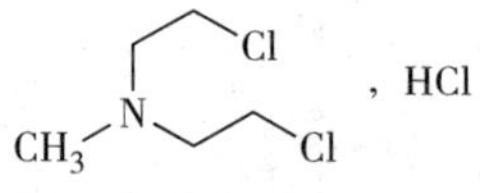

$C_5H_{11}Cl_2N·HCl$　192.52

化学名：*N*-甲基-*N*-(2-氯乙基)-2-氯乙胺盐酸盐。

本品为白色结晶性粉末；有吸湿性；极易溶于水，易溶于乙醇；熔点为 108～111℃；对皮肤、黏膜有腐蚀性，因此作为注射液只能用于静脉注射，并防止其漏至静脉外。

本品在水溶液中不稳定，在 pH>7 以上的水溶液中将发生水解反应生成醇和氯化物而失效，故盐酸氮芥制成水溶液注射剂使用，且 pH 必须保持在 3.0~5.0，不能与碱性药物配伍使用。

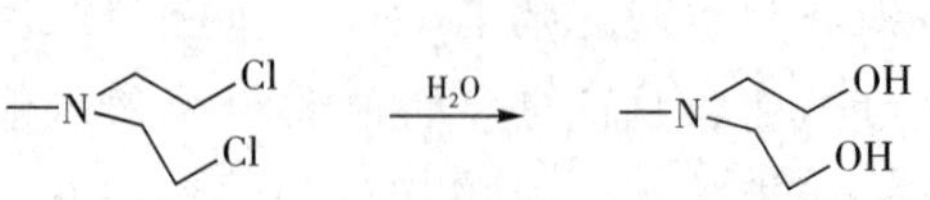

本品的水溶液加硫代硫酸钠与碳酸氢钠共热，再加入稀盐酸成酸性后，加适量碘，溶

液中碘的黄色不褪。

本品水溶液遇到碘化汞钾试液，生成白色沉淀。水溶液显氯化物的鉴别反应。

本品是一高度活泼的化合物，进入体内后，通过分子内成环作用，形成高度活泼的乙烯亚胺离子，在中性或弱碱条件下迅速与多种有机物质的亲核基团（如蛋白质的羧基、氨基、巯基、核酸的氨基和羟基、磷酸根）结合，进行烷基化作用。

本品是最早应用于临床的抗肿瘤药物，主要用于治疗恶性淋巴癌及癌性胸膜、心包及腹腔积液。目前已很少用于其他肿瘤，对急性白血病无效。本品的最大缺点是不能口服，只能注射，选择性差，毒性大。

## 环磷酰胺（Cyclophosphamide）

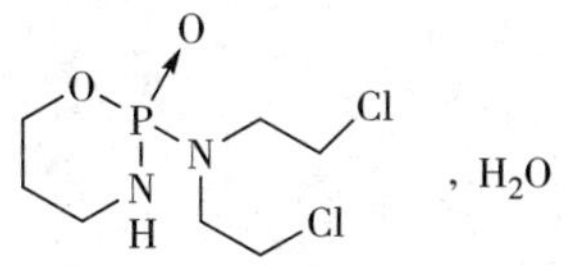


$C_7H_{15}Cl_2N_2O_2P \cdot H_2O$　279.10

化学名：*P*-[*N*,*N*-双-(*β*-氯乙基)]-1-氧-3-氮-2-磷杂环己烷-*P*-氧化物一水合物，曾用名癌得星、环磷氮芥。

◎ **考点提示：**环磷酰胺的结构特征与临床应用。

本品为白色结晶或结晶性粉末，失去结晶水即液化；在乙醇中易溶，水或丙酮中溶解；熔点为48.5~52℃。本品溶于水，但是溶解度不大，结构中具有磷酰氨基，其水溶液不稳定，遇热更容易分解而失去生物烷化作用，所以溶解后应尽快使用，注射剂应为其灭菌结晶或粉末。

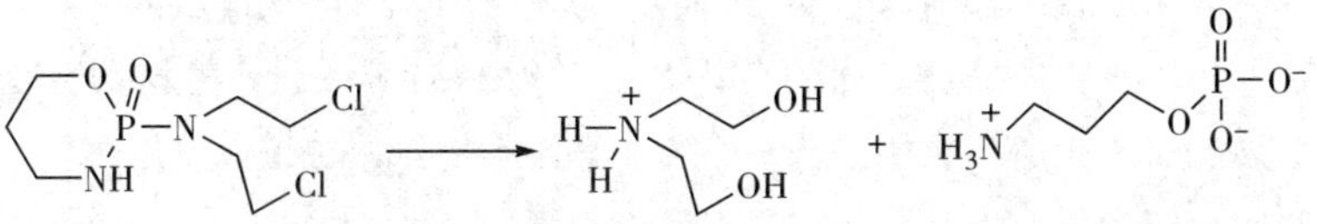


本品与无水碳酸钠加热熔融后，冷却，滤过，滤液加硝酸使成酸性后，显磷酸盐与氯化物的鉴别反应。

环磷酰胺是一个前体药物，在体外几乎没有抗肿瘤活性，只有在进入体内经肝脏活化后才发挥作用。首先在肝脏内被细胞色素 $P_{450}$ 氧化酶氧化生成有活性的4-羟基环磷酰胺，通过互变异构与醛基代谢物平衡存在，二者在正常组织中都可以经过酶促反应转化为无毒的代谢物，对正常组织一般无影响。而肿瘤组织中缺乏正常组织中所具有的酶，使其不能转化为无毒的代谢物，而是转化为磷酰氮芥和丙烯醛，而磷酰氮芥进一步转化为去甲氮芥。丙烯醛、磷酰氮芥及去甲氮芥这三种代谢物都是较强的烷化剂。因此，环磷酰胺对肿瘤细胞或组织有高度的选择性，比其他氮芥类药物选择性要高，并对人体的毒性小。环磷酰胺体内代谢途径见图16-1。

环磷酰胺抗瘤谱较广，毒性较其他氮芥类药物小。临床上主要用于治疗恶性淋巴瘤、急性淋巴白血病、多发性骨髓瘤、肺癌等，对卵巢癌、乳腺癌、鼻咽癌也有一定的疗效。

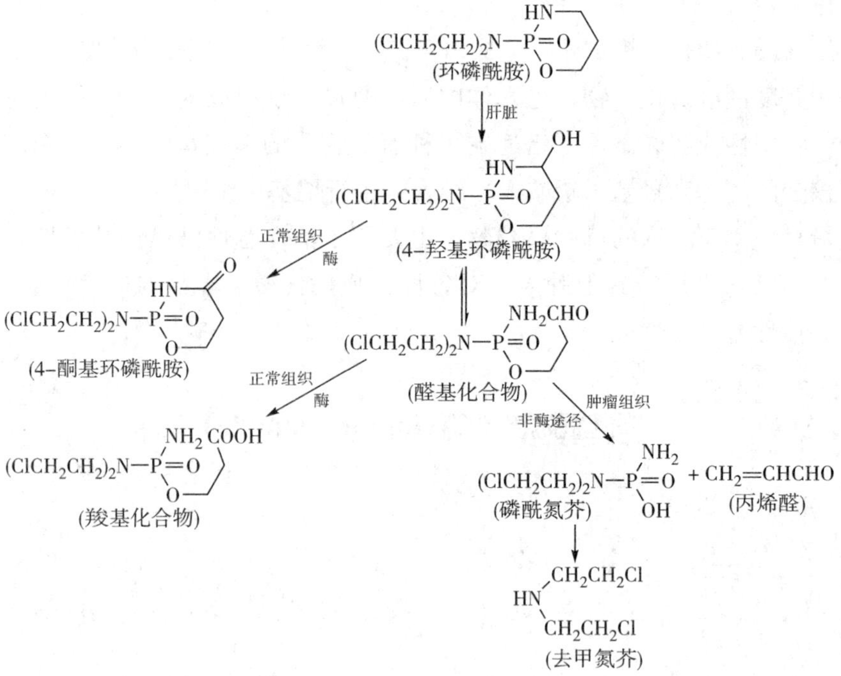


图 16-1 环磷酰胺体内代谢途径

少数患者可观察到有膀胱毒性，这可能与代谢产物丙烯醛有关。本品应避光，密封（供口服用）或严封（供注射用），并在 30℃以下保存。

**知识拓展**

**环磷酰胺和异环磷酰胺的临床使用注意事项**

环磷酰胺和异环磷酰胺比其他氮芥类药物毒性小，但在体内能代谢成丙烯醛，可能产生膀胱毒性，因此，需和泌尿系统保护剂美司钠（2-巯基乙磺酸钠）合用，美司钠能重复活化环磷酰胺或与异环磷酰胺的毒性代谢产物相结合，形成非毒性产物自尿中迅速排出体外，从而预防在使用上述抗癌药物时引起的出血性膀胱炎等泌尿系统的损伤。

**环磷酰胺的注射剂为什么配成粉针剂且溶解后需立即使用**

**分析** 环磷酰胺具有磷酰氨基，其水溶液不稳定，形成水中不溶物产生沉淀，遇热更容易分解而失去生物烷化作用，故需制成粉针剂，临用前需新鲜配制，溶解后立即使用。

## 二、乙撑亚胺类

在对氮芥类烷化剂在体内生物转化过程的研究中发现，氮芥类药物尤其是脂肪氮芥类药物在体外一般无抗肿瘤作用，只有在体内通过转变为乙撑亚胺活性中间体才能发挥烷基化作用，因此合成了一系列乙撑亚胺的衍生物，称为乙撑亚胺类抗肿瘤药。为了降低乙撑亚胺的反应活性，并降低其毒性，在氮原子上引入了吸电子基。现在用于临床的药物主要有替派（三乙烯磷酰胺）和塞替派。

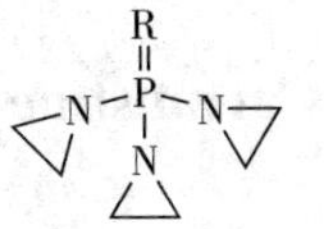

R=O 替派
R=S 塞替派

### 塞替派（Thiotepa）

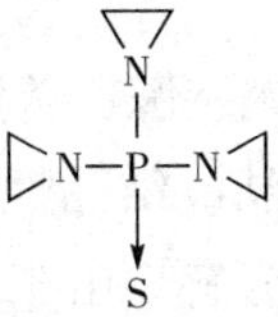

$C_6H_{12}N_3PS$　189.22

化学名：1,1′,1″-硫次磷基三氮丙啶，曾用名三胺硫酸。

本品为白色鳞片状结晶或结晶性粉末；无臭或几乎无臭；在水、乙醇或三氯甲烷中易溶，石油醚中略溶，难溶于己烷；熔点为52~57℃。

本品不稳定，遇酸乙烯亚胺环易破裂生成聚合物而失效。本品溶液需新鲜配制，并避光保存。

本品水溶液与硝酸和高锰酸钾试液作用，分子中的硫被氧化为硫酸盐，加氯化钡试剂后产生白色硫酸钡沉淀。

本品水溶液与硝酸共热后，分解成磷酸盐，加入钼酸铵试剂，产生淡黄色的磷钼酸铵沉淀，放置后变为蓝绿色。

本品含有体积较大的硫代磷酰基，脂溶性大，对酸不稳定，不能口服，在胃肠道吸收差，需静脉给药。本品是一个前药，进入体内后，在肝内很快被肝细胞色素 $P_{450}$ 酶系代谢成替派而发挥抗肿瘤作用。氮杂环丙基可以和核苷酸中的腺嘌呤、鸟嘌呤的N-3和N-7进行烷基化。

临床主要用于治疗乳腺癌、卵巢癌、膀胱癌和消化道癌等，是治疗膀胱癌的首选药物，因其可直接注射入膀胱，效果最好。

◎ **考点提示：**乙烯亚胺类抗肿瘤药塞替派的结构特征与作用。

## 三、亚硝基脲类

该类药物具有β-氯乙基亚硝基脲结构，具有广谱的抗肿瘤活性。由于结构存在的β-氯乙基，在生理pH下不解离，具有较强的亲脂性，因此容易通过血-脑屏障进入脑脊液中，临床上主要用于治疗脑瘤、转移性脑瘤和某些中枢神经系统的恶性肿瘤，是典型的烷化剂。主要不良反应为迟发性和累积性的骨髓抑制。在亚硝基脲类药物的结构中，由于*N*-亚硝基的存在，使得该氮原子和邻近羰基之间的键变得不稳定，在生理pH条件下发生分解，生成亲电试剂，对DNA进行烷基化而发挥抗肿瘤活性。

目前临床广泛应用的药物有卡莫司汀（卡氮芥）、洛莫司汀（环己亚硝脲）和司莫司汀等，卡莫司汀供静脉给药，这类药物主要对淋巴瘤、恶性黑色瘤、脑瘤和胃肠道肿瘤有效。其中，司莫司汀的抗肿瘤活性优于卡莫司汀和洛莫司汀，且毒性较低。

### 卡莫司汀（Carmustine）

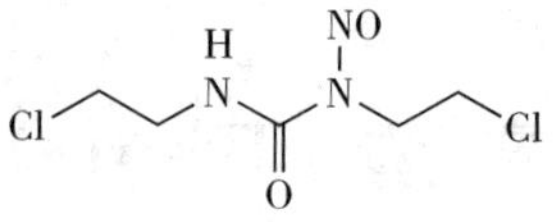

$C_5H_9Cl_2N_3O_2$　214.05

化学名：1,3-双(2-氯乙基)-1-亚硝基脲，曾用名卡氮芥。

本品为无色至微黄或微黄绿色的结晶或结晶性粉末；无臭；在甲醇或乙醇中溶解，水中不溶；熔点为30～32℃，熔融时同时分解。由于本品脂溶性高，其注射液常制成聚乙二醇的灭菌溶液使用。

本品在酸性和碱性溶液中（尤其是碱性）均不稳定，可分解放出氨气和二氧化碳，在氢氧化钠条件下水解。经稀硝酸酸化后，再加硝酸银试液，可以生成氯化银白色沉淀。水溶液加磺胺溶液，加1% *N*-（甲萘基）盐酸二氨基乙烯溶液显红色。

本品具有较强的亲脂性，易通过血-脑屏障进入脑脊液，临床上主要用于脑瘤、转移性脑瘤、中枢神经系统肿瘤和恶性淋巴瘤，与其他抗肿瘤药物合用可以增强疗效。

## 四、甲磺酸酯及多元醇类

甲磺酸酯及多元醇类是一类非氮芥类的烷化剂，是在氮芥类药物临床应用中寻找到的新的结构类型的抗肿瘤药物。在研究磺酸酯类药物时发现，1～8个次甲基的双甲磺酸酯具有抗肿瘤活性，具有很强的烷化性能，其中活性最强的是含有4个次甲基的化合物白消安。

临床上应用的多元醇类药物主要是卤代多元醇，如二溴甘露醇和二溴卫矛醇等，卤代多元醇必须在体内转化成反应活性很强的双环氧化合物，才能起烷化反应，L构型无效。溴甘露醇主要用于慢性粒细胞白血病的治疗，二溴卫矛醇抗瘤谱较广，对某些实体肿瘤如胃癌、肺癌和乳腺癌有一定疗效。

### 白消安（Busulfan）

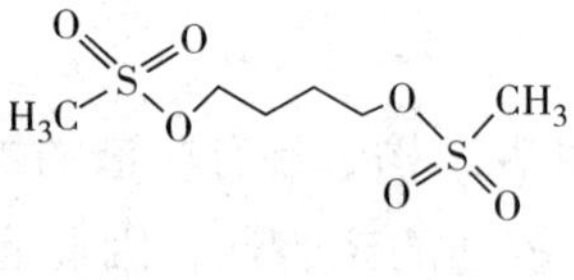

$C_6H_{14}O_6S_2$　246.29

化学名：1,4-丁二醇二甲磺酸酯，曾用名马利兰。

本品为白色结晶性粉末；几乎无臭；易溶于丙酮，略溶于水或乙醇；熔点为114～118℃。

本品在碱性条件下不稳定，易水解而失效，加热水解加速，加氢氧化钠溶液加热，水解生成丁二醇，再脱水生成具有乙醚样特臭的四氢呋喃。水解液遇氯化钡试剂可产生白色钡盐沉淀。

白消安是双功能烷化剂。结构中的甲磺酸酯基是较好的离去基团，生成的正碳离子可与 DNA 中鸟嘌呤结合产生分子内交联，毒害肿瘤细胞。

本品口服吸收良好，在体内代谢生成甲磺酸，从尿中缓慢排出，代谢速度较慢，一天的排出率不足 50%，反复用药可以引起体内蓄积。

临床上适用于治疗慢性粒细胞白血病，其疗效效果优于放射治疗，主要不良反应是消化道反应和骨髓抑制，也可用于治疗原发性血小板增多症、真性红细胞增多症等慢性骨髓增殖性疾病。

**知识拓展**

**烷化剂的构效关系**

烷化剂的结构类型不同，构效关系存在差别。

**1. 氮芥和芳香氮芥**　脂肪氮芥在其氮原子上引入供电子基团，活性增加。芳香氮芥在芳环上引入供电子基（氨基、羟基、甲氧基等）利于形成碳正离子，活性增强，引入吸电子基（卤素、硝基、羰基等）活性减小。

**2. 亚硝基脲类**　连接硝基氮上的烃基以 $\beta$-氯乙基活性最强，芳香亚硝基脲类的作用不强，脂环亚硝基脲以环己基及氟代同型物活性最高。

## 第二节　抗代谢药

扫码“学一学”

机体从食物中摄取的养料经代谢后被转化成对生长、发育所必需的成分，称为代谢物，抗代谢药是指能与体内代谢物发生特异性结合，从而影响或拮抗代谢功能的药物。通常它们的化学结构与体内的核酸或蛋白质代谢物结构相似，与酶竞争性结合，抑制酶正常功能；或作为伪代谢物掺入生物大分子的合成中，形成伪生物大分子，发生致死合成，从而影响细胞的生长。

抗代谢抗肿瘤药是利用代谢拮抗原理设计的，目前尚未发现肿瘤细胞具有独特的代谢途径，由于正常细胞和肿瘤细胞之间存在生长分数的差别，所以理论上抗代谢药仍能杀死肿瘤细胞，而不影响正常细胞。但是本类药物对肿瘤细胞的选择性较小，对增殖较快的正常组织如骨髓、消化道黏膜等也呈现一定的毒性。大多是将代谢物的结构应用生物电子等排原理做细微改变而得。例如，将代谢物结构中的—H 替换—F 或—$CH_3$；将—OH 换为—SH 或—$NH_2$，这种改变应用了电子等排原理。

**知识链接**

**抗代谢药的作用机制**

通过抑制 DNA 合成中所需要的叶酸、嘌呤、嘧啶及嘧啶核苷途径，从而抑制肿瘤细胞的生存和复制所必需的代谢途径，导致肿瘤细胞死亡。

抗代谢抗肿瘤药物的抗瘤谱相对于烷化剂窄些，临床上多用于白血病、绒毛上皮癌，对某些实体瘤也有效。但在临床上占有较大比重，约 40%。

抗代谢抗肿瘤药分类按作用原理分为嘧啶类抗代谢物、嘌呤类抗代谢物及叶酸类抗代谢物。

## 一、嘧啶类抗代谢物

嘧啶类抗代谢物主要有尿嘧啶和胞嘧啶的衍生物。

**1. 尿嘧啶衍生物**　尿嘧啶掺入肿瘤组织的速度较其他嘧啶快。根据电子等排原理，以卤原子代替氢原子合成的卤代尿嘧啶衍生物中，其中以氟尿嘧啶的抗肿瘤作用最好。氟尿嘧啶是用氟原子取代尿嘧啶中的氢原子后得到的药物。由于氟的原子半径和氢的原子半径相近，氟化物的体积和原化合物几乎相等，加之 C—F 键稳定性高，代谢过程中不易被分解，分子水平代替正常代谢物，因而是胸腺嘧啶合成酶（TS）的抑制剂。氟尿嘧啶在体内转变为氟尿嘧啶脱氧核苷，抑制胸腺嘧啶合成酶，使酶失活，抑制 DNA 的合成，导致肿瘤细胞死亡。

近年来，为了降低氟尿嘧啶的毒性，在此基础上合成了大量的衍生物，如替加氟、双呋氟尿嘧啶、卡莫氟等。替加氟和双呋氟尿嘧啶分别为氟尿嘧啶的单四氢呋喃环和 1,3-双四氢呋喃环取代的衍生物，二者均为氟尿嘧啶的前药，在体内转化成氟尿嘧啶发挥作用。作用特点及适应证与氟尿嘧啶相似，但是毒性较低。

去氧氟尿苷（氟铁龙）在体内被高活性的嘧啶核苷磷化酶转化成氟尿嘧啶而发挥作用。肿瘤细胞内含有较多的该酶，故本品在肿瘤细胞内的转化速度快，而对肿瘤具有选择性，临床上用于治疗胃癌、结肠癌、直肠癌、乳腺癌、宫颈癌、膀胱癌。

卡莫氟也是氟尿嘧啶的前体药物，进入体内之后缓慢释放出氟尿嘧啶而发挥抗肿瘤作用，其抗瘤谱较广，化疗指数高。临床上用于治疗胃癌、直肠癌、结肠癌、乳腺癌，尤其对肠癌疗效较好。

### 氟尿嘧啶（Fluorouracil）

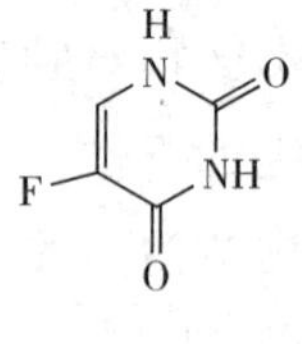

$C_4H_3FN_2O_2$　130.08

化学名：5-氟-2,4(1*H*,3*H*)-嘧啶二酮，曾用名 5-氟尿嘧啶，简称 5-FU。

本品为白色或类白色的结晶或结晶性粉末；略溶于水，微溶于乙醇，几乎不溶于三氯甲烷，在稀盐酸或氢氧化钠溶液中溶解；熔点为 281~284℃，熔融时同时分解。

本品在空气及水溶液中均非常稳定，在强碱性溶液中不稳定，容易开环分解。水溶液遇亲核试剂如亚硫酸氢钠会发生加成反应而降解，所以本品的处方中不能够加入亚硫酸氢钠。

本品结构中含有不饱和双键，遇溴试液可发生加成反应，使溴试液褪色。本品与氢氧化钡试液反应发生紫色沉淀。

本品含氟离子，与碱熔融破坏后的水溶液显有机氟化物的鉴别反应。

本品口服吸收较差，通常是通过静脉连续滴注给药，才能得到较好的效果。

本品抗瘤谱较广，对治疗绒毛膜上皮癌、恶性葡萄胎等疗效显著，对消化道癌和其他实体肿瘤有良好疗效，是治疗实体肿瘤的首选药物。

◎ **考点提示：**嘧啶类抗肿瘤药氟尿嘧啶的结构特征与临床应用。

**知识拓展**

**生物电子等排体及氟尿嘧啶的设计**

生物电子等排体：是 1951 年由 Friedman 提出，凡是有相似的物理化学性质，又能产生相似生物活性的基团或分子称为生物电子等排体。

生物电子等排原理：将生物活性分子中的一个电子等排体以另一个代替，这样设计出的化合物往往与母体化合物具有相似或相反的生物活性。

氟尿嘧啶的设计：运用生物电子等排原理，以氟原子代替了尿嘧啶中的氢原子后而得，为尿嘧啶衍生物。由于氟与氢的原子半径相近，氟化物的体积与原化合物几乎相等，且 C—F 键稳定，在代谢过程中不易分解，分子水平代替正常代谢物，因而是胸腺嘧啶合成酶抑制剂。从而抑制 DNA 的合成，最后肿瘤细胞死亡。

**2. 胞嘧啶衍生物** 在研究尿嘧啶构效关系时发现，尿嘧啶 4 位的氧被氨基取代或 5 位碳被氮取代的 5-氮胞嘧啶衍生物，亦具有良好的抗肿瘤作用。盐酸阿糖胞苷是嘧啶核苷酸拮抗剂，在体内转化为活性的三磷酸阿糖胞苷，抑制 DNA 聚合酶，少量掺入 DNA，阻止 DNA 的合成，抑制细胞的生长。由于该药分子中芳伯氨基不稳定，易被肝脏胞嘧啶脱氨酶脱氨而失效，为了减少脱氨基失活，将阿糖胞苷氨基用长链脂肪酸酰化，如依诺他滨，或环化形成阿糖胞苷的前体药物环胞苷，使它们在体内代谢转变为阿糖胞苷而起作用，抗肿瘤作用时间较阿糖胞苷强而持久，不良反应较轻。环胞苷常用于治疗各种类型的急性白血病，也可用于虹膜炎和单纯疱疹性病毒性角膜炎的治疗。

## 盐酸阿糖胞苷（Cytarabine Hydrochloride）

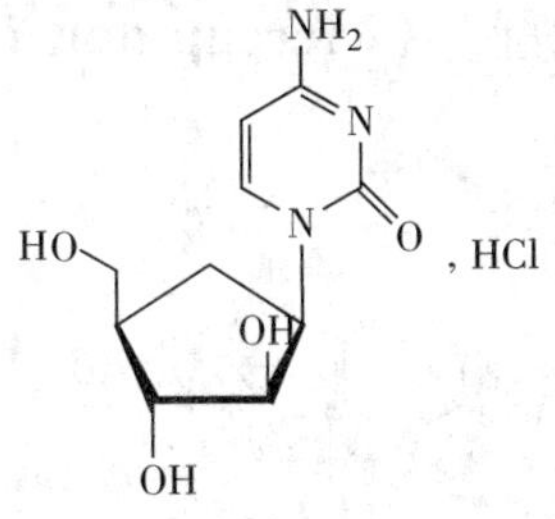


$C_9H_{13}N_3O_5 \cdot HCl$ 279.68

化学名：1-*β*-D-阿拉伯呋喃糖基-4-氨基-2(1*H*)-嘧啶酮盐酸盐。

本品为白色至类白色细小针状结晶或结晶性粉末；极易溶于水，略溶于乙醇，几乎不溶于三氯甲烷或乙醚；熔点为189~195℃，熔融时同时分解。

本品水溶液呈氯化物的鉴别反应。

本品在体内转化为活性的三磷酸阿糖胞苷，抑制DNA聚合酶及少量渗入DNA中，阻止DNA的合成，发挥抗肿瘤作用。

本品口服吸收较差，在酸、碱作用下可被水解破坏，在体内迅速被肝脏的胞嘧啶脱氨酶作用脱氨，生成无活性的尿嘧啶阿糖胞苷，因此需要静脉连续滴注给药，才能得到较好效果。临床主要用于治疗急性粒细胞白血病，特别是非急性淋巴细胞性白血病治疗的首选药物，并逐渐扩大到某些急性淋巴细胞性白血病和恶性淋巴瘤。与其他抗癌药合用可提高疗效。本品也用作抗病毒药。

◎ **考点提示：**嘧啶类抗肿瘤药阿糖胞苷的结构特征与临床应用。

## 二、嘌呤类抗代谢物

嘌呤抗代谢物主要是次黄嘌呤和鸟嘌呤的衍生物，以及腺嘌呤核苷拮抗物。腺嘌呤和鸟嘌呤是脱氧核糖核酸（DNA）和核糖核酸（RNA）的主要成分，次黄嘌呤是鸟嘌呤和腺嘌呤生物合成的重要中间体。最早应用于临床的抗肿瘤药物是乐疾宁，即6-巯基嘌呤，但巯嘌呤具有水溶性较差、起效慢、有耐药性等缺点。为改善其溶解性，我国学者从人工合成胰岛素中用亚硫酸钠可使S—S键断裂形成水溶性的RS—$SO_3$的衍生物得到启示，在巯基上引入磺酸，其合成了水溶性的前体药物磺巯嘌呤钠（溶癌呤），遇酸性和巯基化合物极易分解出巯嘌呤，显效快、毒性低，对肿瘤有一定的选择性，由于肿瘤组织的pH比正常组织低，巯基化合物含量也较高。

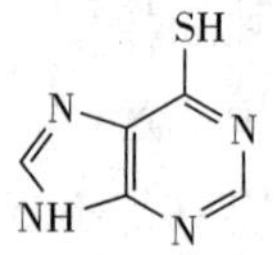

乐疾宁

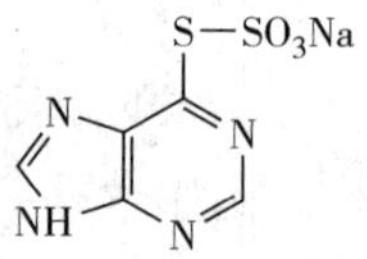

溶嘌呤

巯嘌呤和溶癌呤在体内代谢成6-硫代肌苷酸，干扰许多途径，其中最主要干扰嘌呤合成的第一步，即抑制次黄嘌呤核苷酸（肌苷酸）转变成腺嘌呤核苷酸，并且阻止氧化为黄嘌呤核苷酸，从而来抑制DNA和RNA的合成。溶癌呤的用途同巯嘌呤，但水溶性大、显效快、毒性低。氟达拉滨为阿糖腺苷的2-氟代衍生物，对B细胞慢性淋巴细胞白血病疗效显著。

### 巯嘌呤（Mercaptopurine）

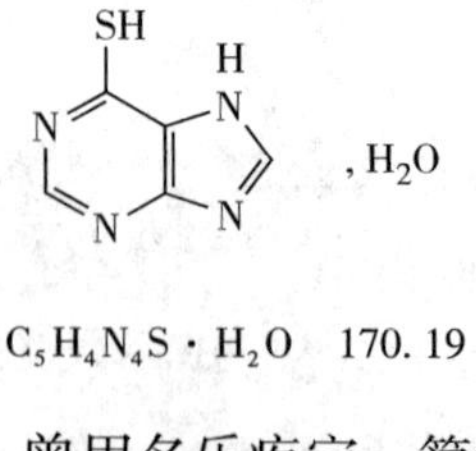

$C_5H_4N_4S \cdot H_2O$　170.19

化学名：6-嘌呤巯醇一水合物，曾用名乐疾宁，简称6-MP。

本品为黄色结晶性粉末；无臭，味微甜；略溶于水或乙醇，几乎不溶于乙醚中；遇光易氧化变色，因此需要避光储存。

本品溶于氨试液后，加入硝酸银试剂，即产生白色银盐沉淀，此沉淀不溶于硝酸，可用于本品的鉴别。

本品的乙醇溶液和醋酸铅试液作用，生成巯嘌呤铅盐的黄色沉淀。

本品含有巯基，可被硝酸氧化生成6-嘌呤亚磺酸，从而进一步被氧化为6-嘌呤磺酸，再与氢氧化钠反应生成黄棕色的磺酸钠盐。

本品化学结构为嘌呤环（芳香环）的6位有巯基取代，与黄嘌呤相似，在体内经酶的作用转变为有活性的6-硫代次黄嘌呤核苷酸（硫代肌苷酸），干扰嘌呤类核苷酸的生物合成，影响DNA和RNA的合成，从而对肿瘤细胞产生细胞毒作用。临床用于各种类型急性白血病的治疗，对绒毛膜癌、恶性葡萄胎、恶性淋巴瘤也有效。缺点是易产生耐药性、毒性较大和显效慢。

◎ **考点提示：** 嘌呤类抗肿瘤药巯嘌呤的结构特征与临床应用。

## 三、叶酸类抗代谢物

叶酸是核酸生物合成的代谢物，也是红细胞发育生长的重要因子，临床用于抗贫血药及孕妇服用预防畸胎。叶酸在体内被还原为四氢叶酸，作为辅酶参与核酸的生物合成。叶酸缺乏时，白细胞减少，因此叶酸的拮抗剂能缓解急性白血病。目前已合成了多种叶酸拮抗剂，如氨基蝶呤（白血宁）和甲氨蝶呤效果较好，已应用于临床。甲氨蝶呤为叶酸的拮抗剂，与二氢叶酸还原酶的亲和力比二氢叶酸强2000倍，对酶的抑制几乎是不可逆的，通过抑制二氢叶酸还原酶，使二氢叶酸还原为四氢叶酸受阻，从而影响辅酶F的生成。干扰胸腺嘧啶脱氧核苷酸和嘌呤核苷酸的合成，从而抑制DNA和RNA的合成，阻碍肿瘤细胞的生长。甲氨蝶呤大剂量引起中毒时，可用亚叶酸钙解救。亚叶酸钙可提供四氢叶酸，与甲氨蝶呤合用降低毒性，但不降低抗肿瘤活性。

### 甲氨蝶呤（Methotrexate）

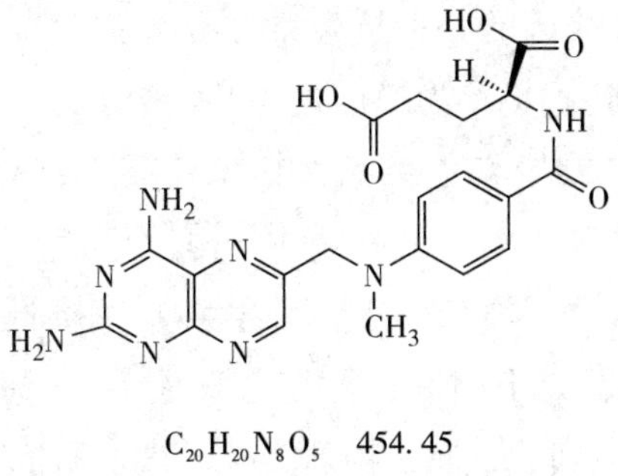


$C_{20}H_{20}N_8O_5$ 454.45

化学名：L-(+)-*N*-[4-[[(2，4-二氨基-6-蝶啶基)甲基]甲氨基]苯甲酰基]谷氨酸，曾用名氨甲基叶酸，简称MTX。

本品为橙黄色结晶性粉末；在水、乙醇、三氯甲烷或乙醚中几乎不溶；具酸、碱两性，在稀碱溶液中易溶，在稀盐酸中溶解。

本品在强酸性溶液中不稳定，酰胺键易被水解，生成谷氨酸和蝶酸而失去活性。

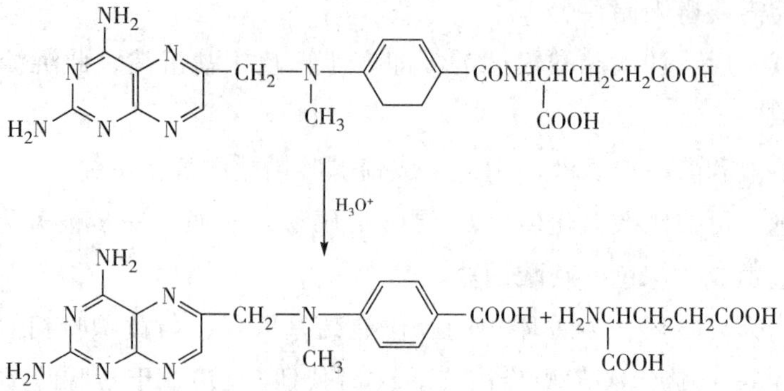

蝶酸　　谷氨酸

本品主要用于治疗急性白血病、绒毛上皮癌和恶性葡萄胎，对头颈部肿瘤、乳腺癌、宫颈癌、消化道癌和恶性淋巴瘤也有一定的疗效。大剂量会引起中毒，临床上常与亚叶酸钙合，用以降低毒性。

◎ **考点提示：**叶酸拮抗剂抗肿瘤药甲氨蝶呤结构特征与临床应用。

扫码“学一学”

## 第三节　其他抗肿瘤药

### 一、抗肿瘤抗生素

抗肿瘤抗生素是由微生物产生的具有抗肿瘤活性的化学物质，其研究始于20世纪40年代，是在抗感染抗生素研究基础上发展起来的。这些抗生素大多直接作用于DNA或者嵌入RNA，干扰模板的功能，为细胞周期非特异性药物。现已发现了许多具有抗肿瘤活性的抗生素，主要可以分为：①多肽类抗肿瘤抗生素；②蒽醌类抗肿瘤抗生素；③其他类抗肿瘤抗生素。

#### （一）多肽类抗肿瘤抗生素

本类药物主要有放线菌素D、博来霉素、平阳霉素、培洛霉素等。

迄今发现的放线菌素至少有50种以上，只有放线菌素D和放线菌素C有临床应用价值。其中最常用的是放线菌素D（更生霉素），放线菌素D是由放线菌 *S. parvulvs* 和179号菌株培养液中提出的，属于放线菌的一种抗生素。放线菌素D与DNA结合能力强，但是结合的方式是可逆的，通过抑制以DNA为模版的RNA聚合酶，从而抑制RNA的合成。放线菌素D为鲜红色或红色结晶，或橙红色结晶性粉末；无臭；有引湿性，遇光极不稳定，在乙醇溶液中显左旋性，水中几乎不溶。一次静脉注射给药后，很快从血浆消除，多数药物以原型经胆汁和尿液排出。有放疗增敏作用；维生素K可降低其效价。

博来霉素又称争光霉素，是日本微生物化学研究所梅泽宾夫首先从轮枝链霉菌（*Streptomyces vertillus*）中分离到的，属于糖肽类抗生素。易溶于水，水溶液呈弱碱性，较稳定，是一类天然存在的糖肽类抗肿瘤抗生素，能直接作用于肿瘤细胞的DNA，引起DNA单链断裂，抑制DNA、RNA及蛋白质合成，最终导致肿瘤细胞死亡，属于细胞周期非特异性药物。

平阳霉素是从我国浙江平阳县土壤中的放线菌培养液中分离得到的抗肿瘤抗生素。经研究与博来霉素（Bleomycin）成分相近。临床对鳞癌疗效优于博来霉素，肺毒性小于博来霉素。如头颈部、食管鳞癌疗效较好，可使部分肺鳞癌缓解，对前列腺癌有效。

**（二）蒽醌类抗肿瘤抗生素**

这类药物是20世纪70年代发展起来的一类抗肿瘤抗生素，如阿霉素、柔红霉素、表柔比星、米托蒽醌等。

阿霉素又称多柔比星，易溶于水，且水溶液稳定，在碱性条件下不稳定迅速分解。作用机制在于可直接作用于DNA，插入DNA的双螺旋链，使后者解开，改变DNA的模板性质，抑制DNA聚合酶，从而既抑制DNA，也抑制RNA合成。

柔红霉素的历史：1957年Farmitalia实验室的学者从链霉素Peucetius培养液中提取出柔毛霉素。1963年Di Marco等在临床前试验中证实了其具有抗肿瘤作用。与此同时，法国Rhome-Pouleuc实验室也从链霉素Ceruleorubidus的培养液中分离提取了同种物质，称为红比霉素。1970年国内学者由河北正定县土壤中获得同类菌株并提取同类物质，取名为正定霉素。后来统一命名为柔红霉素。在细胞毒作用浓度下，还可抑制核内拓扑异构酶的活力，干扰拓扑异构酶所引起的DNA断裂-重接反应，导致DNA双链断裂，也可引起DNA单链断裂。

表柔比星（又名表阿霉素）抗癌作用于阿霉素相近，但其具有排泄快及在心脏的分布浓度低的特点，对心脏毒性和骨髓的抑制都比较轻。作用机制：是直接嵌入DNA碱基对之间，干扰转录过程，阻止mRNA的形成，从而抑制DNA和RNA的合成。此外，表阿霉素对拓扑异构酶Ⅱ也有抑制作用。为一细胞周期非特异性药物，对多种移植性肿瘤均有效。阿霉素是柔红霉素14-羟基类似物，表阿霉素是阿霉素的4′-OH差向异构体。

米托蒽醌是合成的蒽醌类衍生物，其抗肿瘤活性为阿霉素的5倍，而且因其无氨基糖结构，不产生自由基，且有抑制脂质过氧化作用，对于血液和心脏的毒性比阿霉素低很多，所以可与许多抗肿瘤药合用。米托蒽醌是细胞周期非特异性药物，能抑制DNA和RNA合成。米托蒽醌有吸湿性，水中溶解，固体非常稳定，在碱性水溶液中可能降解。

**（三）其他类抗肿瘤抗生素**

随着对肿瘤发生、发展机制认识的不断深入，一些结构新颖、作用机制独特的抗肿瘤抗生素不断涌现，包括苯并二吡咯类、核苷类、苯醌类抗肿瘤抗生素等。这些抗生素抗肿瘤活性强、选择性高、毒性较低，显示了较好的应用前景，如丝裂霉素C。丝裂霉素C是1956年日本微生物学家从头状链霉菌培养液中分离提取的一种广谱抗肿瘤抗生素。我国从放线菌H2760菌株培养液中分离得到抗生素，与前者相同，称之为自力霉素。丝裂菌素C遇酸碱日光均不稳定水溶液不稳定。

常见的抗肿瘤抗生素见表16-2。

**表16-2　常见的抗肿瘤抗生素**

| 药物名称 | 结构式 | 结构特征 | 临床应用 |
|---|---|---|---|
| 放线菌素D（更生霉素） | 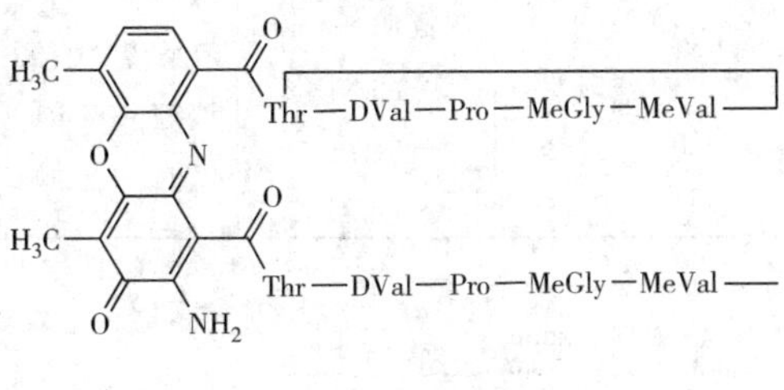 | 两个五肽内酯环、吩噁嗪酮 | 临床上主要用于治疗肾母细胞瘤、恶性淋巴瘤、绒毛膜上皮癌、霍奇金病、恶性葡萄胎等 |

续表

| 药物名称 | 结构式 | 结构特征 | 临床应用 |
| --- | --- | --- | --- |
| 阿霉素（多柔比星） | 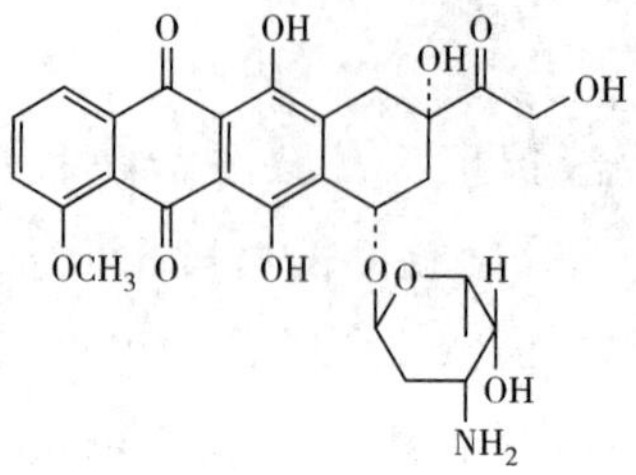 | 蒽环配基、酚羟基、氨基糖 | 抗瘤谱广，临床上主要用于治疗白血病、甲状腺癌、肺癌、卵巢癌、肉瘤等实体瘤及软组织瘤 |
| 柔红霉素 | 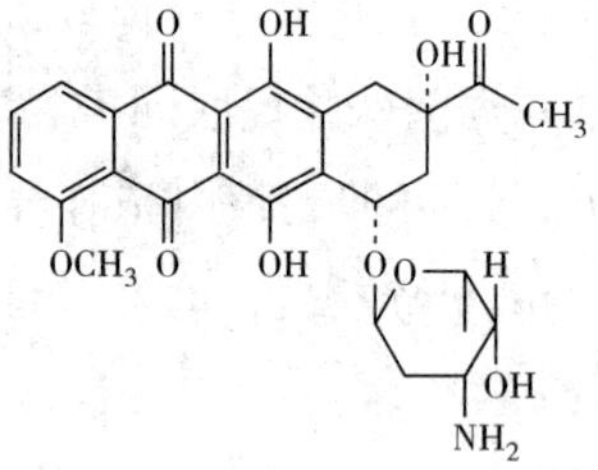 | 蒽环配基、酚羟基、氨基糖 | 临床一线抗癌药物，主要治疗急性粒细胞白血病和急性淋巴细胞白血病。抗瘤谱比阿霉素窄，对实体瘤疗效不如阿霉素和表柔比星 |
| 表柔比星（表阿霉素） | 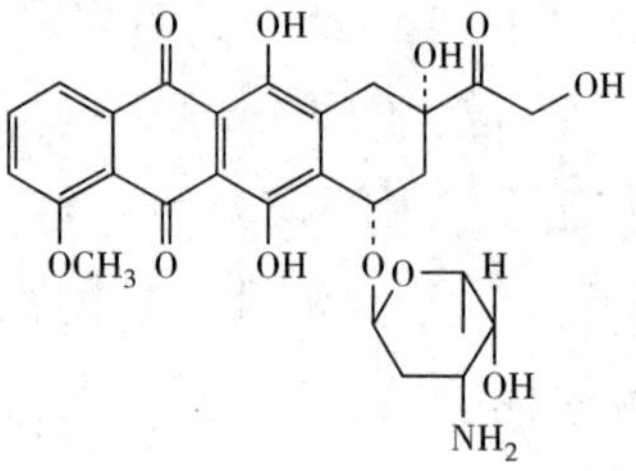 | 蒽环配基、酚羟基、氨基糖 | 为阿霉素的差向异构体，具有排泄快和在心脏的分布浓度低的特点，对心脏毒性和骨髓抑制都较轻，抗瘤潜广，临床应用与多柔比星相似，疗效与阿霉素相等或略高，而毒性尤其是心脏毒性低于阿霉素 |
| 米托蒽醌 | 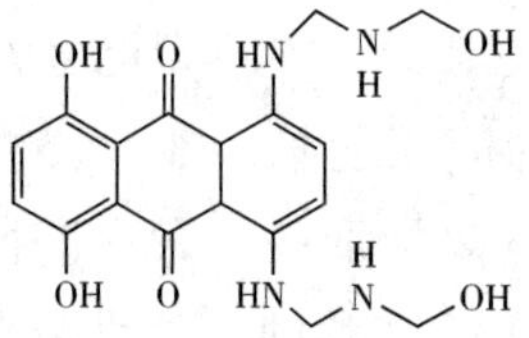 | 蒽醌 | 是第一个合成的蒽醌类抗生素，抗癌活性是阿霉素的5倍，心脏毒性较小，临床用于治疗晚期乳腺癌、非霍奇金病淋巴瘤和成人急性非淋巴细胞白血病复发。可与多种抗肿瘤药物合用 |
| 丝裂霉素 C | 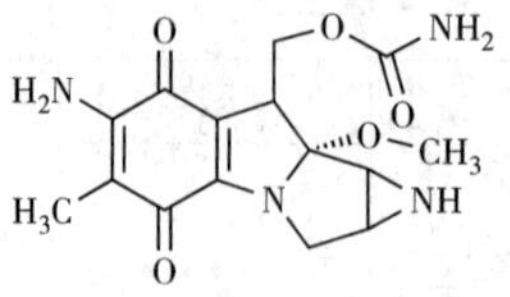 | 苯醌、氨基甲酸酯基、环乙亚氨基 | 对多种癌症具有抗癌作用，作用迅速，但治疗指数不高，毒性较大，临床适用于消化道癌，如胃癌、肠癌、肝癌及胰腺癌等，疗效较好。对肺癌、乳腺癌、宫颈癌及绒毛膜上皮癌等也有效，还可用于恶性淋巴瘤、癌性胸腹腔积液 |

◎ **考点提示：**多柔比星、柔红霉素的结构特征与临床应用。

## 二、抗肿瘤生物碱

从植物中寻找抗肿瘤药物，已经成为国内外学者进行抗癌药物研究的重点。植物药抗肿瘤的有效成分属于天然药物化学的部分，这些植物的结构复杂，天然来源有限，虽然表现出良好的抗肿瘤活性，但是毒性及不良反应大。为了降低抗肿瘤植物药有效成分的毒性，增强其疗效，进行了一些结构修饰，得到了一些半合成的衍生物，以此来寻找更好的药物已经成为近年来抗肿瘤药物的热门。

**（一）长春花生物碱**

该类药物是从夹竹桃科植物长春花中分离出来的一类具有抗肿瘤活性的生物碱。夹竹桃科植物长春花全草中共含有60多种生物碱，其中长春碱（VLB）和长春新碱（VCR）对淋巴细胞性白血病有较好的治疗效果。长春碱用于各种实体瘤，而长春新碱主要用于治疗儿童急性白血病。

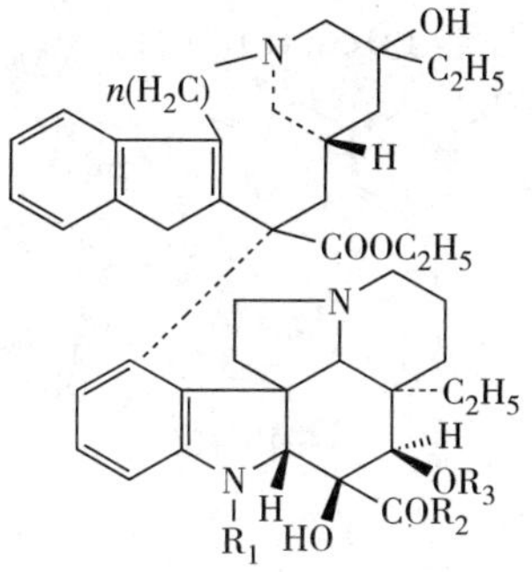


| | $R_1$ | $R_2$ | $R_3$ | $n$ |
|---|---|---|---|---|
| 长春碱 | $CH_3$ | $OCH_3$ | $COCH_3$ | 2 |
| 长春新碱 | CHO | $OCH_3$ | $COCH_3$ | 2 |
| 长春酰胺 | $CH_3$ | $NH_2$ | H | 2 |

在对长春碱进行改造的过程中，合成了长春地辛（长春酰胺，VDS），对急性淋巴细胞性白血病及慢性粒细胞性白血病有显著疗效。对小细胞癌、乳腺癌也有较好的疗效。

◎ **考点提示：**长春碱类抗肿瘤药长春碱、长春新碱、长春瑞滨的结构特征与临床应用。

长春瑞滨（去甲长春碱、长春烯碱、异花长春碱，NRB）是近年来开发上市的另一半合成的长春碱衍生物。该药对肺癌，尤其对小细胞肺癌疗效好，还可用于乳腺癌、卵巢癌、食管癌的治疗。

长春碱类药物抗肿瘤药物在与微管蛋白结合时，与未受损的微管蛋白在“生成末端”有较高的亲和力，从而阻止微管蛋白双聚体聚合成微管。

**（二）喜树生物碱**

该类药物时从喜树中分离出来的一类具有抗肿瘤活性的生物碱。喜树是我国特有的珙桐科植物，在我国分布很广，从中提取得到了喜树碱、羟喜树碱，而羟喜树碱是喜树碱的羟基衍生物。

喜树碱有较强的细胞毒性，对消化道肿瘤（如胃癌、直肠癌）、肝癌、白血病等恶性肿瘤均有较好的疗效，但是对于泌尿系统的毒性较大，主要表现为尿频、尿痛和尿血等。在对喜树果的成分进行进一步研究时，于 1969 年又分离得到含量较低但活性更高的羟喜树碱，其很少引起血尿和肝损伤，临床主要用于肠癌、肝癌和白血病的治疗。

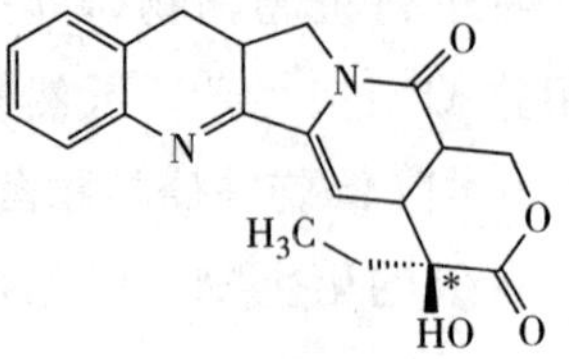


喜树碱

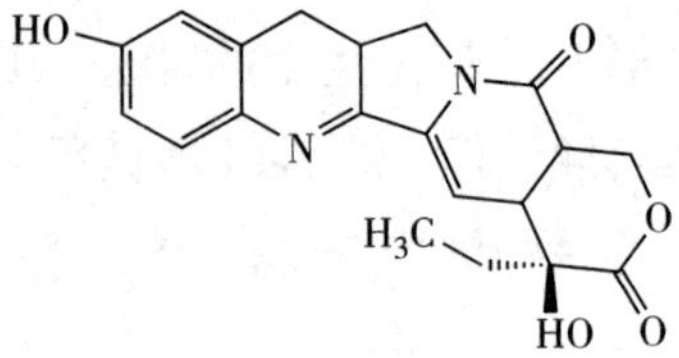


羟喜树碱

喜树碱和羟喜树碱水溶性都差，钠盐的活性只有原来的 1/10，所以为了解决水溶性问题，对药物进行了结构改造，得到了一些活性较强而毒性较小、水溶性较好的药物，如拓扑替康、伊立替康、9-氨基喜树碱。其中，拓扑替康于 1996 年在美国被 FDA 批准上市，国内也已上市，其盐酸盐具有良好的水溶性，主要用于治疗转移性卵巢癌。

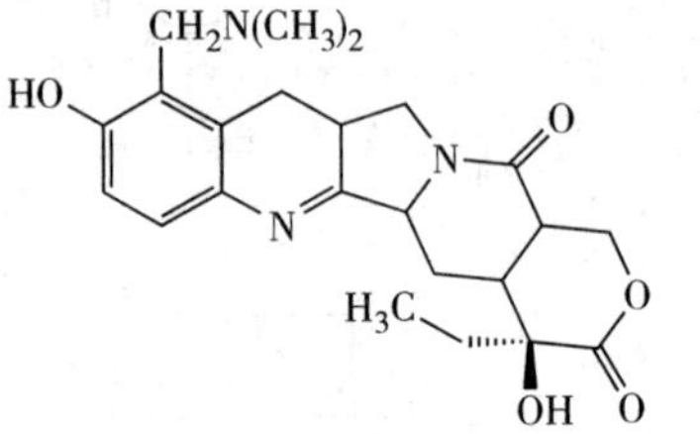


拓扑替康

**（三）鬼臼生物碱**

鬼臼毒素类是美鬼臼和喜马拉雅鬼臼根茎中的主要生物碱，因毒性反应严重，所以不能应用于临床。但是经结构改造后得到依托泊苷，对单核白细胞白血病有效，对小细胞肺癌疗效显著，为小细胞肺癌化疗的首选药物。替尼泊苷脂溶性高，成为脑瘤的首选药物。

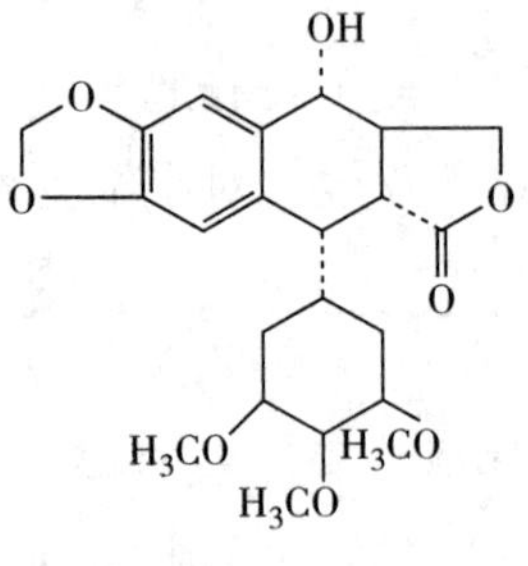


鬼臼毒素类

**（四）紫杉烷生物碱**

紫杉醇最先是从美国西海岸的短叶红豆杉的树皮中提取得到的一个具有紫杉烯环的二萜类化合物，其作用机制独特，对很多耐药患者有效。紫杉醇诱导和促使微管蛋白聚合成微管，同时抑制所形成的微管解聚，从而导致微管束的排列异常，形成星状体，使细胞在有丝分裂时不能形成正常的有丝分裂纺锤体，从而抑制细胞分裂和增殖，导致细胞死亡。紫杉醇主要用于治疗乳腺癌、卵巢癌及非小细胞癌。但是在紫杉醇的使用中出现了两个问题：①在树种红豆杉属植物中含量很低（最高 0.02%）；加之紫衫生长缓慢，剥皮后不能再生，树皮资源有限，合成路线复杂，成本昂贵。②水溶性很差（0.03mg/ml），难以制成合适的制剂，生物利用度低。后来在浆果紫杉的新鲜叶子中提取得到紫杉醇的前体 10-去乙酰浆果赤霉素Ⅲ，并以此进行半合成紫杉醇及其衍生物。

多西他赛（又称紫杉特尔）是紫杉醇的半合成衍生物，由 10-去乙酰浆果赤霉素Ⅲ进行半合成得到的，其水溶液比紫杉醇好，抗瘤谱更广，主要用于晚期乳腺癌、卵巢癌、小细胞肺癌等的治疗，对胃癌、胰腺癌、黑色素瘤等也有疗效。

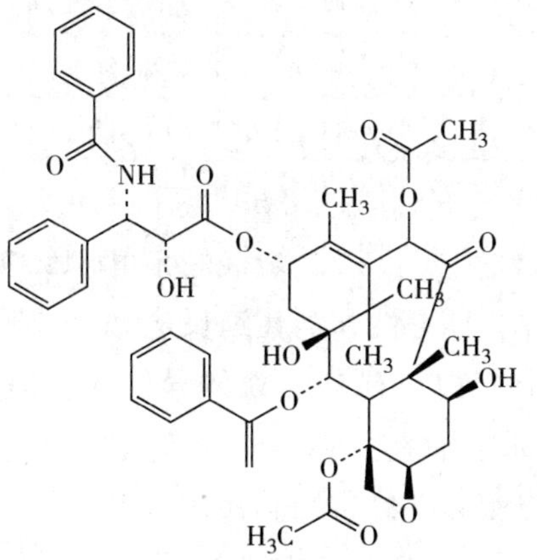

紫杉醇

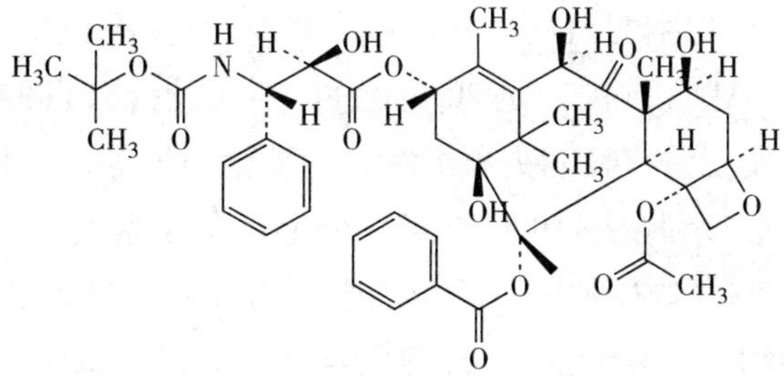

多西他赛

◎ **考点提示：**紫杉烷类抗肿瘤药紫杉醇、多西他赛的结构特征与临床应用。

## 三、金属铂配合物

自 1969 年首次报道了顺铂对动物肿瘤有强烈的抑制作用后，引起人们对金属配合物抗肿瘤的研究，合成了大量的配合物。近年来证实铂、锗、锡等元素的配合物或络合物具有抗肿瘤活性，尤其以铂的配合物引起人们的极大关注。

顺铂（顺氯氨铂）是第一个用于临床的抗肿瘤铂配合物，1971 年，临床证实顺铂具有强烈的抗肿瘤活性，并合成了一系列化合物。随着人们对金属类的药理作用认识的进一步深入，新的高效、低毒、具有抗癌活性的金属化合物不断被合成出来，铂类抗癌药物的市场销售额在近几十年来增长迅速。

### 顺铂（Cisplatin）

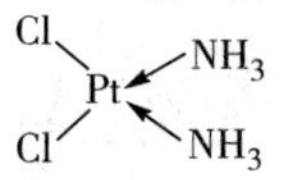

$Cl_2H_6N_2Pt$　300.05

化学名：(*Z*)-二氨二氯铂，曾用名顺氯氨铂。

本品为亮黄色至橙黄色的结晶性粉末；无臭；易溶于二甲基亚砜，微溶于水，不溶于乙醇，略溶于二甲基甲酰胺。

本品加热至 170℃时即转化为反式，反式异构体无效，并生成有毒的低聚物，溶解度降低。继续加热至 270℃熔融，分解成金属铂。对光和空气不敏感。

本品加硫酸显灰绿色。水溶液加硫脲后加热显黄色。

本品供药用的是含有甘露醇和氯化钠的冷冻干燥粉。本品水溶液不稳定，能逐渐水解和转化为反式，生成水合物，进一步水解成无抗肿瘤活性且有剧毒的低聚物。但低聚物在0.9%氯化钠溶液中不稳定，可迅速完全转化为顺铂，所以临床上不会导致中毒。

铂配合物的作用机制是使肿瘤细胞DNA停止复制，阻碍细胞分裂。顺铂具有广谱的抗肿瘤活性，临床用于治疗膀胱癌、前列腺癌、肺癌、头颈部癌、乳腺癌、恶性淋巴瘤和白血病等。目前被公认为是治疗睾丸癌和卵巢癌的一线药物，对膀胱癌、前列腺癌、肺癌等具有较好的疗效。与甲氨蝶呤、环磷酰胺有协同作用，无交叉耐药性。但该药物水溶性差，仅能注射给药，缓解期短，并且会伴有严重的肾、胃肠道毒性，耳毒性及神经毒性，长期使用会产生耐药性。

卡铂（碳铂）是20世纪80年代设计开发的第二代铂配合物，其抗瘤谱和顺铂类似，主要用于治疗晚期头颈部癌、小细胞肺癌等，但肾毒性、耳毒性和消化道反应都比顺铂低。

奥沙利铂是1996年第一个上市的抗肿瘤手性铂配合物，有三个立体异构体，但只有1*R*,2*R*-异构体被开发用于临床。奥沙利铂对大肠癌、非小细胞肺癌、卵巢癌及乳腺癌等多种动物和人肿瘤细胞株，包括对顺铂和卡铂耐药抗肿瘤株多有显著抑制作用。

◎ **考点提示：**金属配合物抗肿瘤药物顺铂、卡铂、奥沙利铂的结构特征与临床应用。

## 知识链接

### 顺铂的发现

1961年，年轻的物理学家Barnett Rosenberg离开纽约大学物理系被聘到密西根州立大学建立生物物理系。他以一个物理学家的头脑去思考生物现象，有时候想法非常奇特。一次，他看到细胞有丝分裂的丝状物，联想起这种形状非常像电场或磁场偶极场方向图。于是，他设计实验以确定电磁能是否可以让细胞生长停止，结果意外发现由铂电极而产生的电解产物可以抑制大肠埃希菌的细胞分裂。这种生物活性物质就是顺铂。Barnett Rosenberg迅速决定，转变研究方向，对此新的现象继续深入研究，并且在细胞和动物（老鼠）活体水平上首次证明顺铂具有抗肿瘤作用。1978年美国食品药品管理局（FDA）批准了顺铂的临床应用。

目前，全世界的科学家们仍在继续寻找综合评价优于顺铂和卡铂的新一代药物。同时，也在进一步研究顺铂和卡铂的联合用药方案，以扩大它们在癌症治疗中的适应证和提高疗效。

由于对恶性肿瘤的细胞生物学及遗传学的更深入了解，越来越多的抗肿瘤作用靶点被发现并研制了相关靶向药物，包括端粒酶抑制剂、针对DNA修复机制的药物、多靶点叶酸拮抗剂、蛋白激酶C抑制剂、细胞周期依赖性激酶抑制剂、MARK激酶抑制剂等。

对这些药物作用机制的进一步研究，在一定程度上改变了人们对肿瘤的认识，以往被看作相同的癌症类型，事实上可能是互相不同的分子疾病，因而在原有分类基础上，还可以进一步依照其分子水平的特性再分成各亚型，分别给予不同的处理方案。新型的靶向抗肿瘤药物已经显示出了良好的抗肿瘤作用，但毕竟使用时间尚短，目前大多数仍只作为二线或三线用药，相关的临床试验仍在进行完善中。此外，由于作用机制不同，靶向药物与细胞毒药物联合应用可能会发挥更好的效果，相关的研究也将是今后抗肿瘤药物研究的重点。

## 知识拓展

### 肿瘤治疗的新靶点及其药物

目前多数抗肿瘤药都是以 DNA 或 RNA 作为靶点，对正常细胞的损伤较大。随着分子生物学、细胞生物学的发展，使得抗肿瘤药物的研究开始走向干扰或直接作用于肿瘤细胞的特定生物过程，为抗肿瘤药研究提供了新的方向和新的作用靶点，简介如下。

（1）反义核苷酸作为作用靶点。反义核苷酸是人工设计和合成的寡核苷酸。

（2）细胞信号传导方面。①将癌基因作为抗癌药的靶点，一些化学物质能调控癌基因的异常表达或者抑制癌基因产物的活性，使细胞向正常方向逆转。②蛋白激酶抑制剂。蛋白激酶在多种生物活性物质调节细胞生长和增殖反应的信号传导过程中起重要作用，蛋白激酶抑制剂是佛波酯类抗肿瘤药的主要作用受体和靶点。如甲磺酸伊马替尼、吉非替尼、厄洛替尼等。③血管内皮生长因子抑制剂。肿瘤生长和转移完全依赖于新血管的形成，抑制肿瘤血管生长就会抑制肿瘤的生长。如阿瓦斯汀等，阿瓦斯汀是第一个人源化的单抗，能够结合并具阻断作用，从而发挥抗肿瘤活性。

## 目标检测

扫码“练一练”

### 一、A 型题（单项选择题）

1. 氮芥类药物抗肿瘤的功能基是（　　）

   A. 整个分子　　B. 叔胺氮　　C. 载体

   D. β-氯乙胺　　E. 脂肪链基

2. 下列哪个药物是烷化剂（　　）

   A. 环磷酰胺　　B. 氟尿嘧啶　　C. 甲氧苄氨嘧啶

   D. 抗生素　　E. 顺铂

3. 属于抗代谢药的是（　　）

   A. 巯嘌呤　　B. 环磷酰胺　　C. 生物碱

   D. 顺铂　　E. 白消安

4. 具有亚硝基脲结构的烷化剂药物是（　　）

   A. 卡莫司汀　　B. 白消安　　C. 塞替派

   D. 环磷酰胺　　E. 甲氨蝶呤

5. 抗肿瘤药物氟尿嘧啶属于（　　）

   A. 亚硝基脲类烷化剂　　B. 氮芥类烷化剂

   C. 嘧啶类抗代谢物　　D. 嘌呤类抗代谢物

   E. 叶酸类抗代谢物

6. 对氟尿嘧啶的说法正确的是（　　）

   A. 处方中可以加入亚硫酸氢钠作为稳定剂

   B. 在碱性中稳定

   C. 不良反应极少

D. 在空气中稳定

E. 在酸性水溶液中不稳定

7. 属于抗生素类抗肿瘤药的是（　　）

A. 博来霉素　　B. 头孢菌素　　C. 紫杉醇

D. 氯霉素　　E. 红霉素

8. 下列叙述哪些与氮芥类抗肿瘤药物不符（　　）

A. 选择性差，毒性大

B. 氮芥类药物的烷基化部分均为$\beta$-氯乙胺

C. 改变载体部分，可以提高药物选择性

D. 在体内转化成为乙撑亚胺活性中间体发挥烷基化作用

E. 载体部分可以影响药物的化学反应活性和生物活性

9. 环磷酰胺毒性小的原因是（　　）

A. 在正常组织中，经酶代谢生成无毒的代谢物

B. 烷化作用强，使用剂量小

C. 在体内的代谢速度很快

D. 在肿瘤组织中的代谢速度快

E. 抗瘤谱广

10. 烷化剂类抗肿瘤药物的结构类型不包括（　　）

A. 氮芥类　　B. 乙撑亚胺类　　C. 亚硝基脲类

D. 磺酸酯类　　E. 硝基咪唑类

**二、B 型题（配伍选择题）**

A. 1,4-苯二酚　　B. 吲哚环

C. 亚硝基　　D. 蝶啶环

E. 甲磺酸酯基

11. 甲氨蝶呤结构中含有（　　）

12. 硫酸长春碱结构中含有（　　）

13. 米托蒽醌结构中含有（　　）

14. 卡莫司汀结构中含有（　　）

15. 白消安结构中含有（　　）

**三、X 型题（多项选择题）**

16. 以下哪些性质与顺铂相符（　　）

A. 化学名为（顺式）-二氯二氨铂

B. 室温条件下对光和空气稳定

C. 为白色结晶性粉末

D. 水溶液不稳定，能逐渐水解和转化为无活性的反式异构体

E. 临床用于治疗膀胱癌、前列腺癌、肺癌等，对肾脏的毒性大

17. 巯嘌呤具有以下哪些性质（　　）

A. 为二氢叶酸还原酶抑制剂　　B. 临床可用于治疗急性白血病

C. 为前体药物　　D. 为抗代谢抗肿瘤药

E. 为烷化剂抗肿瘤药

18. 环磷酰胺体外没有活性，在体内代谢活化。在肿瘤组织中所生成的具有烷化作用的代谢产物有（　　）

A. 4-羟基环磷酰胺　　B. 丙烯醛

C. 去甲氮芥　　D. 醛基磷酰胺

E. 磷酰氮芥

19. 直接作用于DNA的抗肿瘤药物有（　　）

A. 环磷酰胺　　B. 卡铂　　C. 卡莫司汀

D. 盐酸阿糖胞苷　　E. 氟尿嘧啶

20. 下列药物中，哪些药物为前体药物（　　）

A. 紫杉醇　　B. 卡莫氟　　C. 环磷酰胺

D. 异环磷酰胺　　E. 甲氨蝶呤

（黄　娇）

# 第十七章

# 维 生 素

## 学习目标

**知识目标**

1. 掌握维生素类药物的分类，维生素 A、维生素 D、维生素 E、维生素 K、维生素 C 的结构、结构特征、理化性质；
2. 熟悉维生素 $B_1$、维生素 $B_2$、维生素 $B_6$ 的结构特征、理化性质和用途；
3. 了解维生素的概念及常见维生素的食物来源、储存保管方法。

**能力目标**

1. 能够认识维生素 A 醋酸酯、维生素 $B_1$、维生素 C、维生素 E 醋酸酯的化学结构；
2. 能够应用维生素 $B_1$、维生素 C 等药物的化学性质进行鉴别；
3. 能够分析典型药物的理化性质、构效关系，并能解决该类药物的制剂调配、鉴别、储存及临床应用问题。

维生素是指一类维持人类机体正常代谢和生理功能所必需的微量有机化合物，主要参与机体的能量转移和代谢调节。维生素不是细胞的组成部分，多数维生素不能由人体合成或合成的量很少，主要由食物供给，是人类食物中所必需的六大营养素（糖类、蛋白质、脂肪、水、维生素、矿物质）之一，维生素在机体内发挥着非常重要的生理作用，当补充不及时，吸收减少或机体需要的量增加时，就会产生维生素缺乏症，从而导致营养不良或产生疾病。早在公元前 2600 年就有关于脚气病的记载，后又有用谷皮煎汤防治脚气病；用肝治疗夜盲症；用柑橘汁治疗航海员的坏血病等的记载。这些分别是缺乏维生素 $B_2$、维生素 A、维生素 C 产生的疾病。谷皮中大量含有维生素 $B_2$，肝中含有大量的维生素 A，而柑橘汁中含有大量的维生素 C，从而起到补充治疗作用。维生素 D 缺乏就会出现佝偻病等。

维生素作为药物，一方面主要用于各种维生素缺乏症的防治；另一方面可以与许多药物联合使用，以增强药物的作用或降低药物的不良反应。但过量服用维生素，不但无益，有时可引起中毒，应加以注意。

现在已发现的维生素有 60 多种，种类较多，根据发现的先后顺序，命名为维生素 A、维生素 B、维生素 C、维生素 D、维生素 E、维生素 K 等。由于它们生理功能、化学结构各不相同又缺乏类缘关系，维生素故一般多采用溶解度分类法将它们分为脂溶性和水溶性维生素两大类。脂溶性维生素包括维生素 A、维生素 D、维生素 E、维生素 K 等；水溶性维生素包括维生素 B 类（维生素 $B_1$、维生素 $B_2$、维生素 $B_6$、维生素 $B_{12}$等）、维生素 C、烟酸、烟酰胺、肌醇、叶酸及生物素（维生素 H）等。

扫码“学一学”

## 第一节 脂溶性维生素

脂溶性维生素在食物中与脂质共存，并随脂质物质一同被吸收进入机体内。由于脂溶性维生素排泄速度较慢，故摄取过多，可蓄积引起中毒。脂溶性维生素包括维生素 A、维生素 D、维生素 E、维生素 K 等。

◎ **考点提示**：脂溶性维生素的分类。

### 一、维生素 A 类

**（一）来源**

1913 年人们发现在鱼肝油、蛋黄和黄油中，存在一种能显著改善动物生长的脂溶性物质，称为维生素 A，并发现其能预防和治疗眼干燥症。1931 年 Karrer 从鱼肝油中分离得到维生素 $A_1$（又名视黄醇），并确定了其化学结构，故它是维生素中结构被阐明的最早的一个化合物。维生素 $A_1$广泛存在于哺乳动物及咸水鱼的肝脏中，后来又从淡水鱼肝中分离得到另种维生素 A，即 3-脱氢视黄醇，称为维生素 $A_2$。维生素 $A_2$的结构与维生素 $A_1$类似，均为多烯烃一元醇，只是环己烯的 3 位上多一个双键，但生物活性仅为维生素 $A_1$的 30%～40%。1935 年又从视网膜分离得到维生素 $A_1$醛（视黄醛）。因此，维生素 A 类包括维生素 $A_1$、维生素 $A_2$、维生素 $A_1$醛以及它们的几何异构体。

在植物中仅仅含有维生素 A 原，如玉米黄素、胡萝卜素等，理论上 1 分子的胡萝卜素在体内可转化为两分子的维生素 A。在人类营养中，约 2/3 的维生素 A 来自 $\beta$-胡萝卜素，维生素 A 可被小肠的酶作用，转化为两分子维生素 $A_1$；玉米黄素可转化成 1 分子的维生素 A，但由于维生素 A 原在体内的吸收率和转化率均较低，故目前主要由人工合成。

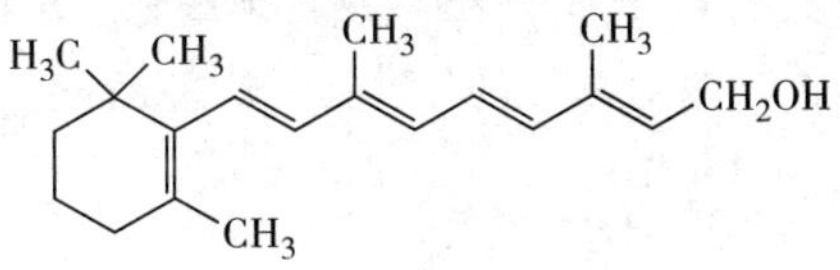


维生素$A_1$

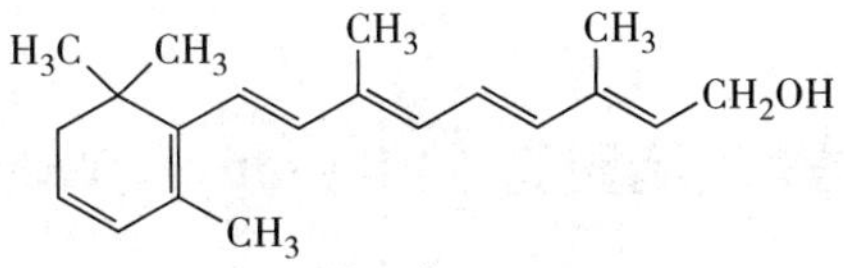


维生素$A_2$

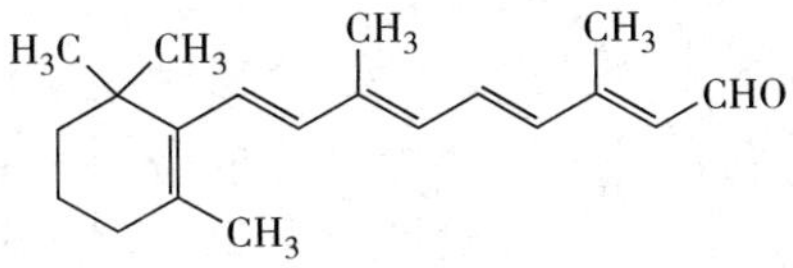


维生素$A_1$醛

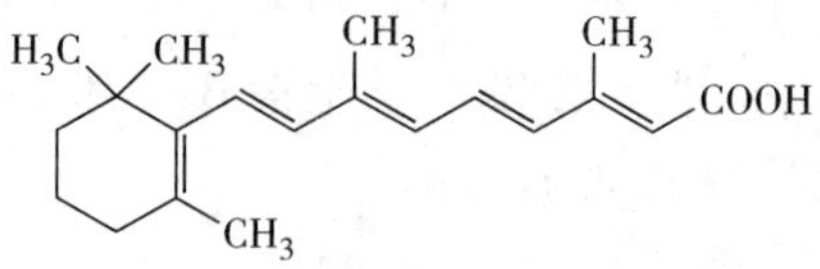

维生素A酸

维生素 $A_1$、维生素 $A_2$、维生素 $A_1$醛的壬四烯侧链的构型为全反式。维生素 $A_1$侧链上有四个共轭双键，理论上应有 1 6 个顺反异构体，但由于立体障碍的影响，只有少数位阻较小的异构体能存在。目前发现有 6 种维生素 $A_1$异构体，只有全反式构型的维生素 $A_1$最稳定，活性最强，其余均为混合型异构体，活性为全反式的 20% ~50%。

维生素 A 分子结构中含有共轭多烯醇的侧链，其化学性质不稳定，对紫外线较敏感，易被空气氧化，氧化的中间产物为无活性的环氧化合物，其中 5,6-环氧化合物在酸性条件下经分子重排后，生成呋喃型氧化产物，并进一步生成相应的醛和酸。加热或金属离子（如铁离子）存在时均可促进这种氧化。所以储存时应装于铝制成的适宜容器中，充氮气、密封，在凉暗处保存，也可加稳定剂如对羟基叔丁基茴香醚（BHA）、叔丁基对苯甲酸（BHT）等。

维生素 A 在空气中容易发生自动氧化，但食物中的维生素 A 即使在加热状态下也不会被破坏，相对稳定，可能是由于食物中同时存在具有抗氧化作用的维生素 E。

维生素 A 的生物效价常用单位（U）表示，一般用纯维生素 A 或醋酸酯作为测定效价的标准。《中国药典》收载的维生素 A 是维生素 $A_1$的醋酸酯油溶液。所以通常将维生素 $A_1$代表维生素 A。

**知识拓展**

**维生素 A 的立体异构及构效关系**

维生素 A 侧链上有 4 个双键，理论上应有 16 个顺反异构体，由于立体障碍的影响，只有少数障碍较小的异构体较稳定，目前发现 6 个异构体。最稳定的维生素 A 为全反式结构。

通过对维生素 A 构效关系研究发现，其结构有高度特异性，1-环己烯基是必需的基团，环内增加双键数目，活性下降；维生素 A 的环己烯双键与侧链的四个双键必须共轭，否则活性消失；侧链增长或缩短，活性降低或消失；双键氢化或部分氢化，活性丧失；顺反异构体对活性也有影响，全反式构型活性最强，其他构型活性均下降；将侧链酯化或氧化为醛基，活性不变，但换为羧基时，活性仅为维生素 A 的 1/10。

**（二）典型药物**

## 维生素 A 醋酸酯（Vitamin A Acetate）

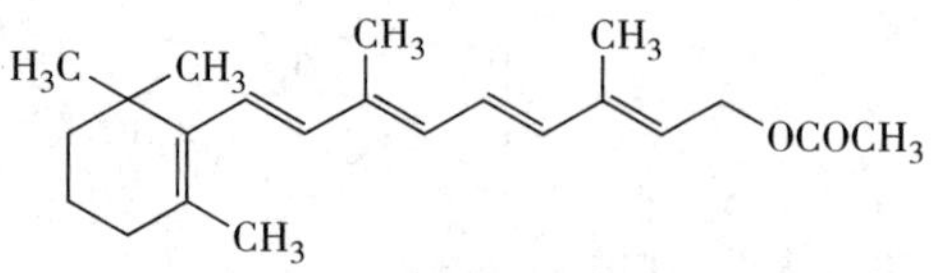

$C_{22}H_{32}O_2$　328.49

化学名：全反式-3,7-二甲基-9-(2,6,6-三甲基-1-环己烯-1-基)-2,4,6,8-壬四烯-1-醇醋酸酯。

本品为淡黄色油溶液或结晶与油的混合物（加热至60℃应为澄明溶液）；无败油臭；极易溶于三氯甲烷、乙醚、环己烷或石油醚，微溶于乙醇，不溶于水。

本品为酯类化合物，其化学稳定性比维生素A好，在酸或碱的催化作用下，易发生水解反应，生成维生素 $A_1$ 和醋酸。维生素 $A_1$ 分子中含有丙烯醇结构，故对酸不稳定，遇无水氯化氢乙醇液或路易斯酸可发生脱水反应，形成脱水维生素A，其生物活性仅为维生素 $A_1$ 的0.4%。

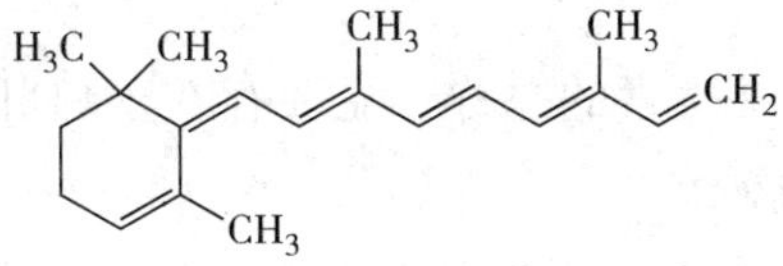

脱水维生素A

本品的三氯甲烷溶液，与三氯化锑反应，呈现蓝色，渐变为紫红色。

本品在油溶液中比在空气中稳定，临床通常将其制成油溶液制剂，常将本品或其棕榈酸酯溶于植物油中应用，其用途同维生素A。

本品主要用于防治维生素A缺乏症，如角膜软化病、眼干燥症、夜盲症、皮肤干燥及皮肤硬化症等。

维生素A缺乏时，视紫红质合成受阻，出现夜盲症。维生素A具有诱导控制上皮组织分化和生长的作用，缺乏时上皮组织表面干燥、变厚、屏障性能降低，出现眼干燥症。维生素A为骨骼生长、维持睾丸和卵巢功能、胚胎发育所必需。此外，还具有抗氧化作用。若长期使用，可造成维生素A过多症，表现为疲劳、烦躁、精神抑制、呕吐、低热、高血钙、骨和关节痛。

◎ **考点提示：**维生素A的结构特征与临床应用。

## 维A酸（Tretinoin）

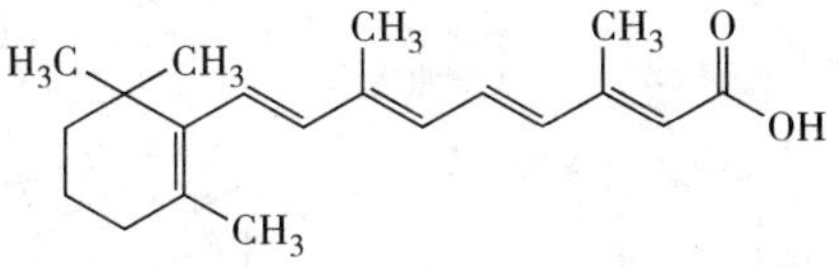

$C_{20}H_{28}O_2$　300.44

化学名：(13*E*)-3,7-二甲基-9-(2,6,6-三甲基环己烯基)-2,4,6,8-壬四烯酸，曾用名维生素A酸。

本品为黄色至淡橙色结晶性粉末；微溶于乙醇、异丙醇或三氯甲烷，几乎不溶于水，能溶于植物油及脂肪中。

本品遇光、热均不稳定，在空气中易吸潮，故应密闭，避光冷藏保存。

本品临床上主要用于治疗寻常痤疮、扁平苔藓、黏膜白斑、脂溢性皮炎、鱼鳞病、毛囊角化病以及其他角化异常类皮肤病，对银屑病、恶性上皮癌、皮肤基底细胞癌、光化性唇炎癌变等有效，是目前诱导急性早幼粒细胞白血病的首选药物。本品可作银屑病的辅助治疗药物，能消除细小的皱纹，降低皮肤的粗糙度，减轻色斑，使皮肤变得红润。口服维生素 A 酸，不良反应非常大，要慎重考虑。

## 二、维生素 D 类

### （一）来源与结构特征

早在 1800 年人们就知道儿童佝偻病与日光照射相关，至 1922 年，Mccllum 发现了鱼肝油中存在对热不稳定的且不能被皂化的甾体化合物，该化合物对抗佝偻病有效，随后这种物质被命名为维生素 D。

维生素 D 是一类抗佝偻病维生素的总称，主要存在于鱼肝油中，并常与维生素 A 共存，在肝脏、蛋黄和奶油中含量也较高。

维生素 D 类种类很多，目前已知的至少有十多种，均属于甾醇的开环化合物，含有一个醇羟基，有旋光性，右旋体有效，均含有不饱和键。共同的基本结构只是 17 位上侧链结构不同，其中最重要的为维生素 $D_2$和维生素 $D_3$，它们于 1930 年和 1932 年分别由两位科学家 Askewd 和 Windaus 分离得到，并确定了化学结构。

维生素 D 原广泛存在于植物界和动物界，当被紫外线照射后，生成有生物活性的维生素 D 时才能发挥药理作用。人体内可由胆甾醇转变成 7-脱氢胆甾醇，并储存于皮下，在日光或紫外线的照射下，后者 B 环裂开转变为维生素 $D_3$，此方式是人体获得维生素 D 的主要途径，通常人体通过皮肤合成的维生素 $D_3$基本能够满足机体的需要，故多晒太阳是预防维生素 D 缺乏的主要手段之一。植物和酵母中含有维生素 $D_2$的前体麦角甾醇，经日光或紫外线照射可转变为维生素 $D_2$。

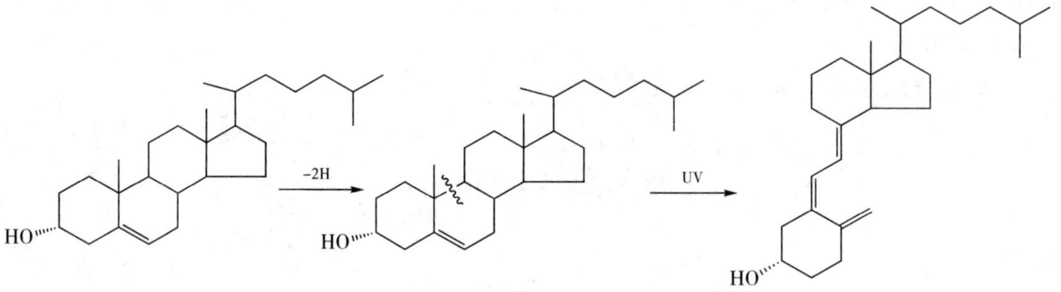

胆甾醇　　7-脱氢胆甾醇　　维生素$D_3$

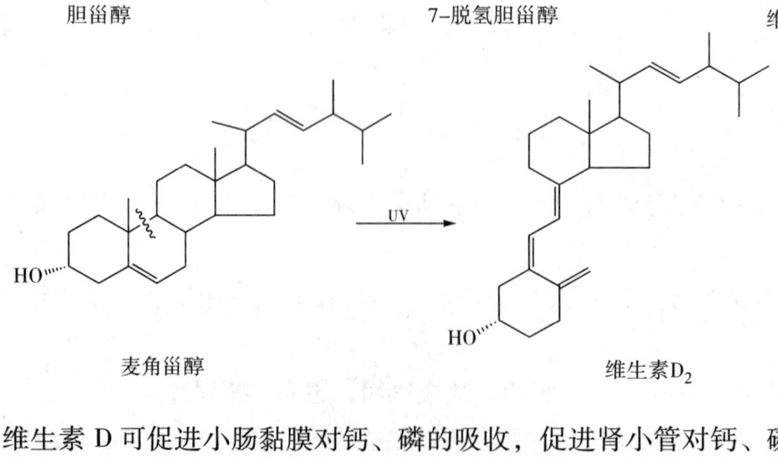

麦角甾醇　　维生素$D_2$

维生素 D 可促进小肠黏膜对钙、磷的吸收，促进肾小管对钙、磷的吸收，促进骨代谢，维持血钙、血磷的平衡。维生素 D 缺乏时，儿童可得佝偻病，出现骨骼畸形、骨质疏松、多汗等；成人骨软化；骨骼含有过量未钙化的基质，则会出现骨骼疼痛、软弱乏力等症状。

阿法骨化醇是维生素 $D_3$C-1 位上 $\alpha$-羟基的取代产物，1973 年由 Bortou 等人率先合成，并于 1981 年开发成功而用于临床。临床上主要用于骨质疏松症、软骨病、肾性骨病、佝偻病等。骨化三醇是维生素 $D_3$最重要的活性代谢产物之一，在体内由维生素 $D_3$经过两步氧化代谢得到，临床上主要用于绝经后及老年性骨质疏松症、肾性骨营养不良症、手术后甲状腺功能低下、特发性甲状旁腺功能低下、假性甲状旁腺功能低下、维生素 D 依赖性佝偻病、低血磷性抗维生素 D 型佝偻病。

**（二）典型药物**

### 维生素 $D_2$（Vitamin $D_2$）

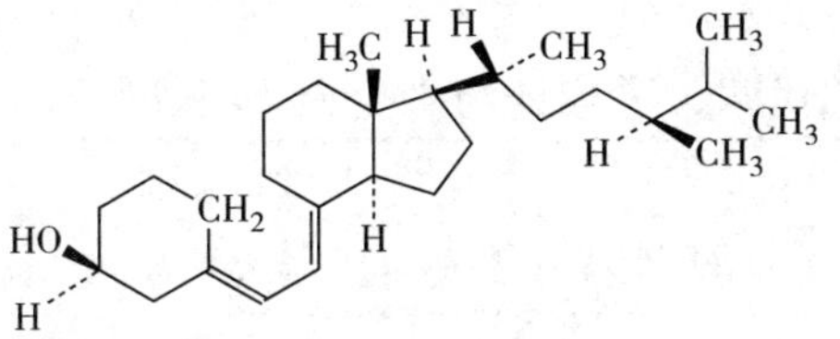

$C_{28}H_{44}O$　396. 66

化学名：9,10-开环麦角甾-5,7,10（19）,22-四烯-3$\beta$-醇，曾用名骨化醇、麦角骨化醇。

本品为无色针状结晶或白色结晶性粉末；无臭，无味；遇光或空气均易变质；在三氯甲烷中极易溶解，乙醇、乙醚或丙酮中易溶，植物油中略溶，水中不溶；熔点为 115 ~118℃，熔融时同时分解；比旋度为+102. 5°~+107. 5°（4%无水乙醇溶液），+79. 5°~+83. 5°（1. 6%丙酮）。

本品分子中含有较多的双键，对光敏感，在紫外线照射或露置日光下储存时，均可生成超甾醇，失去药理活性；遇酸可生成异速甾醇；遇氧易氧化变质，毒性增强；所以在制备本品时紫外线照射时间不宜过长，储存时应避光，充氮、密封在冷处保存。

本品的无水三氯甲烷液与三氯化锑的无水三氯甲烷液作用显黄色。

本品的三氯甲烷溶液加酸酐与硫酸，振摇后，溶液初显黄色，渐变红色，迅速变为紫色，最后成绿色。本品可以促进人体对钙、磷的吸收，并帮助骨骼钙化，临床主要用于预防和治疗佝偻病、骨质软化病及老年性骨质疏松症。

◎ **考点提示**：维生素 $D_2$的结构特征与临床应用。

### 维生素 $D_3$（Vitamin $D_3$）

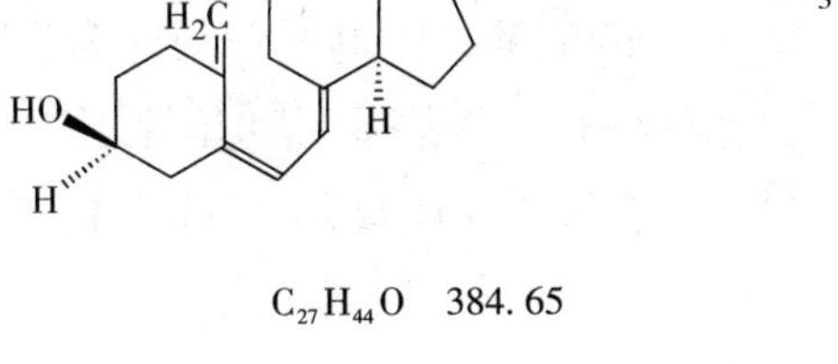

$C_{27}H_{44}O$　384. 65

化学名：9,10-开环胆甾-5,7,10(19)-三烯-3β-醇，曾用名胆骨化醇。

本品为无色针状结晶或白色结晶性粉末；无臭，无味；遇光或空气均易变质；极易溶于乙醇、丙酮、三氯甲烷或乙醚，不溶于水，略溶于植物油；熔点为84～88℃，熔融时同时分解；比旋度为+105°～+112°（0.5%无水乙醇溶液）。

本品在化学结构上与维生素 $D_2$ 的区别是侧链上无双键，C-24位上没有甲基，故稳定性高于维生素 $D_2$，但在空气中或遇光等均易变质，储存时应避光，充氮、密封在冷处保存。

本品的三氯甲烷溶液加酸酐和硫酸溶液并振摇后，溶液初显黄色，渐变红色，迅速变为紫色、蓝绿色，最后变成绿色。

本品本身不具有生物活性，在体内经肝、肾代谢，代谢物有25-羟基维生素 $D_3$、1α,25-二羟基维生素 $D_3$ 和1α,24,25-三羟基维生素 $D_3$ 等，其中1α,25-二羟基维生素 $D_3$ 的活性最强。

本品主要调节钙、磷的代谢，适应证与维生素 $D_2$ 相同，用于防治佝偻病、骨质软化病和老年性骨质疏松症。

◎ **考点提示：**维生素 $D_3$ 的结构特征与临床应用。

**知识链接**

**骨质疏松症治疗药**

骨质疏松症是一种系统性骨病，是骨量下降和骨的微细结构破坏，表现为骨的脆性增加，因而骨折的危险性大为增加，即使是轻微的创伤或无外伤的情况下也容易发生骨折。骨质疏松症是一种多因素所致的慢性疾病，该病女性多于男性，常见于绝经后妇女和老年人。骨质疏松症的治疗药物主要有两大类，一类是骨吸收抑制药，包括双磷酸盐、钙剂、降钙素、维生素D及其衍生物（可升高骨质密度，降低椎体骨折的危险，活性维生素D的作用强于普通维生素D）等；另一类是骨形成促进剂，如氟化物、合成类固醇、甲状旁腺激素和维生素D及其衍生物等。

## 三、维生素E类

### （一）来源与结构特征

1922年，Evans和Bishop发现了一类具有抗不育的物质，将其命名为维生素E，又称为生育酚。维生素E类大多存在于植物组织中，其中以麦胚油、豆类及蔬菜中含量最丰富。维生素E类是一类与生育功能有关、具有生育酚基本结构的天然化合物的总称。它们都属于苯并二氢吡喃衍生物，苯环上含有一个酚羟基，1936年分离出维生素E的纯品，于1938年人工合成获得成功。

维生素E在自然界有八种同系物，按结构可分为生育酚和生育三烯酚两类。即在苯并二氢吡喃衍生物的2位有一个16碳的侧链，侧链饱和的即为生育酚；侧链上有三个双键的为生育三烯酚。因为苯并二氢吡喃环上甲基的数目和位置不同，生育酚和生育三烯酚又各有四个同类物，即α、β、γ、δ，各个异构体显示不同的生理活性，其中α-生育酚活性最强。

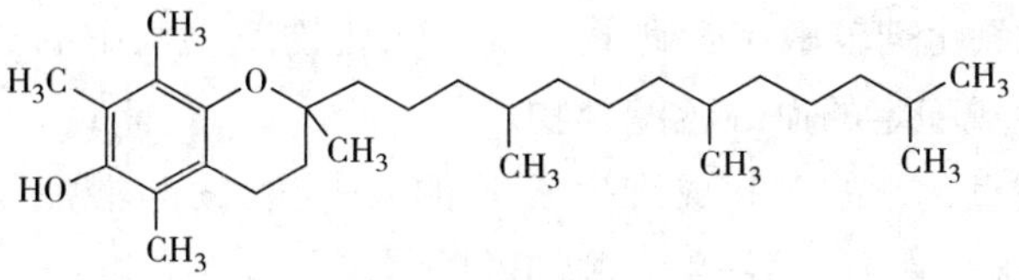

α-生育酚

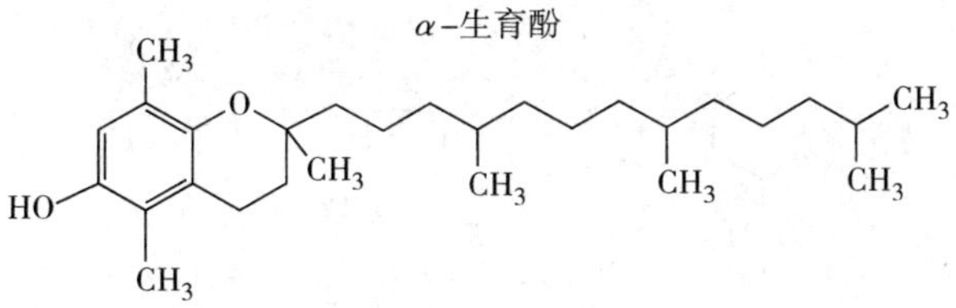

β-生育酚

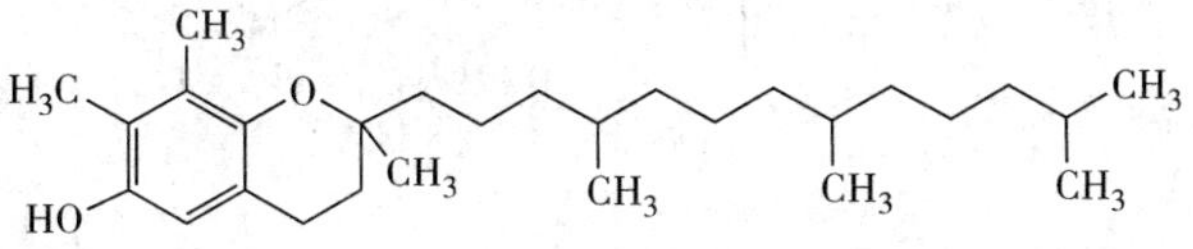

γ-生育酚

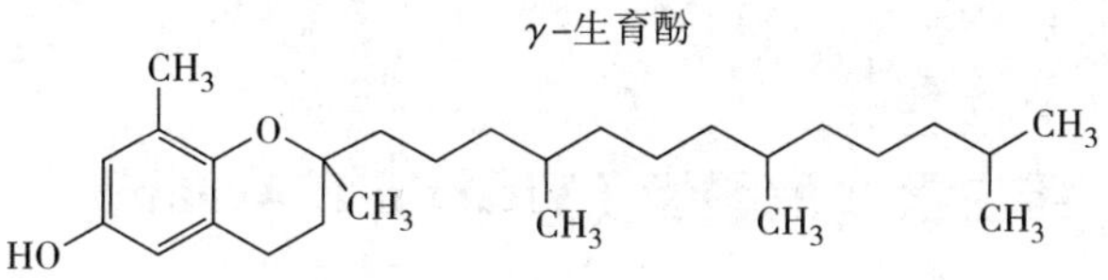

δ-生育酚

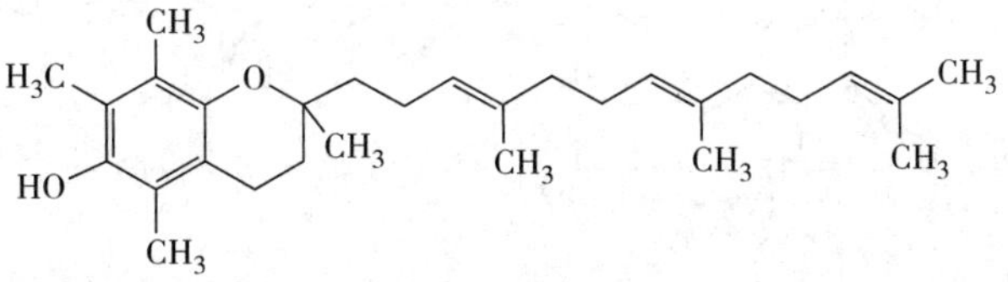

α-三烯生育酚

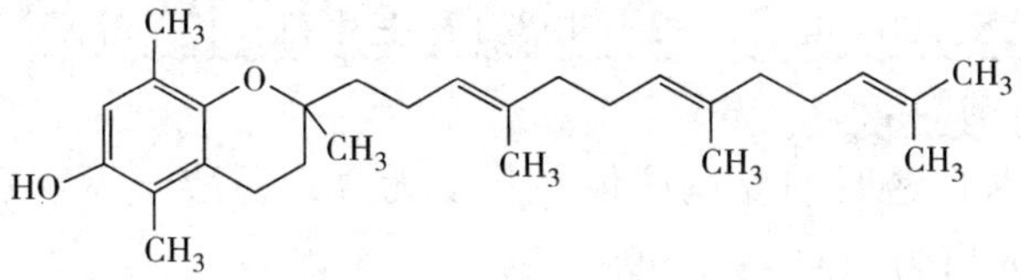

β-三烯生育酚

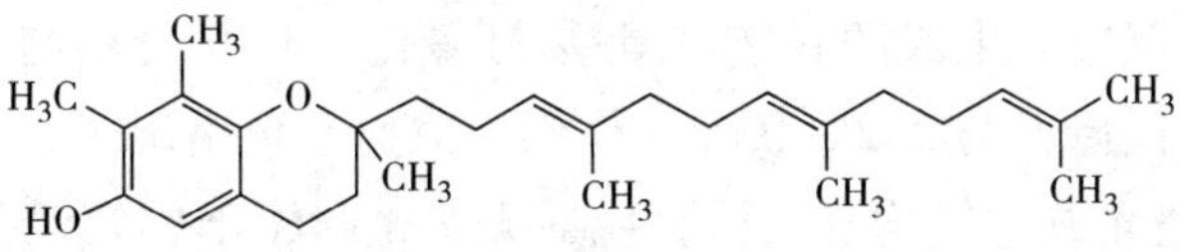

γ-三烯生育酚

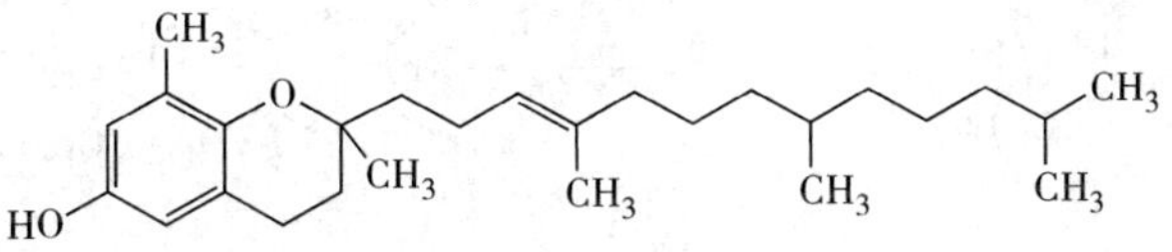

δ-生育酚

构效关系研究表明：维生素 E 分子中的羟基为活性基团，必须与杂环氧原子成对位；苯环上的甲基数目减少和位置改变，均导致活性降低；缩短或除去分子中侧链，活性降低或消失；立体结构对活性也有影响，天然维生素 E 都为右旋体，而人工合成品为消旋体，其生物活性仅为右旋体的 40%。因此，天然维生素 E 的活性最强。由于维生素 E 具有较强的还原性，对光线和氧化剂较敏感，遇氧化剂三氯化铁或空气中的氧则可被氧化成黄色的α-生育酚对苯醌，生成稳定的血红色配合物。

因维生素 E 易被氧化，故多制成维生素 E 的 α-生育酚醋酸酯及 α-生育酚烟酸酯等。《中国药典》收载的维生素 E 为 α-生育酚醋酸酯。

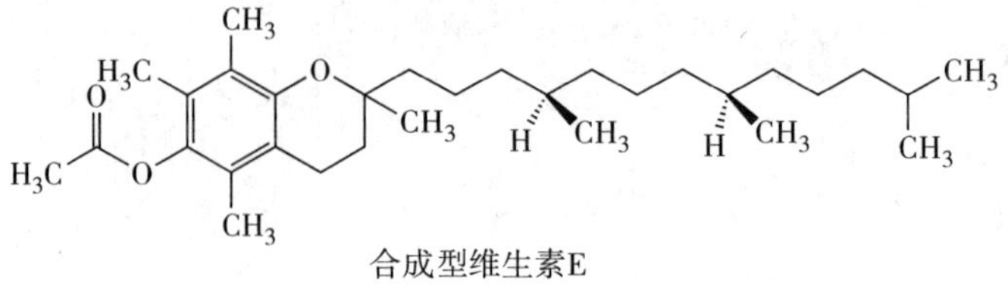

合成型维生素E

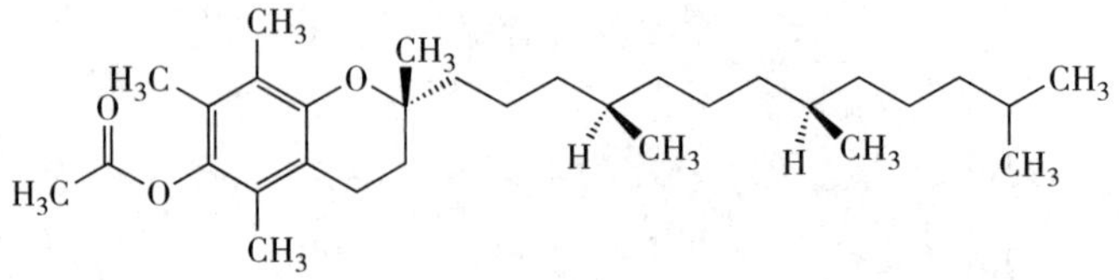

天然型维生素 E

**（二）典型药物**

## 维生素 E 醋酸酯（Vitamin E Acetate）

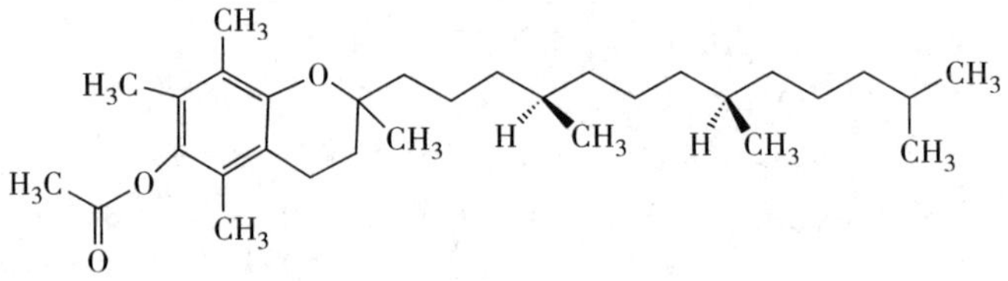

$C_{31}H_{52}O_3$　472.75

化学名：(±)-2,5,7,8-四甲基-2-(4,8,12-三甲基-十三烷基)-6-苯并二氢吡喃醇醋酸酯，曾用名 α-生育酚醋酸酯。

本品为微黄色或黄色透明的黏稠液体；几乎无臭；易溶于无水乙醇、丙酮、乙醚或石油醚，不溶于水；折光率为 1.494~1.499。

本品为 α-生育酚酯类化合物，性质虽比 α-生育酚稳定，较不易被氧化，但与氢氧化钾溶液共热可发生水解反应，生成的 α-生育酚易被氧化。α-生育酚与三氯化铁作用，生成对生育醌和二价铁离子，后者与 2,2′-联吡啶作用生成血红色络离子，可用于鉴别本品。本品的游离体 α-生育酚遇光或空气均易变质，应避光、密封于干燥处保存。

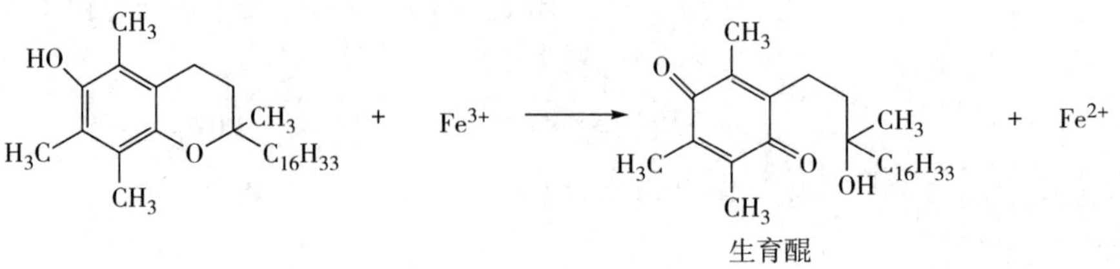

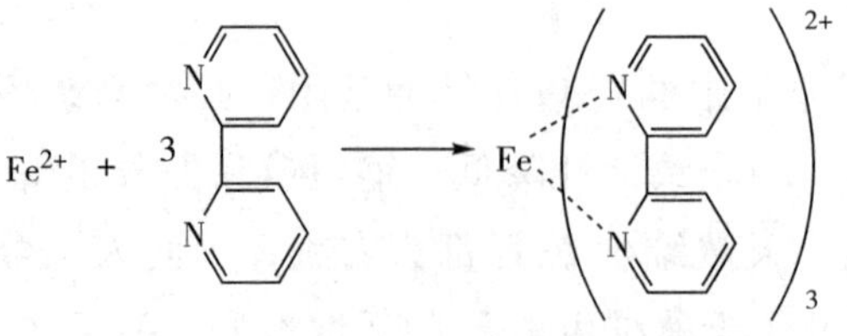

本品的无水乙醇溶液与硝酸共热，则生成生育红，溶液显橙红色。

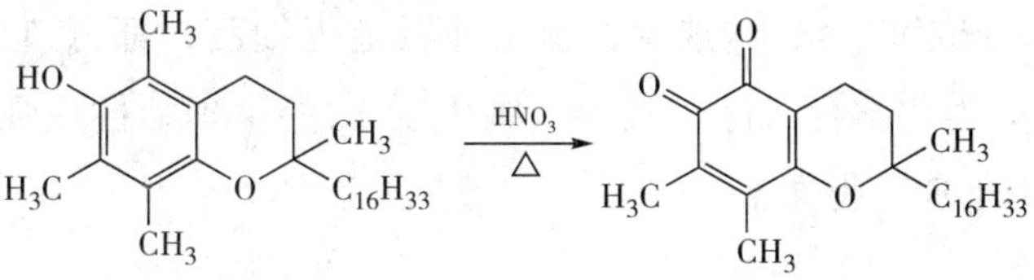

生育红

本品具有还原性，易被氧化，故维生素 E 可以作为脂溶性的抗氧剂。

本品主要用于防治习惯性流产、不孕症，进行性肌营养不良及牙周炎等；亦可用于心血管疾病、脂肪肝、新生儿硬肿症的辅助治疗；还可用于抗衰老。长期过量服用可产生眩晕、视力模糊，并可导致血小板聚集及血栓形成。

◎ **考点提示：**维生素 E 醋酸酯的结构特征与临床应用。

**知识链接**

**自由基清除剂——维生素 E**

维生素 E 在体内外均有很强的抗氧化作用，能够清除 $OH^-$、$O_2^{2-}$ 等自由基，保护免疫细胞免受自由基的损伤；能够阻滞不饱和脂肪酸的过氧化反应，减少过氧化脂质的生成；也有保护生物膜的作用。还能保护细胞内过氧化氢酶和过氧化物酶的活性，减少脑组织等细胞中脂褐素的形成，从而有助于延缓衰老过程。此外，研究结果还显示，维生素 E 可能还有预防白内障形成的作用。

**知识拓展**

**长期服用钙剂和人造补血药的同时又服用了维生素 E，能抗衰老吗**

**分析** 维生素 E 分子结构中含有羟基，能与钙离子发生络合反应，生成维生素 E-钙的络合物，导致维生素 E 在肠道吸收减少而使维生素 E 疗效降低。部分含钙的食物如牛奶、豆腐等对维生素 E 也有影响。人造补血药为枸橼酸铁胺的复方制剂，枸橼酸铁胺中的铁为三价铁，能与维生素 E 发生氧化还原反应生成对醌式化合物而失效，所以维生素 E 不能和钙剂与人造补血药同时服用，应分别间隔 2~3 小时服用。

## 四、维生素 K 类

### （一）来源与结构特征

维生素 K 是一类具有凝血作用，结构近似的维生素的总称。现已发现有 7 种，即维生素 $K_1$ 至维生素 $K_7$，其中维生素 $K_1$ 至维生素 $K_4$ 均属于 2-甲基-1,4-萘醌类衍生物，维生素 $K_5$ 至维生素 $K_7$ 均属于萘胺类衍生物。维生素 K 在自然界分布广泛，主要存在于绿色植物中，菠菜、白菜、萝卜中含量最为丰富，此外，瘦肉、牛肝、猪肝、蛋等含量也较高。维生素 $K_1$、维生素 $K_2$ 广泛存在于绿色植物中。有些微生物也能合成维生素 $K_2$。维生素 $K_2$ 可由人体肠道细菌产生，并被吸收利用，所以一般不易引起维生素 K 缺乏。但长期应用广谱抗菌药会使肠道细菌合成维生素 $K_2$减少，新生儿肠道无细菌，都可造成维生素 K 缺乏症。维生素 $K_3$、维生素 $K_4$为化学合成品，其中，维生素 $K_3$的生理活性最强，维生素 $K_1$作用同维生素 $K_3$，但作用更迅速、持久。

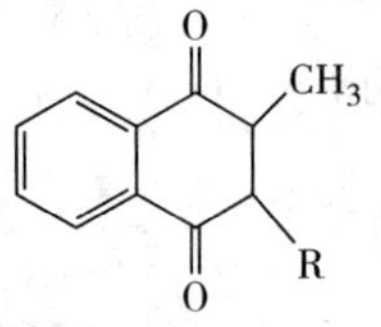

| | R |
|---|---|
| 维生素$K_1$ | $—CH_2CH{=}C(CH_3)(CH_2CH_2CH_2CH(CH_3))_3CH_3$ |
| 维生素$K_2$ | $—CH_2CH{=}C(CH_3)(CH_2CH_2)_3CH{=}C(CH_3)CH_3$ |

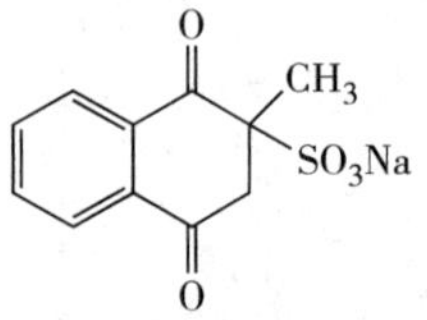

维生素$K_3$

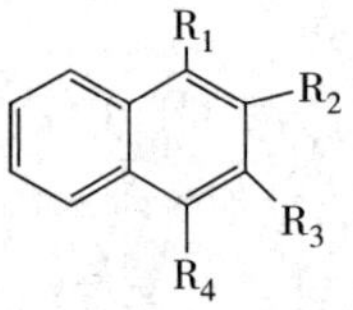

| | $R_1$ | $R_2$ | $R_3$ | $R_4$ |
|---|---|---|---|---|
| 维生素$K_4$ | $—OCOCH_3$ | $—CH_3$ | —H | $—OCOCH_3$ |
| 维生素$K_5$ | —OH | $—CH_3$ | —H | $—NH_2$ |
| 维生素$K_6$ | $—NH_2$ | $—CH_3$ | —H | $—NH_2$ |
| 维生素$K_7$ | —OH | —H | $—CH_3$ | $—NH_2$ |

**（二）典型药物**

## 维生素 $K_1$（Vitamin $K_1$）

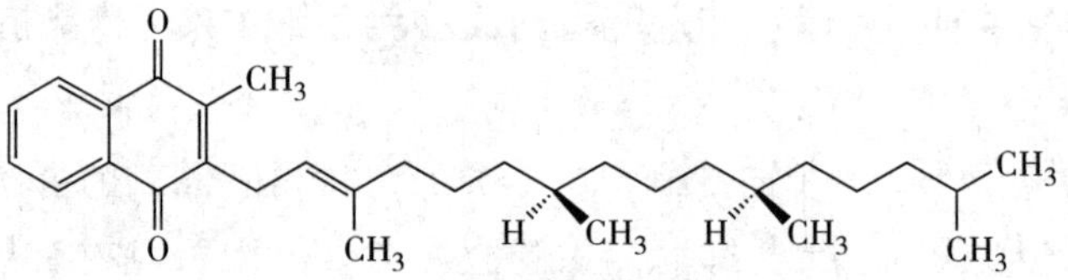

$C_{31}H_{46}O_2$　450.71

化学名：2-甲基-3-(3,7,11,15-四甲基-2-十六碳烯基)-1,4-萘二酮的反式和顺式异构体的混合物，曾用名植物甲萘醌。

本品为黄色至橙黄色澄清的黏稠液体；无臭或几乎无臭；遇光易分解；在三氯甲烷、乙醚或植物油中易溶，乙醇中略溶，水中不溶；折光率为 1.525～1.528。

本品的甲醇溶液，加甲醇和含甲醇的 5% 氢氧化钾溶液振摇，溶液显绿色；置热水浴中即变成深紫色，放置后，显红棕色。

本品在临床上应用于凝血酶过低症、维生素 $K_1$缺乏症、新生儿自然出血症的防治以及梗阻性黄疸、胆瘘、慢性腹泻等所致出血，香豆素类、水杨酸钠等所致的低凝血酶原血症。

◎ **考点提示：**维生素 $K_1$ 的结构特征与临床应用。

## 维生素 $K_3$（Vitamin $K_3$）

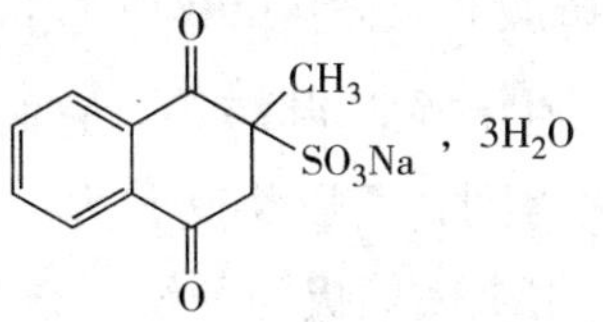

$C_{11}H_8NaO_5S \cdot 3H_2O$　330.24

化学名：1,2,3,4-四氢-2-甲基-1,4-二氧-2-萘磺酸钠盐三水合物，曾用名亚硫酸氢钠甲萘醌。

本品为白色结晶性粉末或结晶性粉末；有吸湿性；几乎无臭；易溶于水，微溶于乙醇，几乎不溶于乙醚和苯等有机溶剂。

本品水溶液与甲萘醌和亚硫酸氢钠间存在平衡，当遇空气中的氧气、酸或碱时，亚硫酸氢钠分解，平衡被破坏，甲萘醌从溶液中析出。光和热亦可促进分解，所以本品的水溶液不宜久存。适量加入焦亚硫酸钠或氯化钠可增加其水溶液的稳定性。

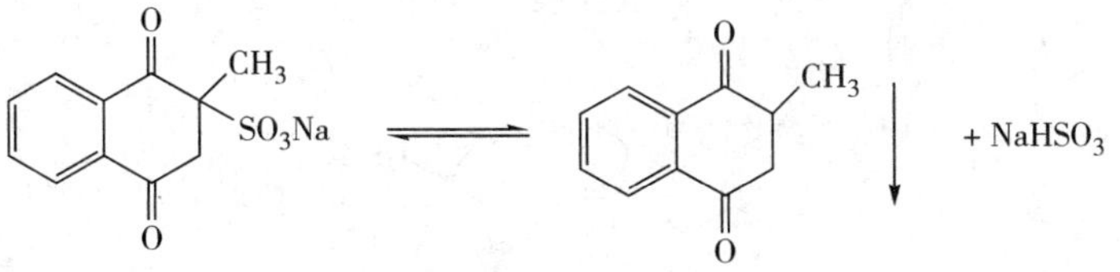

甲萘醌

本品水溶液遇光和热，可部分发生异构化，生成2-甲基-1,4-萘氢醌-3-磺酸钠，活性降低，其与邻二氮杂菲试液作用，产生红色沉淀，此沉淀溶于丁醇中。为了防止这一反应的发生，可将溶液的 pH 调至2~5，并加入稳定剂亚硫酸氢钠。

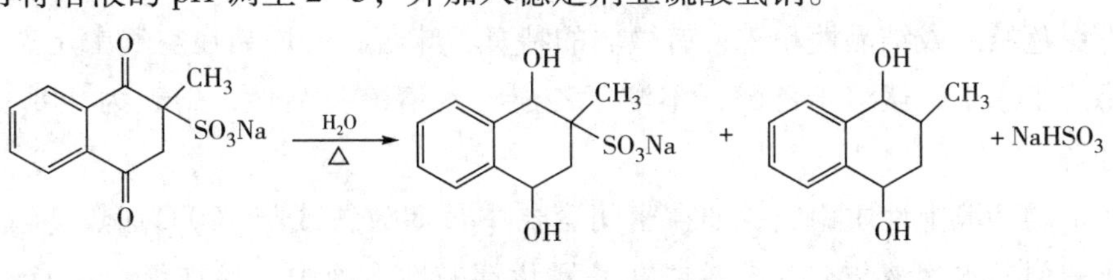

2-甲基-1,4-萘氢醌-3-磺酸钠

本品为维生素类止血药，可促进肝脏合成凝血酶原，主要用于凝血酶原过低病、维生素 K 缺乏症及新生儿出血病的防治。

本品应避光、密封于干燥处保存。

◎ **考点提示：**维生素 $K_3$ 的结构特征与临床应用。

扫码“学一学”

# 第二节　水溶性维生素

水溶性维生素通常是指溶于水而不溶于油脂的维生素。但部分水溶性维生素可以微溶于有机溶剂。水溶性维生素主要包括维生素 B 族和维生素 C 两类。

◎ **考点提示：**水溶性维生素的分类。

## 一、维生素 B 族

维生素 B 族包括维生素 $B_1$（硫胺）、维生素 $B_2$（核黄素）、维生素 $B_6$（吡多辛）、维生素 $B_{12}$（氰钴胺）、烟酸及烟酰胺、生物素、叶酸等。它们的化学结构和生理活性完全不同，但是由于最初是从同一来源中分离得到，所以将其归为一类。

**1. 维生素 $B_1$** 维生素 $B_1$是最早被人们提纯的维生素，1896 年荷兰王国科学家伊克曼首先发现，1910 年为波兰化学家丰克从米糠中提取和提纯。维生素 $B_1$主要存在于种子的外皮和胚芽中，如米糠和麸皮中含量很丰富，在酵母菌中含量也极丰富。目前所用的维生素$B_1$都是化学合成的产品，在体内维生素 $B_1$以辅酶形式参与糖的分解代谢。维生素 $B_1$也被称为精神性维生素，这是因为维生素 $B_1$对神经组织和精神状态有良好的影响，还能促进肠胃蠕动，增加食欲。维生素 $B_1$肌内注射吸收快而完全，口服吸收有限，在体内储存较少，过量部分以原型由肾排出。维生素 $B_1$缺乏时，会导致糖代谢障碍，使血液中丙酮酸和乳酸含量增多，影响神经组织供能，造成脚气病、多发性神经炎等。

### 维生素 $B_1$（Vitamin $B_1$）

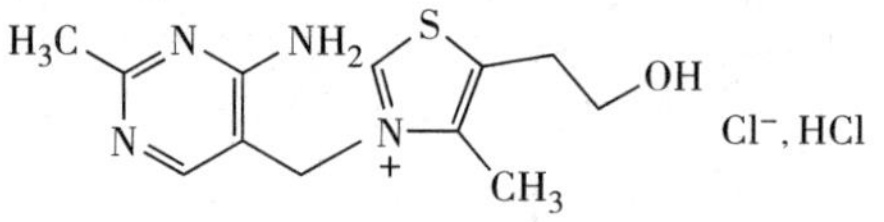


$C_{12}H_{17}ClN_4OS \cdot HCl$ 337.27

化学名：氯化 4-甲基-3-[（2-甲基-4-氨基-5-嘧啶基）甲基]-5-（2-羟基乙基）噻唑鎓盐酸盐，曾用名盐酸硫胺。

本品为白色结晶或结晶性粉末；有微弱的特臭，味苦；干燥品在空气中迅速吸收约 4% 的水分；易溶于水中，微溶于乙醇，不溶于乙醚；水溶液呈酸性；熔点为 248～250℃，熔融时同时分解。

本品在干燥环境中性质稳定，如在密闭容器中长期放置或与 100℃加热 24 小时，均无明显的变化。但其水溶液与空气接触或在铁氰化钾碱性溶液中，易被氧化成具有荧光的硫色素而失效。遇光、金属离子（如铜、铁、锰）等均能加速其氧化作用。

本品水溶液在 pH 5. 0~6. 0 时，遇碳酸氢钠或亚硫酸氢钠均发生分解，故不能用碳酸氢钠或亚硫酸氢作抗氧剂。

本品水溶液遇酸较稳定，当 pH 升高时稳定性下降，在碱性条件下，噻唑环被破坏，生成硫醇型化合物而导致失效。故本品注射剂不能与碱性药物如磺胺类钠盐、苯巴比妥钠、氨茶碱等配伍使用。

本品分子中含有嘧啶环和噻唑环，能与某些生物碱沉淀试剂作用，如与碘试液生成红色沉淀，与碘化汞钾反应生成黄色沉淀（$B \cdot H_2Hg_2I_4$），与三硝基苯酚作用生成扇形结晶，与碘生成红色沉淀（$B \cdot HI \cdot I_2$）。

本品在氢氧化钠溶液中，噻唑环被破坏，生成硫醇型化合物，加入铁氰化钾试液，则氧化生成硫色素，将产物溶于正丁醇中，醇层显蓝色荧光，加酸成酸性时，荧光消失，再加碱，荧光又复现。此反应可将本品与其他药物相区别。

本品水溶液显氯化物的特殊反应。

本品遇光和热效价下降，故应置于遮光，凉处保存，不宜久储。

维生素 $B_1$在体内参与糖的正常代谢过程，有助于能量供给，保持生物膜的完整性和解毒功能，还能影响神经冲动的传导。缺乏时引起维生素 $B_1$缺乏症，出现多发性周围神经炎、心血管系统及消化系统功能障碍。

临床上主要用于防治维生素 $B_1$缺乏所致的脚气病，也可用于神经炎、消化不良等。

**2. 维生素 $B_2$** 维生素 $B_2$又称核黄素，主要从食物中摄取，如谷类、黄豆、猪肝、肉、蛋、奶等，也可由肠道细菌合成。维生素 $B_2$为体内黄素酶类辅基的组成部分（黄素酶在生物氧化还原中发挥递氢作用），在体内经过磷酸化生成黄素单核苷酸和黄素腺嘌呤二核苷酸，从而具有生物活性。当缺乏维生素 $B_2$时，就影响机体的生物氧化，使代谢发生障碍。冬季北方缺少阳光，植物合成维生素 $B_2$也少，常出现口角炎。缺乏维生素 $B_2$还可引起口腔溃疡、唇炎、舌炎、贫血等。维生素 $B_2$的两个性质是造成其损失的主要原因：①可被光破坏；②在碱溶液中加热可被破坏。体内维生素 $B_2$的储存是很有限的，因此每天都要由饮食提供。

## 维生素 $B_2$（Vitamin $B_2$）

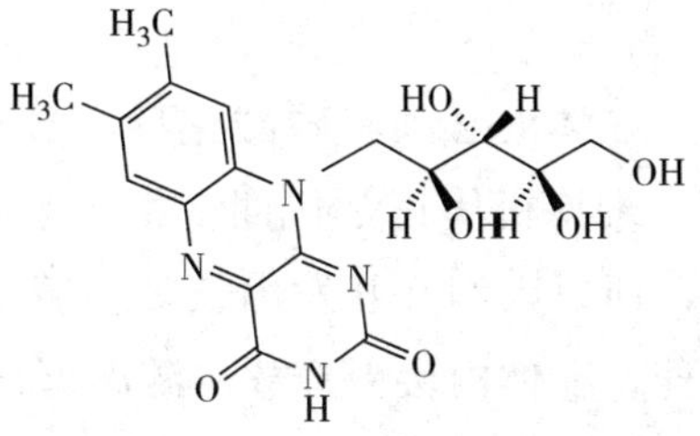


$C_{17}H_{20}N_4O_6$ 376.37

化学名：7,8-二甲基-10-[(2*S*,3*S*,4*R*)-2,3,4,5-四羟基戊基]-3,10-二氢苯并蝶啶-2,4-二酮，曾用名核黄素。

本品为橙黄色结晶性粉末；微臭，微味苦；溶液易变质，在碱性溶液中或遇光变质更快。

本品几乎不溶于水、乙醇、三氯甲烷或乙醚，在稀氢氧化钠溶液中溶解。在 0.5% 氢氧化钾乙醇液中比旋度为-120°~-140°。熔点为 280℃，熔融时同时分解。

本品化学结构中含有酰亚胺和叔胺的结构，故为两性化合物，既能溶于稀碱，又能溶于稀酸中，其饱和溶液 pH 为 6 。

本品水溶液呈黄绿色荧光，当 pH 为 6.0~7.0 时荧光最强；但加入酸或碱后，荧光立即消失。

本品干燥时性质稳定，但其水溶液对光极不稳定，其分解速度随温度升高和 pH 改变而加速。在碱性溶液中分解为感光黄素（光化黄）；在酸性和中性溶液中分解为光化色素（蓝色荧光素）。此外，在酸性或碱性溶液中还生成微量的核黄素-10-乙酸。

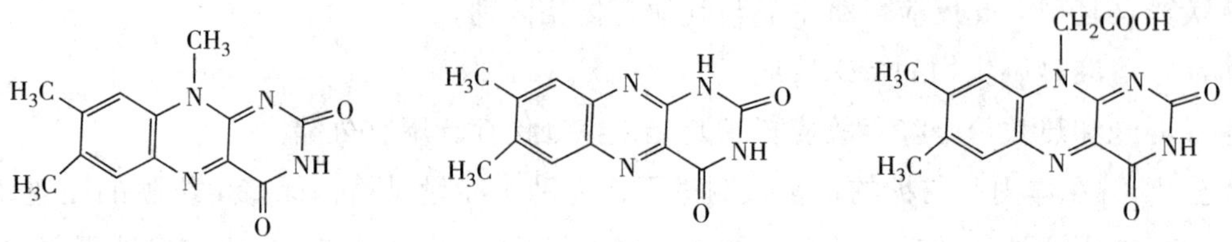

感光黄素　　光化色素　　核黄素-10-乙酸

本品对一般的弱氧化剂比较稳定，但遇强氧化剂如铬酸和高锰酸钾等则被氧化；若遇还原剂如连二亚硫酸钠、维生素 C 等可被还原成无荧光的二氢核黄素而从水中析出，生成的二氢核黄素在空气中又可氧化成核黄素，又呈荧光。这是由于异咯嗪母核中 N-1 和 N-5 间的共轭双键具有氧化还原性。

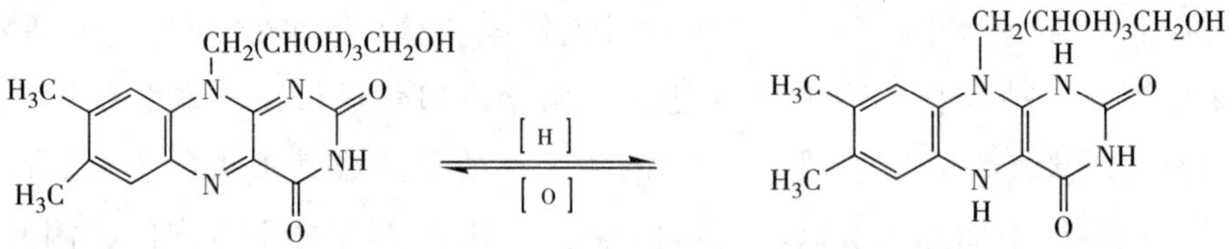

本品与硼砂形成分子型化合物，溶解度较维生素 $B_2$ 大，能与烟酰胺形成电荷转移复合物（CTC），而增大维生素 $B_2$ 的水溶性。故在制剂中，常将硼砂和烟酰胺分别作为维生素 $B_2$ 的助溶剂使用。

本品的结构专属性很强，除去异咯嗪环上的两个甲基，毒性增加。N-10 核糖基是必需基团，如被取代则活性消失。

本品口服迅速被小肠吸收，在体内必须经磷酸化后才具有生物活性，其作为黄素酶的辅酶参与细胞的氧化还原过程，维持机体正常代谢。由于本品在体内作用时间短，必须磷酸化后才具有生物活性的特点，所以人们又开发出长效核黄素和活性核黄素。将维生素 $B_2$ 的伯醇基与脂肪酸成酯作成前药，在体内缓慢释放出游离型核黄素，发挥长效。

本品主要用于维生素 $B_2$ 缺乏所引起的唇炎、脂溢性皮炎、结膜炎、阴囊炎等的治疗。

**3. 维生素 $B_6$** 维生素 $B_6$ 又称吡哆素，包括吡哆醇、吡哆醛和吡哆胺，三者在体内可以相互转化。在酸液中稳定，在碱液中易破坏，吡哆醇耐热，吡哆醛和吡哆胺不耐高温。1936 年定名为维生素 $B_6$，在酵母菌、肝脏、谷粒、肉、鱼、蛋、豆类及花生中含量较多。一般而言，人与动物肠道中的微生物（细菌）可合成维生素 $B_6$，但其量甚微，还需从食物中补充，新生婴儿易缺乏。维生素 $B_6$ 为人体内某些辅酶的组成成分，参与多种代谢反应，尤其是和氨基酸代谢有密切关系。它主要作用于人体的血液、肌肉、神经、皮肤等。功能有抗体的合成、消化系统中胃酸的制造、脂肪与蛋白质利用（尤其在减肥时应补充）、维持钠/钾平衡（稳定神经系统）。缺乏维生素 $B_6$ 会出现食欲缺乏、食物利用率低、失重、呕吐等。

## 维生素 $B_6$（Vitamin $B_6$）

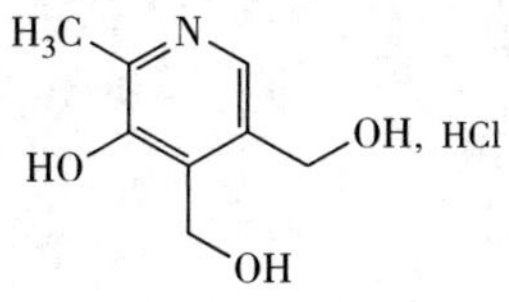


$C_8H_{11}NO_3 \cdot HCl$ 205.64

化学名：6-甲基-5-羟基 -3,4-吡啶二甲醇盐酸盐，曾用名盐酸吡多辛。

盐酸吡多醇可以与吡多醛、吡多胺在体内相互转化，由于最初分离得到的是吡多辛，因此一般以其作为维生素 $B_6$的代表。

本品为白色或类白色的结晶或结晶性粉末；无臭，味微酸苦。遇光渐变质，有升华性。易溶于水，微溶于乙醇，不溶于三氯甲烷或乙醚。熔点为 205~209℃，熔融时同时分解。

本品在干燥条件下对空气和光稳定，但因分子中具有三个羟基，其水溶液可被空气氧化变色，随 pH 升高，氧化加速。本品在酸性溶液中较稳定，但在中性或碱性溶液中遇光颜色变黄而失效，如在中性水溶液加热至 120℃，可发生两分子聚合生成两分子聚合物而失去活性。

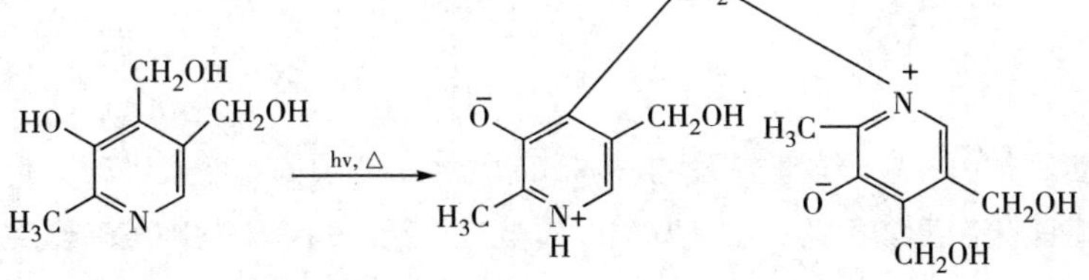


本品分子结构中的两个醇羟基可被酯化，而结构中的烯醇型羟基遇三氯化铁试液作用呈红色，因此在制备注射液时，不能用含微量铁盐的砂芯过滤。此外，本品因C-3 位羟基的对位未被取代，可与 2,6-二氯对苯醌氯亚胺试液作用生成蓝色化合物，数分钟后蓝色消失转变为红色。

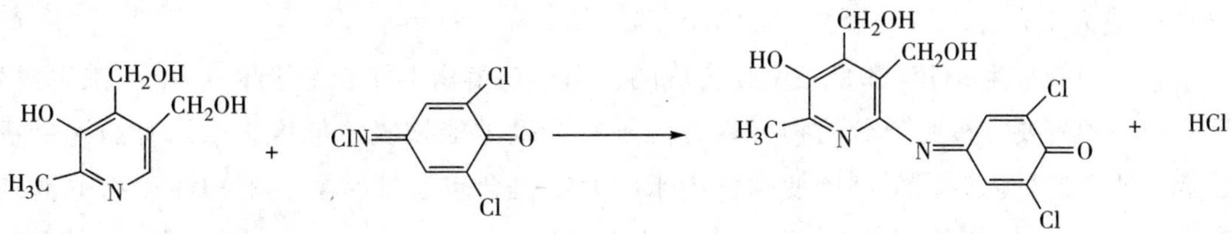


本品能与硼酸生成配合物，此配合物不再与 2,6-二氯对苯醌氯亚胺试液反应。而吡多醛和吡多胺都不与硼酸形成配合物，所以在硼酸存在下，二者仍能与 2,6-二氯对苯醌氯亚胺试剂反应而显色。以此区别于吡多醛、吡多胺 。

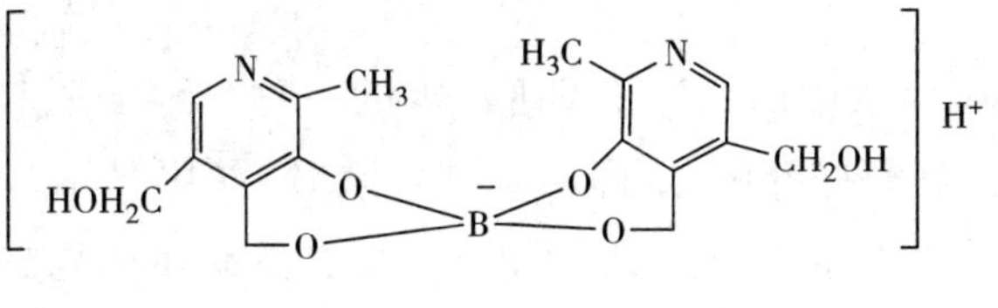

本品在体内与 ATP 经过酶的作用，形成具有生物活性的 5′-磷酸吡多醛和 5′-磷酸吡多胺。它们均为氨基转移酶、氨基酸脱羧酶的辅酶，参与氨基酸和神经递质的代谢。

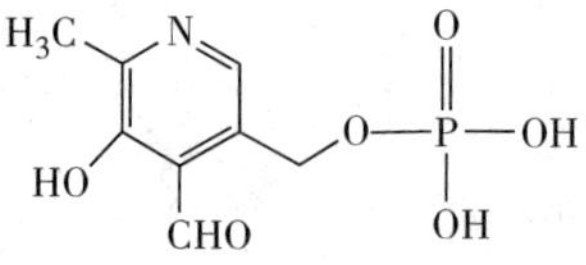

5'- 磷酸吡多醛

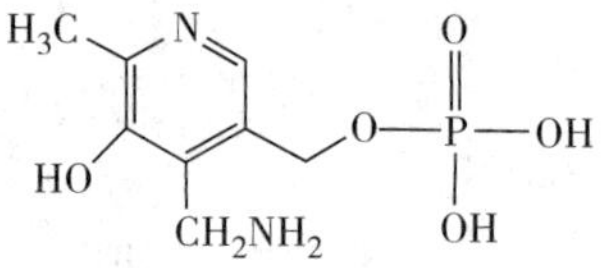

5'- 磷酸吡多胺

本品主要用于妊娠呕吐、放射病及抗癌药所致的呕吐，也可用于异烟肼中毒、脂溢性皮炎等。

◎ **考点提示：** 维生素 $B_6$ 的结构特征与临床应用。

**知识链接**

**维生素 $B_6$ 三种形式在体内的相互转化及作用**

**分析** 自然界中存在的维生素 $B_6$ 有吡多醇、吡多醛和吡多胺，它们在体内可相互转化。

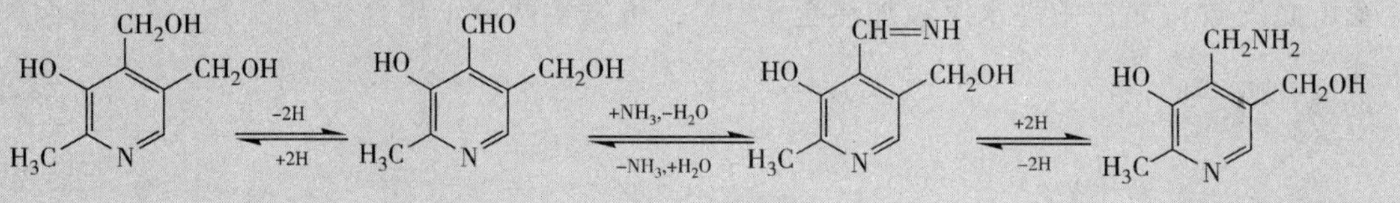


以上三者在生物体内分别于磷酸成酯，参与代谢作用的主要是磷酸吡哆醛和磷酸吡哆胺。这两种磷酸酯与氨基酸代谢密切相关，在氨基酸的转氨基、脱羧和消旋中起辅酶作用，参与氨基酸和神经递质的代谢。

**4. 维生素 $B_{12}$** 维生素 $B_{12}$ 又称钴胺素，是一种由含钴的卟啉类化合物组成的 B 族维生素。最初发现服用全肝可控制恶性贫血症状，经 20 年研究，到 1948 年才从肝脏中分离出一种具有控制恶性贫血效果的红色晶体物质，定名为维生素 $B_{12}$。1963 年确定其结构式。1973 年完成人工合成。

自然界中的维生素 $B_{12}$ 都是微生物合成的，高等动植物不能制造维生素 $B_{12}$。维生素 $B_{12}$ 是唯一的一种需要一种肠道分泌物（内源因子）帮助才能被吸收的维生素。有的人由于肠胃异常，缺乏这种内源因子，即使膳食中来源充足也会患恶性贫血。植物性食物中基本上没有维生素 $B_{12}$。它在肠道内停留时间长，大约需要 3 小时（大多数水溶性维生素只需要几秒）才能被吸收。主要存在于动物性食品，如内脏、肝、肾和猪心等，瘦肉、鱼、牛乳以及蛋黄也存在维生素 $B_{12}$；植物中不含维生素 $B_{12}$，放线菌、人和动物的肠道菌能合成维生素。人体只能够从外源食物中获取。维生素 $B_{12}$ 不易被胃吸收，大部分是经由小肠吸收，故长效型锭剂效果较好。

维生素 $B_{12}$ 是 B 族维生素中迄今为止发现最晚的一种。维生素 $B_{12}$ 在机体的许多代谢中有重要作用。其在体内以两种辅酶形式即甲基维生素 $B_{12}$（甲基钴胺素）和辅酶维生素 $B_{12}$（5-脱氧腺苷钴胺素）参与生化反应。维生素 $B_{12}$ 的主要生理功能是参与制造骨髓红细胞，防止恶性贫血；防止大脑神经受到破坏。

### 维生素 $B_{12}$ （Vitamin $B_{12}$）

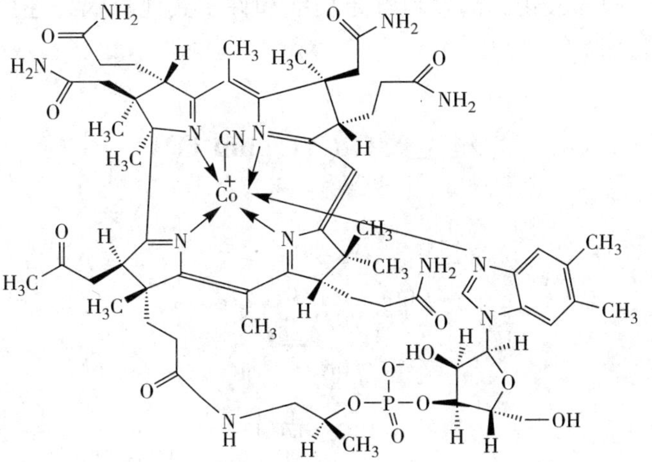

$C_{63}H_{88}CoN_{14}O_{14}P$  1355.38

化学名：Coα-[α-(5,6-二甲基苯并咪唑基)]-Coβ 氰钴酰胺，曾用名钴胺素、氰钴胺、动物蛋白质因子、抗恶性贫血维生素。

本品是一种含有 3 价钴的多环系化合物，4 个还原的吡咯环连在一起变成为 1 个咕啉大环（与卟啉相似），是维生素 $B_{12}$ 分子的核心。所以含这种环的化合物都被成为类咕啉。

本品为深红色结晶或结晶性粉末，熔点高（320℃时不熔），无臭无味，引湿性强；略溶于水或乙醇中，不溶于丙酮、三氯甲烷或乙醚中。

本品结构性质相当稳定；在中性溶液中耐热、酸、碱，日光、氧化剂和还原剂均能使其破坏。

本品加硫酸氢钾，灼烧熔融，加水溶解，加酚酞指示剂，滴加氢氧化钠试液至显淡红色，加醋酸钠、稀醋酸、0.2%1-亚硝基-2-萘酚-3,6-二磺酸钠溶液，即显红色或橙红色，加盐酸煮沸 1 分钟，颜色不消失。

本品主要用于治疗各种维生素 $B_{12}$ 缺乏症，例如可以治疗巨幼细胞贫血、药物中毒引起的贫血、再生障碍性贫血和白细胞减少症等，还可以用于神经质、烦躁、失眠、记忆减退、抑郁症的治疗。维生素 $B_{12}$ 是人体内每天需要量最少的一种，过量的维生素 $B_{12}$ 会产生毒性及不良反应。

◎ **考点提示：**维生素 $B_{12}$ 的结构特征与临床应用。

## 二、维生素 C

维生素 C 又称抗坏血酸，广泛存在于新鲜水果及绿叶蔬菜中，尤其是在番茄、橘子、鲜枣、山楂、刺梨及辣椒等中含量丰富。食物中的维生素 C 被人体小肠上段吸收，绝大部分在体内经代谢分解成草酸或与硫酸结合由尿排出；另一部分可直接由尿排出体外。维生素 C 有广泛的药理作用，它为胶原和细胞间质合成所必需，若缺乏会影响胶原合成及结缔组织功能，使毛细血管脆性增高，发生坏血病。维生素 C 可以是氧化型，又可以是还原型存在于体内，所以可作为供氢体，又可作为受氢体，在体内氧化还原过程中发挥重要作用。维生素 C 能使难以吸收的三价铁还原为易于吸收的二价铁，促进其吸收，促进红细胞成熟，保护维生素 A、维生素 E 及某些 B 族维生素免遭氧化；连接骨骼、牙齿、结缔组织结构；对毛细血管壁的各个细胞间有黏合功能；增加抗体，增强抵抗力。临床用于预防和治疗维生素缺乏症，也用于尿的酸化、高铁血红蛋白症和许多其他疾病，还广泛用作制药和食品工业的抗氧化剂和添加剂。

## 维生素 C（Vitamin C）

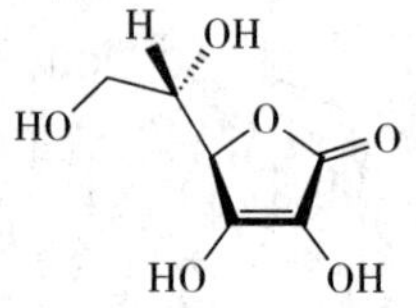


$C_6H_8O_6$　176.13

化学名：L(+)-苏阿糖型-2,3,4,5,6-五羟基-2-己烯酸-4-内酯，曾用名 L-抗坏血酸。

本品为白色结晶或结晶性粉末；无臭，味酸；久置色渐变微黄，水溶液显酸性反应；易溶于水中，略溶于乙醇，不溶于三氯甲烷或乙醚；熔点为 190～192℃，熔融时同时分解。

本品结构中有两个手性碳原子，故有四个光学异构体。其中 L-(+)-抗坏血酸的活性最高，D-(-)-异抗坏血酸的活性仅为其 1/20，D-(-)-抗坏血酸和 L-(+)-异抗坏血酸几乎无效。

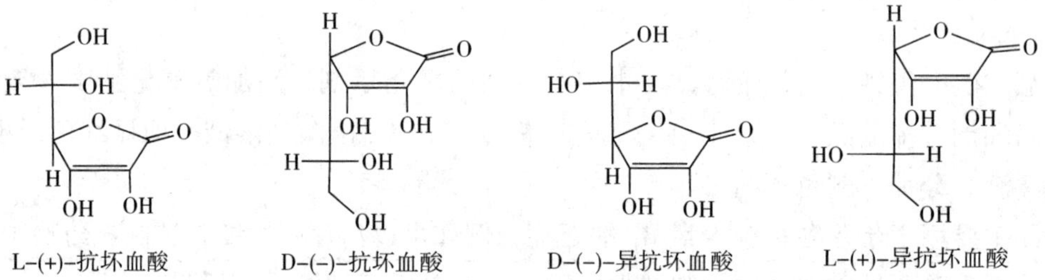


本品干燥固体较稳定，但遇光及湿气色渐变黄，故应避光、密闭保存。本品在水溶液中可发生互变异构，酮式-烯醇式互变，有三个互变异构体，其水溶液主要以烯醇式存在。

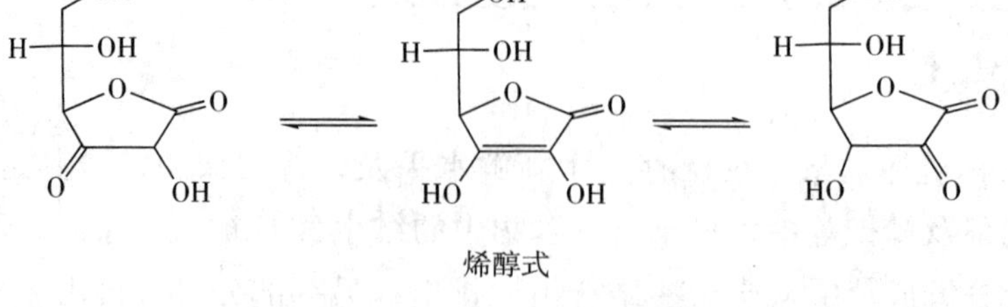


本品分子中具有连二烯醇的结构，水溶液呈酸性。因为 C-2 上的羟基可与 C-1 的羰基形成分子内氢键，所以 C-2 羟基的酸性较 C-3 上的羟基弱。C-3 上羟基的酸性较强，可与

碳酸氢钠或稀氢氧化钠溶液反应，生成 C-3 烯醇钠盐。但在强碱如浓氢氧化钠溶液中，内酯环被破坏，生成酮酸钠盐。

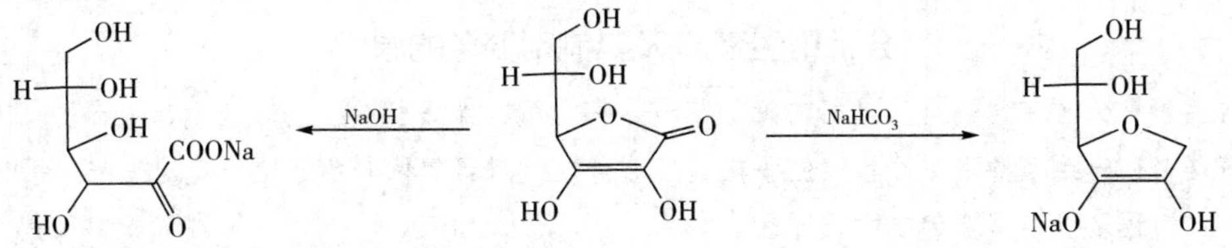


本品分子中的连二烯醇的结构，容易释放出 H 原子而具有很强的还原性。在水溶液中易被空气中的氧氧化，生成去氢抗坏血酸。二者可以相互转化，故维生素 C 有氧化型和还原型两种形式，二者有同等的生物学活性。

本品被硝酸银、三氯化铁、碱性酒石酸铜、碘、碘酸盐及 2,6-二氯靛酚等氧化，生成去氢抗坏血酸。去氢抗坏血酸在硫化氢、氢碘酸等还原剂的作用下，可逆转为维生素 C。由于去氢抗坏血酸分子中的共轭系统被破坏，使得去氢抗坏血酸比维生素 C 更易被水解，生成 2,3-二酮古洛糖酸，并可进一步氧化生成苏阿糖酸和草酸而失去活性。在水溶液中的氧化速度由 pH 和氧气的浓度决定，重金属离子等可催化上述反应。

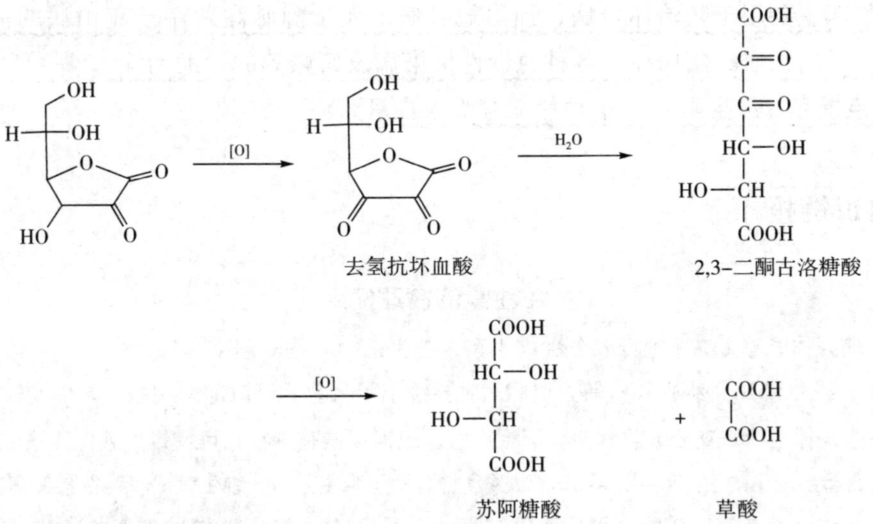


本品的水溶液中加入硝酸银试液，产生黑色的银沉淀；若加入 2，6-二氯靛酚试液作用（试液本身为青色，在酸性溶液中为红色），可使其褪色。此两反应可用于维生素 C 的鉴别。

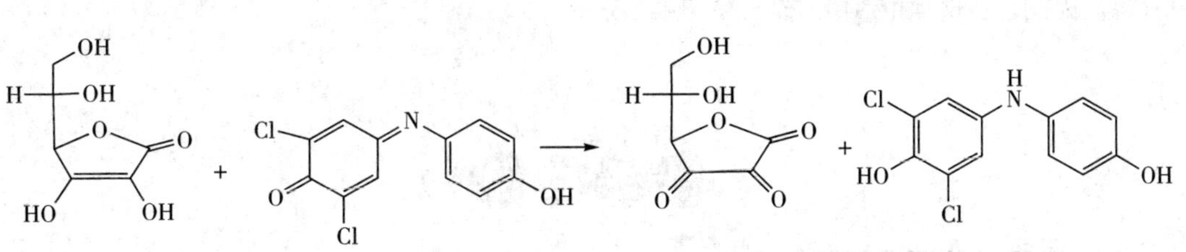

本品水溶液在 pH 5~6 时稳定。在空气、光线和温度等的影响下，维生素 C 分子中内酯环可水解，在一定条件下进一步发生脱羧而生成糠醛，以至氧化聚合而呈色。

## 知识拓展

### 分析维生素C及其制剂变色的原因

维生素C分子中含有连二烯醇内酯的结构，在空气、光线和温度的影响下，吸湿使其内酯环水解开环，在一定条件下进一步发生脱羧而生成糠醛，以至氧化聚合而呈色。这是维生素C及其制剂生产过程及储存中变色的主要原因。

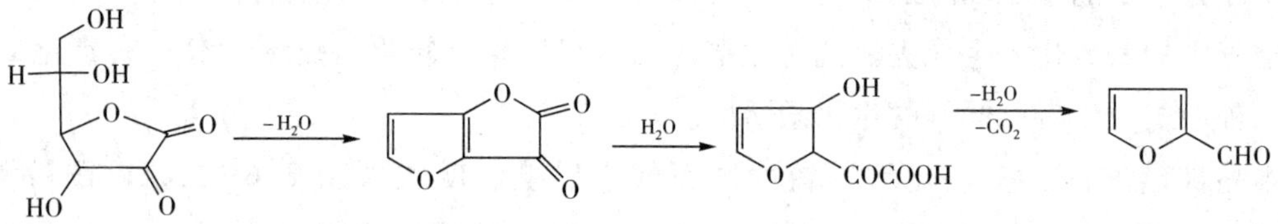

为了避免维生素C的分解变质，在制备片剂的过程中，通常采用干法制粒。当制备注射液时，应使用二氧化碳饱和的注射用水，pH控制在5.0~7.0，并加入金属离子螯合剂乙二胺四乙酸二钠（EDTA-2Na）和焦亚硫酸钠等作为稳定剂，此外，还需通入二氧化碳或氮气等惰性气体置换安瓿液面上的空气。

本品临床主要用于防治坏血病，预防冠心病，大量静脉注射用于克山病的治疗。也用于尿的酸化、高铁血红蛋白症、各种急慢性传染病及紫癜等的辅助治疗。

◎ **考点提示：**维生素C的结构特征与临床应用。

## 知识链接

### 维生素的合理使用

为了使人体能够更充分地吸收各种维生素，维生素类药物一般应在饭后服用。其原因是：如维生素$B_1$、维生素$B_2$、维生素C等，口服后主要经小肠吸收。若饭前空腹服，维生素较快通过胃肠道，造成人体组织未充分吸收利用。而饭后服，因胃肠道有食物，可使维生素伴随食物，较完全地被吸收而起到理想的治疗效果。再如，油类食物有助于维生素A、维生素D、维生素E等的吸收。

此外，维生素与某些矿物质可相互促进吸收，配合吃一些含矿物质丰富的食物，效果会更好。但维生素不是补品，人体每天所需要的维生素很有限，服用过多会导致疾病。如长期大量服用维生素A、维生素D会引起慢性中毒反应，表现为饮食减少、体重下降等；维生素$B_1$用量过多会引起周围神经痛觉缺失；维生素$B_{12}$使用过多会引起红细胞过多；维生素C服用过多可引起贫血等。因此，在日常生活中应合理使用维生素。

扫码“练一练”

## 目标检测

**一、A型题（单项选择题）**

1. 下面哪一项属于水溶性维生素（　　）

A. 维生素A　　B. 维生素E　　C. 维生素C

D. 维生素 K　E. 维生素 D

2. 目前发现的维生素 A 的几何异构体有（　）

A. 2 个　B. 4 个　C. 6 个

D. 8 个　E. 10 个

3. 维生素 $B_{12}$ 可用于（　）

A. 硫胺缺乏症　B. 妊娠呕吐

C. 异烟肼中毒　D. 巨幼细胞贫血

E. 糙皮病

4. 能够与三氯化锑的三氯甲烷溶液作用显蓝色后渐变为红色的维生素是（　）

A. 维生素 A　B. 维生素 E　C. 维生素 C

D. 维生素 K　E. 维生素 D

5. 具有硫色素反应的维生素是（　）

A. 维生素 $B_1$　B. 维生素 $B_2$　C. 维生素 $B_3$

D. 维生素 $B_6$　E. 维生素 $B_{12}$

6. 在维生素 E 异构体中活性最强的是（　）

A. $\alpha$-生育酚　B. $\beta$-生育酚　C. $\gamma$-生育酚

D. $\delta$-生育酚　E. $\varepsilon$-生育酚

7. 维生素 C 的异构体有（　）

A. 2 个　B. 3 个　C. 4 个

D. 5 个　E. 6 个

8. 盐酸吡多辛又名（　）

A. 维生素 A　B. 维生素 $B_1$　C. 维生素 $B_2$

D. 维生素 $B_6$　E. 维生素 $B_{12}$

9. 维生素 C 有酸性，是因为其化学结构上有（　）

A. 羰基　B. 无机酸根　C. 酸羟基

D. 共轭系统　E. 连二烯醇

10. 下列哪一项叙述与维生素的概念不相符合（　）

A. 是维持人体正常代谢功能所必需的微量物质

B. 只能从食物中摄取

C. 是细胞的一个组成部分

D. 不能供给体内能量

E. 体内需保持一定水平

**二、B 型题（配伍选择题）**

A. 维生素 A 醋酸酯　B. 维生素 $D_3$

C. 维生素 $K_3$　D. 维生素 E

E. 维生素 $B_6$

11. 用于治疗眼干燥症、夜盲症、皮肤干燥等（　）

12. 用于治疗新生儿出血症（　）

13. 用于治疗佝偻病、骨质软化病等（　）

14. 用于治疗妊娠呕吐、脂溢性皮炎、糙皮病等（　　）

15. 用于治疗习惯性流产（　　）

**三、X 型题（多项选择题）**

16. 属于水溶性维生素的有（　　）

A. 维生素 A　　B. 维生素 C　　C. 维生素 $K_1$

D. 烟酸　　E. 叶酸

17. 以下描述与维生素 D 类相符的是（　　）

A. 均是甾醇的衍生物　　B. 能溶于水

C. 进入人体内代谢活化　　D. 主要用于脚气病

E. 含有醇羟基

18. 下面关于维生素 C 的叙述，正确的是（　　）

A. 维生素 C 又名抗坏血酸

B. 本品可发生酮式-烯醇式互变，有 3 个互变异构体，其水溶液主要以烯醇式存在

C. 抗坏血酸分子中有两个手性碳原子，故有 4 个光学异构体

D. 本品水溶液易被空气中的氧氧化生成去氢抗坏血酸，氧化速度由 pH 和氧的浓度决定，且受金属离子催化

E. 维生素 C 在各种维生素中用量最大。除药用外，利用其还原能力，对食品有保鲜作用

19. 可用作抗氧剂使用的维生素有（　　）

A. 维生素 A　　B. 维生素 $B_2$　　C. 维生素 D

D. 维生素 E　　E. 维生素 C

20. 维生素 $B_1$ 具有下列哪些性质（　　）

A. 能和某些生物碱沉淀试剂反应　　B. 可与盐酸成盐

C. 具有嘧啶环和噻唑环　　D. 是水溶性维生素

E. 具氧化性

（黄　娇）

# 实　训

# 实训要求

## 一、药物化学实训目标

药物化学是一门以实践技能为基础的学科，是药学专业的一个重要组成部分。通过实训，使学生在药物化学的基本操作方面获得较全面的训练；使重要理论和概念得到验证、巩固、充实，并积极扩大其应用范围，寻找新的方法；通过平时训练、实训报告、操作技能考核等综合考核，使学生具备从事药物化学工作的基本技能和观察、分析和解决问题的能力，从而更好地适应职业岗位的需要。培养学生理论联系实际、实事求是的工作作风，使其具有良好的工作习惯和严谨的科学态度。

## 二、药物化学实训室规则

培养严谨的科学作风和科学态度，养成良好的工作习惯，掌握实训方法，并能有效地维护自身和实训室的安全，确保实训的顺利进行，教师和学生进入实训室或进行操作时，必须严格遵守《药物化学实训室规则》。

（1）实训室应保持整洁、安静和良好的实训秩序，进入实训室应穿实训服，严禁大声喧哗，严禁在实训室吸烟、吃零食或将食品、餐具带进实训室。

（2）实训前，必须认真预习，明确实训目的、要求，掌握操作步骤、基本原理及注意事项，写好实训预习记录。指导教师应随时抽查学生预习情况，对没有做预习的学生，教师有权停止其实训，令其完成预习后再做。

（3）实训开始时，应先检查仪器、药品是否齐全，如有缺损应及时向教师报告，予以调整补齐。实训时要认真操作，仔细观察各种现象，做好实训记录。做完实训后，应将实训原始记录交指导教师审阅后，方可离开实训室。

（4）使用药品、试剂时，不允许挪动试剂原有的位置，防止张冠李戴、试剂相互污染。不能用手直接取用药品和试剂，也不得入口，取用有毒药品更要小心，不得接触伤口。取出未用完的药品和试剂，不能放回原试剂瓶中，应倾倒在教师指定的容器中。实训时所产生的有毒或腐蚀性废物、污水等要妥善排出或集中深埋，严格按环保部门规定处理，严禁随地抛弃。

（5）实训应严格按照操作规范进行。使用强酸、强碱、强氧化腐蚀性及有毒物质时，应注意自身和周围其他人的安全。爱护公物，小心使用仪器和设备，注意节约用水和用电。

（6）实训台面要保持整洁，仪器放置有条理。公用仪器、试剂不准随意挪动位置。

（7）实训完毕后，要认真清点整理好仪器、药品及其他设备，玻璃仪器要刷洗干净，摆放整齐，记录仪器使用情况。实训室内的物品未经指导教师许可不准带出实训室。

（8）熟悉灭火器材、烘箱以及药箱等的放置地点和使用方法，安全用具要妥善保护，不准移作他用。

（9）严格值日生制度，值日生应认真打扫卫生、检查水电。经实训教师检查合格后，值日生方可离开实训室。

（10）指导教师要严守工作岗位，耐心细致，尽职尽责。

# 实训一　基本操作

## 【目的】

（1）掌握常用玻璃仪器洗涤和干燥方法、使用方法、药品取用方法、重结晶与过滤操作。

（2）熟悉药物合成产物的实际产率的分析和计算。

（3）学会常用回流装置、搅拌装置、蒸馏装置等仪器装置的安装技巧。

## 【器材】

**1. 玻璃仪器**　三颈瓶、圆底烧瓶、干燥管、分水器、梨形瓶、变径接头、分液漏斗、干燥器等。

**2. 常用仪器**　气流干燥器、循环水真空泵、旋转蒸发仪等。

## 【内容】

**（一）玻璃仪器的洗涤与干燥**

养成“用后即洗”的习惯，是我们每个实验人员都应该做到的。有些留在烧瓶里的残渣随着时间的推延会侵蚀玻璃表面，洗涤工作拖延越久，残渣和玻璃的这种相互作用就越深入。因此，用完的仪器应及时清洗，否则就会给洗涤工作带来很多困难。

一般性清洗，先用自来水冲洗，然后用去污粉或洗衣粉进行洗涤；当瓶内留有碱性残渣或酸性残渣时，可用酸液或碱液来处理；若残渣可能溶于某种有机溶剂，则应选用适当的有机溶剂（如丙酮等）将残渣溶解；对于不易清洗的残渣及黏附在玻璃壁上的污垢，可先用纸擦去，再使用洗液来洗涤。最后，将洗净的仪器用自来水清洗 2~3 次，即可用于合成实验。用于精制产品或有机分析实验的玻璃仪器，洗涤干净后，还需用蒸馏水淋洗 2~3 次。洗净的玻璃仪器应清洁透明，内壁能完全被水湿润，不挂水珠。

洗净后的玻璃仪器，可让其自然晾干或使用电吹风、气流烘干器、烘箱等将仪器干燥。

**（二）药品的取用和称量**

在称取药品和试剂前，首先应注意对照和验证标签上的品名与规格，然后根据药品（试剂）的性状，选用合适的称取方法。在常量制备实验中，可用一般的托盘台称（精度 0.1g）。半微量制备时，台称的灵敏度达不到要求，这时可使用扭力天平（精度 0.01g）。进行有机定量分析实验时，要用分析天平进行称重（精度 0.001g）。

**1. 固体药品（试剂）的取用和称量**　固体药品（试剂）称重时，可以用玻璃容器或称量纸进行。易吸潮的药品（试剂）可选用干燥的称量瓶（带塞）迅速称取。

**2. 液体药品（试剂）的取用和称量** 一般的液体试剂可用量筒量取或采用称重的方法称取。当需要少量取用时，可用移液管或滴定管量取。具有刺激性气味或易挥发的液体，需在通风橱（毒气柜）中量取。

**（三）常用仪器及装置操作**

**1. 常用仪器**

（1）玻璃仪器 实图 1-1 为一些常用的标准磨口玻璃仪器（亦称标准口玻璃仪器或磨口玻璃仪器）。标准磨口玻璃仪器是根据国际通用的技术标准制造的，选配方便，且密封效果好，是目前实验室常用的玻璃仪器。常用的标准磨口有 10 号、14 号、19 号、24 号、29 号、34 号、40 号、50 号等多种，一般学生实验中所用的多为 14 号或 19 号，数字是指磨口最大端直径的毫米数。标准磨口玻璃仪器同类型编号规格的接口可任意互换。因磨口编号不同而无法直接连接时，可通过不同编号的磨口接头（亦称变径接头），使之连接起来。

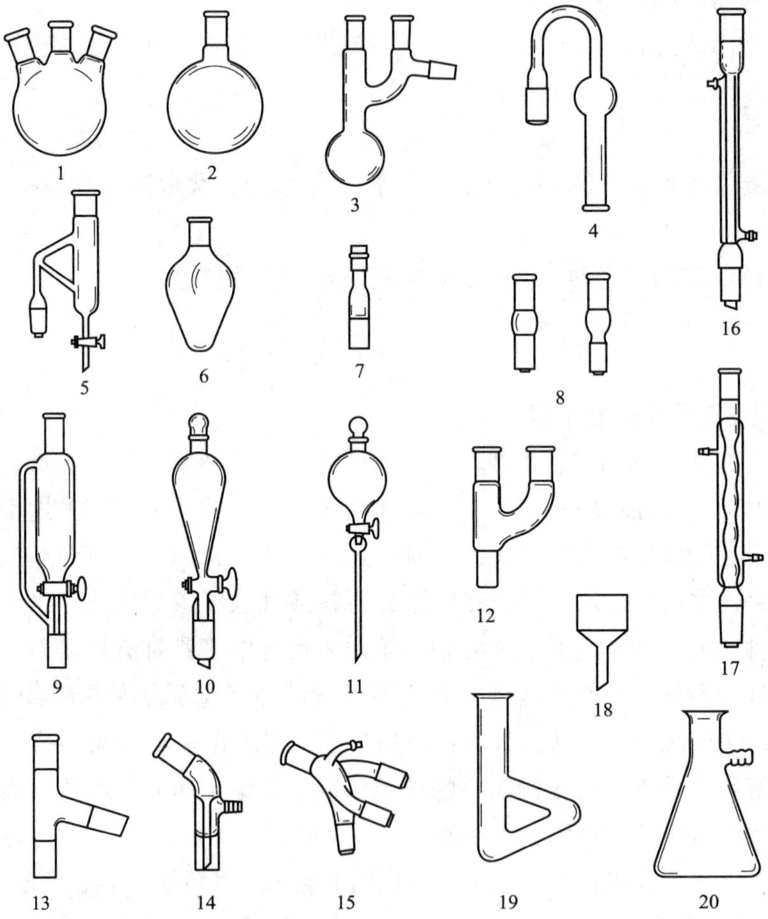


实图 1-1 常用玻璃仪器

1. 三颈瓶；2. 圆底烧瓶；3. 克氏蒸馏瓶；4. 干燥管；5. 分水器；6. 梨形瓶；7. 温度计套管；8. 变径接头；9. 恒压滴液漏斗；10. 分液漏斗；11. 球形滴液漏斗；12. Y形管；13. 75 蒸馏头；14. 真空接液管；15. 多尾接液管；16. 直形冷凝管；17. 球形冷凝管；18. 布氏漏斗；19. 提勒管（b 形管）；20. 吸滤瓶（抽滤瓶）

使用磨口仪器时应注意：①保持磨口表面的清洁；②必要时在磨口处涂润滑剂；③用后立即拆卸、洗净，各个部件分开存放；④装配仪器时，应按照先下后上、先中间后两旁的顺序，并保证磨口连接处不受到应力。

（2）其他常用仪器

1）气流干燥器　气流干燥器是实验室常用的烘干设备之一，与烘箱相比具有快速方便的特点，将洗涤干净的玻璃仪器插到气流管上，使用时打开电源开关即可。

2）循环水真空泵　循环水真空泵不仅是一种真空抽气装置，同时还能向反应装置中提供循环冷却水，并具有不用油、无污染、耐腐蚀、方便灵活等特点。

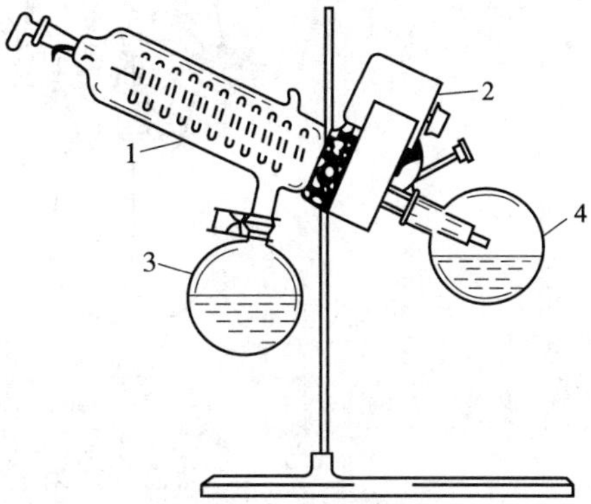


实图 1-2　旋转蒸发仪

1. 冷凝管；2. 变速马达；3. 接收瓶；4. 蒸发瓶

3）旋转蒸发仪（实图 1-2）　旋转蒸发仪是实验室回收溶剂、浓缩溶液常用的快速蒸馏仪器，可在减压情况下进行。操作时由于烧瓶在不断旋转，因此蒸发液不会暴沸，并且液体蒸发的表面积大，蒸发速度快，比一般蒸发装置的效率高得多。

**2. 常用装置操作**

（1）回流装置　回流装置如实图 1-3 所示。其中，实图 1-3（a）是一般的回流装置，若需防潮，可在冷凝管顶端装一氯化钙干燥管。若反应中有刺激性气体（如二氧化硫、氯化氢等）产生时，可用实图 1-3（b）带有气体吸收的装置。回流反应的加热方式可根据具体情况选用水浴、油浴、电热套等。

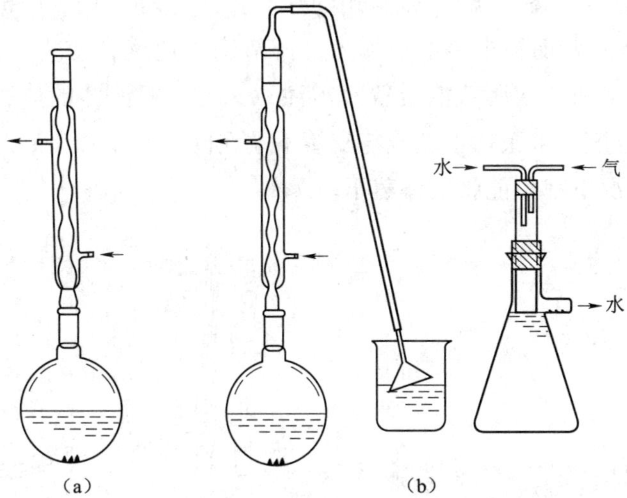


实图 1-3　回流装置

（a）一般回流装置；（b）带有气体吸收的回流装置

（2）搅拌装置　搅拌装置如实图 1-4 所示。反应过程中进行搅拌，可避免容器内局部过浓过热而导致其他副反应的产生或有机化合物的分解，并可缩短反应时间，提高产率。实图 1-4（a）是可以同时进行搅拌、回流、加料的装置。实图 1-4（b）还可同时测反应液的温度（如用四颈瓶可免去 Y 形管）。

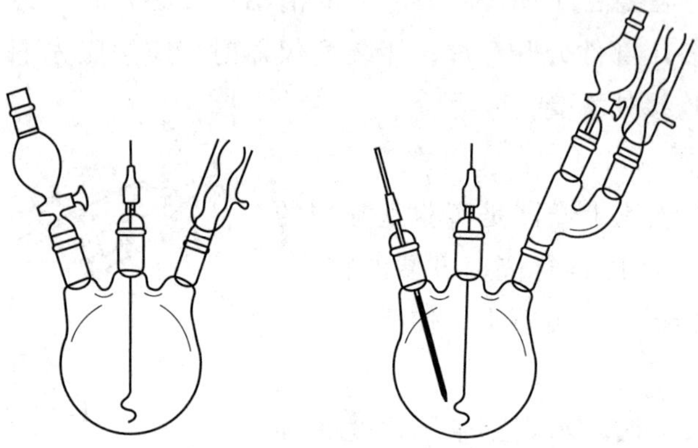


实图 1-4　搅拌装置

（a）可搅拌、回流、加料；（b）可测温度、搅拌

在进行搅拌反应时，根据需要可选择不同形状的搅拌棒。常用的搅拌棒如实图1-5 所示。

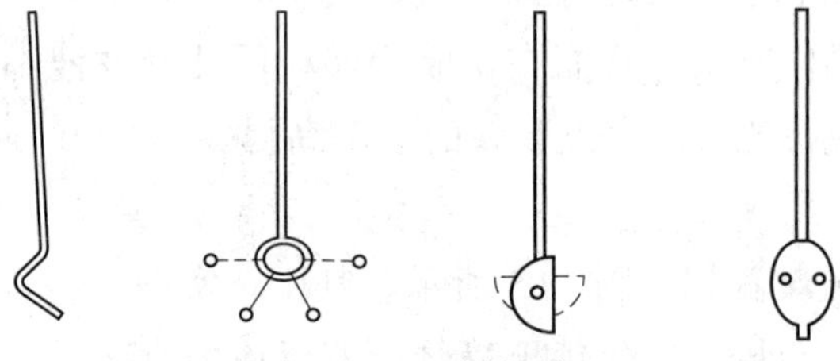

实图 1-5　搅拌棒

（3）蒸馏装置

1）常压蒸馏装置（实图 1-6）是常用的蒸馏装置，其中实图 1-6（b）是蒸馏较大量溶剂的装置，液体可从滴液漏斗中不断加入，调节滴入速度，使之与蒸出速度基本相等，可避免使用较大的蒸馏瓶。使用蒸馏装置时需注意：①一般液体的体积不能超过瓶容积的2/3；②加沸石；③温度计水银球上端应与支管下端在同一水平面上；④整套装置必须与大气相通；⑤在任何情况下都不能将液体蒸干。

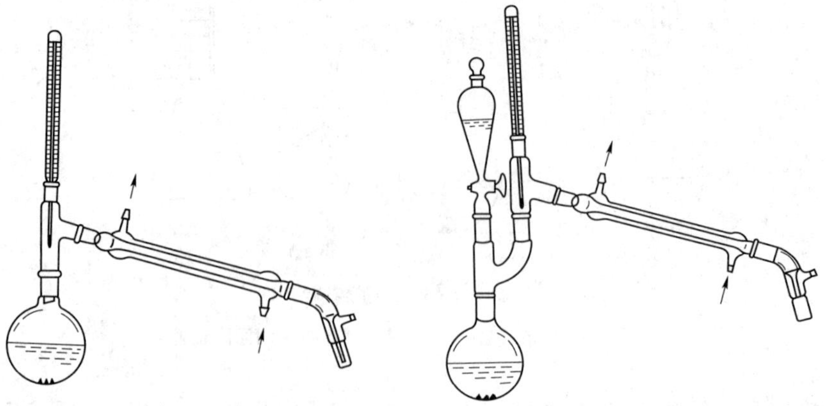


实图 1-6　常压蒸馏装置

（a）常用；（b）可蒸馏较大量溶剂

2）减压蒸馏装置　减压蒸馏是分离、提纯液体（或低熔点固体）的一种重要方法，特别适用于在常压蒸馏时未达沸点即已受热分解、氧化或聚合的物质的蒸馏。减压蒸馏装置如实图 1–7 所示。

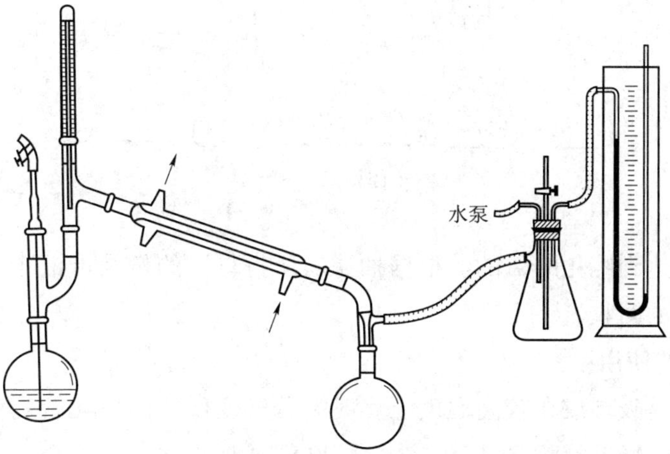


实图 1–7　减压蒸馏装置

**（四）重结晶及过滤**

在药物的合成中，由原料经有机化学反应得到的产物往往是不纯的，常称之为粗产物，粗产物必须经过精制纯化，除去杂质后方可应用。最常用的精制纯化方法之一就是选用适当的溶剂进行重结晶，重结晶的目的在于提纯固体药物。当杂质含量多，一次不能提纯时，可与蒸馏、萃取、升华等操作相结合，来达到纯化药物的目的。重结晶的一般过程如下。

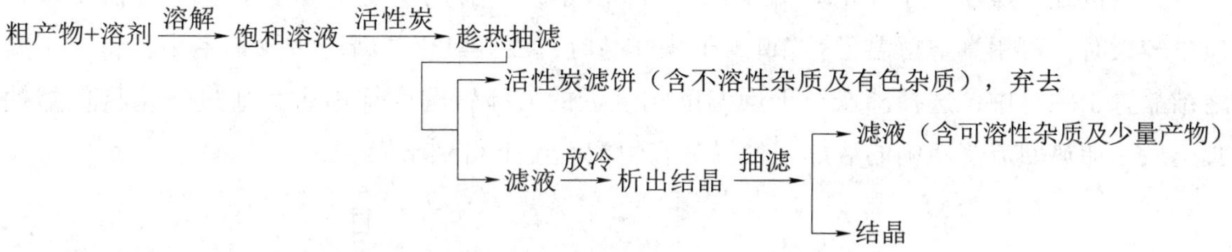


重结晶过程中的过滤多采用水泵进行减压抽气过滤（简称抽滤）。抽滤装置见实图 1–8，为了使过滤操作进行得快，常选用布氏漏斗进行抽滤。使用布氏漏斗时，要注意在漏斗的平底上铺一张没有折痕的圆滤纸，滤纸应全部盖住漏斗底部所有的孔，并比漏斗的内径略小。在进行抽滤操作时，先用适量的溶剂将滤纸湿润，以借助于抽吸使其紧贴于漏斗的底板上。过滤时，将溶液从布氏漏斗的中心先慢后快地倒入，以防溶液将滤纸冲起。趁热抽滤时，为了避免在过滤时溶液冷却、结晶析出，造成操作困难和产品损失，可将布氏漏斗进行预热，必要时将抽滤瓶置热水浴中进行操作。每次抽滤时，都应尽可能地把滤饼（结晶或杂质）内的滤液抽干，结晶（或杂质）量大时可用玻塞压干。需要时，用适量溶剂（恰能浸润所有晶体）洗涤 1 次或数次。

为防止水倒吸入抽滤瓶内，可在抽滤瓶与水泵之间加装一安全瓶，如实图 1–8 所示。抽滤完毕后，先缓慢打开安全瓶上的活塞，使与大气相通，再关闭水泵。每次洗涤时，应先关闭水泵（或打开安全瓶的活塞），使溶剂充分浸润晶体，然后再进行抽气，以除去晶体

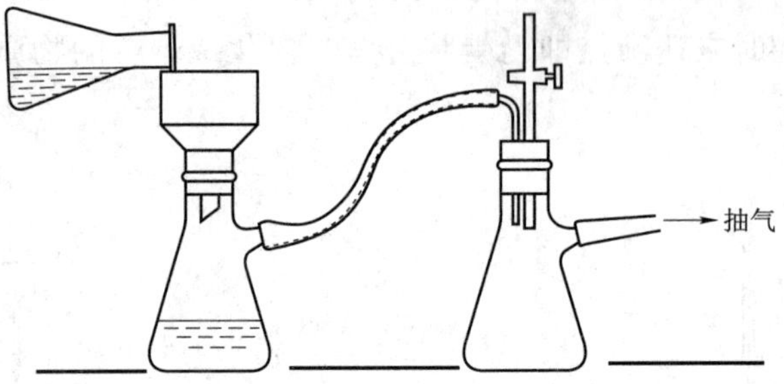


实图 1-8　抽滤装置

表面的少量母液，达到纯化的目的。根据抽滤后所得母液的量及母液中溶解的结晶量，可考虑对溶剂、结晶的回收。

**（五）干燥器的使用**

干燥器常用于易吸湿或在较高温度干燥时易分解变质的固体化合物的干燥或存放。常用的干燥器有普通干燥器［实图 1-9（a）］和真空干燥器［实图 1-9（b）］。真空干燥器的干燥效果较普通干燥器好。使用前，在干燥器盖于器身之间的磨口处应涂好凡士林，以使之密闭，干燥器的底部放置干燥剂，待干燥的样品放在瓷板上面。使用真空干燥器时，应注意抽气过程中以及抽真空后的安全问题。

变色硅胶是常用的干燥剂，干燥时呈蓝色，吸水后变色而呈粉红色，将变色的硅胶置烘箱中加热干燥后复呈蓝色，可再使用。常用的干燥剂还有：五氧化二磷（可吸收样品中的水分）、无水氯化钙（吸收水和醇）、生石灰、氢氧化钠（吸收水和酸）、石蜡（吸收烃类如乙醚、三氯甲烷、四氯化碳、苯等）。

真空恒温干燥器（干燥枪）如实图 1-10 所示，它适用于少量物质的干燥（需干燥物质量较大时，可用真空恒温干燥箱）。干燥样品时，放五氧化二磷于干燥剂室中，将待干燥之结晶置于磁舟中，选择沸点与干燥温度相接近的液体置圆底烧瓶中，通过活塞将仪器抽真空后，加热回流烧瓶中的液体，使样品在恒定温度下得到干燥。

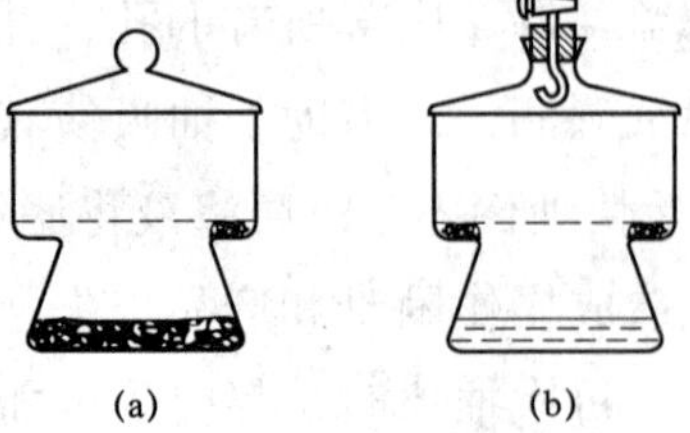


实图 1-9　干燥器

（a）普通干燥器；（b）真空干燥器

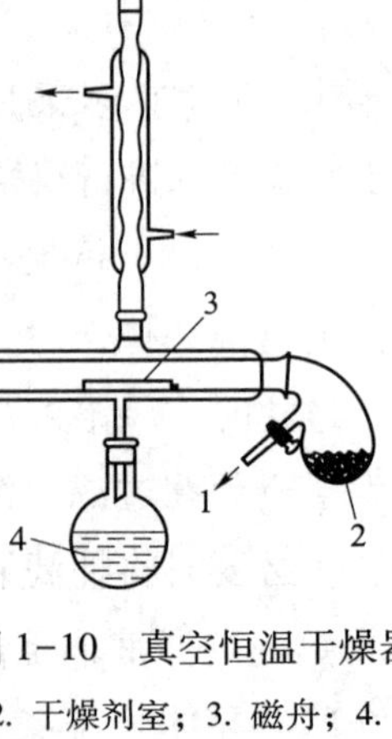


实图 1-10　真空恒温干燥器

1. 抽气；2. 干燥剂室；3. 磁舟；4. 回流液

**（六）实验产率的计算**

在药物制备实验中，产物的实际产率是以百分产率来计算的。如下式：

$$产率(\%)=\frac{实际产量(g)}{理论产量(g)}\times100\%$$

理论产量是指根据反应方程式将原料全部转化为产物时计算所得的量。在进行一个制备实验时，通常并不是完全按照反应方程式所要求的比例投入各原料，有时为了提高产率，常需增加某一反应物的用量。究竟过量使用哪一种原料，则要根据该药物的合成反应特点、试剂的相对价格、反应完成后是否易于除去或回收以及能否引起副反应等因素来决定。此时理论产量应按投入量最少的原料计算。

实际产量是指实验中实际得到的产物的量，实际产量通常低于理论产量。这是由于有机化学反应多不能定量完成，原料不可能全部转化成产物；另有一部分原料可能消耗在副反应中；生成的产物中也有一些可能转化成其他物质，或在分离纯化操作时被带走而损失等。

**示例** 取水杨酸结晶2.0g，醋酐3.7g，加浓硫酸2滴（催化剂），加热。制得2.7g阿司匹林，试计算它的百分产率？

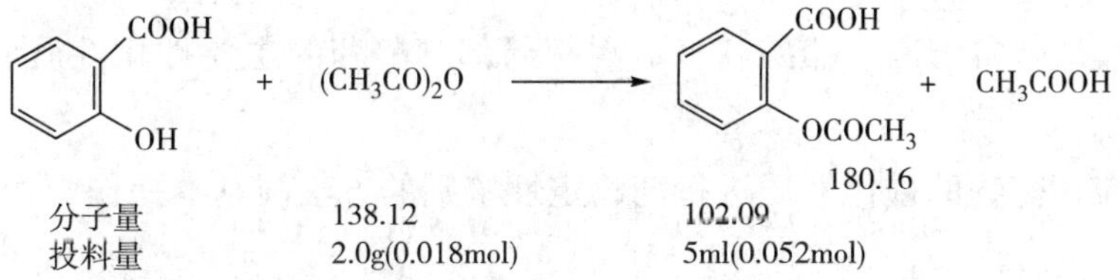


**解析** 从反应方程式中各物料的物质的量比可知醋酐是过量的。因此，理论产量应根据水杨酸的投料量来计算。0.018mol水杨酸理论上应产生0.018mol阿司匹林，即

$$理论产量=0.018\times180.16=3.24g$$

$$实际产量=2.7g$$

$$产率(\%)=\frac{实际产量(g)}{理论产量(g)}\times100\%$$

$$=(2.7/3.24)\times100\%$$

$$=83.3\%$$

## 【指导】

（1）本次实训为药物化学的第一次实训课，老师首先要重点强调药物化学实训规则和基本要求，尤其是实验室安全问题，包括易燃易爆试剂安全、水电安全、职业防护等，使学生在思想引起高度重视。

（2）药物化学实训操作要运用有机化学实训的基本操作技能，因此，学生要联系有机化学实训知识，如蒸馏装置、回流装置、重结晶和过滤等操作，以便较快掌握药物化学实训技能。

（3）本次实训安排要科学合理，可分介绍部分和操作部分进行。介绍部分主要是实验室规则、玻璃仪器洗涤与干燥方法、药品称量方法、干燥器使用方法、产率计算方法；操作部分为学生在老师指导下完成：常用玻璃仪器识别、回流装置搭建、搅拌装置搭建、蒸馏装置搭建等，要求学生学会每个操作的技巧。

【讨论】

（1）玻璃仪器的洗涤，在什么情况采用一般清洗？当瓶内留有不易清洗的残渣及黏附在玻璃壁上的污垢，如何洗涤？

（2）药物化学实训常用的仪器装置有哪些？每种装置使用时分别有何特点？

（方应权）

# 实训二　局部麻醉药的性质

【目的】

（1）掌握盐酸普鲁卡因、盐酸利多卡因等局部麻醉药的主要理化性质、反应原理和实验操作方法。

（2）了解应用药物的理化性质进行药物定性鉴别的方法与基本操作。

【内容】

（1）盐酸普鲁卡因的性质实验。

（2）盐酸利多卡因的性质实验。

【原理】

**1. 盐酸普鲁卡因**

（1）本品含有酯的结构，其水溶液加氢氧化钠溶液后游离，析出普鲁卡因白色沉淀，加热酯水解，产生二乙氨基乙醇（蒸气使红色石蕊试纸变蓝）和对氨基苯甲酸钠，放冷，加盐酸酸化，即析出对氨基苯甲酸白色沉淀，此沉淀能在过量的盐酸中溶解；

（2）本品的结构中含有芳伯氨基，在稀盐酸中与亚硝酸钠生成重氮盐，加碱性$\beta$-萘酚试液发生偶合反应，生成红色的偶氮化合物。

**2. 盐酸利多卡因**

（1）本品具有叔胺结构，其水溶液加三硝基苯酚试液，即产生复盐沉淀；

（2）本品的水溶液加硫酸铜和碳酸钠试液，即显蓝紫色，加三氯甲烷振摇后放置，三氯甲烷层显黄色。

【试药、试剂及仪器】

**1. 试药**　盐酸普鲁卡因、盐酸利多卡因。

**2. 试剂**　10%氢氧化钠溶液、盐酸、稀盐酸、红色石蕊试纸、0.1mol/L亚硝酸钠溶液、碱性$\beta$-萘酚试液、三硝基苯酚试液、硫酸铜试液、碳酸钠试液、稀硝酸、硝酸银试液、氨试液、硝酸。

**3. 仪器** 电热恒温水浴锅、试管、量筒、烧杯、试管夹。

## 【操作步骤】

**1. 盐酸普鲁卡因**

（1）取本品约0.1g于试管中，加水2ml使溶解，加10%氢氧化钠溶液1ml，即产生白色沉淀，加热，变为油状物；在试管口覆盖湿润的红色石蕊试纸，可见试纸由红色变为蓝色；加热至油状物消失后，放冷，加入稀盐酸酸化后，析出白色沉淀。

（2）取本品约50mg于试管中，加稀盐酸1ml，振摇使其溶解。加0.1mol/L亚硝酸钠溶液约1ml，振摇后滴加碱性$\beta$-萘酚试液数滴，即生成橙红色沉淀。

（3）取本品约10mg，加水2ml完全溶解后，加稀硝酸1ml，加硝酸银试液，即生成白色凝乳状沉淀；分离，沉淀加加氨试液即溶解，再加硝酸，沉淀复生成。

**2. 盐酸利多卡因** 取本品0.2g，加水20ml溶解后，照下述方法试验。

（1）取上述溶液10ml，加三硝基苯酚试液10ml，即生成针状结晶。

（2）取上述溶液2ml，加入硫酸铜试液0.2ml与碳酸钠试液1ml，即显蓝紫色；加三氯甲烷2ml，振摇后放置，三氯甲烷层显黄色。

（3）取上述溶液5ml，加稀硝酸1ml，加硝酸银试液，即生成白色凝乳状沉淀；分离，沉淀加氨试液即溶解，再加硝酸，沉淀复生成。

## 【注意事项】

（1）若供试品为注射剂可直接使用，若为片剂，应先进行处理，然后称取适量的样品，照上述方法进行，实验现象应与原料药相同。

（2）在重氮化-偶合反应中，为了避免亚硝酸和重氮盐分解，需在低温下进行。实验过程中必须保持酸性，盐酸的量要多于药物3倍。

（3）盐酸普鲁卡因具有芳伯胺结构，遇光、铁器可加速其氧化变色，所以，取用时应注意避光和避免接触铁器。

（4）盐酸普鲁卡因水解反应实验，加盐酸酸化时要缓慢加入，如滴加过快，过量的盐酸直接与对氨基苯甲酸生成盐酸盐，而观察不到沉淀现象。

## 【讨论】

（1）能发生重氮化-偶合反应的药物具有怎样的结构特点？举例说明。

（2）如何用化学方法将盐酸普鲁卡因与盐酸利多卡因区分开？

（冯玉静）

# 实训三　阿司匹林的合成

## 【目的】

（1）掌握阿司匹林的合成原理和方法。

（2）掌握利用重结晶精制的原理与技能。

（3）掌握物质鉴别的方法与技能。

## 【内容】

阿司匹林的制备及精制。

## 【原理】

阿司匹林为白色针状或板状结晶，熔点135～140℃，易溶于乙醇，可溶于三氯甲烷、乙醚，微溶于水。阿司匹林的制备是以水杨酸为原料，在70～75℃经硫酸催化与醋酸酐通过乙酰化反应制得。

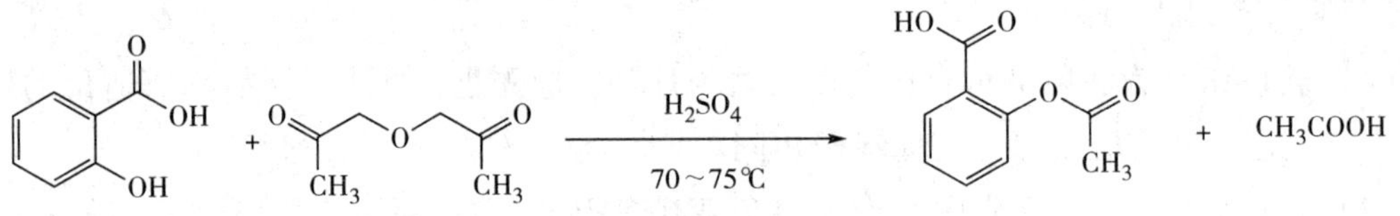


## 【试药及仪器】

**1. 试药**　水杨酸、醋酸酐、浓硫酸、乙酸乙酯、饱和碳酸氢钠水溶液、1%三氯化铁溶液、浓盐酸。

**2. 仪器**　锥形瓶、温度计、水浴器、铁架台及其附件、玻璃棒、吸滤瓶（布氏漏斗）、漏斗、滤纸、水泵、烧杯、天平、结晶皿、量筒。

## 【操作步骤】

（1）在装有搅拌棒及球形冷凝器的100ml三颈瓶中，依次加入水杨酸10g，醋酸酐14ml，浓硫酸5滴。

（2）水浴中加热，温度升至70℃时，搅拌15分钟，维持在此温度反应30分钟。

（3）停止搅拌，稍冷，将反应液倾入150ml冷水中，继续搅拌，至阿司匹林全部析出。

（4）抽滤，用少量稀醇洗涤，抽干，得粗品。

（5）将粗品转入100ml的烧杯中，加入10%的碳酸氢钠水溶液，边加边搅拌，直到不再有二氧化碳产生。

（6）抽滤，除去不溶性聚合物。

（7）再将滤液倒入100ml烧杯中，缓慢加入20%盐酸，边加边搅拌，这时会有晶体逐渐析出。

（8）将反应混合液至于冰水浴中，使晶体尽量析出。

（9）抽滤，用少量冷水洗涤 2~3 次，然后抽滤至干。

（10）取少量乙酰水杨酸，溶入几滴乙醇中，并滴加 1~2 滴 1% 三氯化铁溶液，如果发生显色反应，产物可用乙醇-水混合溶剂重结晶。

（11）将粗品溶于少量的沸乙醇中。

（12）再向乙醇溶液中添加热水至溶液中出现浑浊。

（13）再加热至溶液澄清，静置、冷却、过滤、干燥、称量并计算产率。

阿司匹林的鉴别：

取阿司匹林 0.1g，加水 10ml，煮沸，放冷，加三氯化铁试液 1 滴，即显紫色。

## 【注意事项】

（1）仪器要全部干燥，药品也要实现经干燥处理。

（2）注意控制好反应温度（水温 75℃），有机化学实验中温度高反应速度快，但温度过高，副反应增多。

（3）由于产品微溶于水，所以水洗时，要用少量冷水洗涤，用水不能太多。

## 【讨论】

（1）向反应液中加入少量浓硫酸的目的是什么？是否可以不加？为什么？

（2）本反应可能发生哪些副反应，产生哪些副产物？

（3）阿司匹林精制选择溶媒依据的是什么原理？为何要使滤液温度自然下降？

（江洪波）

# 实训四　心血管系统药物的性质

## 【目的】

（1）掌握心血管系统常用药物的主要理化性质、鉴别原理和鉴别方法。

（2）掌握鉴别实验操作中的基本方法和基本操作。

## 【原理】

**1. 硝酸甘油**　本品与氢氧化钠加热水解，再加硫酸氢钾，即可分解产生丙烯醛，具有刺激性臭味；本品与氢氧化钠加热水解，加硫酸摇匀后再加二苯胺试液，可生成蓝色的醌式化合物。

**2. 硝酸异山梨酯**　本品经硫酸破坏后生成硝酸，加硫酸亚铁生成硫酸氧氮合亚铁，在两液层界面呈棕色环。

**3. 卡托普利** 本品结构中含有巯基，可与亚硝酸反应生成红色的亚硝酰硫醇酯。

**4. 利血平**

（1）本品具有生物碱的显色反应，加钼酸钠的硫酸试液，显黄色，约5分钟后转变为蓝色。

（2）本品具有吲哚的显色反应，加对二甲氨基苯甲醛、冰醋酸与硫酸，混匀，即显绿色，再加冰醋酸，转变为红色；加新制的香草醛试液，约2分钟后显玫瑰红色。

**5. 盐酸普鲁卡因胺** 本品结构中含芳伯氨基，可与碱性$\beta$-萘酚生成红色偶氮化合物；经浓过氧化氢氧化，与三氯化铁作用生成紫红色配位化合物，随即变成暗棕色至棕黑色。

**6. 盐酸胺碘酮** 本品结构中含有羰基，能与2,4-二硝基苯肼作用生成黄色的苯腙衍生物沉淀。本品结构中含有碘，与硫酸共热，有紫色的碘蒸气产生。

## 【试药、试剂及仪器】

**1. 试药** 硝酸甘油、硝酸异山梨酯、卡托普利、利血平、盐酸普鲁卡因胺、盐酸胺碘酮。

**2. 试剂** 二苯胺试液、硫酸氢钾粉末、硫酸、硫酸亚铁试液、亚硝酸钠结晶、氢氧化钠试液、0.1%加钼酸钠的硫酸溶液、盐酸、稀盐酸试液、硫酸亚铁试液、0.1mol/L亚硝酸钠液、碱性$\beta$-萘酚、2,4-二硝基苯肼试液、对二甲氨基苯甲醛、冰醋酸、香草醛试液、三氯化铁试液、浓过氧化氢试液。

**3. 仪器** 试管、漏斗、量筒、小烧杯、天平、蒸发皿、滤纸、水浴锅。

## 【操作步骤】

**1. 硝酸甘油** 取本品约100mg，加1ml乙醇溶解后，置蒸发皿中，加氢氧化钠试液0.5ml，混匀，置水浴上使乙醇挥发，并浓缩至约0.2ml，分成2份并分别置2支试管中。

（1）取第1支试管，加硫酸1~2ml，摇匀，加二苯胺试液1滴，即显深蓝色。

（2）取第2支试管加硫酸氢钾约20mg，加热，即发生丙烯醛的刺激性臭气。

**2. 硝酸异山梨酯** 取本品10mg，置试管中，加水1ml与硫酸2ml，混匀，溶解后放冷，沿管壁缓缓加硫酸亚铁试液3ml，使成两液层，接界面显棕色。

**3. 卡托普利** 取本品约25mg，置于试管中，加乙醇2ml溶解后，加亚硝酸钠结晶少许和稀硫酸10滴，振摇，溶液显红色。

**4. 利血平**

（1）取利血平约1mg，置试管中，加0.1%加钼酸钠的硫酸溶液0.3ml，即显黄色，约5分钟后转变为蓝色。

（2）取利血平约0.5mg，置试管中，加对二甲氨基苯甲醛5mg，再加冰醋酸0.2ml和硫酸0.2ml，混匀，即显绿色；再加冰醋酸1ml，转变为红色。

（3）取利血平约1mg，置试管中，加新制的香草醛试液0.2ml，约2分钟后显玫瑰红色。

**5. 盐酸普鲁卡因胺**

（1）取本品约50mg，置试管中，加稀盐酸1ml，必要时缓缓煮沸使溶解，放冷，滴加亚硝酸钠溶液5滴，摇匀后，加水3ml稀释，加碱性$\beta$-萘酚试液2ml振摇，生成橙红色的沉淀。

（2）取本品约100mg，置加水5ml，加三氯化铁试液与浓过氧化氢试液各1滴，缓缓加热至沸，溶液即显紫红色，随即变成暗棕色至棕黑色。

**6. 盐酸胺碘酮**

（1）取本品约20mg，加乙醇2ml溶解，加2,4-二硝基苯肼的高氯酸溶液2ml，加水5ml，放置，黄色沉淀析出。

（2）取本品约50mg，加硫酸1ml，微热，即有碘的紫色蒸气产生。

## 【注意事项】

（1）硝酸甘油和硝酸异山梨酯在室温及干燥状态下较稳定，但遇强热或撞击下会发生爆炸，实验中应注意安全，避免接触明火。

（2）普里卡托有巯基结构，因此有类似蒜的特臭。

（3）若为片剂，需将片剂研细，取片粉适量，提取滤过，用滤液或残渣进行实验。

（4）实验中各药物进行加热时，不能将试管进行直火加热，以防受热不均，造成局部温度过高而炭化，影响实验结果。

## 【讨论】

（1）心血管药物分为哪几类，各类有哪些主要的药物？

（2）除心血管药物外，还有哪些药物可以发生重氮化-偶合反应？

（吴梅青）

# 实训五　合成抗菌药物的性质

## 【目的】

（1）掌握常见合成抗菌药物的主要化学性质。

（2）了解常用合成抗菌药物的鉴别方法。

## 【内容】

磺胺类、盐酸环丙沙星、异烟肼的性质实验。

## 【原理】

**1. 磺胺类**　此类药物分子结构中磺酰氨基上氢原子具有弱酸性，在碱性条件下可与铜离子生成难溶并有色的铜盐沉淀。不同的磺胺药生成沉淀的颜色有差异（实表5-1）。

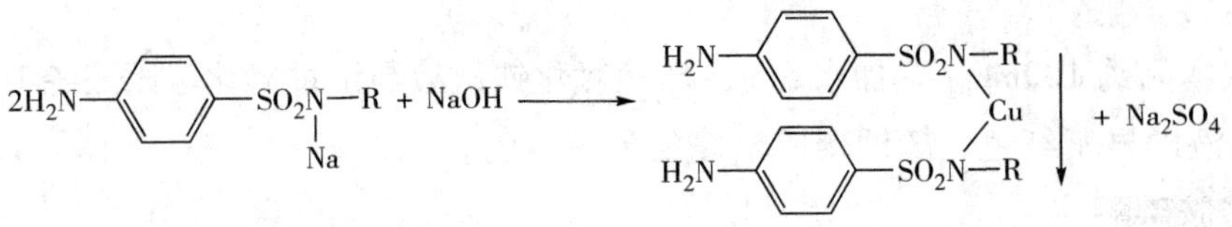


**实表 5-1　常用磺胺类药物铜盐沉淀颜色**

| 药物名称 | 沉淀颜色 |
|---|---|
| 磺胺嘧啶 | 黄绿色→ 紫色 |
| 磺胺醋酰钠 | 蓝绿色 |
| 磺胺甲噁唑 | 草绿色 |

磺胺类药物具有芳伯氨基，在酸性条件下与亚硝酸生成重氮盐，重氮盐在碱性条件下与$\beta$-萘酚进行偶合反应，生成红色沉淀。

**2. 盐酸环丙沙星**　本品喹诺酮结构可与丙二酸和醋酸酐反应生成有色物质。

**3. 异烟肼**　分子结构中酰肼基可与芳醛发生缩合反应生成腙，为有色结晶。

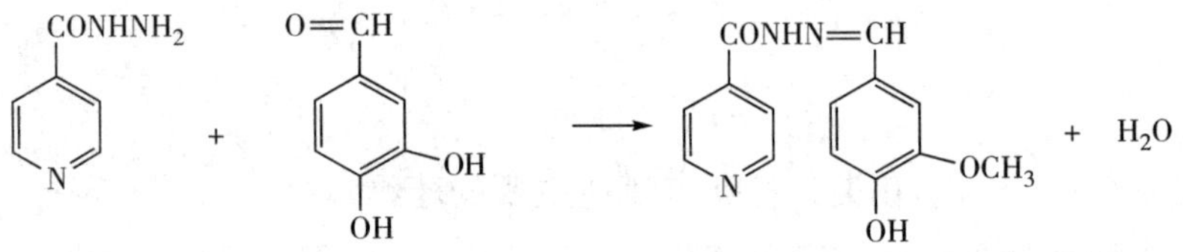


## 【试药、试剂及仪器】

**1. 试药**　磺胺甲噁唑片（0.5g）、磺胺嘧啶片（0.5g）、5%磺胺醋酰钠溶液、0.2%盐酸环丙沙星、1%异烟肼溶液、5%异烟肼溶液。

**2. 试剂**　纯化水、0.4%氢氧化钠溶液、10%香草醛乙醇溶液、0.1mol/L亚硝酸钠溶液、丙二酸、醋酸酐、氨试液、碱性$\beta$-萘酚试液、氨制硝酸银试液、硫酸铜试液、稀盐酸。

**3. 仪器**　试管、胶头滴管、乳钵、水浴锅、漏斗、滤纸、pH 试纸、酒精灯等。

## 【操作步骤】

**1. 磺胺类**　取磺胺甲噁唑、磺胺嘧啶、磺胺醋酰钠各 1 片，分别加氨试液 10ml 研磨使之溶解。分别加纯化水 10ml，振摇，滤过。滤液分别水浴蒸发挥去大部分氨，放冷。分别滴加醋酸调 pH 至酸性并析出沉淀为止。沉淀分别用纯化水洗涤，用滤纸吸去水分，备用。

（1）取 3 支试管，编号，按实表 5-2 操作。

**实表 5-2　操作步骤**

| 管号 | 药品 | 纯化水/ml | 1%氢氧化钠/滴 | 硫酸铜/滴 | 结果 |
|---|---|---|---|---|---|
| 1 | 磺胺甲噁唑 | 3 | 恰好溶解 | 1 | |
| 2 | 磺胺嘧啶 | 3 | 恰好溶解 | 1 | |
| 3 | 磺胺醋酰钠 | 1 | 0 | 1 | |

（2）取 3 支试管，编号，按实表 5-3 操作。

**实表 5-3 操作步骤**

| 管号 | 药品 | 纯化水/ml | 稀盐酸/ml | 亚硝酸钠/滴 | 碱性 $\beta$-萘酚 | 结果 |
| --- | --- | --- | --- | --- | --- | --- |
| 1 | 磺胺甲噁唑 | 1 | 1 | 10 | 8 | |
| 2 | 磺胺嘧啶 | 1 | 1 | 10 | 8 | |
| 3 | 磺胺醋酰钠 | 0 | 1 | 10 | 8 | |

**2. 盐酸环丙沙星** 取盐酸环丙沙星少许置于干燥试管内，加丙二酸和醋酸酐数滴，摇匀，显红棕色。

**3. 异烟肼**

（1）取试管 1 支，取 5% 异烟肼溶液 2ml，加纯化水 3ml，加 10% 香草醛乙醇溶液 1ml，摇匀，微加热，放冷，析出黄色结晶。

（2）取试管 1 支，取 1% 异烟肼溶液 1ml，加纯化水 1ml，加氨制硝酸银试液 1ml，生成气泡及黑色沉淀，并在试管壁上形成银镜。

## 【注意事项】

（1）磺胺类药物的铜盐反应实验，滴加硫酸铜试液后切勿振摇，避免影响比色结果。

（2）亚硝酸钠与稀盐酸反应生成亚硝酸，亚硝酸极不稳定，易分解，故芳伯胺的重氮化-偶合实验中，应注意操作程序。

（3）异烟肼的银镜实验注意加热温度不要过高，冷却过程需长一点。

## 【讨论】

（1）用何种方法鉴别不同的磺胺类药物？

（2）试写出盐酸环丙沙星与丙二酸和醋酸酐反应的化学反应方程式。

（黄金敏）

# 实训六 磺胺醋酰钠的合成

## 【目的】

（1）掌握磺胺醋酰钠的合成原理及方法。

（2）了解利用调节 pH 精制的原理。

## 【内容】

磺胺醋酰钠的制备及精制。

## 【原理】

对乙酰氨基苯磺酰胺法是以对氨基苯磺酰胺为原料，在碱性条件下，与醋酸酐反应生成磺胺醋酰钠，再利用调节 pH 精制。

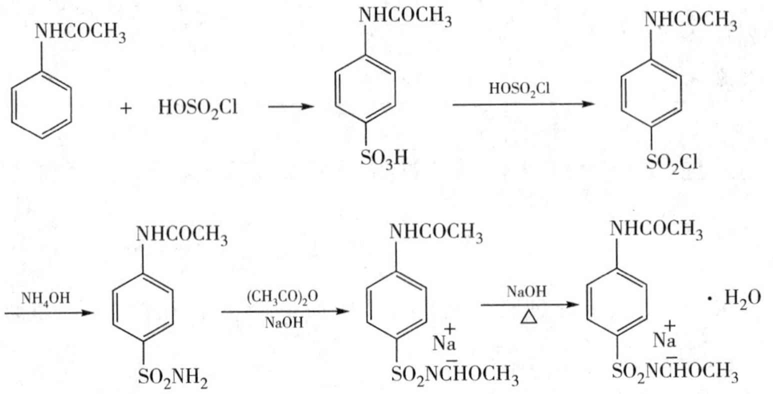


## 【试药及仪器】

**1. 试药** 氢氧化钠、结晶磺胺、醋酸酐、盐酸、活性炭。

**2. 仪器** 回流装置、抽滤装置、熔点测定装置等相关仪器设备。

## 【操作步骤】

（1）在 150ml 三颈瓶中加入 10% 氢氧化钠溶液 40ml，搅拌，水浴加热，使温度达到 50℃左右。

（2）加入磺胺 10g，保持温度 42~58℃，磺胺溶解，pH 为 13~14。

（3）分别在两个滴液漏斗中加入 11g 醋酸酐和 40% 氢氧化钠溶液 12ml，先滴加一定量的醋酸酐，再交替滴加碱液和醋酸酐，保持 pH 12~13，醋酸酐滴完后，补加氢氧化钠溶液，使 pH 达到 14 以上。

（4）水浴升温至 70~74℃，水解 30 分钟，pH 降为 12，冷至 50℃以下，以浓盐酸调节 pH 至 7~8，再冷至 25℃以下，析出未反应物及杂质，抽滤，滤液用 15% 盐酸调节 pH 至 5，析出粗品，抽滤，用水洗涤至中性。

（5）粗品用两倍量 10% 的盐酸液溶解，过滤除去不溶性杂质，滤液中加入适量活性炭，装上回流装置，水浴加热，60~70℃脱色 30 分钟，趁热抽滤，滤液用 40% 氢氧化钠溶液调节 pH 至 5，析出精品磺胺醋酰，抽滤，用水洗涤至中性，70℃以下干燥。熔点 181~183℃。

（6）取精品磺胺醋酰适量，加 22.5% 氢氧化钠溶液在 70℃水浴中刚好溶解，pH 为 8.5~9，趁热过滤，滤液冷却并不断搅拌，冷至室温，放置过夜，析出结晶，抽滤，用少量蒸馏水洗涤沉淀，抽干，70~80℃干燥。熔点 256~258℃。

## 【注意事项】

（1）在反应过程中交替加料很重要，以使反应液始终保持一定的 pH 值（pH 12~13）。

（2）按实验步骤严格控制每步反应的 pH，以利于除去杂质。